JINGSHEN ZHANG'AI ZHILIAO YU KANGFU

精神障碍治疗与康复

西真真　等 主编

U0395857

上海科学普及出版社

图书在版编目（CIP）数据

精神障碍治疗与康复／西真真等主编. —上海：上海科学普及出版社，2023.9
ISBN 978-7-5427-8591-6

Ⅰ.①精… Ⅱ.①西… Ⅲ.①精神障碍–治疗②精神障碍–康复 Ⅳ.①R749

中国国家版本馆CIP数据核字（2023）第205994号

统　　筹　张善涛
责任编辑　郝梓涵
整体设计　宗　宁

精神障碍治疗与康复

主编　西真真　等

上海科学普及出版社出版发行

（上海中山北路832号　邮政编码200070）

http://www.pspsh.com

各地新华书店经销　　山东麦德森文化传媒有限公司印刷

开本 787×1092 1/16　印张 22.75　插页 2　字数 582 000

2023年9月第1版　　2023年9月第1次印刷

ISBN 978-7-5427-8591-6　定价：198.00元

本书如有缺页、错装或坏损等严重质量问题

请向工厂联系调换

联系电话：0531-82601513

编委会 Editorial Committee

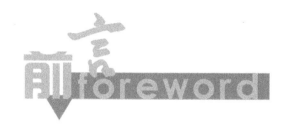

前言 foreword

  精神障碍是全球十大疾病负担之一,已成为严重而又耗资巨大的全球性公共卫生问题,影响着不同年龄、不同文化、不同社会经济地位的人群。精神障碍不仅损害了患者的身心健康,还会影响患者人际交往能力、工作学习能力。因此,如何促进精神障碍患者的身心全面康复,提高其生活质量,成为全球医务工作者共同面临的挑战。

  我国的现状是精神障碍的诊断、治疗发展水平与快速增长的患者需求不匹配,除了大众缺乏对精神障碍的正确认识和专业知识,不愿意积极处理精神障碍问题之外,也有我国精神卫生专业医疗服务资源不足,远远不能满足人们对提高精神健康水平的需求的原因。这样的情况就要求医务工作者巩固专业理论知识,提高临床实践技能。为此,编者参考了大量国内外精神专业最新文献,并结合自身多年的临床经验,编写了《精神障碍治疗与康复》一书。

  本书以临床实用为原则,以循证医学为依据,首先阐述了精神障碍的概念与发展、病因学、症状学;然后介绍了精神障碍的分类和标准化诊断、精神障碍的治疗等内容;最后以中国精神卫生调查所得数据为依据,选择焦虑或恐惧相关性障碍、抑郁障碍、双相及相关障碍、物质使用所致障碍等临床常见的精神障碍进行论述,系统地讲解了疾病的定义、病因与发病机制、临床表现、诊断与鉴别诊断、治疗等内容。本书内容深入浅出、条理清晰,可供各级医疗机构的精神科医务人员阅读,也可供相关科研人员、院校师生等在工作或学习中参考。

  由于编者编写时间有限,书中存在的疏漏与错误之处,恳请广大读者批评指正,以期再版时予以修订、完善。

《精神障碍治疗与康复》编委会

2023 年 2 月

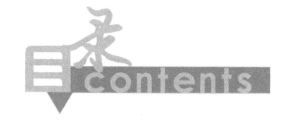

第一章

绪　　论

第一节　精神障碍的概念与发展

迄今为止,仍有许多人对精神疾病患者有偏见。提起精神障碍,不少人会认为精神障碍就是精神病,精神障碍的人就是疯子,常能联想到一个个满身泥污、行为古怪、时哭时笑、呆滞冷漠或暴躁凶残的人,认为精神病是一个令人恐惧而又充满神秘色彩的名词,患精神疾病是一件不光彩的事,在生活中不少人把精神病当作贬义词使用。这是对精神障碍患者的传统的、不科学的认识,是对精神疾病缺乏基本常识。

一、精神障碍的概念

(一)精神与精神活动

精神,即心理,是人脑对客观事物的主观反映,通常指人的意识、思维活动和一般心理状态。

精神活动是人脑在反映客观事物时所进行的一系列复杂的功能活动。人的精神活动一般受遗传特性和发育水平因素、社会文化与历史背景因素、学习与文化传统因素的影响,因此,在同一自然环境和社会环境中生活的人,其精神活动是千差万别的。

(二)精神障碍

精神障碍是一类具有诊断意义的精神方面的问题,其特征是在生物、心理、社会等因素影响下,引起大脑功能活动紊乱,导致认知、情感、意志行为等方面的改变,可伴有痛苦体验和/或功能损害。

精神障碍是现代社会严重危害人类健康的疾病之一。随着我国经济的发展和社会主义市场经济体制的日益深入,社会精神卫生问题日益突出。儿童心理行为问题,大、中学生的心理问题,老年期精神障碍,更年期心理问题,酒精与麻醉品滥用以及自杀等问题明显增多。精神障碍的患病率也逐渐增加,日益受到人们的关注。

精神障碍患者是需要特殊关爱的社会人群,其疾病的发生既受各种社会因素的影响,又在不同程度上危害着社会,构成社会问题。因此,加强精神障碍治疗与康复的了解,对于保障全民健康水平,提高人口素质,促进社会物质文明和精神文明建设,具有重要的现实意义。

二、精神障碍的发病趋势

世界卫生组织曾提出一个黑色预言:21世纪将是心理障碍的时代! 由于多种因素的综合作

用,许许多多精神障碍会降临到人们身上,它将取代生理疾病而成为危害人类健康的大敌。

据推测,心理与行为问题增长的趋势还将继续。根据世界卫生组织(world health organization,WHO)推算,进入 21 世纪后,中国精神卫生问题会更加严重,精神障碍负担到 2020 年仍排名第一,上升至疾病总负担的 1/4。因此,加强精神障碍的防治,预防心理和行为障碍问题的发生,是我国精神卫生保健工作的一项十分重要和紧迫的任务。

世界卫生组织、世界银行和哈佛大学的《全球疾病负担》研究,以伤残调整生命年(disability adjusted life years,DALYs)为指标对疾病进行分析。从精神障碍所占的 DALYs 看,中国 1990 年为 14.2%,1998 年为 15.1%,2020 年为 15.5%(加上自杀/自伤达 20.2%)。目前,DALYs 超过 1%的 25 种高负担疾病和健康问题中,精神障碍占 5 项,分别为抑郁症、自杀/自伤、精神分裂症、双相情感疾病和强迫症;至 2020 年,在 18 种高负担疾病中精神障碍占 6 项。除上述病种外,还将增加痴呆症,主要精神疾病的 DALYs 也均呈增高趋势。如抑郁症,由 1990 年的 6.2%增至 7.3%;自杀/自伤,由 3.9%增至 4.7%;痴呆症,由 0.5%增至 1.3%。精神医学将面临极为严峻的形势。

三、精神医学发展简史

回顾精神医学的发展史,人们对精神疾病的认识,不仅取决于当时医学科学的水平而且受到当时的生产技术水平、社会政治状况、基础科学水平、哲学思潮以及宗教等的影响。精神医学是临床医学的一个重要分支,它的发展历史漫长而曲折,而精神科护理学的形成则相对比较晚。

(一)国外精神医学发展简史

在国外,公元前 5 世纪至公元前 4 世纪,古希腊最伟大的医学家希波克拉底就对各种精神病理现象进行了概括和分类,将精神兴奋归为“躁狂”而将相反的症状则归为“抑郁”,这两个词一直沿用至今,尽管其内涵已有所改变。尤为重要的是,希波克拉底在当时就认为精神现象是人脑的产物,强烈地反对精神障碍是神灵和魔鬼缠身所致的观点。公元前 5 世纪在处于繁荣时期的古希腊和古罗马等国家,精神医学已积累了相当多的资料,特别是应该人道地对待精神疾病患者的观点与现代精神医学的思想不谋而合,显现出欧洲古老文明思想不朽的光辉与魅力。

公元 3 世纪后,欧洲医学沦为宗教和神学的附庸,出现了严重的退步。精神疾病患者被认为是“魔鬼附身”,被送进寺院,用祷告、符咒、驱鬼等方法进行“治疗”。中世纪末,精神疾病患者的境遇更为凄惨,常被用严刑拷打来驱除所谓躲藏在他们体内的魔鬼,甚至被活活烧死。因此,这一时期精神医学发展十分艰难,几乎没有重大的发展。

18 世纪,随着西方工业革命的兴起,科学有了很大进步,医学也逐渐摆脱了宗教和神学的束缚,精神障碍被看成是一种需要治疗的疾病。法国精神病学家彼奈尔大胆去掉精神疾病患者身上的铁链,主张以人道的理念对待患者,开创了精神医学史上的新纪元,这被看作精神医学发展史的首次革新运动。因此,国外精神医学的真正发展是从 19 世纪逐渐开始的。19 世纪末至 20 世纪初,是精神医学发展史上的一个重要时期,一批卓越的精神病学家脱颖而出。如被誉为“现代精神病学之父”的德国精神病学家克雷佩林(Kraepelin,1856—1926)以临床观察为基础将内外科疾病的研究方法运用于精神疾病的分类,明确地确定了早发性痴呆、躁狂抑郁症和脑器质性痴呆的区别,他提出的精神障碍分类原则,为以后的生物精神病学奠定了基础。同一时期的奥地利著名精神病学家弗洛伊德(Freud,1856—1939)创立了精神分析学派,利用自由联想和梦的解析去了解人类的心理症结,奠定了动力精神医学的基础,他的研究突破了精神障碍器质性病因论研究的瓶颈,创新性地将精神医学带入了"心因性病因论"的研究范畴,这被认为是精神医学的第二次革新运动。

精神医学的第三次革新是社区精神卫生运动的展开。20世纪,生物化学、心理学社会学等相关学科的进步以及流行病学的调查,使一般大众了解到社区精神卫生问题的重要性,从英国开始推行的精神病治疗性社区,大大缩短了患者和社区之间的距离,之后在美国和西欧的国家较快发展。1953年,诞生了首个抗精神病药氯丙嗪,人们通过对药效机制的研究促进了对精神疾病发生的生物机制的研究,也促进了当代精神医学的飞速发展,生物精神医学的发展也因此被认为是精神医学的第四次革新。随着精神疾病医疗方法的进步,患者的精神症状得到有效控制,使以往医院封闭的看守式管理得以逐渐转变成宽松的开放式管理,医院解除了对患者的人身约束,有利于患者的精神康复。

(二)中国精神医学发展简史

中医学对精神疾病的记载已有2 000多年的历史。最早有关精神疾病现象的文字记载见于《尚书·商书·微子》的"我其发出狂",表明在公元前11世纪已有"狂"这一病名。春秋战国时期,我国医学逐渐形成了较系统的理论,在我国现存最古老的医学典籍《黄帝内经》一书中,把人的精神活动归之于"心神"的功能,即"心者,君主之官,神明出焉";心不仅主持人的精神活动,而且统管人的五脏六腑,即"心者,五脏六腑之大主也,精神之所舍也";还论述了剧烈的情感变化,能引起身体异常,如"怒伤肝,喜伤心,思伤脾,忧伤肺,恐伤肾"等。

至秦汉时代,历代医家先后编撰的几部古典医学名著,都对诸多精神症状做了较为详细的描述,将其归类为"狂""躁""谵妄""癫""痫"等病名,并概括性论述了这类疾病的病因、发病机制与症状,如"有阴阳之别焉。烦,阳也;躁,阴也""邪入于阳则狂""重阳者狂,重阴者癫"等,认为精神疾病的发病是阴阳不平衡所致。此后1 500余年,我国精神医学基本上是沿着这条思路缓慢地向前发展。至金元时期,临床观察进一步深入,精神疾病分类更为细致,精神医学有所发展,对后世影响颇大。然而,由于我国中医学的理论体系是建立在古代阴阳、五行等学说基础上的,精神医学在理论方面几千年来并没有更多的发展。不过,从秦汉时代到18世纪末,与同期国外发展缓慢的精神医学相比较,当时我国的精神医学研究在世界各国中仍是比较先进的。

19世纪末开始,国外精神医学发展加快并开始传入我国。1898年,我国广州成立了第一个精神病院,随后,相继在北京、大连、长沙、上海、成都、南京等地建立了精神病医疗或教学机构,西方的现代精神医学理论便逐渐传入我国。

中华人民共和国成立后,我国精神医学步入了一个新的历史时期。中华人民共和国成立初期,精神疾病的防治工作主要致力于建立新的精神病院,收容和治疗无家可归或影响社会治安的精神障碍患者;在师资力量较好的城市和精神病院,举办精神病专科医师培训班。20世纪60年代至20世纪70年代,全国各地开展了一系列城乡的精神病防治工作。20世纪80年代以来,随着我国社会经济和医疗卫生事业较为迅速的发展,精神医学的临床、教学、科研工作都开始繁荣发展起来。

《全国精神卫生工作规划(2015—2020年)》要求到2020年,省、市、县三级普遍建立精神卫生工作政府领导与部门协调机制,70%的乡镇(街道)建立由综治、卫生计生、公安、民政、司法行政、残联、老龄等单位参与的精神卫生综合管理小组,要健全省、市、县三级精神卫生专业机构,服务人口多且地市级机构覆盖不到的县(市、区)可根据需要建设精神卫生专业机构,其他县(市、区)至少在1所符合条件的综合性医院设立精神科。同时,随着与国际精神病学术界的交流不断增多,我国精神医学正逐步接近世界水平。

(蒋钦梅)

第二节　精神障碍的病因学

精神障碍的病因学所关注的是各类精神疾病的致病原因和发生机制,是精神病学基础的重要构成部分。绝大多数精神障碍均为多因素致病,与诸多的生物、心理和社会等因素相关,决定了精神障碍病因学的复杂性。

一、讨论病因学的原因

在精神科临床工作中,就诊者或陪诊的亲属常会问:"为什么会得这种病?什么原因造成的?"诸如此类的问题。精神科医师要解答这些问题,就需要了解精神障碍的病因学知识。当双方人员发生纠纷,其中一方在纠纷后出现精神障碍,将发病归咎于另一方而诉诸法律时,精神科医师作为法庭委托的专业人员,要给出一个科学的因果关系判断,也必须了解精神障碍的病因学知识。为有效地预防、治疗精神障碍,更全面地认识和理解精神障碍,都需要研究、了解、掌握精神障碍的病因学。

目前大多数精神疾病的确切病因不明,但很多因素与精神障碍的发病有关,这些与发病有关的因素称为危险因素,也可以理解为是病因。目前多数精神障碍与各种病因缺乏明确的、固定的对应关系,并常伴有以下3个问题使得精神障碍的病因学更加复杂。

首先,对于许多精神障碍的病因研究而言,疑似病因与个体发病在时间上常相距甚远,因果关系难以确定。有研究提示,某些因素与精神疾病的发病有统计学相关性,如儿童期受虐待经历与青少年及成人期焦虑障碍,孕期病毒感染和围生期并发症与成年精神分裂症有相关性等,但要确认这些相关是否为因果关系,最好的方法是对大样本的被试者进行长期的前瞻性随访研究,或采用回顾性队列研究,这显然是非常困难的。

其次,在精神障碍的病因学研究中存在一种普遍现象,即疑似病因与疾病之间缺乏特异性联系,同样也造成病因确认困难。也就是说,原因和效应之间不对等。一方面,一种疑似病因可能与多种精神障碍有联系,如童年期亲情剥夺与青少年期及成年期抑郁障碍、焦虑障碍、自杀、物质滥用、反社会性人格障碍等均有联系,而心理应激因素与各类精神障碍的联系则更为普遍;另一方面,一种精神障碍往往与多种疑似病因均有联系,如抑郁障碍与遗传因素、神经递质紊乱、神经内分泌功能紊乱、童年期不良经历、负性生活事件、人格缺陷、消极认知等均有关系。就个体而言,不同患者的发病原因又千差万别(病因的异质性),因此,在临床要准确判断某一患者的主要病因往往是非常困难的。

最后,精神障碍的病因常为间接机制。疑似病因对于精神障碍发病的作用往往是通过复杂的中介机制而实现,对各种致病因素贡献度的判断较为困难。如与抑郁障碍相关的致病因素:遗传因素、童年期不良经历、不良认知、负性生活事件、神经生化与内分泌代谢紊乱等。孰为主要病因?孰为次要病因?孰为中介因素?孰为疾病的后果?有时是很难做出准确判断的。再如,遗传因素被认为与多种精神障碍的发病有关,但是遗传因素并不直接导致个体发病,而是为其他因素的作用提供了素质性基础。因此,了解病因学的总体知识有助于在临床工作中对具体的患者进行全面分析判断。

二、精神障碍的病因分类

精神障碍是"脑"的疾病,各种致病因素是通过影响脑的结构和功能,从而产生异常的精神活动和行为表现。简单地讲,大多数精神障碍的发生是遗传因素与环境因素相互作用的结果,只是不同的疾病,遗传因素与环境因素所起作用的比重不同。究竟哪些因素是致病危险因素,要根据基础、临床表现和流行病学研究予以确认。

目前的研究表明,精神障碍的病因分类有多种方式,一种是按生物-心理-社会医学模式,将病因分为生物学因素、心理因素和社会环境因素。生物学因素有遗传、胚胎发育环境、中枢神经系统的结构和功能异常、神经生化因素、神经内分泌因素、神经发育与进行性改变、感染、中毒、外伤、肿瘤、躯体疾病等,心理因素有认知模式、情绪的稳定性、心理调整适应能力、儿童早期经历、习得行为模式、性格缺陷等,社会环境因素有灾难事件、个人不良生活事件、生活贫穷和环境拥挤嘈杂、工作环境缺乏公平公正、家庭暴力、受虐待、战争、移民、自然灾害等。某些致病因素可具有多重性。例如,患躯体疾病,疾病本身是一种生物学因素影响脑功能,患躯体疾病又是一种心理因素,使得患者担心、恐惧,产生致病效应。

另一种分类是按时间要素,将病因分为素质因素、促发因素和维持因素。素质因素是指决定某一个体对某种精神障碍的发病易感性的因素。例如,遗传、母体子宫内的发育过程、孕期事件、产伤、围生期并发症、婴幼儿期成长经历神经发育异常、儿童期受到躯体或心理或性虐待以及由先天因素和后天因素共同决定的个性心理特征等。促发因素是指与发病密切关联,在时间上早于并接近于发病的诱发临床发病的事件。例如,灾难事件、不良生活事件、躯体疾病等。促发因素可以是躯体的,心理的或社会的。一个影响重大的事件可以独立地诱发疾病,多个独立影响相对较小的事件同时或相继发生也可以叠加促发疾病。促发因素是否能够诱发疾病以及诱发何种疾病,不仅与促发事件本身的特性,如严重性、影响度、持续时间、可预测性及可控性等有关,同时也部分地取决于个体的易感素质。维持因素是指发病后能够导致病程延长的因素,如饮酒、使用成瘾药物、脱离社会、失业或贫穷等。

此外,根据对疾病的贡献度,可将病因分为必要病因、充分病因和贡献因素。必要病因也称必需病因,是指在某种疾病的发生中占主导地位的因素,缺乏这种因素,疾病就不可能发生。如颅内感染、中毒、颅脑外伤、颅内肿瘤等所致的精神障碍,脑血管病所致的血管性痴呆,使用精神活性物质所致的精神障碍,急性应激障碍等疾病的病因都是必要病因。充分病因是指必然会导致疾病发生的最低限度的条件和事件。充分病因总是能够导致疾病发生,如某些单基因遗传病,但在各类精神障碍中,充分病因得到确认的极少,如单基因遗传病所致的精神障碍、唐氏综合征等。目前认为,对于绝大多数精神障碍而言,构成发病充分条件的并非单一因素,而是多个致病因素、致病效应的累积,超出一定限度时便会引起发病;同时,在诸多致病因素中,没有哪一种是真正必需的或充分的,决定是否发病往往是多因素致病效应的叠加与交互。这一观点符合多因素疾病的病因模型,同时也能够解释不同个体在病因学方面的异质性。贡献因素是指能够使发病风险增高的条件和事件。贡献因素既非必要病因,也非充分病因,但是都具有一定的致病效应,因此可将参与致病效应累积的因素均理解为贡献因素。精神障碍的贡献因素涉及生物的,心理的和社会与文化的各方面。

精神障碍的病因十分复杂,其中大部分疾病的病因至今未明。随着社会的发展,人们对精神障碍的认识在不断变化和深入。古代朴素唯物主义的观点认为,精神障碍是由体液的不平衡引起的;中世纪,精神障碍被认为是魔鬼附体,是邪恶和荒诞的现象;19世纪末,克雷佩林从生物学的观点对精神障碍进行分类,为生物精神病学奠定了基础;同期,随着心理学流派的兴起,人们开始以心理学的各种理论来解释病理心理现象;20世纪50年代以来,精神药物快速发展,精神障碍的神经生化机制不断被阐明;21世纪以来,随着医学的进步,精神障碍的研究技术和手段不断丰富,本节按照生物-心理-社会医学模式观点,从生物学因素、社会-心理学因素层次简要介绍有关精神障碍的病因学研究现状,包括神经生理、神经生化、大脑影像、遗传学、社会学、心理学等方面,现分述如下。

(一)生物因素

生物因素又称躯体因素,是指通过生物性途径影响中枢神经系统的功能,导致精神障碍的因素,主要包括遗传、生理、生化、感染、免疫、大脑结构等改变。

1.遗传因素

遗传因素是精神障碍生物学病因研究最早涉及的,并且已有较肯定的证据证明。遗传因素在某些精神障碍病因中有一定地位。遗传学家认为,任何精神障碍都是个体遗传因素和环境因素共同作用的结果。目前,比较公认的是一些精神障碍,如精神分裂症、情感性精神障碍、人格障碍、精神发育迟滞等某些类型,遗传因素起了决定作用。但目前绝大多数的精神障碍都不能用单基因遗传来解释,它属于一种多基因遗传方式,多种致病基因没有哪一个起决定性作用,都只起微弱的致病作用。所以,与单基因遗传不同的是,遗传者表现的只是一种患病倾向或患病素质,只有那些遗传素质为易感性的个体才会发病,而且其严重程度、持续时间及预后也因人而异。

(1)家系研究:流行病学的调查发现,大多数精神障碍患者的家属患病率高于一般群体,血缘关系越近,患病率越高。国外的一项调查发现,精神分裂症的一级亲属发病率为5%,而一般人群为0.2%~0.6%。Kendler等观察到200例精神分裂症母亲的子女中,有16.2%发病,而对照组仅为1.9%。

(2)双生子和寄养子研究:精神障碍双生子的同病率研究,有力地支持了精神障碍的遗传病因学说。McGuffin在1988年发现,单卵双生子精神分裂症的同病率高达50%,而异卵双生子为10%。寄养子是将患者的子女寄养在无血缘关系的家庭中,排除环境因素的干扰,观察其发病情况。Heston(1966)研究发现,精神分裂症患者的后代寄养到健康家庭,其发病率高于对照组。双生子和寄养子研究支持精神障碍的发生和遗传因素密切相关。

(3)染色体畸变和遗传代谢异常:染色体异常和基因突变常常是精神发育迟滞的发病因素。染色体异常包括常染色体和性染色体的数目和结构的改变,最常见的是21三体综合征(又称三倍体),其他有18三体综合征、猫叫综合征(即5号染色体短臂部分缺失)、先天性睾丸发育不全、先天性卵巢发育不全等。单个基因突变导致先天性代谢酶的缺乏,称为遗传代谢异常。代谢酶的缺乏,会导致物质不能被代谢转化,而在体内蓄积,引起精神发育迟滞和行为异常。如苯丙酮尿症是一种氨基酸代谢病,苯丙氨酸不能转化成酪氨酸,在体内蓄积;半乳糖血症是糖代谢异常。这些疾病属于单基因病,大多呈常染色体隐性遗传,部分是常染色体显性遗传。

(4)多基因异常:常见精神障碍如精神分裂症、双相情感障碍、阿尔茨海默病等属于多基因病,也被称为复杂性遗传病,由于多个基因共同作用而致病。目前,精神障碍的主要候选基因有儿茶酚-O-甲基转移酶基因、多巴胺转运体基因、多巴胺受体基因、5-羟色胺能基因、载脂蛋白E基因和超氧化物歧化酶基因等,阿尔茨海默病的易感基因研究结果比较一致,部分易感基因定位于21号、19号、14号和1号染色体,而其他精神障碍易感基因的研究结果并不完全一致,需要进一步的证据。

2.神经生化因素

(1)神经递质:神经递质是神经系统信息传递的重要物质。它在神经细胞内合成,储存于突触前神经末梢,在接收信号后释放到突触间隙,作用于突触后膜的特异性受体,引起生理效应。神经递质在人的精神行为活动中起重要作用,如果递质系统出现问题,常常会出现精神和行为障碍。常见的中枢神经递质包括以下几种。

多巴胺(dopamine,DA)。DA 在中枢内有 4 条通路,与精神活动、机体运动、神经内分泌等有关。一般认为,DA 功能过高可能和精神分裂症的阳性症状有关。DA 能受体有多个亚型,经典抗精神病药对 D_2 有很强的阻断作用,能起到治疗幻觉、妄想等精神症状的作用,提示 D_2 受体上有抗精神病药物的治疗作用位点。黑质-纹状体通路的 DA 受体阻滞与抗精神病药物的锥体外系不良反应有关。

去甲肾上腺素(noradrenaline,NE)。NE 能神经元在中枢神经系统内分布广泛,能维持脑电和行为的觉醒,NE 能神经元适当兴奋可以产生欣快,过度兴奋则产生躁狂和攻击行为,NE 耗竭可以出现抑郁。同时 NE 还与体温调节、摄食、记忆和血压等有关。中枢 NE 受体可分为 α、β 两种类型。

5-羟色胺(5-hydroxytryptamine,5-HT)。5-HT 神经元主要集中于脑干的中缝核,有些神经递质如 γ-氨基丁酸、P 物质、脑啡肽和促甲状腺激素释放激素(thyrotropin releasing hormone,TRH)常与 5-HT 共存于中缝核,可能与 5-HT 同时释放。5-HT 受体可分为 5-HT_1、5-HT_2、5-HT_3 和 5-HT_4。5-HT_1 受体的兴奋有抗抑郁和抗焦虑作用,5-HT_2 受体的兴奋可能引起焦虑不安和失眠,许多致幻剂的致幻作用与对 5-HT_2 的亲和力有关。脑内 5-HT 失调,可导致精神和行为症状,药理学的进展提示重性抑郁障碍、强迫症、惊恐障碍、进食障碍等可能与 5-HT 功能不足有关,自杀意念者多有 5-HT 水平低下,而精神分裂症则可能与中脑边缘系统和前额叶 5-HT 功能过高有关。同时,5-HT 与性激素水平及性行为有关。

乙酰胆碱(acetylcholine,Ach)。Ach 在中枢神经系统中分布广泛,最重要的胆碱能通路被称为基底前脑胆碱能通路,向大脑皮质、海马、嗅球、杏仁核以及脑干发出广泛的神经纤维。胆碱能受体有两种类型,毒蕈碱型受体(M 受体)和烟碱型受体(N 受体),Ach 与 M 受体关系密切,激活这一受体可引起两种不同的细胞内信号系统的活动,从而又将其分为五种亚型。中枢 Ach 参与大脑的学习和记忆,海马胆碱能系统的兴奋是学习、记忆和意识的基础,大脑皮质感觉区含 M_1 胆碱受体,与觉醒-睡眠周期活动密切相关,阿尔茨海默病的 Ach 神经元发生退行性变,导致功能不足引起记忆衰退。胆碱受体拮抗剂可以导致意识丧失、记忆下降,而胆碱受体激动剂具有增强记忆的功能。

γ-氨基丁酸(gamma aminobutyric acid,GABA)。GABA 在中枢的含量很高,主要分布在黑质、苍白球、下丘脑等部位,是脑内主要的抑制性神经递质。睡眠时 GABA 释放增加,基底节中 GABA 降低与帕金森病有关,GABA 降低,神经元抑制降低,DA 功能亢进,可促发精神分裂症。GABA 受体有 2 种亚型,GABA-A 和 GABA-B。前者与苯二氮䓬受体(BZ 受体)的关系密切,GABA-A、BZ 受体和氯离子构成糖蛋白复合物,共同发挥生理效应。

谷氨酸(glutamate,Glu)。谷氨酸是兴奋性神经递质,在大脑皮质含量最高,其次是小脑和纹状体。脑内有数种兴奋性氨基酸受体,它们都可以被谷氨酸或门冬氨酸激活,产生兴奋作用,过度激活可引起兴奋性神经元持续去极化,导致细胞坏死,这可能是神经系统一些退行性疾病的发病机制之一。阿尔茨海默病、精神分裂症也可能与兴奋性氨基酸受体过度被激活有关。

内啡肽和脑啡肽被称为内源性阿片样物质,作用于脑内阿片受体。内啡肽有镇痛作用,还可促进垂体前叶分泌生长激素和催乳素,β-内啡肽与精神分裂症有关。脑啡肽起抑制性递质作用,有镇痛作用,还参与动物自我刺激和奖赏,与学习和记忆有关。

(2)神经内分泌与免疫:神经内分泌与精神障碍的发生和发展关系密切。下丘脑-垂体-肾上腺(hypothalamic-pituitary-adrenal,HPA)轴的功能异常可能是情感障碍的发病机制之一,情感障碍的认知和情绪症状的严重程度可能和皮质醇的浓度相关。甲状腺激素对中枢神经系统的发育有重要意义,甲状腺功能低下的呆小症,有明显的智力发育迟滞和精神症状。有 20%～40% 的内源性抑郁症患者有促甲状腺激素释放激素兴奋试验异常。甲状腺功能亢进的患者,常出现焦虑和激越症状。性激素与产后精神障碍、更年期精神障碍、难治性抑郁等有关,动物实验发现雌激素能减轻胆碱能神经元损害带来的认知障碍。女性患者服用抗精神病药物引起的迟发性运动障碍与血清雌激素、催乳素水平相关。

神经内分泌通过调节免疫反应,影响个体的心理和行为症状。精神刺激可以使 T 细胞的转化和 NK 细胞受到抑制,增加精神疾病的易感性。精神分裂症、心境障碍、阿尔茨海默病、儿童孤独症等都伴有免疫功能的异常。

3.脑结构和影像学

许多精神障碍有脑结构和功能影像的改变。曾有研究发现,精神分裂症患者的脑体积小、重量轻、侧脑室扩大。部分心境障碍患者的脑室较对照组大,重症抑郁症患者的壳核容积缩小。近年来,功能影像技术在精神疾病的基础和临床研究中广泛应用,发现越来越多的功能影像异常的证据。有研究发现,抑郁症患者左额叶局部脑血流量降低,且与抑郁的严重程度呈正相关。有人发现,精神分裂症患者双侧前额叶内侧静息态脑活动的局部一致性降低。功能影像研究揭示强迫症(obsessive-compulsive disorder,OCD)的发病机制与皮质-纹状体-丘脑-皮质(cortex-striatum-thalamus-cortex,CSTC)环路有关,OCD 的基底神经节功能不足,则纹状体机能紊乱。有学者认为 OCD 与眶额叶-皮质下通路的高活性有关,这条通路包括前额叶眶回、尾状核、丘脑和前扣带回等。

4.性别、年龄因素

(1)性别因素:男性易患酒精依赖、脑动脉硬化性精神障碍、反社会人格等;女性易患抑郁症、癔症、神经症等。

(2)年龄因素:儿童期易患精神发育迟滞、多动症、孤独症;中青年期易患癔症、强迫症、精神分裂症等;老年期易患阿尔茨海默病、动脉硬化性精神障碍等。

5.其他生物学因素

(1)感染,包括全身感染、中枢神经系统感染和其他系统感染均可引起精神障碍。病原体可为细菌、病毒、寄生虫、螺旋体等。最常引起精神障碍的感染有败血症、流行性感冒、肺炎、脑膜炎、神经梅毒以及获得性免疫缺陷综合征等。如人类免疫缺陷病毒(human immunodeficiency virus,HIV)进入脑内,产生进行性的认知行为损害,早期表现为记忆损害,注意力不集中及情绪淡漠等,随着时间的推移,出现更为广泛的损害,如缄默症、大小便失禁、截瘫等,严重者会造成痴呆。随着人类急性传染病被控制,由急性传染病引起的精神障碍已经很少见到。但近年来,性行为和注射海洛因引起的感染迅速扩展,由这类病原体侵袭中枢神经系统引起的精神障碍日益受到关注。

（2）化学物质，各种对中枢神经系统有害的物质都可引起精神障碍。常见的有以下几种。①成瘾物质：海洛因、吗啡、苯丙胺、大麻是最常使用的成瘾物质，已成为全球性的公害。②酒精：酒精滥用对中枢神经系统可造成严重损害，是全球重大的精神卫生问题之一。③医用药物：如阿托品、异烟肼以及皮质类激素都可引起精神障碍。④工业毒素：工业毒素如苯、有机汞、四乙基铅等易挥发性物质和重金属均可引起中毒，出现急性或慢性精神障碍。⑤农药：在农村，有机磷农药使用不当是引起精神障碍的常见原因。⑥食物：大量进食蕈草类食物，可引起意识模糊和幻视。⑦一氧化碳：冬季使用煤炉或燃烧木炭取暖，致室内一氧化碳浓度过高，易使人中毒，可能遗留严重精神障碍。

（3）脑器质性疾病和躯体疾病：脑器质性疾病包括颅内感染、脑血管病、脑变性疾病、颅内肿瘤、颅脑外伤等；躯体疾病如躯体感染、内脏器官疾病、内分泌和代谢疾病、结缔组织疾病等常常伴有精神障碍。

（二）社会-心理学因素

在生物-心理-社会医学模式中，心理社会因素在疾病的发生、发展和转归中有重要意义。心理社会因素可使神经生化、内分泌和免疫系统功能发生变化，与生物因素互相影响，导致疾病的产生。心理因素包括心理素质、应激和性格等，社会因素包括文化、社会环境与压力、社会支持等。

1.社会因素

社会因素指社会制度、生活条件、医疗水平、经济状况、民族文化、宗教信仰、政治背景等。社会因素对个体的人格形成具有巨大影响，并可对个体产生持续刺激。社会及环境带来的应激可造成群体性精神障碍。

精神障碍的界定受文化因素的影响。在不同的社会文化环境中，正常与异常、疾病与健康的概念受不同的社会规范制约。在某一文化体系中完全正常的行为，在另一文化中可能是病态的，例如，同性恋是否是一种疾病，在不同文化、不同时期是不一样的。同时，精神症状的内容随社会经济、文化与时代的变迁而变化，有鲜明的文化和时代特点。

良好的社会因素对心理健康产生保护作用，不良的社会因素则可成为精神疾病的致病因素。自然环境（如污染、噪声、生存空间过小）、社会环境（如社会动荡、社会大的变革）、移民等，均可能增加精神压力，诱发精神疾病。不同的民族文化、宗教信仰、社会风俗、生活习惯也都可能影响人的精神活动，从而诱发疾病或使发生的精神疾病刻上文化的烙印。如缩阳症、拉塔病多见于东南亚国家；冰神附体见于日本冲绳岛、加拿大等地区。低文化水平人群的幻觉、妄想的内容多简单、贫乏，常与迷信等内容有关；而高文化水平人群的幻觉与妄想的内容常与电波、电子、卫星、物理性仪器遥控等现代生活的内容有关。移民的群体因面临社会文化背景不同、语言不通、生活环境的改变等诸多适应性问题，也容易出现精神疾病。

2.性格特征

性格特征是指个体在先天禀赋素质和后天社会环境的共同作用下形成的心理特征。现代研究认为，病前的性格特征与精神疾病的发生密切相关，不同性格特征的个体易患不同的精神疾病。如精神分裂症患者大多病前具有分裂样性格，表现为孤僻少语，情感冷淡，过分敏感和偏执等；而具有强迫性格的人，如做事喜欢按部就班、追求完美、对自己过分克制和关注等，容易罹患强迫症。

3.认知因素

生活事件能否引起个体的情绪反应,不仅取决于生活事件的性质和强度,还与个体的认知态度有关。个体的信念和态度是刺激事件和情绪反应的中介,不同的认知态度会带来不同的情绪后果,认知歪曲与不合理的信念常常会导致情绪和行为症状。贝克的认知理论认为,抑郁的发病机制源于幼年时期形成的功能失调性假设,在刺激事件的作用下,产生负性自动想法,出现抑郁症状。

4.心理素质

心理素质是由先天的禀赋素质和后天社会环境因素共同决定的,它与精神障碍的发生密切相关,如宽容、大度的性格有利于人的心理健康,而多疑、嫉妒、自责、悔恨、怨恨等人格特点容易导致精神障碍。

5.心理应激因素

心理应激通常来源于重大生活事件或天灾等突发事件,是任何个体都不可预测的。任何个体都会不可避免地遇到各种各样的生活事件,这些生活事件常常是导致个体产生应激反应的应激源。适当的心理应激可促进个体更好地适应环境,促进发展,而过度的刺激则常可诱发或导致精神疾病的发生。某些强烈而急剧的应激事件,如地震、火灾、战争、被强奸、被抢劫、亲人突然死亡等都可能引起心因性精神疾病。心理应激因素在疾病发生中可以作为诱因,也可能起到主要的致病作用。此外,疾病的发生还与个体的认知、行为方式、性格特征以及社会支持系统等有密切关系。

6.其他心理因素

精神分析学说认为,精神症状是个体内心冲突的反映,冲突的症结常源于幼年的创伤。行为主义的观点强调后天环境的作用,认为精神症状和不良行为是在不良环境下错误学习的结果,如恐惧症是对不良刺激形成了条件反射所致。人本主义观点认为,病理心理源于个体朝向个人成长和自我实现的倾向被阻断,与理想自我和现实自我的差距过大有关。

三、从心理学角度理解病因作用

心理因素在精神障碍发病中的作用越来越受到重视,心理学家从不同的理论和角度对精神障碍的病因加以解释,形成了不同的心理学模型。弗洛伊德创立的精神动力学理论从意识结构理论、人格结构理论、人格发展理论和心理防御机制理论等方面对精神障碍进行解释。

行为主义学派通过经典条件作用和操作条件作用来解释各种精神障碍在行为方面的异常表现,例如,通过经典条件作用,患者习得了对中性刺激的焦虑反应,继而又通过回避操作条件作用,减轻或避免了焦虑反应,而回避行为却得到强化,因此对刺激的焦虑反应也得以持续存在。模仿学习理论认为,学习可以通过对榜样行为的观察与模仿而实现,这一理论被用来解释人类的很多社会性行为,成为对经典学习理论的重要补充。

认知理论对精神障碍病因学的基本解释为认知在情绪和行为的发生过程中起到了核心的中介作用,同时也是导致情绪障碍和行为障碍的关键因素。认知理论认为情绪和行为是受认知影响的,认知的歪曲、非理性信念、不良思维方式、错误认知图式等都可能是导致精神障碍的原因。

人本主义认为,人都有一种以积极的建设性的态度去发展自我的倾向,生来都具有自我实现的内驱力和从别处获得赞许和积极关注的需求;而人们常牺牲和压抑自我实现的欲望,按照社会或别人的标准违心地做出"好"的表现,这种矛盾长期存在或过于强烈,人就可能出现异常的精神和行为。目前乃至将来相当长的时间内,精神障碍的病因学研究仍是各国科学家研究的热点,也是重点和难点。虽然近年来病因学研究取得了一些进展,但总的来说还没有突破性进展,也阻碍了治疗学的发展,这正是百年来精神障碍仍未得到很好控制的重要原因。

（王　芹）

第三节　精神障碍的症状学

人的精神活动是一个相互联系又相互制约的复杂过程,并受到多种因素的影响。异常精神活动同样也是一个复杂的过程,也会受到个体和环境等多种因素的影响。这些影响因素包括性别、年龄、受教育程度、躯体状况、人格特征、社会地位、文化背景、生活环境等。因此,在检查和分析精神症状时,须考虑到有关影响因素,以便对具体情况做具体分析。

一、精神症状的概述

精神症状是异常精神活动的表现,它涉及人们精神活动的各个方面,并通过人的外显行为,如仪表动作、言谈举止、神态表情以及书写内容等表现出来。研究精神症状及其产生机制的学科称为精神障碍的症状学,又称为精神病理学。

由于许多精神障碍病因不明,缺乏有效的生物学诊断指标,精神障碍的诊断主要通过病史采集和精神检查,发现有关精神症状,然后进行综合分析和判断而得出。因此,精神障碍的症状学是学习精神病学的基础,熟练掌握精神障碍症状学是精神科医师必备的基本功。

判定某一种精神活动是否属于病态,一般应从以下 3 个方面进行分析:①纵向比较,即与其过去一贯表现进行比较,精神活动是否具有明显改变;②横向比较,即与大多数正常人的精神活动相比较,是否具有明显差别,某种精神状态的持续时间是否超出了一般限度;③是否与现实环境相符,即应注意结合当事人的心理背景和当时的环境进行具体分析和判断。

虽然每一种精神症状均具有各自不同的表现,但往往具有以下共同特点:症状的出现不受患者意志的控制;症状一旦出现,难以通过注意力转移等方法令其消失;症状的内容与周围客观环境不相称;症状会给患者带来不同程度的社会功能损害。

精神障碍患者的症状一般不会随时随地表现出来,有时需要医师仔细观察和反复检查才能发现。精神检查的方法主要为交谈和观察,能否发现患者的精神症状,特别是某些隐蔽的症状,常取决于医患关系及检查技巧。根据短暂交谈和片面观察所做出的结论,很容易导致漏诊和误诊。因此,在进行精神检查时,要注意做到:仔细检查,确定精神症状是否存在;确定精神症状出现的频度、持续时间和严重程度;分析各精神障碍的诊治与康复症状之间的关系,确定哪些症状是原发症状,哪些症状是继发症状;注意类似症状之间的鉴别;探讨可能影响症状发生的生物学和社会心理因素。

二、常见精神症状

人的精神活动是一个协调统一的过程,为了便于描述,普通心理学将人的正常精神活动分为感知、思维、情感和意志行为等心理过程。同样,为了便于对精神症状的描述,也按照精神活动的各个心理过程分别进行介绍。

（一）感知觉障碍

感知觉包括感觉和知觉这2个心理过程。感觉是大脑对客观刺激作用于感觉器官所产生的对事物个别属性的反映，如形状、颜色、大小、重量和气味等。知觉是在感觉基础上，大脑对事物的各种不同属性进行整合，并结合以往经验而形成的整体印象。如根据桃子的形状、气味、颜色等，结合既往对桃子的认知，在大脑中产生的桃子的印象就是一种知觉。正常情况下，人们的感觉和知觉是与外界客观事物相一致的。

1.感觉障碍

（1）感觉减退是对刺激的感受性降低，感觉阈值增高，表现为对外界强烈的刺激产生轻微的感觉体验或完全不能感知（后者称为感觉缺失）。多见于神经系统疾病，精神科多见于抑郁发作、木僵状态、意识障碍和分离（转换）障碍等。

（2）感觉过敏是对刺激的感受性增高，感觉阈值降低，表现为对外界一般强度的刺激产生强烈的感觉体验，如感到阳光特别刺眼、轻柔的音乐特别刺耳、轻微的触摸皮肤感到疼痛难忍等。多见于神经系统疾病，精神科多见于神经症、更年期综合征等。

（3）内感性不适（体感异常）是躯体内部产生的不舒适和难以忍受的异样感觉，如咽喉部堵塞感、胃肠扭转感、腹部气流上涌感等，可继发疑病观念。多见于疑病症、躯体化障碍、精神分裂症和抑郁发作等。

2.知觉障碍

（1）错觉是对客观事物歪曲的知觉。错觉可见于正常人，如在光线暗淡的环境中看错物体，在恐惧、紧张和期待等心理状态下产生错听等，但正常人的错觉经过验证后可以认识到自己的错误并加以纠正。病理性错觉常在意识障碍时出现，多表现为错视和错听，并常带有恐怖色彩，如患者把输液管看成一条正在吸血的蛇等。多见于器质性精神障碍的谵妄状态。

（2）幻觉是没有现实刺激作用于感觉器官时出现的知觉体验，是一种虚幻的知觉。幻觉是精神科临床上常见且重要的精神病性症状之一。幻觉可以根据其所涉及的感觉器官、来源和产生条件进行不同的分类。

1）根据所涉及的感觉器官，幻觉可分为幻听、幻视、幻味、幻嗅、幻触和内脏幻觉。

幻听：是一种虚幻的听觉，即患者听到了并不存在的声音。幻听是精神科临床最常见的幻觉，患者听到声音可以是单调的，也可以是复杂的；可以是言语性的，如评论、赞扬、辱骂、斥责或命令等，也可以是非言语性的，如机器轰鸣声、流水声、鸟叫声等。其中，言语性幻听最常见，幻听的声音可以直接与患者对话，也可以是以患者作为第三者听到他人的对话。幻听的内容通常与患者有关且多对患者不利，如对患者的言行评头论足、议论患者的人品、命令患者做一些危险的事情等。因此，患者常为之苦恼和不安，并可产生自言自语、对空谩骂、拒饮拒食、自杀自伤或伤人毁物等行为。幻听可见于多种精神障碍，其中评论性幻听、议论性幻听和命令性幻听是精神分裂症的典型症状。

幻视：即患者看到了并不存在的事物，幻视的内容可以是单调的光、色或者片段的形象，也可以是复杂的人物、景象、场面等。意识清晰状态下出现的幻视多见于精神分裂症；意识障碍时的幻视多见于器质性精神障碍的谵妄状态，这些幻视常常形象生动鲜明，且多具有恐怖性质，如看到墙上有壁虎在爬、房间内龙在飞舞等。

幻味：患者尝到食物或水中并不存在的某种特殊的怪味道，因而常常拒食拒饮。幻味经常与被害妄想同时存在,如认为食物中的"怪味道"是被人投了毒,多见于精神分裂症。

幻嗅:患者闻到环境中并不存在的某种难闻的气味,如腐败的尸体气味、化学物品的烧焦味、浓烈刺鼻的药物气味以及体内发出的怪味等。幻嗅和幻味往往同时出现,并经常与被害妄想结合在一起,多见于精神分裂症。单一出现的幻嗅,多见于颞叶癫痫或颞叶器质性损害。

幻触:在没有任何刺激时,患者感到皮肤上有某种异常的感觉,如电麻感、虫爬感、针刺感等。如果患者感到自己的性器官被刺激,则称为性幻觉。可见于精神分裂症或器质性精神障碍。

内脏幻觉:是患者身体内部某一部位或某一脏器虚幻的知觉体验。如感到骨头里的虫爬感、血管的拉扯感、肠道的扭转感、肺叶的被挤压感等。内脏幻觉常与疑病妄想等伴随出现,多见于精神分裂症和抑郁发作。

2)根据体验的来源,幻觉可分为真性幻觉和假性幻觉。

真性幻觉:是来自于外部客观空间,通过感觉器官而获得的幻觉。其特点为幻觉内容就像感知外界真实事物一样生动、鲜明,故患者常常述说是亲耳听到或亲眼看到的。患者对幻觉内容深信不疑,并做出相应的情感与行为反应。

假性幻觉:是存在于自己的主观空间内,不通过感觉器官而获得的幻觉。其特点为幻觉内容往往比较模糊、不清晰和不完整,故患者常常描述为没有通过耳朵或眼睛,大脑内就隐约出现了某种声音或影像。虽然此类幻觉与一般知觉不同,但患者往往仍然比较肯定地相信幻觉内容。

3)根据产生的条件,幻觉可分为功能性幻觉、反射性幻觉、心因性幻觉和入睡前幻觉。

功能性幻觉:是一种伴随现实刺激而出现的幻觉,即当某种感觉器官处于功能活动状态时出现涉及该器官的幻觉,正常知觉与幻觉并存。临床上常见功能性幻听多见于精神分裂症。

入睡前幻觉:是出现在入睡前的幻觉,多为幻视、幻听,与睡梦时的体验相近似。

心因性幻觉:是在强烈心理因素影响下出现的幻觉,幻觉内容与心理因素有密切联系,如看到亡故亲人的影子在房间里走动等。多见于应激相关障碍、分离(转换)障碍等。

3.感知综合障碍

感知综合障碍指患者对客观事物的整体属性能够正确感知,但对某些个别属性如大小、形状、颜色、距离、空间位置等产生错误的感知。常见感知综合障碍包括以下几种。

(1)视物变形症:指患者看到周围的人或物体的形状、大小、体积等方面发生了变化。看到物体的形象比实际增大称为视物显大症,如看到家中的宠物猫就像老虎一样大;看到物体的形象比实际缩小称为视物显小症,如看到母亲就像小布娃娃一样大。多见于癫痫。

(2)自身感知综合障碍:指患者感到自己身体的某一部分在大小、形状等方面发生了变化。如感到自己的手臂变得特别长,伸手可以抓到空中的飞鸟;有的患者则感到自己的面部发生了扭曲,眼睛大小不一致,鼻子像蒜头一样,故反复照镜子。可见于精神分裂症、癫痫等。

(3)时间感知综合障碍:指患者对时间的快慢出现不正确的感知体验。如感到时间凝固了,岁月不再流逝,外界事物停滞不前;或者感到时间在飞逝,似乎身处于"时空隧道"之中,外界事物的变化异乎寻常地快。可见于正常人、情感性精神障碍等。

(4)空间感知综合障碍:指患者对周围事物的距离、空间位置等感知错误,如候车时汽车已驶进站台,而患者仍感觉汽车离自己很远。

(5)非真实感:又称现实解体,指患者感到周围事物和环境变得不真实,犹如隔了一层窗纱。如感到周围的房屋、树木等像是纸板糊成的,毫无生气;周围人就像没有生命的木偶一样等。可见于抑郁发作、分离性障碍和精神分裂症等。

(二)思维障碍

思维是人脑对客观事物间接概括的反映,它可以揭露事物内在的、本质的特征,是人类认识活动的最高形式。思维包括分析、综合、比较、抽象、概括、判断和推理等基本过程。

正常人的思维具有如下特征。①目的性:指思维围绕一定的目的进行,并解决某一问题;②连贯性:指思维过程中的概念前后衔接,相互联系;③逻辑性:指思维过程符合思维逻辑规律,有一定的道理;④实践性:指思维能够通过客观实践的检验。

思维障碍是精神科常见症状,临床表现多种多样,可大体分为思维形式障碍和思维内容障碍。

1.思维形式障碍

思维形式障碍主要为思维过程的联想和逻辑障碍。常见的症状如下。

(1)思维奔逸:思维联想速度加快、数量增多和转换加速。患者表现为特别健谈,说话滔滔不绝,口若悬河,感到脑子特别灵活,就像机器加了"润滑油"一样难以停顿下来。患者说话的语速快,语量多,主题极易随环境而发生改变(随境转移),也可有音韵联想(音联),或字意联想(意联)。写信或写作文时往往文思敏捷,一挥而就。多见于躁狂发作。

(2)思维迟缓:指思维联想速度减慢、数量减少和转换困难。表现为语量少,语速慢、语音低和反应迟缓。患者感到脑子就像生锈了的机器一样,变笨了,反应变慢了,思考问题困难。多见于抑郁发作。

(3)思维贫乏:指联想概念与词汇贫乏,患者感到脑子空空荡荡,没有什么思想。表现为寡言少语,谈话时言语内容空洞单调或词穷句短,回答问题简单,严重者对什么问题都回答"不知道"。多见于精神分裂症、脑器质性精神障碍及精神发育迟滞。

(4)思维散漫、思维破裂、语词杂拌:指思维的连贯性障碍,即联想概念之间缺乏必要的联系。思维散漫表现为在交谈时,患者联想松弛,内容散漫,缺乏主题,话题转换缺乏必要的联系。说话东拉西扯,以致别人弄不懂患者要阐述的是什么主题思想。对问话的回答不切题,交流困难。多见于精神分裂症及精神发育迟滞。思维破裂表现为患者的言语或书写内容有结构完整的句子,但各句含意互不相关,变成了语句堆积,整段内容令人不能理解。严重时,言语支离破碎,句子结构不完整,成了一些不相干字、词的堆积,称为语词杂拌,如当医师问患者姓名时,患者回答"地上的云彩,汽车、水饺、计算机,水中飞,奥氮平……"。多见于精神分裂症。

(5)思维不连贯:表现与语词杂拌类似,但产生背景不同,它是在意识障碍背景下出现的言语支离破碎和杂乱无章状态。多见于谵妄状态。

(6)思维中断:指思维联想过程突然发生中断。表现为患者在无意识障碍,又无外界干扰时,言语突然停顿,片刻之后又重新开始,但所谈主题已经转换。多见于精神分裂症。

(7)思维被夺、思维插入:属于思维联想障碍,前者感到自己思想被某种外力突然抽走,而后者则表现为患者感到有某种不属于自己的思想被强行塞入。两者均不受个人意志所支配,多见于精神分裂症。

(8)强制性思维:是思维联想的自主性障碍。表现为患者感到脑内涌现大量无现实意义、不属于自己的联想,是被外力强加的。这些联想常常突然出现,突然消失,内容多变。多见于精神分裂症。

(9)病理性赘述:指思维联想活动迂回曲折,联想枝节过多。表现为患者对某种事物做不必要的过分详尽的描述,言语啰唆,但最终能够回答出有关问题。如果要求患者简明扼要,患者无法做到。见于癫痫、脑器质性精神障碍及老年性痴呆。

（10）思维化声：是同时包含思维障碍和感知觉障碍两种成分的一种症状。患者在思考时，同时感到自己的思想在脑子里变成了言语声，自己和他人均能听到。多见于精神分裂症。

（11）语词新作：是概念的融合、浓缩和无关概念的拼凑。患者自创一些奇特的文字、符号、图形或语言并赋予特殊的意义，他人无法理解。

（12）象征性思维：属于概念转换，患者以无关的具体概念代替某一抽象概念，不经患者本人解释，他人无法理解。如患者经常反穿衣服，表示自己"表里合一、心地坦白"，多见于精神分裂症。正常人可以有象征性思维，如玫瑰象征爱情、鸽子象征和平等，但正常人的象征性思维是以传统和习惯为基础的，与文化背景相符，人们之间彼此能够理解。

（13）逻辑倒错性思维：以推理缺乏逻辑性为特点，表现为患者推理过程或缺乏前提依据，或因果倒置，令人感到不可理解，离奇古怪。多见于精神分裂症和妄想性障碍等。

（14）强迫思维：指在患者脑中反复出现的某一概念或相同内容的思维，明知不合理和没有必要，但又无法摆脱，常伴有痛苦体验。强迫思维可表现为以下几点。①反复出现某些想法，如担心被别人传染某种疾病；②总是怀疑自己的言行是否正确、得当（强迫怀疑）；③反复回忆做过的事情或说过的话（强迫回忆）；④反复出现一些对立的思想（强迫性对立思维），如听到"和平"就不自主地联想到"战争"；⑤反复考虑毫无意义的问题（强迫性穷思竭虑），如为什么 $2+3=5$ 等。强迫思维常伴有强迫动作。多见于强迫症，也可见于精神分裂症。

强迫思维与强制性思维不同，前者是自己的思想，往往同一内容的思维反复持续出现，多见于强迫症；后者则是外力强加的不属于自己的思想，内容变化多端，且突然出现、突然消失，多见于精神分裂症。

2.思维内容障碍

思维内容障碍主要表现为妄想，它是在病态推理和判断基础上形成的一种病理性的歪曲的信念。其特征包括妄想内容与事实不符，缺乏客观现实基础，但患者仍坚信不疑；妄想内容涉及患者本人，且与个人有利害关系；妄想内容具有个体独特性，是个体的心理现象，并非集体信念；妄想内容与患者的文化背景和经历有关，且通常有浓厚的时代色彩。

妄想应注意与幻想区别。幻想是一种超现实的遐想，将不同的元素或是内容组合在一起的思考形式。部分人遇到挫折或难以解决的问题时，往往想入非非，把自己放到想象的世界中，以应付挫折，获得心理上的满足。但幻想通常具有一定目的性，易于纠正。

妄想是精神科临床上常见且重要的精神病性症状之一，可以根据其起源、结构和内容进行分类。

（1）根据妄想的起源，可分为原发性妄想和继发性妄想。①原发性妄想：是没有发生基础的妄想。表现为内容不可理解，不能用既往经历、当前处境及其他心理活动等加以解释。原发性妄想是精神分裂症的典型症状，对精神分裂症具有重要诊断价值。②继发性妄想：是发生在其他病理心理基础上的妄想，或与某种经历、情境等有关的妄想。如在抑郁基础上产生的自罪妄想；因亲人死于某种疾病后过分关注自己身体健康，而逐渐产生疑病妄想等。可见于多种精神障碍。

（2）按照妄想的结构，可分为系统性妄想和非系统性妄想。①系统性妄想：是指内容前后相互联系、结构严密的妄想。此类妄想形成过程较漫长，逻辑性较强，与现实具有一定联系或围绕某一核心思想，如不仔细辨别，往往难以发现。多见于偏执性精神障碍。②非系统性妄想：是一些片段、零散、内容不固定、结构不严密的妄想。此类妄想往往产生较快，缺乏逻辑性，内容明显脱离现实,且易发生变化,甚至自相矛盾。多见于精神分裂症。

(3)临床上通常按妄想的主要内容归类,常见有以下几种。①关系妄想:患者认为周围环境中所发生的与自己无关的事情均与自己有关。如认为周围人的谈话是在议论自己,别人的咳嗽是针对自己的,甚至认为电视上播出的和报纸上登载的内容也与自己有关。多见于精神分裂症。②被害妄想:患者坚信自己被某些人或某组织进行迫害,如投毒、跟踪、监视、诽谤等。患者受妄想的影响可出现拒食、逃跑、报警、自伤自杀、伤人等行为。主要见于精神分裂症和偏执性精神障碍。③罪恶妄想:又称自罪妄想。患者毫无根据地坚信自己犯了严重的错误或罪恶,甚至认为自己罪大恶极,死有余辜,应受严厉惩罚。患者可在此妄想的影响下出现拒食、自杀等行为。多见于抑郁发作,也可见于精神分裂症。④疑病妄想:患者毫无根据地坚持认为自己患了某种严重的躯体疾病或不治之症,因而到处求医,各种详细的检查和反复的医学验证也不能纠正。如认为自己得了艾滋病、癌症、心脏病等,而且将不久于人世。严重时,患者认为“内脏都腐烂了”“大脑成了一个空壳”“血液干枯了”,称为虚无妄想。多见于抑郁发作、精神分裂症、更年期及老年期精神障碍。⑤钟情妄想:患者坚信自己被某异性或许多异性钟情,对方的一言一行都是对自己爱的表达。有时患者会对这种“爱的表达”做出相应反应而去追求对方,即使遭到对方的严词拒绝,患者仍毫不置疑,而认为对方是在考验自己对爱情的忠诚。多见于精神分裂症。⑥嫉妒妄想:患者无中生有地坚信自己的配偶对自己不忠诚,另有所爱。为此,患者常常翻看配偶的手机短信和通话记录,跟踪和监视配偶的日常活动,检查配偶的衣物等日常生活用品,以寻觅其“婚外情”的证据。多见于精神分裂症、老年痴呆等。⑦物理影响妄想:又称被控制感,患者感到自己的思想、情感或意志行为受到某种外界力量的控制而身不由己。如患者经常描述被红外线、电磁波、超声波或某种特殊的先进仪器控制。该症状是精神分裂症的典型症状。⑧内心被揭露感:又称被洞悉感。患者感到内心所想的事情,虽然没有说出,也没有用文字书写出来,但被别人都知道了。至于他们通过什么方式知道的,患者则不能描述。该症状是精神分裂症的典型症状。

3.超价观念

超价观念是一种具有强烈情感色彩的错误观念,其发生一般均有一定事实根据,不十分荒谬离奇,也没有明显的逻辑推理错误。此种观念片面而偏激,可明显地影响患者的行为及其他心理活动。多见于人格障碍和心因性障碍。

超价观念与妄想的区别在于其形成有一定的性格基础与现实基础,伴有强烈的情绪体验,内容比较符合客观实际。

(三)注意障碍

注意是指个体精神活动集中指向一定对象的心理过程。注意可分为主动注意和被动注意两类。主动注意又称为有意注意,是自觉的、有目的的注意;被动注意又称为无意注意,是外界刺激所激发、没有目的的注意。如上课时学生听讲属于主动注意,而有的同学突然把注意力转向教室外的脚步声则是被动注意。前者与意志活动、环境要求及个人的兴趣爱好有关,需要个体做出努力;后者是对外界刺激的定向性反射反应,不需要自觉努力。

正常人的注意具有如下特征。①集中性:是指人的心理活动只集中于一定事物上,具有一定范围和广度;②稳定性:指心理活动能够长时间集中于某一客体或活动的特性;③转移性:是指根据新的任务,主动把注意由一个对象转移到另一个对象的现象。

常见注意障碍包括以下几种。

1.注意增强

注意增强为主动注意的兴奋性增高,表现为过分关注某些事物。如有被害妄想的患者,对周围环境保持高度的警惕,过分地注意别人的一举一动;有疑病妄想的患者则对身体的各种细微变化十分敏感,过分地注意自己的健康状态。多见于偏执型精神分裂症、神经症、更年期抑郁症等。

2.注意减退

注意减退为主动及被动注意的兴奋性减弱和注意稳定性降低,表现为注意力难以唤起和维持。多见于神经症、脑器质性精神障碍及意识障碍。

3.注意涣散

注意涣散为被动注意兴奋性增强和注意稳定性降低,表现为注意力不集中,容易受到外界的干扰而分心。多见于注意缺陷多动障碍、神经症和精神分裂症等。

4.注意狭窄

注意狭窄为注意广度和范围的显著缩小,表现为当注意集中于某一事物时,不能再注意与之有关的其他事物。多见于意识障碍、智能障碍等。

5.注意转移

注意转移为注意转换性增强和稳定性降低,表现为主动注意不能持久,很容易受外界环境的影响而使注意对象不断转换。多见于躁狂发作等。

(四)记忆障碍

记忆是既往事物经验在大脑中的重现。记忆是在感知觉和思维基础上建立起来的精神活动,包括识记、保持、再认和回忆 3 个基本过程。①识记:是事物或经验在脑子里留下痕迹的过程,是一种反复感知的过程。②保持:是识记痕迹保存于大脑免于消失的过程。③再认和回忆:再认是现实刺激与既往痕迹的联系过程,回忆是既往痕迹的重新活跃或复现。识记是记忆痕迹保存的前提,再认和回忆是记忆痕迹的显现过程。

记忆障碍通常涉及记忆过程的各个部分,常见记忆障碍包括以下几种。

1.记忆增强

记忆增强是病理性的记忆力增强,表现为患者对病前已经遗忘且不重要的事都能重新回忆起来,甚至包括事件的细节。多见于躁狂发作和偏执状态。

2.记忆减退

记忆减退是记忆各个基本过程功能的普遍减退。轻者表现为近记忆力的减弱,如记不住刚见过人的名字、别人刚告诉的电话号码等。严重时远记忆力也减退,如难以回忆个人的经历等。多见于神经症、脑器质性精神障碍,也可见于正常老年人。

3.遗忘

遗忘是记忆痕迹在大脑中的丧失,表现为对既往感知过的事物不能回忆。

根据是否能够恢复,遗忘可分为暂时性遗忘和永久性遗忘,前者指在适宜条件下还可能恢复记忆的遗忘;后者指不经重新学习就不可能恢复记忆的遗忘。根据对事件遗忘的程度,遗忘可分为部分性遗忘和完全性遗忘,前者指仅仅对经历或事件的部分不能回忆;后者指对一段时间内的全部事件或经历完全不能回忆。在临床上,通常按照遗忘与疾病的时间关系分为以下几种。

(1)顺行性遗忘:指对紧接着疾病发生以后一段时间内的经历不能回忆。该类遗忘多由于意识障碍而导致不能识记引起,如脑挫伤患者不能回忆受伤后一段时间内所发生的事。

(2)逆行性遗忘:指对疾病发生之前一段时间内的经历不能回忆。多见于脑外伤、脑卒中发作后,遗忘时段的长短与外伤的严重程度及意识障碍的持续时间长短有关。

(3)界限性遗忘:指对某一特定时间段的经历不能回忆,遗忘的发生通常与该时间段内的不愉快事件有关。多见于分离(转换)障碍,又称为分离性遗忘。

(4)进行性遗忘:指随着疾病的发展,遗忘逐渐加重。主要见于老年性痴呆,患者除有遗忘外,同时还伴有日益加重的痴呆和淡漠。

4.虚构

虚构是指在遗忘的基础上,患者以想象的、未曾亲身经历的事件来填补记忆的缺损。由于虚构患者有严重的记忆障碍,因而虚构的内容自己也不能再记住,所以其叙述的内容常常变化,且容易受暗示的影响。多见于各种原因引起的痴呆及慢性酒精中毒性精神障碍。

5.错构

错构是指在遗忘的基础上,患者对过去所历过的事件,在发生的地点、情节、特别是在时间上出现错误的回忆,并坚信不疑。多见于各种原因引起的痴呆和酒精中毒性精神障碍。

(五)智能障碍

智能是人们获得和运用知识解决实际问题的能力,包括在经验中学习或理解的能力,获得和保持知识的能力,迅速而又成功地对新情境做出反应的能力,运用推理有效地解决问题的能力等。它涉及感知、记忆、注意和思维等一系列认知过程。

临床上常常通过检查患者的一般常识、理解力、判断力、分析概括力、计算力、记忆力等对智力水平进行初步判断。当然,也可以通过智力测验方法获得患者的智商(intelligence quotient,IQ),对其智能水平进行定量评价。

临床上,智能障碍可分为精神发育迟滞和痴呆两大类。

1.精神发育迟滞

精神发育迟滞是指先天或发育成熟以前(18岁以前),由于各种原因影响智能发育所造成的智力低下和社会适应困难状态。随着年龄增长,患者的智力水平可能有所提高,但仍明显低于正常同龄人。影响智能发育的原因包括遗传、感染、中毒、缺氧、脑外伤、内分泌异常等。

2.痴呆

痴呆指智力发育成熟以后,由于各种原因损害原有智能所造成的智力减退状态。痴呆的发生往往具有脑器质性病变基础,如脑外伤、颅脑感染、脑缺氧、脑血管病变等。临床主要表现为记忆力、计算力、理解力、判断力下降,工作和学习能力下降,后天获得的知识与技能丧失等,严重时甚至生活不能自理。老年性痴呆患者还往往伴有人格改变、情感淡漠、行为幼稚及本能意向亢进等。

根据大脑病理变化的性质、所涉及的范围以及智能损害的广度,可分为全面性痴呆、部分性痴呆和假性痴呆。

(1)全面性痴呆:表现为大脑弥散性损害,智能活动的各个方面均受累及,从而影响患者全部的精神活动。常出现人格改变、定向力障碍及自知力缺乏。多见于老年性痴呆和梅毒性痴呆等。

(2)部分性痴呆:大脑的病变只侵犯脑的局部,患者可只产生记忆力减退,理解力削弱或分析综合困难等,但其人格仍保持良好,定向力完整,有一定的自知力,可见于血管性痴呆和脑外伤后痴呆的早期。

(3)假性痴呆:在强烈的精神创伤后,部分患者可产生一种类似痴呆的表现,而大脑组织结构无任何器质性损害。经治疗后,痴呆样表现很容易消失。可见于分离(转换)障碍及应激障碍等。

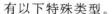

有以下特殊类型。

1)刚塞综合征:又称为心因性假性痴呆,表现为对简单问题给予近似而错误的回答,往往给人以故意或开玩笑的感觉。如当问患者牛有几条腿时,患者回答"3条腿",对 2＋2＝? 的问题,则回答"＝5",表明患者能理解问题的意义,回答内容切题,但不正确。行为方面也可出现类似错误,如将钥匙倒过来开锁等。但对某些复杂问题,患者却往往能正确应付,如上网、下棋、打牌等,一般生活也能自理。

2)童样痴呆:以行为幼稚、模仿幼儿的言行为特征。表现为成人患者的言行类似儿童一样,如一位32岁女性患者以幼童讲话的声调称自己才5岁,见了刚工作的护士叫阿姨,见了20多岁的医师叫叔叔。走路时蹦蹦跳跳,并喊着要吃棒棒糖。

(六)定向力障碍

定向力指一个人对时间、地点、人物以及自身状态的认识能力。前者称为对周围环境的定向力,后者称为自我定向力。对周围环境的定向力包括以下几种。①时间定向:即对当时时间的认识,如年、季、月、日、白天或晚上、上午或下午等。②地点定向:即对所处地点的认识,如城市的名称、身处医院还是家里等。③人物定向:即对周围环境中人物的认识,如周围人的姓名、身份、与患者的关系等。④自我定向:包括对自己姓名、性别、年龄及职业等状况的认识。

定向力障碍是指对环境或自身状况认识能力的丧失或认识错误。定向障碍多见于器质性精神病伴有意识障碍时,它是意识障碍的一个重要标志。但有定向力障碍者并不一定存在意识障碍,老年痴呆患者可出现定向力障碍,但意识清晰。

精神分裂症患者也可在意识清晰状态下出现定向力障碍,通常表现为双重定向。即对周围环境的时间、地点、人物出现双重体验,其中一种体验是正确的,而另外一种体验则与妄想有关,是妄想性的判断或解释。如一住院患者感到病房既是医院又是看守所,工作人员既是医师又是迫害他的人等。

(七)情感障碍

情感和情绪是指个体对客观事物的态度和因之而产生的相应的内心体验。两者既有区别又有联系,情感主要是指与人的社会性需要相联系的体验,具有稳定性、持久性,不一定有明显的外部表现,如爱与恨等;情绪则主要是指与人的自然性需要相联系的体验,具有情景性、暂时性和明显的外部表现,如喜与怒等。一般来说,情感是在多次情绪体验的基础上形成的,并通过情绪表现出来;反过来,情绪的表现和变化又受已形成的情感的制约。在精神病学中,情感和情绪往往作为同义词使用。

心境是指一种较微弱而持续的情绪状态,是一段时间内精神活动的基本背景。

情感障碍主要包括以下几种。

1.情感高涨

情感高涨是正性情感活动的明显增强。表现为不同程度的、与周围环境不相称的病态喜悦,患者自我感觉良好,整日喜笑颜开,谈话时语音高昂,眉飞色舞,表情丰富。由于其高涨的情感与精神活动的其他方面比较协调,且与周围环境保持一定联系,故具有较强感染性,易引起周围人的共鸣。多见于躁狂发作。

2.欣快

欣快是在智能障碍基础上出现的与周围环境不协调的愉快体验。表现为患者自得其乐,似乎十分幸福。但由于智能障碍的影响,表情比较单调刻板,往往会给人以呆傻、愚蠢的感觉。多见于脑器质性精神障碍。

3.情感低落

情感低落是负性情感活动的明显增强,表现为忧愁、苦闷、唉声叹气、暗自落泪等,有时感到前途灰暗,没有希望,严重时可因悲观绝望而出现自杀企图及行为。多见于抑郁发作。

4.情感淡漠

情感淡漠是指对外界刺激缺乏相应的情感反应,缺乏内心体验。表现为面部表情呆板,对周围发生的事物漠不关心,即使对与自身有密切利害关系的事情也如此。多见于晚期精神分裂症。

5.焦虑

焦虑是指在缺乏相应的客观刺激情况下出现的内心不安状态。表现为患者顾虑重重、紧张恐惧,坐立不安,严重时可表现为搓手顿足,惶惶不可终日,似有大祸临头的感觉,常伴有心悸、出汗、手抖、尿频等自主神经功能紊乱症状。多见于焦虑症。

6.恐惧

恐惧是指面临某种事物或处境时出现的紧张不安反应。恐惧可见于正常人,如对危险动物或处境的恐惧等。病态的恐惧是指与现实威胁不相符的恐惧反应,表现为过分害怕,提心吊胆,且常伴有明显的自主神经功能紊乱症状,如心悸、气急、出汗、四肢发抖,甚至大小便失禁等。恐惧往往伴有回避行为。多见于恐惧症。

7.易激惹

易激惹是情感活动的激惹性增高,表现为极易因一般小事而引起强烈的不愉快情感反应,如暴怒发作。多见于疲劳状态、人格障碍、神经症或妄想性障碍患者等。

8.情感不稳

情感不稳是情感活动的稳定性障碍,表现为患者的情感反应极易发生变化,从一个极端波动至另一极端,显得喜怒无常,变化莫测。多见于脑器质性精神障碍。

9.情感倒错

情感倒错指情感表现与其内心体验或处境明显不相协调,甚至截然相反。如某精神分裂症患者在描述自己被人跟踪、投毒等妄想性体验时,却表现出愉快的表情;听到亲人去世时,却放声高歌。多见于精神分裂症。

10.情感矛盾

情感矛盾指患者在同一时间对同一人或事物产生两种截然不同的情感反应,但患者并不感到这两种情感的矛盾和对立,没有痛苦和不安。如患者因怀疑母亲迫害自己而憎恨她,但同时又对她亲近关心。多见于精神分裂症。

(八)意志障碍

意志是人自觉地确定目标,并根据目标调节自身的行动,克服困难,实现预定目标的心理过程。意志是人类特有的心理现象,是在人类认识世界和改造世界的需要中产生的,也在人类不断深入认识世界和更有效改造世界的过程中得到发展。意志与认知活动、情感活动及行为紧密联系又相互影响。个体在意志过程中经常表现出来的意志品质是各不相同的。一般把意志品质归纳为自觉性、果断性、自制性和坚持性4个方面。

意志障碍主要表现为以下几点。

1.意志增强

意志增强指意志活动增多。表现为在病态情感或妄想的支配下,患者持续地坚持某些行为,具有极大的顽固性。例如,有被害妄想的患者反复报警或向有关部门求助;有嫉妒妄想的患者长期对配偶进行跟踪、监视、检查;有夸大妄想的患者夜以继日地从事所谓的发明创造等。多见于偏执型精神分裂症、妄想性障碍和躁狂发作等。

2.意志减退

意志减退指意志活动的减少。表现为动机不足,缺乏积极主动性及进取心,对周围一切事物缺乏兴趣,不愿活动,工作学习感到非常吃力,严重时整日呆坐或卧床不起,日常生活也懒于料理。多见于抑郁发作和精神分裂症。

3.意志缺乏

意志缺乏指意志活动缺乏。表现为对任何活动都缺乏动机、要求,生活处于被动状态,处处需要别人督促和管理。严重时行为孤僻、退缩,对饮水、进食等本能的要求也没有,且常伴有情感淡漠和思维贫乏。多见于精神分裂症、精神发育迟滞及痴呆。

4.矛盾意向

矛盾意向表现为对同一事物,同时出现两种完全相反的意向,但患者并不感到这两种意向的矛盾和对立,没有痛苦和不安。如患者碰到朋友时,想去握手,却把手缩回来。多见于精神分裂症。

(九)动作行为障碍

动作是指简单的随意和不随意运动,如挥手、点头等。行为是一系列动作的有机组合,是为达到一定目的而进行的复杂的随意运动。两者既有区别,又有联系,故往往被同时联合使用,称为动作行为。人们的动作行为受到动机和目的的制约,并与认知、情感和意志活动保持协调一致。

精神障碍患者由于病理性感知、思维、情感等影响,可以出现不同形式的动作行为障碍,主要表现为以下几点。

1.精神运动性兴奋

精神运动性兴奋是指患者的动作行为及言语活动明显增多。包括协调性和不协调性两类。

(1)协调性精神运动性兴奋:表现为患者增多的动作行为及言语与思维、情感、意志等精神活动协调一致,并与环境保持较密切联系。患者的整个精神活动比较协调,行为具有目的,可以被周围人理解。多见于躁狂发作。

(2)不协调性精神运动兴奋:表现为患者增多的动作行为及言语与思维、情感、意志等精神活动不相协调,脱离周围现实环境。患者的整个精神活动不相协调,动作行为杂乱无章,缺乏动机及目的,使人难以理解。如紧张性兴奋、青春性兴奋、谵妄时的精神错乱状态等。多见于精神分裂症、谵妄状态。

2.精神运动性抑制

精神运动性抑制指动作行为和言语活动显著减少。主要包括木僵、蜡样屈曲、缄默症和违拗症。

(1)木僵:指动作行为和言语活动被完全抑制。表现为患者不语、不动、不饮、不食,肌张力增高,面部表情固定,对刺激缺乏反应,经常保持一种固定姿势,甚至大小便潴留。症状较轻者,可表现为少语、少动、表情呆滞,无人时能自动进食,可自行大小便,称为亚木僵状态。可见于精神分裂症、严重抑郁发作、应激障碍、脑器质性精神障碍、严重药物反应等。

(2)蜡样屈曲:在木僵的基础上,患者出现肢体任人摆布,即使是极不舒服的姿势,也能较长时间维持不动,形似蜡塑一般,故称为蜡样屈曲。如果患者平躺时将其枕头取走,患者仍能够长时间保持头部抬高的姿势不变,称为"空气枕头"。多见于紧张型精神分裂症。

(3)缄默症:是言语活动的明显抑制。表现为患者缄默不语,不回答任何问题,有时仅以手示意或者用书写交流。如某精神分裂症患者入院后一直不说话,精神检查时患者仅用书写的方式回答医师的提问。多见于分离(转换)障碍及精神分裂症。

(4)违拗症:指患者对于他人的要求加以抗拒。可分为主动违拗和被动违拗,前者表现为不但拒绝执行他人要求,而且还做出与要求截然相反的行为,如让患者睁眼时,患者把眼睛闭得更紧;后者则表现为对他人的各种要求一概拒绝执行。多见于紧张型精神分裂症。

3.模仿动作

模仿动作指患者无目的地模仿别人的动作,如医师动一下头发,患者也跟着动一下自己的头发。常与模仿言语同时存在。多见于精神分裂症。

4.刻板动作

刻板动作指患者机械刻板地反复重复某一单调的动作,如长时间反复地将苹果拿起和放下。常与刻板言语同时出现。多见于精神分裂症、孤独症等。

5.作态

作态是指患者做出古怪的、愚蠢的、幼稚做作的动作、姿势、步态与表情,如做怪相、扮鬼脸等。多见于精神分裂症。

6.强迫动作

强迫动作指患者明知没有必要,却难以克制的去重复做某种动作行为,如果不重复,患者往往焦虑不安,如强迫性洗涤、强迫性检查等。强迫动作多与强迫思维有关。常见于强迫症。

(十)意识障碍

在临床医学上,意识是指个体对周围环境、自身状态感知的清晰程度及认识反应能力。大脑皮质及网状上行激活系统的兴奋性对维持意识起着重要作用。

意识障碍可表现为意识清晰度的降低、意识范围缩小及意识内容的变化。意识清晰度下降时,患者可出现感知觉迟钝、注意力不集中、理解困难、判断能力降低、记忆减退、情感反应迟钝、行为缺乏目的性、定向力障碍等。其中,定向力障碍是判断意识障碍的重要指标。

意识障碍主要见于脑器质性精神障碍、躯体疾病所致精神障碍及中毒所致精神障碍等。常见的意识障碍包括以下几种。

1.嗜睡

嗜睡的意识清晰度降低较轻微。表现为患者在安静环境中经常昏昏入睡,但给予刺激后可以立即醒转,并能进行简单应答,但停止刺激后患者又进入睡眠状态。

2.混浊

混浊意识清晰度轻度受损。表现为患者反应迟钝、思维缓慢,注意、记忆、理解困难,能回答简单问题,但对复杂问题则表现茫然不知所措。存在时间、地点、人物等周围环境定向障碍。此时吞咽、角膜、对光反射存在,但可出现强握、吸吮等原始反射。

3.昏睡

昏睡的意识清晰度较混浊更低,表现为患者的周围环境定向力和自我定向力均丧失,没有言语功能。对一般刺激没有反应,只有强刺激才引起防御性反射,如压眶反应。此时角膜、睫毛等反射减弱,对光反射、吞咽反射迟钝,深反射亢进,病理反射阳性,可出现不自主运动及震颤。

4.昏迷

昏迷的意识完全丧失,以痛觉反应和随意运动消失为特征。对任何刺激均不能引起反应,吞咽、防御,甚至对光反射均消失,并可出现病理反射。

5.蒙眬状态

蒙眬状态指在意识清晰度的降低的同时伴有意识范围缩小。表现为患者在狭窄的意识范围内,可有相对正常的感知觉,以及协调连贯的复杂行为,但除此范围以外的事物却不能进行正确感知。患者表情呆板或茫然,联想困难。仔细精神检查可发现定向障碍,片段的幻觉、错觉、妄想以及相应的行为。常突然发作与终止,持续数分钟至数小时不等,事后遗忘或部分遗忘。

6.谵妄状态

谵妄状态指患者在意识清晰度降低的同时出现大量的幻觉、错觉,这些幻觉和错觉以形象鲜明的恐怖性幻视和错视为主,如猛兽、毒蛇等。在恐怖性幻视及错视的影响下,患者往往产生紧张和恐惧的情绪反应,出现喊叫、逃跑、双手在空间不停抓摸等不协调性精神运动性兴奋。患者思维不连贯,理解困难,可有片段的妄想。周围定向力障碍,部分患者甚至会丧失自我定向力。

谵妄状态往往夜间加重,具有昼轻夜重的规律。一般持续数小时至数日,意识恢复后可有部分遗忘或全部遗忘。

7.梦样状态

梦样状态指在意识清晰程度降低的同时出现梦样的体验。表现为外表好像清醒,但患者完全沉湎于幻觉幻想中,就像做梦一样,与外界失去联系。一般持续数日或数月,恢复后对梦的内容能够部分回忆。

前面5种意识障碍是以清晰度降低为特征,后3种意识障碍以意识清晰度降低伴范围缩小或者内容变化为特征。

(十一)自知力障碍

自知力又称领悟力或内省力,是指患者对自己精神状态的认识和判断能力。

不同精神疾病自知力的损害程度是不同的。神经症患者的自知力一般保持完整,即患者能够认识到自己的异常精神活动,并为此感到痛苦而积极寻求医疗帮助。重性精神障碍患者的自知力一般是缺乏的,即患者不能认识到自己的病态表现,否认存在精神方面的问题,认为自己的幻觉、妄想等精神病理症状都是客观现实,故往往拒绝就医、治疗。

自知力缺乏是重性精神障碍的重要标志,临床上往往将有无自知力及自知力恢复的程度作为判定病情轻重和疾病好转程度的重要指标。自知力完全恢复是精神疾病康复的重要指标之一。

三、常见精神疾病综合征

精神疾病往往并不是以个别零散的精神症状方式表现出来,而常是以综合征(症状综合征)的形式表现出来。综合征所包括的若干症状,并非毫无规律性地结合,而是具有一定的内部联系或某种意义上的关联性。综合征还常是同时地或先后地出现和消失。这种具有重要意义的特点对确定诊断有重要意义。常见的精神疾病综合征如下。

(一)幻觉妄想状态

幻觉妄想状态是指以幻觉为主,在幻觉基础上又产生妄想。妄想一般无系统化倾向。幻觉妄想密切结合,相互依存,互相影响。多见于分裂症,亦见于各类精神疾病。

(二)精神自动症综合征

精神自动症综合征是一个较复杂的综合征,它包括感知觉、思维、情感、意志等多种精神病理现象

1.联想性精神自动症

联想性精神自动症可包括多种方面症状,诸如强制思维(思维云集)、(内心)被揭露症状、被控制症状、会议被开放症状思维鸣响(思维化声)等。

2.内感不适性精神自动症

患者可以出现假性幻觉(包括幻视、幻嗅、幻味等)以及存在于体内某部位的各种各样的特殊感觉。

3.运动性精神自动症

患者的某种运动、动作都不是按照本人的意志,而是根据某种外界的作用或影响实现为行动的,完全丧失了自我控制能力。

4.假性幻觉性回忆

这一症状是突然产生的,把早年某种事件的回忆性的形象,以假性幻觉形式再生出来。

(三)疑病症综合征

疑病症综合征指的是对自身健康过分的关注,相信患了某些实际并不存在的疾病,并对微不足道的一些症状和体征过分夸张,而终日焦虑紧张。可见于各种精神疾病。

(四)Cotard 综合征

Cotard 综合征是以虚无妄想和否定妄想为核心的一种综合征。患者认为本身内部器官和外部客观世界都发生了变化,部分甚至不存在了,最严重的病例认为患者本人和外部世界都不存在。

(五)科萨柯夫综合征

科萨柯夫综合征是以记忆障碍为突出的症状,以近记忆力障碍为著,伴有虚构、错觉和定向力障碍。常见于慢性酒精中毒、老年性精神障碍。

(六)紧张症性综合征

1.紧张性的兴奋状态

其特点是情绪激昂、热情奔放的兴奋,行为带有冲动性,此种类型的兴奋又称冲动性兴奋状态,严重病例有极度兴奋,可产生狂暴性的攻击行为,如无目的乱跑,捣毁身边的东西,攻击所有企图接近他的人,对所有的人都表现暴怒和对立。

2.紧张症性木僵状态

其特点是丧失活动能力、缄默无语、不活动,肌张力增高。对任何刺激,如疼痛、冷或热刺激,甚至面临危险照旧保持无活动状态。

(1)功能性木僵状态:包括心因性木僵、抑郁性木僵。

(2)器质性木僵:指中枢神经系统器质性病变所导致的木僵状态。

(七)情感综合征

1.躁狂状态

躁狂状态主要表现为情感高涨、思维增加和活动增多为主的症状。根据症状特点、性质又可有所谓的谵妄性躁狂、梦样躁狂和暴怒性躁狂。

2.抑郁状态

与躁狂状态相反,抑郁状态常表现为情绪低落、思维迟缓和运动性抑制三主征,严重时可有急性抑郁和抑郁性木僵。

(八)强迫状态

强迫状态指的是以强迫观念、强迫情绪、强迫动作等分别或某种结合形式见于各种精神疾病状态。

1.强迫性人格

强迫性人格具有焦虑多疑性格特征,突出表现为杞人忧天和多疑,平时即疑虑重重,患者常有与此类性格特征密切联系的强迫症状。

2.强迫性仪式

患者为自己规定了必须执行的整套习惯性动作,在每次活动前后照例要做完所规定的动作程序以后,患者才能暂时得以安心。

3.精神分裂症的强迫状态

此类状态在精神疾病影响下产生,情绪反应较为贫乏或缺乏生动性、鲜明性,强迫状态内容荒谬,难以理解,患者虽然存在强迫动作和/或想法,但缺乏内在矛盾感,对此强迫毫无痛苦所言,其强迫状态的形成往往是受精神病性症状所影响。

(九)奥赛罗综合征

奥赛罗综合征即病理性嫉妒综合征,好发年龄为 30～40 岁,典型的情况见于病态人格者。患者个性固执、多疑,家族中可能有类似而较轻的情况。患者以许多似是而非的证据证明其配偶另有新欢,但往往说不出具体的对象。为此反复侦察、盘问、跟踪、拷打,症状可持续数年,可能发生攻击行为,甚至杀死配偶,犹如莎士比亚描述的奥赛罗一样。

(十)Capgras 综合征

Capgras 综合征的患者认为一个人看起来很像另外一个人,且两个人在同一时间是都存在的,并认为真实的那个人已为他人所替代。

(翟秀芝)

第二章

精神障碍的分类和标准化诊断

第一节　精神障碍的分类和诊断标准

　　精神障碍的分类是将纷繁复杂的精神现象,根据拟定的标准加以分门归类。制定精神障碍分类与诊断标准,是精神病学领域取得的重大进展之一。它不仅促进了学派间的相互沟通,改善了诊断不一致的问题,有利于临床实践;而且在探讨各种精神障碍的病理生理机制、心理因素对各种躯体疾病的影响以及新药研制、临床评估和合理用药等方面,也都发挥着重要作用。

一、概述

(一)精神障碍分类的目的

　　疾病分类学的目的是把种类繁多的不同疾病按各自的特点和从属关系,划分为类、种、型,并归成系统。这可加深对疾病之间关系的认识,并可作为进一步探讨各个疾病的基础,为诊断、鉴别诊断、治疗及临床研究提供参照依据。

(二)精神障碍分类的意义与现状

　　分类的意义在于可以使各国之间与一国各地之间、各学术观点流派之间有了相互交流的共同语言;用描述的方法将临床表现与病程基本相同的病例归为一类,将临床表现与病程显著不同的病例划分为不同的类别,有利于制定不同的治疗方案,有利于预测不同的疗效与预后,探索不同的病因;采用统一的诊断标准与分类方案,有助于教学方案与教学计划的趋同;保证科研资料收集的一致性与科研结果与发现的可比性;保证流行病学资料能够成为研究或制订服务计划的基础。因此,学习并接受国际通用的精神疾病诊断标准与分类方案,对今后精神病学发展的促进作用,是不言而喻的。

　　分类是按某种规律将事物纳入一种类目系统的方法。疾病分类的基轴有多种,如病因、解剖部位、病变性质、症状特点、处理手段、病程预后等。对疾病按病因、病理改变进行诊断与分类,是医学各学科所遵循的基本原则。这是最理想的分类方法,如大叶性肺炎以病理解剖改变为依据,肺结核以结核分枝杆菌感染肺部为依据,这就有利于治疗及预防,也有利于交流研究成果。

　　需要特别指出的是,精神疾病与躯体疾病有很大不同。多数精神疾病的病因病理不明,缺乏客观的检查手段与方法,加上学派众多,观点不一,给精神障碍的分类造成了一定困难。因此精神病学领域各国之间甚至一国之内诊断分歧与分类方案不一的现象是由来已久的。精神障碍的分类在医学各学科中也是最困难的。

就全部精神障碍而言,总体可分为器质性与非器质性精神障碍两大类,前者长期以来都是遵循病因学分类的原则,但这部分病例大约只占10％,其余90％的病例属于后者,即病因不明。因此整个精神障碍的诊断和分类,难以全部贯彻病因学分类的原则。目前精神疾病分类的基轴主要根据症状学,即将纷繁复杂的精神病理现象,根据已拟定的标准加以分门别类地过程。

症状学分类原则的支持者认为当前研究疾病的病因,往往是多因素综合的作用,而不能归因于单一因素。因此,他们认为不能排除各类精神疾病都有可能具有器质性病因,就建议取消器质性精神病的独立分类。同样,他们全盘否定传统的器质性与功能性、内源性与外源性、生物性与心因性等精神疾病的病因学命名与分类。

由于缺乏客观的分类指标,目前各国的疾病分类不尽相同。近来国际性会议、国内精神病学会议,均企图统一分类标准,以利交流经验,共同探讨病因,进一步提高临床工作水平。随着科学的发展,精神疾病的分类将会在不久的将来,从以临床规律进行分类发展为以病因及病理改变作为分类的依据。

在精神疾病中,诊断标准的制定与分类学原则的制定,对这个学科的发展,具有划时代的重大意义。任何分类都不可能完美无缺,随着知识的增长以及分类方面经验的积累,有可能对现行分类进一步完善和简化。

由于上述原因,至今各国还没有完善的精神疾病分类方案。目前最主要、影响最大的分类系统是世界卫生组织制定的国际疾病分类(international classification of diseases,ICD)和美国精神科学会制定的精神障碍诊断和统计手册(diagnostic and statistical manual of mental disorders,DSM)。

(三)精神障碍分类的历史回顾

1.西方国家对精神疾病分类

公元前5～4世纪,古希腊罗马时代就有了古代朴素唯物主义的萌芽。希腊医学家希波克拉底,也是精神病学之父,将精神病的概念引入医学范畴。他把精神障碍分为伴有发热的急性精神障碍,不伴有发热的急性精神障碍(躁狂症),不伴有发热的慢性精神障碍(抑郁症)癔症和类似异性装扮癖。他认为脑是思维活动的器官,提出了精神病的体液病理学说。他认为人体内存在着4种基本的体液,即血液、黏液、黄胆汁和黑胆汁,就像自然界中的火、土、空气和水一样,4种体液失衡人就会生病。抑郁症是由于体内黑胆汁过多所致。

在古希腊的医学著作中便有对精神障碍不同表现的描述,如兴奋、抑郁、意识混浊和记忆丧失。对精神障碍的这一简单分类方法被古罗马医学所采用,后来希腊医师盖伦又对其进一步发展,并一直沿用到18世纪。

中世纪随着古罗马文化的衰落,西方医学受神学和宗教的影响而处于黑暗时期,精神病学的发展停滞不前甚至大大地后退了。18世纪随着工业革命的胜利,科学有了很大的进步,医学也摆脱了神学和宗教的影响,精神病开始被看作是如同其他疾病一样的一种需要治疗的疾病。

18世纪兴起了为自然现象分类的热潮,部分是受林奈思想的影响。他是一位有行医资格的植物学教授,他不仅出版了有关植物分类的书籍,鲜为人知的是,他还曾对疾病进行了分类,其中的主要类别之一就是精神障碍。同时代著名的苏格兰医师Cullen于1772年在其提出的分类中,除谵妄(被他置入热性疾病中)外,他将其他所有的精神障碍都归在一起并引入了神经症一词。在他的分类体系中,精神障碍属于"神经症"这一大类疾病。

　　19世纪早期,数名法国学者发表了对后世产生一定影响的主要精神障碍分类。法国精神病学家Pinel将精神障碍分成伴有谵妄的狂症和不伴有谵妄的狂症、忧郁症、痴呆症与白痴等。此分类与我国历代划分的癫、狂、痫三类大同小异。同时期德国人Kahlbaum对如何分类提出了两个要求,即分类系统中的精神疾病定义需以其完整的病程特点为基础;同时定义中应包含其总体的临床相。这些观点后来被德国人克雷佩林所采纳。

　　在19世纪,有一种观点认为,所有严重的精神障碍都是单一的疾病实体,Griesinger称之为单一精神病。1860年法国的Morel提出了不同的观点,认为精神疾病是可以进行区别并加以分类的,他对不同的实体进行了探讨,主张根据病因、症状和结局进行分类。他将一种障碍命名为早发性痴呆。

　　19世纪末20世纪初是精神病学发展史上的一个重要时期。Kraepelin是精神疾病分类学的先驱,以临床观察为基础,以病因学为根据,提出了临床疾病分类学原则。他认为精神病是一个有客观规律的生物学过程,可以分为数类。每一类都有其自己的病因,相同的临床表现、相同的病程、相同的病理解剖表现,以及与疾病本质相联系的转归,把精神病学研究从综合征层面上升到自然疾病单元层面。他采用病程与结局作为精神疾病分类学的指标,他的描述性取向和他对几个主要精神疾病单元的临床症状归纳,至今沿用。

　　2.中医学对精神疾病的分类

　　历史久远的中医学,很早就对精神疾病有所描述,其中涉及精神疾病的分类问题。早在公元前3～2世纪《黄帝内经》中就有癫、狂、痫的划分,所谓"重阳者狂、重阴者癫"即是按精神症状的表现对精神疾病的最早划分。明代王肯堂在《证治准绳》一书中,将精神疾病分为癫狂痫、烦躁和惊悸恐3大类。又将癫、狂、痫三者明确划分。烦躁时则有虚烦、躁、谵妄、循衣摸床、喜笑不休、怒、善太息、悲。在惊悸恐下列惊、悸(证忡)、恐、健忘、不得卧诸类。将混乱的症状描述分成大类小类,为以后的分类提供了范例。清代陈士铎的《石室秘录》堪称是一部精神病论述的重要著作。作者在这一书中将精神疾病分为狂病、癫病、花癫和呆病4类,并对呆病有生动的描述。这些都是我国早期医学界以朴素的唯物主义对精神障碍分类的一些尝试。

　　(四)精神障碍的诊断标准

　　由于大部分精神障碍无确切的客观指标作为诊断依据,不同的医师对不同的疾病有着不同的理解和认识。所以,有了统一的分类并不等于彼此间诊断一致,诊断一致性不高一直是限制功能性精神疾病研究的重要因素,如在20世纪70年代以前,有的医师按照Bleuler提出的4A症状,即联想障碍、情感淡漠、矛盾意向、孤独等为精神分裂症的诊断依据,显然依此标准诊断精神分裂症是很重视阴性症状的,而这4个症状中究竟要出现几个才可以确诊则没有一致的认识。另有一些医师很少考虑阴性症状的诊断价值,强调Schneider首级症状或阳性症状对诊断精神分裂症的重要意义。Ash曾组织三名医师对5种疾病,60个亚型的35名患者同时检查,各人进行询问并独立做出诊断,这三名医师对5种病的诊断一致性为45.7%,亚型的诊断一致性为20%。造成诊断不一致的原因可以归纳为5个方面:患者自身的差异(由于患者在不同时间出现不同的病情)、机会差异(患者在不同时间处于同一疾病不同阶段)、信息差异(医师搜集患者资料的方式和侧重点不一样)、观察差异(医师对存在的某一现象的观察和判断不一致)和标准差异。Ward的研究发现因标准差异所致的诊断不一致占60%。

　　1978年美国精神病学家Spitzer在前人工作的基础上,研究制定了精神障碍研究用诊断标准,在此基础上产生了《精神障碍的诊断与统计手册》(第三版)(简称DSM-Ⅲ),使各种精神障有了诊断标准,极大地提高了诊断的一致性。诊断标准是将不同疾病的症状表现按照不同的组合形式,以条理形式列出的一种标准化的条目。诊断标准包括内涵标准和排除标准两个主要部分。内涵标准又包括症状学指标、病情严重程度指标,功能损害指标、病期指标、特定亚型指征、病因学指标等。症状学指标为最基本的,又有必备症状和伴随症状之分。

下面以我国目前的精神分裂症的诊断标准为例,说明各种标准的意义。

1.症状标准

症状至少包含下列 2 项,且并非继发于意识障碍、智能障碍、情感高涨或低落,单纯型分裂症另有规定。

(1)反复出现的言语性幻听。

(2)明显的思维松弛、思维破裂、言语不连贯,或思维贫乏。

(3)思想被插入、被撤走、被播散,思维中断,或强制性思维。

(4)被动、被控制或被洞悉体验。

(5)原发性妄想(包括妄想知觉、妄想心境)或其他荒谬的妄想。

(6)思维逻辑倒错、病理性象征性思维,或语词新作。

(7)情感倒错,或明显的情感淡漠。

(8)紧张综合征、怪异行为,或愚蠢行为。

(9)明显的意志减退或缺乏。

2.严重程度标准

严重程度标准的评判是指自知力障碍,并有社会功能严重受损,或无法进行有效交谈。

3.病程标准

(1)符合症状标准和严重程度标准至少已持续 1 个月,单纯型另有规定。

(2)若同时符合精神分裂症和情感障碍的症状标准,当情感症状减轻到不能满足情感障碍的症状标准时。分裂症状需继续满足精神分裂症的症状标准至少 2 周以上,方可诊断为精神分裂症。

4.排除标准

排除标准是指排除器质性精神障碍及精神活性物质和非成瘾物质所致精神障碍。尚未缓解的精神分裂症患者,若同时患本项中前述两类疾病,应并列诊断。

二、常用的精神障碍分类系统

(一)疾病及有关健康问题的国际分类

1.ICD-1～ICD-7

最早的 ICD,并非国际疾病分类,而是国际死因分类目录,其前身为法国的医学统计学家 Bertillon(1853 年)所报告的疾病死亡原因统计分类法,受到有关方面的重视和应用。几经修订,于 1893 年由巴黎国际统计研究所公布,即为 ICD-1。于 1900、1920、1929 和 1938 年分别修订、再版,为 ICD-2～ICD-5。ICD-5 开始包含精神疾病的分类编码为"84",其中分为 4 小类,ABCD 分别指低能、精神分裂症、躁狂抑郁性精神病和其他精神病。1948 年,WHO 在巴黎举行第六届国际疾病和死亡原因分类会议,并颁布了《国际疾病分类》第六版(简称 ICD-6),也包括有精神障碍的分类,即其第五章的"精神病、神经症和人格障碍",列入精神病 10 种、神经症 9 种和人格、行为与智能障碍 7 种,有 26 种精神疾病的病名。虽然都很简单粗略,分类方案也受到了广泛的批

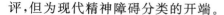

评,但为现代精神障碍分类的开端。

为了对 ICD-6 版本的修订做准备,WHO 对不同国家的分类原则进行了调查,发现它们之间存在很大差异。故有学者建议,新的分类方案应采用操作性定义并有相关的术语汇编,而不应再涉及任何病因学理论。1957 年公布的国际疾病分类第七版(ICD-7),精神障碍分类部分内容变化甚微,为英国、芬兰、新西兰、秘鲁和泰国等官方所使用。

2.ICD-8

国际疾病分类第八版(ICD-8)于 1968 年出版,其主要改进包括以下几点。①全部精神疾病添加了描述性定义,对诊断名词作出界定与解释;②列出同义的其他诊断名词,确定"包括"与"不包括"的隶属的或近似的内容;③精神疾病自成体系,编码290～315 为精神科疾病共 26 类,明确地把精神病、非精神病性精神障碍和精神发育迟滞区别开来。ICD-8 的一个主要进步就是编写了术语汇编。但其不足是分类条目太多,某些综合征的编码不一致。

ICD-8 在欧洲各国影响很大并被广泛采用,美国 1968 年出版的 DSM-Ⅱ(《精神疾病诊断统计手册》第二版)也参照其内容。

3.ICD-9

国际疾病分类第九版(ICD-9)于 1975 年公布。与 ICD-8 相比,ICD-9 将全部精神疾病首先分为 4 大类,第一大类为 5 种器质性精神病(290～294),在此增加了"药物精神病"与"一过性器质性精神病";第二大类为 5 种其他精神病(295～299),在此增加了"起源于儿童时期的特殊精神病";第三类为 17 种神经症、人格障碍与其他非精神病性精神碍(300～316),由 10 类增加至 17 类(300～316),主要增加的诊断名称为"非依赖性滥用药物,心理因素引起的生理功能障碍,对紧张刺激的急性反应,适应反应,脑损伤后非精神病性精神障碍,童年和少年情绪障碍、童年多动综合征、发育的特殊性延迟"等;第四类为精神发育迟滞(317～319)。全部分类共 30 种。

ICD-9 对每一类疾病都进一步划分为病种或亚型,对各类别病种和亚型都有描述性定义,以描述主要的症状或症状群的常见组合形式。在描述性定义中尽量避免提出病因学假说,如果同时存在与精神疾病相关的或伴发的躯体疾病则用另外的 ICD 疾病编码标注。ICD-9 增加了诊断的注意事项,更便于临床应用。为达到诊断与症状名词概念上的统一,解释上的一致,在英国精神病学家 Aubrey Lewis 主持下制定了一个诊断分类手册主要名词解释。ICD-9 尽量保持原有传统的诊断名称,尽量容纳部分地区或个别国家惯用的诊断名称,以同义词或包括项目注明,因此世界卫生组织的第五章(精神疾病)工作组形容 ICD 诊断分类的定稿是最具调和折中性与保守性。

4.ICD-10

ICD-10 于 1992 年公布,较 ICD-9 有飞跃性的进展,其中精神与行为障碍分类的部分由WHO 汇集了包括中国在内的 52 个国家的 919 位精神病学家经过长时间准备而问世的,具有国际性权威性和实用性。

在 ICD-10 中,精神卫生部分[第五(F)章精神与行为障碍分类]有了重要的变化,这主要起始于 WHO 有关精神疾病诊断与分类的连续研究计划、国际协作研究以及某些国家[特别是美国精神病学会(American Psychiatric Association,APA)]对诊断与分类所做的革新。由于WHO 与 APA 是密切协作的,且 ICD 与 DSM 工作小组的成员部分是相同的,因此,目前 ICD 与DSM 这两个系统有着很多相似之处。

ICD-10 工作组的目的是使新的分类方案能够具有以下特点:适合有关患病率与死亡率统计

结果的国际交流;作为各个国家制定分类系统的参照;适合在临床与研究中使用;有益于教育。所以新的分类应能被不同文化背景中的广大使用者所接受,同时还应具有多功能性,为此 WHO 从一开始就确定了"不同版本用于不同目的"的策略,因此形成了几种不同的版本,包括以下几个方面。①临床描述与诊断指南,是为一般临床、教学和服务使用的,较为灵活;②研究用诊断标准,适用于多种研究目的,尤其是针对同一类患者的研究,标准更为详细和精确;③基层保健用版本,只有粗略分类,如痴呆、谵妄、进食障碍、急性精神病性障碍、慢性精神病性障碍、抑郁症和双相障碍等。且未对这些类别做进一步分类,临床描述比较简单;④多轴系统。

在广泛征求关于分类草案的意见后,WHO 以国际协作的方式,在 39 个国家 112 个医疗中心进行现场测试,旨在评价分类,特别是临床描述与诊断指南以及研究用诊断标准,是否适用于不同文化背景下的诊断实践,是否容易被使用,以及精神科医师是否容易达成一致的诊断。测试结果总体满意,但对某些疾病诊断的可靠性仍较差,特别是对人格障碍的诊断。

这里 ICD-10 指的是第五章精神和行为障碍(包括心理发育障碍),其标题是"临床描述和诊断指南",并以 F 代表。F 后的一位数字表明其所属的主要综合征(如 F2 精神分裂症),再后的数字则表示其属于该组疾病中的哪一类别。如有必要,还可进一步分出亚型。ICD-10 将前版的 30 类扩展至 10 大类 100 小类,部分编号尚未使用,以便今后扩充本章内容而不影响全局。

5.ICD-11

2019 年 5 月 25 日举行的第七十二届世界卫生大会审议通过了第十一次修订版本(ICD-11),并决定从 2022 年 1 月 1 日开始在全球范围内投入使用。与 ICD-10 相比,ICD-11 中第六章"精神、行为及神经发育障碍"在疾病分类方面有较大变化。

ICD-11 关注疾病的分类,而非疾病的全面评估和治疗。ICD-11 与 ICD-10 相比,该部分拆分 13 类疾病,整合与重组 3 类疾病,新增 3 类疾病,删除 2 节疾病。

ICD-11 尝试按照发育观点对诊断分组进行排序,其中的 21 种疾病分别是神经发育障碍、精神分裂症和其他原发性精神病性障碍、紧张症、心境障碍、焦虑及恐惧相关障碍、强迫及相关障碍、应激相关障碍、分离障碍、喂养及进食障碍、排泄障碍、躯体痛苦和躯体体验障碍、物质使用和成瘾行为所致障碍、冲动控制障碍、破坏性行为和反社会障碍、人格障碍及相关人格特质、性欲倒错障碍、做作障碍、神经认知障碍、未在他处归类的妊娠、分娩及产褥期伴发精神及行为障碍、在他处归类的心理或行为因素影响的障碍或疾病、与归类于他处疾病相关的继发性精神和行为综合征。

ICD-11 精神、行为及神经发育障碍的完整度很高,在结构体系上更为优化,以临床实用性为首要目标,改善国际适用性,为国际卫生事业指明方向。在诊断单元上充分考虑疾病特征的同质性,有助于临床精神科医务人员准确识别患者,做出正确的诊疗计划。

(二)美国精神障碍分类系统

1.DSM-Ⅰ

1935 年美国医学会制定了一个标准疾病分类法,DSM-Ⅰ公布于 1952 年,精神疾病部分是在 ICD-6 基础上作了一些补充,包括人格障碍与适应性障碍的内容,并首次提出对各个诊断名词的定义性解释,由于受 Meyer 学派影响,每个疾病名称后面缀有"反应"二字,如"分裂性反应"(即精神分裂症)。

2.DSM-Ⅱ

DSM-Ⅱ公布于 1968 年,与 ICD-8 密切配合,并作适当修改使其适合于在美国应用,DSM-Ⅱ将精神疾病分为 10 类,它与 DSM-Ⅰ不同之处是把每个疾病后缀词"反应"取消了,却又将前两类有躯体病因的疾病称为 disease,将躁郁症称为 illness,以示与 ICD-8 的躁郁性"精神病"在命名上有所区别。

3.DSM-Ⅲ

1980 年美国公布了 DSM-Ⅲ,它是在参照 ICD-9 疾病分类编码的基础上,增加了对每个疾病的诊断标准,提倡多轴诊断方法,并对某些疾病的分型根据临床实际需要有所扩充,如性功能障碍、儿童精神障碍的内容。DSM-Ⅲ 将所有精神疾病一律称为精神障碍,避免使用 disease 与 illness,不涉及疾病究竟有无躯体性病因。DSM-Ⅲ 将精神疾病分为 17 类,187 个特殊诊断项目。

DSM-Ⅲ 的制定,改变了许多疾病的概念,神经症作为分类学的概念被取消了,现在焦虑性障碍、躯体形式障碍与分离性障碍已完全分开,独立门户,并列于分类系统中,平起平坐,还有部分神经症病例被列入情感性障碍或性功能障碍的诊断范围。癔症,按症状学分类原则而分别列入分离性障碍,躯体形式障碍与做作性障碍三类不同疾病之中。在情感性障碍中,既包括重性情感性精神病(双相发作,重性抑郁),也包括心境恶劣障碍,即抑郁性神经症,还包括环性情感障碍。在分类系统中打破了精神病与神经症的截然分界,即同一类疾病中,包括了轻的神经症性障碍与重的精神病性障碍,从而在分类学上,以此为出发点,"精神病"的名词亦被取消。

DSM-Ⅲ 采取纯症状学分类取向,而不考虑病因与疾病单元。这样同一病因有不同症状形式的疾病可能按症状表现划分为几种疾病(如癔症),而不同病因但表现基本相同的多种疾病可能按症状划分列入为一种疾病(如情感性障碍),在后者中包括了以往分列的内源性抑郁症、反应性抑郁症、药源性抑郁症、更年期抑郁症、抑郁气质等。从而以往的内源性、外源性、器质性、功能性精神病的概念亦被取消。

DSM-Ⅲ 中一个病例可给多个精神障碍的诊断,即在第Ⅰ轴上可有一个以上的诊断,与此同时每个病例有五轴诊断。第Ⅰ轴注明精神障碍,第Ⅱ轴注明人格障碍与特殊发育障碍,第Ⅲ轴注明有关的躯体疾病,第Ⅳ轴注明心理社会应激因素的强度(划分 7 级,每级有生活事件举例),第Ⅴ轴注明以往一年来社会适应功能达到的最好水平(划分 7 级)。五轴诊断可以从各方面综合了解一个患者的状况,还有人提出更多的轴,如病因轴,心理防御机制或心理应付方法轴,也有人建议删去第Ⅳ与第Ⅴ轴,患者不愿意在病例中记载其心理社会应激强度与社会适应能力评分,要求保密。

由于病程的延长或主要症状的变化,在 DSM-Ⅲ 系统中,诊断的更换成为自然的、合理的程序。后一个诊断的成立不说明被取消的前一个诊断有错误。例如,随着病程的延长,一个病例可以首先使用短暂反应性精神病,后来更换为分裂样精神病,最后更换为精神分裂症的诊断,视为合理和正当的过程。一个既有焦虑又有抑郁的患者,只要焦虑与抑郁成分有所消长,对这个患者的诊断即可由广泛性焦虑症更改为心境恶劣障碍,反之亦然,甚至两个诊断并列亦未尝不可。

4.DSM-Ⅳ

1994 年公布的 DSM-Ⅳ 在 1992 年已有征求意见本发行,1993 年先印草稿本发行。疾病编码按协议将与 ICD-10 保持一致。ICD-10 已将全部精神疾病重新划分为 10 大类,而 DSM-Ⅳ 仍将沿袭 DSM-Ⅲ,继续划分为 17 类,但将精神分裂症,偏执性精神病与未分类的其他精神病性障碍合为一类(仿效 ICD-10),减少两类,将原来一类"受心理因素影响的躯体情况"重新划分为两类,即进食障碍与睡眠障碍。此外将性别定向障碍单列一项,从性心理障碍中划分出来,共增加两类,这样 DSM-Ⅳ 的分类仍为 17 类:通常在儿童和少年期首次诊断的障碍;谵妄,痴呆,遗忘及其他认知障碍;由躯体情况引起、未在他处提及的精神障碍;与成瘾物质使用有关的障碍;精神分裂症及其他精神病性障碍;心境障碍;焦虑障碍;躯体形式障碍;做作性障碍;分离性障碍;性及性身份障碍;进食障碍;睡眠障碍;未在他处分类的冲动控制障碍;适应障碍;人格障碍;可能成为临床注意焦点的其他情况。

5.DSM-5

美国《精神障碍诊断和统计手册》是目前世界范围内使用最广泛的一种精神疾病诊断系统,目前使用的是 2013 年修订的第五版(DSM-5)。精神障碍在 DSM-5 中共分 22 大类,具体包括神经发育障碍、精神分裂症谱系及其他精神病性障碍、双相及相关障碍、抑郁障碍、焦虑障碍、强迫及相关障碍、创伤及应激相关障碍、分离障碍;躯体症状及相关障碍、喂食及进食障碍、排泄障碍、睡眠-觉醒障碍、性功能失调、性别烦躁、破坏性、冲动控制及品行障碍、物质相关及成瘾障碍、神经认知障碍、人格障碍、性欲倒错障碍、其他精神障碍、药物所致的运动障碍及其他不良反应、可能成为临床关注焦点的其他状况。

(三)中国精神疾病分类系统

中国精神疾病分类与诊断标准(Chinese classification and diagnostic criteria of mental disorders,CCMD)目前为第三版(CCMD-3)。1958 年,南京会议推出第一个分类方案(CCMD-1),将各类精神疾病归并为十大类,并进一步划分了各种亚型与亚类。1987 年中华神经精神科学会成立了中国精神疾病分类方案与诊断标准制定工作委员会,参照国际分类方案,结合我国国情,在尽量保持我国原有疾病诊断名称与分类系统不做大的变动的原则下,于 1989 年通过并公布了我国新的疾病诊断标准与分类方案——CCMD-2。其后经过应用中的检验,考虑到精神医学的进展,1995 年中华精神科学会又颁布了该方案的修订版,即 CCMD-2-R,在本次修订中,主要原则是在保留具有我国特色、特点的精神疾病分类方法的同时,将分类系统向国际疾病分类法逐渐接轨。中国精神障碍分类与诊断标准第三版工作组在 1996 年召开黄山会议,并于 1996—2000 年期间,对 17 种成年人精神障碍及部分儿童有关精神障碍的分类与诊断标准,开展现场测试与前瞻性随访观察,经过几年来的临床实践,结合国际发展潮流于 2001 年 4 月推出了第三版。CCMD-3 的描述部分参考《ICD-10 临床描述与诊断要点》诊断标准参考《ICD-10 研究用标准》和美国的《诊断与统计手册》第四版,同时结合现场测试结果做适当修改。

CCMD 系统的分类原则为兼顾症状学分类和病因病理学分类,分类与诊断应继续向病因病理诊断的方向努力,有条件按病因病理分类者应按此分类。例如,器质性精神障碍、精神活性物质和非成瘾物质所致精神障碍、应激相关障碍中的某些精神障碍按病因病理分类,而"功能性精神障碍"则采用症状学的分类。

CCMD-3 中,主要的精神障碍分类:器质性精神障碍;精神活性物质所致精神障碍或非成瘾物质所致精神障碍;精神分裂症(分裂症)和其他精神病性障碍;情感性精神障碍(心境障碍);癔症,严重应激障碍和适应障碍,神经症;心理因素相关生理障碍;人格障碍,习惯与冲动控制障碍和性心理障碍;精神发育迟滞与童年和少年期心理发育障碍;童年和少年期的多动障碍,品行障碍和情绪障碍;其他精神障碍和心理卫生情况。

由于大多数精神障碍的病因与发病机制尚不明了,精神障碍的各种诊断标准主要依靠精神症状间的组合、病程的演变和病情的严重程度等特点来制订,所以精神障碍的诊断受其他因素(如病史采集的方法、对症状认识的水平等)影响,加之缺乏生物学标志,较其他内外科疾病诊断的一致性相对要低。有鉴于此,世界上一些国家和组织(如世界卫生组织、美国精神病学会、中华医学会精神病学分会等)建立了分类工作组,长期搜集文献资料和进行实验室及现场研究,朝着分类和诊断标准的合理性、精确性和实用性而不懈努力。

我国国家医疗行政部门及精神病学界采用的是国际精神疾病分类与诊断系统(ICD 系统),但由于 ICD-11 问世时间较短,目前在我国正处于遴选确定试点医院及初步试用阶段,在医疗机构的正式使用还未开始。目前临床使用较多的是 ICD-10 及 DSM-5,但为严谨起见,同时又体现知识的新进展,本书在疾病分类框架方面采用 ICD-11,具体诊断标准方面同样使用 ICD-11,但参考使用了部分 ICD-10 及 DSM-5 的内容。

三、精神障碍的诊断标准

(一)诊断标准的类别

1.描述性诊断

ICD-10 精神与行为障碍-临床描述与诊断要点,是典型的采用描述性的表述来定义疾病及其诊断要点的分类诊断系统。该分类对每一障碍的主要临床特征,以及任何重要的但特异性较差的有关特征都进行了描述;随后,为大多数障碍提供了"诊断要点",指明确定诊断所需症状的数量和比重。诊断要点的措辞使临床工作中做出诊断决定时有一定程度的变通,尤其在临床表现不充分或资料不完整的情况下,医师不得不做出临时性诊断时。除了单一障碍外,ICD-10 还为若干组具有某些共性或内在联系的障碍提供了临床描述和一般性诊断要点。诊断要点有助于临床实用,还有助于促进临床教学。

2.操作性诊断标准

ICD-10 精神与行为障碍-研究用诊断标准和 DSM-5 为每个疾病的诊断给出了具体的标准,诊断一致性较好,属于操作性诊断标准。ICD-10 的研究用诊断标准因为已有专门的《临床描述和诊断要点》,所以不再重复疾病的描述性定义,直接给出操作性诊断标准。而 DSM-5 则合为一体,各诊断类别先有一个描述性定义,再给出操作性诊断标准。

(二)诊断标准的构成

1.症状学标准

主要是该疾病的临床特征。

2.病程标准

通常指达到临床相的时间和/或持续时间。有些病种有起病年龄的规定。

3.严重性标准

一般包括两个方面,即自我感受到的影响程度和功能受损程度。有的诊断还分别给出了具体的轻度、中度、重度的标准。

4.排除标准

有等级诊断和共病诊断两种情况。有些诊断之间按等级诊断原则,具有排他性,需要排除,如诊断精神分裂症需要排除物质所致精神障碍;有些诊断之间不需要互相排除,允许给出并鼓励给出所有符合的诊断,如使用酒精所致精神障碍和人格障碍。

5.其他标准

有些诊断类别有一些特定的标准,如智商等。

(三)关于多轴诊断

虽然 DSM-Ⅳ 的多轴诊断在更新后的 DSM-5 中已弃用,但还是有必要了解其多轴诊断的概念,有助于临床思维的全面性。所谓多轴诊断是指采用不同层面或维度来进行疾病诊断的一种诊断方式。1975 年,Rutter 首先提出儿童精神障碍的多轴诊断,Ottessen 提出四轴诊断,即症状学、严重程度、病程、病因(躯体的、心理的、多种因素、原因未明)诊断精神障碍。在 DSM 系统中,从 DSM-Ⅲ开始使用多轴诊断,后续提出的 DSM-Ⅳ共有 5 个轴,轴Ⅰ是指临床障碍,可能成为临床注意焦点的其他情况;轴Ⅱ是指个性障碍,精神发育迟滞;轴Ⅲ指躯体情况;轴Ⅳ指社会心理和环境问题;轴Ⅴ为全面功能评估。

轴Ⅰ用于记录除人格障碍和精神发育迟滞外的各种障碍,轴Ⅰ也包括可能成为临床注意焦点的其他情况。轴Ⅱ除记录报告人格障碍和精神发育迟滞外,亦记录突出的适应不良的人格特征和防御机制。轴Ⅲ用于记录目前的躯体情况,它与认识和处理患者的精神障碍可能有关。轴Ⅳ用于报告心理社会和环境问题,它可能影响精神障碍(轴Ⅰ和轴Ⅱ)的诊断、处理和预后。轴Ⅴ用于医师对患者的整个功能水平的判断。轴Ⅳ和轴Ⅴ为特殊的临床科研所设置,便于制订治疗计划和预测转归。

值得一提的是,2013 年 5 月出版的 DSM-5 不要求像 DSM-Ⅳ-TR 一样列出 5 轴诊断,而将轴Ⅲ与轴Ⅰ、轴Ⅱ合并,轴Ⅳ建议仍然使用 ICD-10 的方法,轴Ⅴ建议使用 WHO 残疾评定量表(world health organization disability assessment schedule,WHODAS)进行评定。由此看来,DSM-5 要求列出精神障碍名称、障碍严重程度以及对患者产生影响的心理社会因素,对精神障碍严重程度的判断显得愈加重要。DSM-5 对症状严重程度的判断基于评估结果,所以比其他版本更强调对量表和问卷的运用。

在 DSM-5 中,多轴诊断转化为 3 个维度。①诊断:即以前的轴Ⅰ、轴Ⅱ和轴Ⅲ。②心理社会因素、背景因素:即以前的轴Ⅳ。③功能评估:即以前的轴Ⅴ,使用世界卫生组织残疾评定量表。

并且,DSM-5 提供了 4 个方面的评估工具。①横断面症状评估:第一级为简单的筛查问题,其中成人版涉及 13 个领域,儿童青少年版涉及 12 个;第二级为针对特定领域的进一步评估。②疾病严重程度评估:疾病的严重程度与诊断标准密切相关。疾病的严重程度可以自评(如抑郁症的PHQ-9 问卷),也可以他评(如精神病性症状的他评严重程度问卷)。③世界卫生组织残疾评定量表(WHODAS 2.0):WHODAS 2.0 属于自评问卷,可全面评估健康相关功能障碍水平。其主要涉及沟通理解、四处走动、自我照顾、与他人相处、生活活动、社会参与等 6 个方面。④DSM-5 人格问卷:DSM-5 人格问卷可评估负性情绪、分离、敌对、解离、精神病性等 5 个方面人格特质。

(贾　妍)

第二节　精神障碍的标准化诊断

大多数精神障碍的诊断均缺乏生物学依据,容易受疾病临床表现变化和诊断者主观判断的影响,选择合适评估工具进行标准化诊断则可一定程度上弥补此不足,提高诊断的规范性、可重复性和可比较性。

一、概述

(一)标准化诊断

标准化诊断是通过标准化精神检查来实现的,又名结构式精神检查/定式检查,具有以下特点。

(1)规定精神检查的范围,主要包括症状及其强度、频度和持续时间。

（2）规定或提示检测具体症状的询问或观察方法。

（3）规定询问和判断症状严重程度或临床意义的方法。

（4）规定或建议精神检查的顺序和过程。

（5）定式检查依据特定的诊断标准系统制订，有配套的结构式检查工具，也称为诊断量表即根据定式检查的结果，可以从相应诊断系统中得出精神障碍的诊断。有些还配有计算机检测/诊断软件。

（6）根据结构化程度，分为全定式和半定式。

这些结构式诊断检查工具原先是为研究工作的需要而编制，但在有些国家和地区已逐渐走向临床服务。

结构式精神检查的优点为易理解、易操作，可重复性高，普遍用于医、教、研；缺点为仅基于临床表现，不适合于不典型病例和疑难病例，受检查者/被检者制约，费时长。

（二）精神科检查

精神科检查又称精神科访谈，指通过各种临床途径收集相关资料，对患者的症状表现、精神状态、功能水平进行全面评价，并做出诊断和治疗计划以及预后判断的过程。精神科检查的主要目的是诊断和治疗，并建立医患同盟。

1.主要内容

完整的精神科检查包括病史采集（包括主诉、现病史、既往精神科病史和躯体疾病史、个人成长史和社会背景资料、家族精神和躯体疾病史、系统回顾），精神状态检查，量化评估（包括心理测验和量表测评），躯体状态检查（包括体格检查、实验室检查和特殊检查），最后形成诊断和治疗计划。大致可以分为5个阶段。①阶段1：开场和主诉。②阶段2：诊断性检查和决策过程。③阶段3：收集病史和相关资料。④阶段4：给出诊断和反馈。⑤阶段5：制订治疗计划和评估预后。

2.精神科检查的技术要点

精神科检查的技术要点：确定检查目标；建立和谐融洽的交流氛围；逐步建立医患同盟；富有同理心地交流；保持适当的界限；使用患者能够理解的语言，避免精神科术语；注意检查过程中的情绪反应强度并适时调整；收集精神病史相关资料；进行精神状态检查；评估患者依从性；评估患者安全性；制订可能出现紧急情况的预案；回顾既往记录和已有的资料；适当访谈其他相关人员；准确记录在档；掌握时间。

（三）精神状态检查

精神状态检查，临床简称精神检查，是精神科检查的重要环节，目的是得到患者在检查当时实际精神状态的尽可能清晰的"图像"。这是一个"状态"，而非"特质"，可能不同时间的检查结果会不同。

1.精神状态检查的基本内容

精神状态检查包括一般外在表现、定向、言语、动作、情感状态和近期心境、思维过程和思维内容、感知障碍、自杀和杀人观念、意志和行为、注意和记忆、抽象思维、自知力与判断力。

2.精神状态检查的基本程序

精神状态检查的整个面谈过程在60分钟以内为宜。一般分3个阶段。

（1）一般性交谈：需时5～10分钟。基本内容是医师自我介绍和寒暄，了解患者个人和家庭一般情况，鼓励患者放松并自由地交谈。此阶段的目标是了解患者的合作程度；患者说话的方式；患者最先说出的问题。医师由此确定如何与患者交谈，最先谈什么。

（2）深入性交谈：有开放性和询问性交谈两种方式，目标是确定症状。建议先从开放性交谈开始,鼓励和启发患者自主地讲述内心体验,在倾听的同时注意引导和观察,一般情况下不要打断。当患者对于重要问题讲述得不够清楚时,应及时提出引导性的询问以澄清。随后用询问性交谈了解患者没有呈现的精神活动方面以及可能存在的症状,或探索症状的严重程度。需要时,最后采用质询式和印证式的提问澄清知情人反映的情况。

(3)结束性交谈:交谈最后,应根据患者所能接受的程度反馈医师的判断和讨论治疗问题。结束性交谈的目的是承前启后,为今后的检查和治疗打下良好基础。

3.精神状态检查的技术要点

(1)应选择不受干扰的面谈环境和合适的、充足的时间。

(2)医师的仪表、表情、姿势、举止动作、语气、提问方式和内容等,都应尽可能传达出对患者的尊重、同情和关注,表示对患者所说感兴趣。

(3)与患者的面谈过程包括交谈和观察两个密不可分、同等重要的方面。

观察侧重的是医师的所见所闻所感,应从见面就开始,贯穿始终,主要目标是患者的表情和情感反应、动作和语言表达方式。当患者有意识障碍,或者处于缄默、木僵、严重兴奋状态时,观察几乎是唯一的检查方式。观察的具体内容包括以下几点。①一般外表和衣着;②面部表情;③言语的流畅性,语音、语调、语速,缄默者是否有文字表达;④姿势和活动,异常行为等。

交谈侧重的是患者转述的所见所闻所感。倾听、引导和提问仍然是基本方法。不要轻易打断患者的谈话,更不要和患者陷入争辩。把握谈话主题和进程,及时处理滔滔不绝和离题。

不要只顾低头记录,需集中注意力于交谈和观察。

精神障碍在进行上述标准化诊断和检查过程时,大多借助量化工具进行评估。

二、精神障碍量化评估

精神科量化评估,也叫精神科测量,包括心理测验和量表评定,广义的还包括精神科定式检查,即诊断量表的评估。精神科量化评估应贯穿精神科诊断和治疗的全过程。

精神科测量的具体目标:①筛查精神障碍;②继临床检查后进一步明晰诊断所需确定的内容;③确定症状和其他问题的严重程度;④评定患者的长处;⑤为选择不同治疗方案提供资讯;⑥把患者引入治疗关系中;⑦监测疗效用于指导治疗,称为基于测量的治疗;⑧估计可能存在的学习困难以制订健康教育计划;⑨评定医疗系统的质量和成本效果。

精神科测量遵循心理测量的基本原则,即标准化的测量工具和标准化的测量方法。信度和效度是评价一个测量工具的测量品质好坏的基本指标。

(一)心理测试

心理测验是在标准的情境下,对个人行为样本进行分析和描述的方法。其中所采用的测验内容固定,评分标准统一,实施方法和程序标准化,并且各项测量学技术指标符合专业要求的工具称为标准化测验。

心理测验种类繁多,精神科临床常用的有能力测验、人格测验和神经心理测验。

1.智力测验和发展量表

临床常用的有智力测验、发展量表、适应行为量表和特殊能力测验等,其主要功能是对受试的认知功能水平和特点进行评价。其中,测验结果可直接作为临床诊断辅助依据的,称为诊断性测验;而测验结果只能为临床提供受试者是否存在某方面心理问题线索的,称为筛查性测验。

(1)智力测验:智力测验是测查人的一般智力功能的方法,在临床上不仅用于智力水平和特征的评估,而且也是其他病理情况如神经心理功能损伤评估的主要手段之一。在我国,常用的诊断性智力测验有中国修订韦氏智力量表、中国成人智力量表、中国修订比奈智力量表、龚氏非文字智力测验、老年认知功能量表等,这些诊断性智力测验结果一般以智商表示。常用的筛查性智力测验有画人测验、瑞文测验、图片词汇测验等,筛查性智力测验一般是测查单项智力功能,测验结果以某种形式标准化或划界分来表达。

不同年龄人群采用不同的智力测验,比如,适用于学前儿童的中国修订韦氏幼儿智力量表,适用于学龄儿童的中国修订韦氏儿童智力量表,适用于成人的中国修订韦氏成人智力量表,适用于老年人的老年认知功能量表。

智力测验适用于:精神发育迟滞的诊断、治疗及康复评估;痴呆的诊断、治疗及康复评估;各科患者的认知功能评估;脑损伤的神经心理评估。

选择和应用智力测验的要点:①只有接受过正规智力测验的培训,并获得有关部门颁发的智力测验操作资格证书者,才能使用智力测验。②根据受试者的具体情况选用恰当的测验,即测验的常模样本情况如年龄范围性别、地域、文化程度及职业等符合受试者的个人情况。有时患者的躯体(如聋哑人、肢体障碍者等)存在缺陷时,则要选择特殊测验,如言语测验或非文字测验。③根据受试者测查的目的选用测验,例如,受试者的病情需要对其智力功能进行全面评估而评估结果直接影响患者病情诊断时,必须选用诊断性测验;如果测查的目的仅是在较大人群中筛查智力异常者,则选用筛查性测验即可。④在某些情况下,需要结合多个智力测验结果或重复测验才能得到确切的结果,尤其在测验结果与临床观察印象及受试者日常行为表现明显不符时,更应综合多个测验的结果,并在确认测验结果可靠有效后,慎重报告测验结论。⑤智力测验结果只是相关疾病诊断的辅助指标之一,不能仅依据智力测验结果做出临床疾病诊断。智力测验结果的报告和解释应遵循医学伦理规范。

(2)发展量表:儿童的智力发展要到 5 岁以后才有预测性,所以 5 岁以前一般都用发展量表来评估儿童目前的智力功能。目前在我国常用的诊断性发展量表有贝利婴幼儿发展量表中国修订本、CDCC 婴幼儿智能发育量表、格塞尔婴幼儿发展诊断量表;筛查性发展量表主要有丹佛发展筛查测验中国修订本、0～6 岁小儿神经心理发育检查表等。

发展量表适用于:评估婴幼儿心身发展水平和特征;婴幼儿心身发展障碍筛查、诊断及治疗与康复效果的评价。

选择和应用发展量表的要点:①测查人员应受过正规发展量表的培训,具有发展量表操作资格证书。②大多数发展量表需要综合评定,即除了正确完成测验内容外,还应认真观察受试儿童的行为表现和详细询问儿童监护人的观察印象,综合多方面资料进行评分。③一般情况下,发展量表测验结果只提示受试儿童目前智能发展现状,不能对将来进行预测。因此,在依据测查结果诊断智力发展迟滞时应十分慎重,尤其是轻度智力发展迟滞的诊断更应慎重,建议定期复查。

2.人格测验

人格测验指用来描述个体人格特征或划分类型的心理测验。我国常用的人格测验可以分为两大类,问卷法(自陈量表和他评量表)和投射法(投射测验)。属于问卷法的主要有明尼苏达多相人格调查表、艾森克人格问卷、16 项人格因素问卷、加利福尼亚心理调查表、婴儿气质问卷和3～7 岁儿童气质量表;属于投射法的主要有洛夏墨迹测验和主题统觉测验等。

人格测验主要适用于:精神病学心理卫生及相关机构用来进行人格特征及人格障碍的辅助

诊断;心理咨询或心理治疗用来获得来访者或患者的人格信息;临床各科用来了解患者的人格特征,作为分析心理因素在疾病发生和发展中作用的依据。选择和应用人格测验的要点包括以下几点。

(1)测查人员应受过人格测验的正规培训,并获得测验操作资格证书。

(2)文盲或小学以下文化程度者因理解困难而不适合用自陈量表。

(3)人格测验,尤其是问卷法的人格测验存在着回答掩饰问题,故大多数设有相应的效度量表,解释测验结果时需要仔细分析效度量表的结果,对测验结果的真实性进行判断。

(4)大多数人格测验结果所反映的人格特征不存在绝对的"好"与"坏",需要考虑在何种情境下所表现出的行为倾向来判断。因此,结果解释时应极为慎重。

(5)某些人格测验结果如明尼苏达多相人格调查表,可以作为精神障碍诊断的辅助手段,但某种人格特点与某种精神障碍并非完全对应的关系,人格特征只是某些精神障碍的高危因素。因此,切忌把人格测验结果所反映的某种病理人格特征直接作为该种精神障碍的诊断。

3.神经心理测验

神经心理测验是在现代心理测验基础上发展起来的用于脑功能评估的一类心理测验方法,所测量的人类脑功能特征包括感知觉、运动、言语、注意、记忆、思维等。

按测验内容分类,神经心理测验有单项测验和成套测验两种。单项测验测量一种神经心理功能,如威斯康星卡片分类测验、连线测验;成套测验是多种单项测验的组合,能比较全面地测量多种神经心理功能,如 H-R 成套神经心理测验。智力、记忆测验也常作为神经心理测验使用,如韦氏记忆量表。

神经心理测验临床上主要用于:脑损伤患者的保留或缺损脑功能评估;与脑功能有关各种疾病,如痴呆的辅助诊断,及治疗、康复中的效果预测和效果评估;脑功能鉴定等。

选择和应用神经心理测验的要点包括以下几点。

(1)测查人员需要接受正规神经心理测验的培训。

(2)根据测查的目的和受试者的情况选用测验。例如,受试者的病情需要对其脑功能进行全面评估,则选用成套神经心理测验;患者表现某些脑功能缺损,可针对性地选用单项或几项神经心理测验,以验证脑损伤的程度及功能部位。

(3)由于大脑是一个复杂的系统,脑的功能涉及多个不同区域的共同参与,并且大脑具有很强的可塑性。因此,对神经心理测验结果做分析及解释时,必须对所有测验结果及资料包括临床表现全面综合地考虑,这样的评估结论才比较可靠、准确,更具有临床意义。

(二)评定量表

精神科评定量表是用规范化的方法来量化患者情况的一类测量工具,它借鉴了心理测验的基本理论和方法。自 20 世纪 50 年代以来,已广泛应用于精神科临床和研究。我国自 20 世纪 80 年代初起开始引进发展相当迅速。

1.量表的种类

精神科评定量表的种类繁多,大致可归纳成 3 类:一是症状量表,用以评定某类疾病的症状的严重程度。这是精神科量表中种类最多、用得最普遍的一类。有一点必须强调,即症状量表只是评定某类疾病或某组精神症状严重程度的工具,它并不是评定全部精神症状,也不能用来诊断疾病。二是用于某些特定目的的量表,如副反应量表,用以评定精神药物副反应的严重程度;社会功能缺陷量表,用以评定患者的社会适应功能缺陷程度。三是诊断量表,用于诊断或鉴别诊断。有用于特定疾病的诊断和鉴别诊断的,也有与特定的分类诊断系统配套的。

2.量表评定的操作方法

量表评定主要有两种,自评和他评。其中,他评又有观察评定和检查评定两种方法,也可两者结合。检查评定的方法有定式检查、非定式检查和半定式检查。

3.量表的构成

除大体评定量表和诊断量表外,一个完整的量表一般包括以下内容。①名称:通常含有量表的作者、用途和版本信息。②条目:含有所评估目标的核心内容和部分重要内容。③条目定义:在量表手册或记分单中,对每个条目所评定的内容和依据的规定,评定时必须严格遵循。有的量表条目直接把所定义的内容完全呈现,就不再另行定义,如所有的自评量表和部分他评量表。④分级评分。⑤评分标准:有些是按严重度划分,有些是按频度或症状持续时间评定。有的有工作用评分标准,即有每一级评分的具体规定,标准明确,评分的一致性相对较高;有的没有工作用评分标准,只是一个大致原则或与一般患者相比,这就要求评定者有一定的临床经验和量表评定经验。

4.量表的品质

量表的品质也就是量表的质量,主要是以信度和效度作为指标。

(1)信度:信度又称可靠性,是指量表本身的稳定性和可重复性。一般是以联合检查法(检查者观察者法)来检验的,即由 2 名或多名评定员,同时检查患者,然后分别独立评分。最后比较评分结果,统计和分析各评定员间评分的一致性和相关性。得到的 kappa 值或相关系数,称为联合检查的信度系数。另一检验方法为检查-再检查法(重测法),即在相隔不长的时间内,对同一组患者做再次评定,比较两次评定结果。检查-再检查法常受患者症状变化的影响,因而其应用有一定限制。

此外,还有些检验量表信度的手段,如单项分和总分的相关、反映各单项间相关性的内部一致性、改变单项顺序的替换格式信度、将各单项按奇偶数分成两半的分半相关等。

(2)效度:效度又称真实性,是指症状量表评定结果能否真实地良好的反映病情的严重程度。常取经验效度和平行效度法检验。经验效度法,是和临床的经验判断比较;平行效度法,则和公认的标准量表或大体评定量表的评定结果相比较。其结果常以相关系数来表示,称为效度系数。

除上述以外,效度检验的方法还有以量表内容的深度和广度来分析的表面效度或内容效度,以及用多因子方法来分析量表构成的结构效度等。

5.量表的选择

量表种类很多,应用时的选择有 3 个基本原则。

(1)根据病种及实际目的选择,例如,评定的对象是一般的精神分裂症,宜选择简明精神病量表之类。如果是慢性的精神分裂症,则宜选择阴性量表之类更能反映病情。

(2)如果有多种量表可供挑选,应选信度和效度较高的量表,为了便于类比,一般宜选较常用者。如抑郁症状的评定,一般可选 Hamilton 抑郁量表,因为这一量表经过相当长时间的考验,国际上通用,具有较好的信度和效度。

(3)要注意量表的配伍,如自评量表和他评量表的搭配,或者是选用一种症状(分项)量表和一种大体评定量表,这样可以取得更全面的资料。

临床常用症状和功能量表见表 2-1。

表 2-1　精神科基本量表

量表名称	英文缩写	作者及编制年份	适用范围
症状量表			
90 项症状清单	SCL-90	Derogatis,1973	各类精神疾病
流调用抑郁自评量表	CES-D	美国 NIMH,1976	抑郁症
抑郁自评量表	SDS	Zung,1965	抑郁症
焦虑自评量表	SAS	Zung,1971	焦虑症
状态-特质焦虑问卷	STAI	Spielberger,1977	焦虑症
简明精神病量表	BPRS	Overall,1962	精神病性障碍
阳性和阴性症状量表	PANSS	Kay 等,1987	精神分裂症
Beck-Rafaelsen 躁狂量表	BRMS	Bech 等,1978	躁狂症
护士用住院患者观察量表	NOSIE	Honigfeld,1965	各类精神疾病
Hamilton 抑郁量表	HAMD	Hamilton,1960	抑郁症
Hamilton 焦虑量表	HAMA	Hamilton,1959	焦虑症
大体评定量表	GAS	Spitzer,1976	各类精神疾病
临床疗效总评量表	CGI	WHO(美国 NIMH 1976 修订)	各类精神疾病
多动指数	CIH	Conners,1978	儿童多动症
Achenbach 儿童行为量表	CBCL	Achenbach,1983	儿童行为问题
简易智力状态检查	MMSE	Folstein,1975	老年痴呆
痴呆简易筛查量表	BSSD	张明园,1987	老年痴呆
老年临床评定量表	SCAG	Shader,1974	老年精神病
治疗时出现的症状量表	TESS	美国 NIMH,1973	精神药物治疗
锥体外系副反应量表	RSESE	Sampson,1970	精神药物治疗
功能量表			
社会功能缺陷筛选量表	SDSS	WHO,1988	各种精神障碍
日常生活能力量表	ADL	Lawton 和 Brody,1986	痴呆
功能缺陷评定量表	DAS	WHO,1988	各种健康问题
席汉失能量表	SDS	Sheechan,1984	各种精神障碍
个人和社会功能量表	PSP	Morosini,2000	精神分裂症

6.量表的结果分析

量表结果指标:①单项分,反映症状的严重程度,这是量表检查所得到的最基本的结果;②因子分,表示靶症状群的严重程度;还可以将各因子分值画成折线图,称为廓图,直观地反映具体患者或样本的症状群特点;③总分,是量表结果中最重要的一项,反映所测量目标的整体程度;④其他指标,除以上量表的常用统计量,还有些量表则有特殊规定,如阳性条目数及阳性条目均分、维度分等。

从测验中直接获得的分数,称为原始分或粗分。很多情况下,原始分本身并不具有多大的意义,必须有可供比较的分数标准。这种供比较的标准量数便是常模,由标准化样本测试结果计算而来。常模的形式大致有以下几种。①均数：是常模的普通形式，一般临床大多采用这种形式。某个原始分与标准化样本的平均数相比较，才能确定其高低、轻重的意义。②标准分：不仅说明受评者的分数与样本比较在其平均数之上还是之下，而且还说明相差几个标准差。标准分等于受评者分数与样本均数之差除以样本分数标准差。T分是标准分衍化而来的一种形式，通过改变均数及标准差值而得。③百分位：将分数由高到低排列，计算出样本分数的各百分位范围。将受评者的分数与常模相比较，如相当百分位25，说明该分数相当于标准化样本的第二十五位，也就是说样本中25％的分数在他之下（或至多和他一样），另有75％的分数在他之上。④划界分或称分界值：指用一具体分数对评定结果进行划分。这种常模常用于筛查量表和某些用于特殊人群的临床量表，因其样本常常不是正态分布，不具备制定标准分常模的条件。

7.量表的长处与短处

（1）量表的长处：数量化；规范化；细致化；客观化。

（2）量表的短处：①机械性，量表做了许多规定，这不免过于死板，患者的临床情况常常是千姿百态，而量表评定涉及的内容不可能包罗万象，疏漏在所难免；②横断性，只反映检查当时或在规定时间范围内的状态；③条目的等价值性，不分主次和意义大小。

8.自评量表

由被评估者在有适当依从性的基础上，按照指导语的要求，根据自己的体验和实际情况自行进行测评的量表为自评量表。

自评量表常用于：①有一定自知力的精神障碍患者的症状及其严重度评定，如焦虑障碍、适应障碍及其他非精神病性障碍；②情感障碍和精神病性障碍患者自我体验症状的评定，作为他评量表的补充或替代；③一般心理问题和心理相关事件的筛查。

选择和应用自评量表的要点包括以下几点。

（1）虽然自评量表的操作较为简单，但并不意味着只要交给被评估者自己去评就可以了。评定开始前应说明所评定量表的主要内容、评定方式、评判标准。有评定时间范围限制的应加以强调和说明。评定中如果被测评者有放弃的迹象要注意鼓励其完成。评定结束时要检查量表完成情况，注意有无遗漏、重复或明显的错误。

（2）完成自评量表需要被测者具有基本的阅读和理解能力，所需测评的内容无法理解或无法做出判断者不适用，如文盲或小学以下文化程度者、痴呆患者。不合作乃至无法完成测试者不适用。

（3）受教育程度过低、视觉障碍等完成自评量表有困难，此时可采取由检查者说明要求后逐条念出，由被评估者回答的方法。但应考虑到检查者的参与有可能会影响评定结果。设有反向条目的量表在评分时尤需注意对条目意思和记分方法的正确理解。

9.他评量表

由检查者进行评定的量表称为他评量表。评定依据可以是知情者提供的信息、观察所得、量表检查或体格检查所发现的症状和体征。有些量表条目对信息来源做了明确规定，但多数量表没有具体的规定，一般需结合多方面信息加以综合评定。

他评量表适用于各种心理问题和精神障碍。根据具体量表的适用对象而定。

选择和应用他评量表的要点包括以下几点。

（1）评定者必须具备精神科专业知识，某些量表要求评定员必须是精神科医师，并接受过量表评定培训。严格按照所测评量表规定的信息收集时间、范围和收集方式收集信息作为评定依据,根据评分标准进行测评。

(2)知情者信息的收集:确定知情者及知情者对被评估者情况的知悉度和可靠度是关键。确定信息收集对象的原则是对被评估者情况有最大程度了解且能如实反映情况,可以不止一人。当信息提供有矛盾时,应加以澄清并做综合判断。

(3)观察信息的收集:评定所依据的信息必须是评定者直接观察所得。观察应仔细、全面,信息量多时应加以综合归纳。

(4)检查信息的收集:量表检查要求全面,应覆盖该量表的所有检查条目及分级所依据的信息。除规定的定式和半定式检查外,一般症状量表评定时对精神检查方式和顺序无特殊要求。

10.诊断量表

诊断量表是与一定的诊断标准系统相配合,用于诊断各种类型精神疾病的工具,即根据诊断量表做标准化检查后,可以从相应诊断系统中给出诊断。

诊断量表适用于各种精神障碍。但患者处于严重不合作状态,无法进行量表检查时不适用。WHO 的 ICD-10 配套编制了半定式检查诊断量表"神经精神病学临床评定表"和定式检查诊断量表"复合性国际诊断用检查"。这两个量表的编制过程也注意到适用美国的 DSM-Ⅳ,因此具有通用性。美国 First 等(1996)编制的诊断量表"用于 DSM-Ⅳ轴障碍的临床定式检查"专与 DSM-Ⅳ配套。

选择和应用诊断量表的要点包括以下几点。

(1)根据诊断所依据的标准选择相配套的诊断量表。同时需要考虑各诊断量表对评定员资质的要求。

(2)评定者必须具备所使用诊断量表规定的评定员资格,并接受过该诊断量表的培训。

(3)诊断量表规定了精神检查的范围,包括症状,询问的方法、顺序和过程。诊断检查应按照所规定的方式和程序进行。规定严格的定式检查,须完全按规定程序和方式提问,检查时照本宣科,不能修改提问语句和用词;规定不太严格的(半)定式检查按规定内容提问,但提问语句和顺序有相对灵活性,可有所变通,或增加问题以澄清。

(4)诊断量表所得出的诊断结论只是该量表所对应诊断系统的量表检查诊断,并不能取代临床诊断。

(5)临床上有许多不典型的患者,用诊断量表不一定能做出诊断。对研究需要相对同源的患者而言,不将他们入组是合适的;但就临床服务而言,不能因为他们不典型就不给诊断,他们仍然需要合适的服务。

三、实验室及相关辅助检查技术

实验室及相关辅助检查能为诊断器质性精神障碍提供重要依据。除了三大常规(血常规、尿常规、粪便常规)、生化全套、心电图、胸透、脑电图、颅脑影像学以外,精神科医师应根据患者的病史和体征,有针对性地选择相关实验室及辅助检查,譬如甲状腺功能、性激素水平、超声等。这其中,神经电生理技术在精神障碍的诊断治疗与研究中的应用日趋广泛。

(一)脑电图

在安静无外界刺激时,将引导电极置于头皮上进行描记得到的大脑持续性节律性电位变化。脑电活动可以表现为脑自发电位及诱发电位。通过各种诱发方法(如光、声、药物、过度换气等)可以发现一般情况下不能发现的异常脑电图。

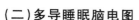

(二)多导睡眠脑电图

多导睡眠脑电图可以用于观察3个方面的指标,包括睡眠进程,睡眠结构,快速眼动睡眠期的周期数、潜伏期、强度、密度和时间等。

(三)脑电地形图

将脑电图仪捕捉到的脑电信号输入计算机处理后转换成能够定量和定位的脑电波图像,其定量标志可用数字级别,或者不同彩色绘制、打印自发脑电频率、诱发脑电波幅能量分布地形图。

(四)脑诱发电位

脑诱发电位是指周围感觉器官与感觉神经系统的有关结构受刺激时,在中枢测到的脑电变化。其观察指标包括基本波形、潜伏期和波幅3个方面。临床上经常采用视觉诱发电位、听觉诱发电位及躯体感觉诱发电位,近年研究较多的事件相关电位是P300和P400。

(五)结构性脑影像技术

结构性脑影像技术包括电子计算机断层扫描(computed tomography,CT)技术和磁共振成像(magnetic resonance imaging,MRI)技术,可以根据人体不同层次各种组织的衰减系数差异,显示人体有关组织和器官的解剖学横断面图像,如脑部CT可以显示脑室大小,脑室和大脑面积的比值,表示脑室扩大的程度。MRI较之CT的优点是软组织对比度好、分辨脑灰质和白质的能力高。

(六)功能性脑影像技术

功能性脑影像技术包括单光子发射计算机断层扫描、功能性磁共振成像技术和正电子发射计算机断层扫描。

(贾　妍)

第三章

精神障碍的治疗

第一节　精神障碍的药物治疗

精神药物是指主要作用于中枢神经系统而影响精神活动的药物。第一个精神药物用于精神障碍的治疗开始于 20 世纪 50 年代。法国化学家 Paul Charpentier 合成的吩噻嗪类药物氯丙嗪作为一种麻醉增效剂被发现有很好的镇静作用,后来试用于兴奋躁动的精神分裂症患者发现了意想不到的结果,从此精神疾病的治疗开启了新的篇章。合成的或从天然物质中提取的化学物质通过对中枢神经系统的作用而缓解各种精神症状,极大地改善了精神疾病的预后,使大多数精神障碍的治疗变为可能。

一、概述

(一)精神药物的分类

精神障碍的药物治疗是指通过使用精神药物来改变病态行为、思维或心境的一种治疗方式。药物治疗是精神障碍,尤其是严重精神障碍的基本治疗措施。

精神药物按临床作用特点分为以下几种。①抗精神病药;②抗抑郁药;③心境稳定剂;④抗焦虑药;⑤其他精神药物等。

(二)精神药物的作用机制

精神药物的作用机制,目前认为主要是通过作用于神经元信息传导途径中的某一环节而发挥调节作用。例如,影响神经递质的释放;与受体相互作用,包括与受体结合激动或部分激动受体,以及与受体结合阻断神经递质的作用;作用于神经递质再摄取部位;抑制神经递质的代谢酶;作用于离子通道;作用于第二信使系统;影响基因表达等。最终通过亚细胞水平、细胞水平的功能改变而影响大脑神经网络的结构和功能活动模式,产生治疗作用和某些不良反应。

药物需与作用靶点有一定的亲和力才能与靶点结合产生作用,药物与靶点的亲和力越高,治疗所需的药量越小,药物的效价越高;反之,则为药物效价低。但药物的效价高低并不代表疗效好坏。效能则指药物所能产生的最大治疗效应。效能反映药物的疗效。

(三)影响药物治疗的因素

1.年龄

儿童少年期神经系统仍处在生长发育阶段,大脑解剖结构和神经网络连接在快速变化。这种神经系统的发育变化常影响药物的疗效和不良反应。例如,与成年人相比,儿童抑郁障碍用三环类抗抑郁药治疗基本无效;选择性 5-羟色胺再摄取抑制剂治疗儿童少年抑郁障碍,疗效与安慰剂之间差异较小;儿童少年患者服用抗精神病药更易出现常见的不良反应,如镇静、静坐不能、急性肌张力障碍、催乳素水平升高、体重增加;儿童少年服用选择性 5-羟色胺再摄取抑制剂,在用药早期易出现焦虑、激越等不良反应,自杀风险稍有增加。另外,拉莫三嗪引起的皮肤不良反应以儿童多见。

老年人身体各部分功能普遍减退,生理储备降低,稳态调节能力降低,总体对药物耐受能力降低服用有镇静作用的精神药物后,常出现过度镇静。服用高效价第一代抗精神病药,帕金森综合征和迟发性运动障碍发生率明显增加。服用阻断乙酰胆碱 M 受体作用较强的抗精神病药、三环类抗抑郁药或合并使用抗胆碱药,常出现夜间意识障碍、尿潴留、麻痹性肠梗阻等不良反应。服用阻断去甲肾上腺素 α_1 受体作用较强的精神药物后,常发生直立性低血压、摔倒等药物不良反应。晚间服用苯二氮䓬类药物,常出现共济失调、摔倒。临床上发生率高,需特别注意的是夜间意识障碍和摔倒。

2.安慰剂效应

安慰剂效应是指患者接受安慰剂或药物及其他有效治疗方式治疗后,出现的非特异性生理或心理上的变化。治疗药物的药理作用与安慰剂效应相互作用,可以是疗效增加的正相互作用,也可以是疗效降低的负相互作用。精神障碍中,安慰剂效应在疼痛、焦虑和轻中度抑郁患者中较明显,单用安慰剂治疗,有效率可达 30% 以上。在躁狂症、精神病性抑郁、精神分裂症和其他精神病性障碍中,安慰剂效应相对不明显。在病程短的患者中安慰剂效应较明显,在慢性患者中相对不明显。在额叶受损较重或痴呆患者,安慰剂效应消失。

3.心理治疗

心理治疗对药物治疗的影响表现在多个方面。①支持性心理治疗可以减轻患者的担心、害怕、焦虑、紧张,积极配合治疗;②心理治疗可以改变患者的信念,消除患者对精神疾病、精神科医师和药物治疗的偏见,提高对药物治疗的依从性;③心理治疗可以改变患者的思维方式,使患者换个角度看问题,提高药物治疗的疗效;④心理治疗可以改善患者的情感状态,增强药物疗效;⑤心理治疗可以改变患者的行为模式,巩固药物治疗的疗效。

(四)精神药物对胎儿的影响

在临床实践中,妊娠期女性患精神障碍常造成治疗上的困难。诸多因素对妊娠结果存在重要影响。从理论上讲,妊娠期间不应服任何药物,因药物有可能对胎儿产生不良影响。但孕期精神疾病是先天畸形和围生期死亡的独立危险因素,不用药物治疗,精神障碍又会对母亲、家庭产生不良影响,进而有可能对胎儿产生不良影响。决定在妊娠期是否使用精神药物及如何使用,对医师来讲,涉及复杂的临床、伦理及潜在的法律后果,需要认真斟酌。

1.常用精神药物妊娠期危害风险

(1)抗精神病药:没有发现明确致畸效应。但妊娠后期服用高效价第一代抗精神病药,婴儿出生后可出现锥体外系反应、肌张力高、不安、哭闹、吸吮吞咽功能差。一些非典型抗精神病药可能使妊娠糖尿病的风险增加,也可能与低出生体重、巨颅、巨大胎儿等问题有关。

(2)抗抑郁药:已发现氯米帕明和帕罗西汀有类似致畸效应,妊娠期服用引起胎儿心脏异常,主要是房间隔缺损和室间隔缺损,发生率比正常群体高约 2 倍。没有发现三环类抗抑郁药和选择性 5-羟色胺再摄取抑制剂有明显致畸效应。妊娠 20 周后服用选择性 5-羟色胺再摄取抑制剂,新生儿出现持续肺动脉高压的风险增加 6 倍其发生率为 0.6%~1.2%。妊娠后期服用三环类抗抑郁药和选择性 5-羟色胺再摄取抑制剂,均可引起新生儿戒断症状,表现有震颤、肌张力升高、易激惹、过分哭闹、睡眠差、进食差。症状一般在 2 周内消失。

（3）苯二氮䓬类抗焦虑药:妊娠前 3 个月服用苯二氮䓬类抗焦虑药有可能致畸,主要是增加唇裂、腭裂风险,但结论尚未明确。妊娠后期至出生前持续服用苯二氮䓬类药物,新生儿可出现松弛婴儿综合征,主要症状有镇静、肌张力低、吸吮困难、呼吸暂停、发绀、低体温。也可出现婴儿戒断症状,如肌张力高、反射增强、不安、睡眠障碍、震颤。

（4）心境稳定剂:致畸风险高的是丙戊酸盐,其次是卡马西平,拉莫三嗪致畸风险较小。剂量越高,致畸风险越大。妊娠后期服用较大剂量的丙戊酸盐和卡马西平,婴儿出生后可出现中毒或戒断症状。锂盐也有致畸效应,主要是心脏方面的异常。其中严重的是三尖瓣下移至右室壁畸形,发生率约为 0.1%。在妊娠前期 3 个月服用锂盐者应尽早检查。妊娠后期继续服锂盐治疗,新生儿可出现类似于成人不良反应的并发症,已报道的症状有甲状腺肿伴甲状腺功能减退、心律失常、肌张力低。

2.一般性建议

（1）妊娠期精神障碍较轻者,在疾病不会加重的前提下,尽量选择非药物治疗。

（2）妊娠期精神障碍较严重者,对胎儿、母亲、家庭潜在危害较大,若无其他合适的非药物治疗方法,应选择药物治疗。

（3）对生育期、有妊娠可能的患者,要提前考虑。选择药物时,首先选择对胎儿危害风险较小的药物。

（4）在药物治疗过程中,服用高风险药物时发生妊娠,不要急于终止妊娠。可减少药品种,减少用药剂量,或调整用药品种,及早做超声检查。根据检查结果确定是否终止妊娠。

（5）在妊娠期间持续用药者,在临产前期应逐渐减少用药剂量,待产后再逐渐恢复原治疗量。

二、抗精神病药

抗精神病药以前也被称为神经阻滞剂,是一类作用于中枢神经系统,调节神经递质传递功能,从而治疗精神分裂症和其他精神病性障碍的药物。抗精神病药可通过多种方式分类。一种是基于药物的化学结构分类,如吩噻嗪类和丁酰胺类药物。而目前临床常用的分类方法是将老的或第一代抗精神病药统称为"传统抗精神病药物",以区别于新型非典型的或第二代抗精神病药物。

（一）抗精神病药的分类

1.传统抗精神病药物

其主要作用机制是阻断中枢神经系统多巴胺的 D_2 受体,通过对中脑边缘系统过度的 DA 传递产生抑制作用而治疗精神病性症状,特别是幻觉、妄想等。但同时抑制黑质-纹状体通路的 DA 传递会导致锥体外系不良反应,抑制下丘脑结节漏斗部位 DA 传递会导致催乳素水平升高,从而产生泌乳现象。进一步按照其与 D_2 受体阻断作用的大小,传统抗精神病药又可分为低效价和高效价两大类。低效价抗精神病药对 D_2 受体的选择性低,临床治疗剂量大,镇静作用强,对心血管系统影响大,肝毒性大,抗胆碱能作用强,锥体外系不良反应相对较轻。这类药物主要包括氯丙嗪、硫利达嗪、氯普噻吨、舒必利等。高效价抗精神病药物对 D_2 受体选择性高,临床治疗剂量小,对幻觉、妄想等精神病性症状的作用突出而镇静作用不强,对心血管系统影响小、肝毒性低而锥体外系不良反应较强。这类药物包括氟哌啶醇、奋乃静、三氟拉嗪、氟奋乃静、氟哌噻吨等。

传统抗精神病药的主要不足是治疗剂量通常伴有锥体外系不良反应,长期应用可导致具有致残性的迟发性运动障碍。多年的传统抗精神病药物的用药经验和理念存在治疗剂量过大的倾向,因此不良反应突出并掩盖了疗效。传统抗精神病药物在不超过每天 12 mg 氟哌啶醇或等效剂量情况下,疗效和脱落率与新型抗精神病药相当;超过 12 mg 氟哌啶醇或等效剂量时,不如新型抗精神病药物。传统抗精神病药物还可能会导致快感缺失,该不良反应与多巴胺受体阻断作用大小密切相关。经传统抗精神病药物治疗恢复越好的患者,越有可能因药源性快感缺失而造成苦恼,进而影响药物治疗的依从性。

传统抗精神病药物一度大有被新型抗精神病药物取代的趋势,但由于其低廉的价格、丰富的使用经验和新的研究结论的支持,在精神疾病的治疗领域仍占有一席之地。

2.新型抗精神病药物

目前观点认为,多巴胺功能亢进导致精神病性症状的假设过于简单。中脑皮质特别是投射向额叶的通路中多巴胺功能低下,可能解释精神分裂症的阴性症状。此外,额叶的多巴胺功能低下可通过皮质边缘系统反馈通路使中脑皮质多巴胺活动脱抑制,结果造成多巴胺过度激活,表现出精神分裂症的阳性症状。新型抗精神病药物的作用机制绝大多数是在 D_2 受体阻断基础上增加了 $5-HT_{2A}$ 受体的阻断作用,进而在一定区域特异性地调节多巴胺功能。因此,新型抗精神病药物具有一定程度的治疗阴性症状、认知症状和抑郁症状的疗效,以及减轻锥体外系反应的效果。根据其对多巴胺受体和 5-HT 受体作用机制不同,又可将新型抗精神病药分为以下三大类。

(1)5-羟色胺和多巴胺受体拮抗剂类(serotonin-dopamine antagonists,SDA)以利培酮为代表,作用机制为中枢 $5-HT_{2A}$ 与多巴胺 D_2 受体阻断。与传统抗精神病药物相比,SDA 类药物增加了对 $5-HT_{2A}$ 受体的阻断,在特定脑区可促进多巴胺释放,由此减轻了药物对 D_2 受体在不同多巴胺通路的阻断作用。SDA 减轻了单纯阻断 D_2 受体的锥体外系作用,也不加重阴性症状,并能改善认知症状和情感症状,对精神分裂症的多维症状有效。但是在治疗剂量范围内,仍有一定比例的患者可发生锥体外系不良反应和催乳素升高。除利培酮外,SDA 药物还有喹硫平、齐拉西酮、佐替平等。

(2)多受体阻断剂类药物除了对 5-HT₂ 与多巴胺 D_2 受体阻断外,还对多种与疗效无关的受体具有阻断作用,可能导致多种不良反应,如过度镇静、体重增加、糖脂代谢紊乱等。此类药物包括氯氮平、奥氮平等,喹硫平有时也可归入此类。

(3)多巴胺部分激动剂或稳定剂类药物主要通过其独特的作用机制对额叶皮质多巴胺活动降低的通路产生多巴胺功能激活作用,同时对中脑边缘系统多巴胺功能过高的通路产生抑制作用,从而达到治疗精神分裂症阳性症状和阴性症状的疗效,且不易产生锥体外系不良反应和催乳素升高。这类药物以阿立哌唑和氨磺必利为代表。

新型抗精神病药在一定程度上较少产生锥体外系反应,但是部分药物致体重增加和糖脂代谢紊乱较传统药物更为突出。新型抗精神病药物的锥体外系反应中,扭转痉挛、运动不能和震颤相对少见,但是静坐不能较为多见。

(二)抗精神病药物的临床应用及一般原则

1.适应证

抗精神病药主要用于控制各种精神病性症状的急性发作,如幻觉、妄想、精神运动性兴奋等,以及缓解期的维持治疗。这些症状主要见于精神分裂症,也见于双相障碍、抑郁症、器质性精神障碍、老年痴呆、儿童精神障碍。对于器质性精神障碍及老年痴呆患者,应注意鉴别精神病性症状和谵妄,对于后者原则上不使用传统抗精神病药,而应选择小剂量的新型抗精神病药。

新型抗精神药物已经被作为治疗双相障碍的关键武器。除了氯氮平之外,几乎所有新型抗精神病药物都被美国食品与药品管理局(food and drug administration,FDA)批准用于治疗急性躁狂发作。另外,奥氮平和阿立哌唑也被批准用于双相障碍的维持治疗。对于患有严重强迫的患者,抗精神病药物可作为抗抑郁药物的增效剂。抽动秽语综合征也可以用抗精神病药物控制。

2.禁忌证

伴有以下躯体疾病时,应慎用或禁用抗精神病药物:严重心血管疾病;肝、肾功能损害;骨髓抑制;已发生中枢性抑制;青光眼;前列腺增生;尿潴留;震颤性麻痹;严重呼吸系统疾病。

3.早期诊断和治疗

精神分裂症一旦确诊,应当尽快开始系统的抗精神病药物治疗,延迟往往错过最佳治疗期导致预后不良。对其他精神障碍伴发的精神病性症状则视症状的严重程度决定是否使用抗精神病药物。

4.药物的选择

抗精神病药物的选择主要依据症状特点、安全性和耐受性综合确定。临床医师应与患者讨论可供选择的治疗方案以及可能存在的短期和长期的不良反应。新型抗精神病药物正在逐渐取代传统抗精神病药物,特别是老年人、儿童、躯体疾病患者,应首先选用新型抗精神病药物,用药应以最保守的方式进行,即小剂量开始,缓慢增加,严密观察临床效果与药物不良反应。如果条件允许,可以进行血药浓度监测。

5.剂量选择

使用传统抗精神病药物,尽量从低剂量开始,根据疗效和耐受性,逐渐调整到适宜剂量。新型抗精神病药物耐受性好,剂量滴定可在 1～2 周完成。值得注意的是,抗精神病药物通常不会立即逆转精神病性症状,症状改善可能会出现数周至数月的延迟期。因此,在治疗初期当精神病性症状没即刻缓解时,应避免过早增加药物剂量。常用抗精神病药物的经典剂量见表 3-1。

表 3-1 常用抗精神病药物的经典剂量

通用名	通常日剂量(mg)	给药方式	可选口服剂型
新型抗精神病药物			
阿立哌唑	15～30	口服	每片 5、10、15、30 mg;1 mg/mL
氯氮平	250～500	口服	每片 25、100 mg
奥氮平	10～20	口服、肌内注射	每片 2.5、5、7.5、10、15、20 mg
帕利哌酮	3～12	口服	每片 3、6、9 mg
喹硫平	300～600	口服	每片 25、100、200、300 mg
利培酮	4～6	口服	每片 0.25、0.5、1、2、3、4 mg;1 mg/mL
齐拉西酮	80～160	口服	每片 20、40、60、80 mg
氨磺必利	400～800	口服	每片 50、100、200、400 mg;100 mg/mL
传统抗精神病药物			
丁酰苯类			
氟哌利多	2.5～10.0	肌内注射	2.5 mg/mL

通用名	通常日剂量(mg)	给药方式	可选口服剂型
氟哌啶醇	5～15	口服、肌内注射	每片0.5、1、2、5、10、20 mg
二苯氧氮平类			
洛沙平	45～90	口服	每片5、10、25、50 mg
吩噻嗪类			
氯丙嗪	300～600	口服、肌内注射	每片10、25、50、100、200 mg;100 mg/mL
氟奋乃静	5～15	口服、肌内注射	每片1、2.5、5、10 mg
奋乃静	32～64	口服	每片2、4、8、16 mg
三氟拉嗪	15～30	口服	每片1、2、5、10 mg
硫利达嗪	300～600	口服	每片10、15、25、50、100 mg

抗精神病药物急性期用药指南包括以下几点。

(1)治疗前了解躯体疾病和精神疾病既往史,完成实验室检查;评估所有异常行为;有心脏疾病者应进行心电图检查。

(2)与患者及家属讨论治疗的风险和获益后,基于患者的躯体情况、药物潜在不良反应和患者前期对药物的反应选择合通的抗精神病药物。

(3)告知家属可能存在的风险:代谢综合征、糖尿病、肥胖、血脂异常、恶性综合征和迟发性运动障碍。将告知内容写入患者病历。

(4)根据患者的病史和临床反应给予抗精神病药物治疗,剂量由低到适量。可用滴定方法增加耐受直至靶剂量。

(5)如果可能,将服药时间放在晚上以增加依从性并减少白天的不良反应。

(6)如果患者对治疗依从性较好且不良反应较少,但没有或仅有极少治疗效果,逐步增加剂量(2～4周)。完全有效可能会有6个月或更久的延迟期。

(7)如果患者适量用药时无反应,依从性好,考虑其他抗精神病药。

6.与其他药物的相互作用

与抗精神病药物具有相互作用的部分药物或物质可见表3-2,临床应用时应充分评估患者的用药史,考虑其他药物的影响。

表 3-2　与抗精神病药物有相互作用的药物或物质

药物或物质	相互作用结果
三环类抗抑郁药物	二者的血药浓度均升高
抗胆碱能药物	抗胆碱能毒性,减少抗精神病药物的吸收
抑酸剂	减少抗精神病药物的吸收
西咪替丁	减少抗精神病药物的吸收
食物	减少抗精神病药物的吸收
丁螺环酮	提高氟哌啶醇血药浓度
巴比妥类	增加抗精神病药代谢,过度镇静
苯妥英钠	苯妥英钠代谢降低

药物或物质	相互作用结果
胍乙啶	降压作用减弱
可乐定	降压作用减弱
甲基多巴	降压作用减弱
左旋多巴	二者作用均减弱
氯琥珀胆碱	肌肉松弛作用延长
单胺氧化酶抑制剂	低血压
氟烷	低血压
酒精	中枢系统抑制作用
烟草	抗精神病药物血药浓度降低
肾上腺素	低血压
普萘洛尔	二者血药浓度均增加
华法林	降低华法林血药浓度

(三)不良反应及处理

抗精神病药物的很多不良反应可以用药物的受体阻断或激动性质来解释。药物阻断黑质-纹状体多巴胺功能时,可产生类似于帕金森病样的症状。多巴胺受体也可出现在垂体和下丘脑的结节漏斗通路,这里的多巴胺通路阻断可导致催乳素增加。胆碱能受体拮抗引起口干、视力模糊、便秘等。肾上腺素 α_1 受体拮抗可导致直立性低血压,5-HT 受体的拮抗或激活可引发焦虑或镇静。组胺受体拮抗可引起镇静或食欲增加。

1.锥体外系反应

锥体外系反应(extra-pyramidal syndrome,EPS)包括急性肌张力障碍、帕金森综合征、震颤、静坐不能、迟发性运动障碍。高效价抗精神病药物较低效价者更易引起锥体外系不良反应。这些反应通常使用抗胆碱能药物对症处理,但是对迟发性运动障碍不能使用抗胆碱能药物,最好换用其他新型抗精神病药物。有报道认为氯氮平可以改善迟发性运动障碍。

急性肌张力障碍是抗精神病药使用过程中出现的最麻烦的可致残的不良反应。主要表现是无法控制的肌肉收缩,通常涉及头颈、背部(角弓反张)、舌或控制眼球的肌肉(动眼危象)。喉部受累会损害呼吸道导致呼吸困难(哮喘)。静脉或肌内注射抗胆碱能药物是迅速而有效的治疗方案。因抗精神病药物具有长半衰期和持续作用,在急性肌张力障碍缓解后应继续给予口服抗胆碱能药物治疗数天,对于抗精神病药物依然存在的患者需要更久的时间。急性肌张力障碍可预防性应用抗胆碱能药物,如山莨菪碱 1～2 mg,每天 2 次。可对容易发生 EPS 不良反应的患者进行预防性用药,特别是开始应用高效价传统抗精神病药物的 40 岁以下的患者。预防性用药可在 10 天后逐渐减量和停药。

帕金森综合征具有很多原发性帕金森病的症状特点,包括面部表情减少、齿轮样肌张力增高、流口水、书写变小和搓丸样震颤,通常出现于抗精神病药使用数周后。兔唇综合征因表现类似于兔子咀嚼的动作而得名,患者可出现细微的、快速的双唇震颤,常被认为是帕金森综合征的一种类型。抗胆碱能药物常用于缓解帕金森综合征症状,如苯海索、苯海拉明,而多巴胺能药物金刚烷胺也可缓解帕金森综合征症状,且不会增加精神病风险。

静坐不能是一种下肢无法安宁的主观感受,往往表现出无法静坐。这是一种常见不良反应,常在应用传统抗精神病药物或阿立哌唑后短时间内出现。静坐不能在急性 EPS 中药物耐受性较高,部分患者使用苯二氮䓬类药物有效。目前推荐的治疗策略是换用一种新型抗精神病药物(阿立哌唑除外)或增加肾上腺素 β 受体阻滞剂,特别是普萘洛尔。

迟发性运动障碍(tardive dyskinesia,TD)是以面部、躯干或手足不自主运动为主要特征的疾病。通常与长期使用多巴胺受体阻滞剂(最常见的是抗精神病药)有关。抗抑郁药物阿莫沙平和止吐药甲氧氯普胺也可引起 TD。美国精神病学协会估计,年轻患者中 TD 的年患病率约为 5%,老年患者服用传统抗精神病药 1 年患病率高达 50%。氯氮平很少或几乎不会诱导 TD。新型抗精神病药物较传统抗精神药引起的 TD 要少。常见的 TD 表现是多型性运动障碍(无节律性快速的舞蹈样动作),也可表现为迟发性静坐不能、迟发性肌张力障碍和迟发性抽动。TD 发病机制假说是长期应用多巴胺阻滞剂后,突触后多巴胺受体出现超敏现象。但是这一假说无法解释 TD 发生时间以及停药后 TD 仍然存在的现象。部分患者在抗精神病药物减量后加重不自主运动症状,被称为"撤药引起的运动障碍",通常可在 6 周内消失。迄今尚未有确定的 TD 治疗方案。维生素 E 具有相对安全的抗氧化作用,可保护 TD 发病过程中受自由基损伤的神经元。通常的方案是停用引起 TD 的抗精神病药物,换用锥体外系反应较小的药物或者换用氯氮平。

2.过度镇静

常表现为困倦、乏力、头晕。与药物对组胺 H_1 受体阻断有关,传统抗精神病药低效价类多见(舒必利除外),新型药物中氯氮平、奥氮平较明显。多在用药初期发生,宜缓慢加量,尽量睡前给药,避免有危险的操作活动。

3.心血管不良反应

心血管不良反应常见为直立性低血压和心动过速,也有发生心动过缓和心电图改变,如 ST-T 改变及 QT 间期延长。低效价传统抗精神病药物和氯氮平引起较多见。多发生于用药初期,可减缓加量或适当减量,低血压的患者应卧床观察,心动过速可给予 β 受体阻滞剂对症处理。

4.内分泌改变

传统抗精神病药物可通过抑制下丘脑结节漏斗多巴胺受体导致催乳素分泌增加,表现为闭经、溢乳和性功能改变。新型抗精神病药物中利培酮也有此类作用。目前无肯定有效的治疗方法,减药后内分泌改变减轻,如不减轻可换用此类作用较小的新型抗精神病药物,如阿立哌唑、齐拉西酮。

5.体重增加和糖脂代谢异常

长期服用抗精神病药物可发生不同程度的体重增加,同时患者易发生糖脂代谢异常,发生高脂血症、冠心病、高血压以及 2 型糖尿病的风险增加。很多研究证实了新型抗精神病药物和高血糖、血脂异常和代谢综合征的关联性。代谢综合征的定义是以下 5 项临床表现和实验室检查中出现 3 项者:①血浆甘油三酯水平升高(≥8.3 mmol/L);②空腹血糖升高(≥6.1 mmol/L);③血浆高密度脂蛋白水平降低(女性<2.8 mmol/L,男性<2.2 mmol/L);④腰围女性>90 cm,男性>100 cm;⑤血压升高[>17.3/11.3 kPa(130/85 mmHg)]。氯氮平和奥氮平导致总胆固醇、低密度脂蛋白和甘油三酯含量升高,以及降低高密度脂蛋白水平的作用最明显。阿立哌唑和齐拉西酮通常不引起血脂异常。

所有服用抗精神病药物的患者均应进行体重、血糖、血脂监测,建议注意饮食结构和增加运动。有研究显示,二甲双胍可以预防抗精神病药引起的体重、血糖等代谢变化。

6.胆碱能改变有关的不良反应

抗精神病药物对胆碱能受体的影响可导致口干、便秘、视力模糊、尿潴留、心动过速等,传统药物此类作用较强。如患者不能耐受这些反应则减药或换用作用轻微的药物。氨贝胆碱25～50 mg,每天 3 次可有效减少胆碱能不良反应。

7.肝脏损害

氯丙嗪可引起胆汁淤积性黄疸,但很少见。抗精神病药物引起一过性肝酶升高较为常见,多可自行恢复。可同时服用保肝药物并监测肝功能。

8.癫痫发作

虽然大多数抗精神病药物引起癫痫发作的概率很小,但是属于较严重的不良反应。氯氮平较易诱发,其他低效价抗精神病药物也可降低癫痫发作阈值。可减小药物剂量,如治疗量无法减量到癫痫发作阈值以下,建议合用抗癫痫药物,或者换药。

9.恶性综合征

恶性综合征属于少见但严重的不良反应。主要表现为高热、肌紧张、意识障碍和自主神经功能紊乱,如出汗、心动过速、尿潴留等。发生率为 0.2％～0.5％,死亡率高达 20％以上。发生机制尚不清楚,可能与药物引起多巴胺功能下降、药物剂量过高、频繁换药、多种药物联合使用等有关。一旦发生,应立即停用所有抗精神病药物,补充液体,纠正酸碱平衡和电解质紊乱,物理降温,预防感染。可以试用多巴胺激动剂,如溴隐亭,初始剂量为 1.25～2.50 mg,每天 2 次,剂量可增加至 10 mg,每天 3 次。丹曲林钠是一种肌肉松弛药物,可以减轻骨骼肌收缩引起的产热效应。厂家推荐丹曲林钠治疗急性恶性综合征的高热时用 1 mg/kg 快速静脉滴注,持续给药至症状减轻或直到药物最大剂量 10 mg/kg。急性期过后,应口服丹曲林钠 4～8 mg/(kg·d)分 4 次服用。丹曲林钠有肝中毒风险,不能用于肝功能低下患者。

10.粒细胞缺乏

粒细胞缺乏属于严重不良反应。氯氮平引起较为多见,发生率 1％～2％,为其他抗精神病药的 10 倍,严重者可死亡。试用氯氮平的患者在最初 3 个月内每周检查白细胞计数,以后应每月检测 1 次。一旦发现白细胞计数<4.0×10⁹/L,应立即减量或停药,同时给予促白细胞增生药物或碳酸锂等药物。严重的粒细胞缺乏应给予隔离和抗感染治疗。服用氯氮平导致粒细胞缺乏的患者不应再接受氯氮平治疗。卡马西平可增加氯氮平引起的粒细胞缺乏风险,应避免两者合用。

(四)主要新型抗精神病药物简介

1.氯氮平

氯氮平于 1958 年首先在瑞士合成,20 世纪 60 年代开始在临床应用,属于二苯氧氮平类药物。氯氮平的主要药理学特点为多巴胺 D_1、5-HT_2 受体的阻断作用明显大于对 D_2 受体的阻断,同时有较强的 D_3、D_4、5-HT_{2A}、5-HT_{2C} 受体的拮抗作用和抗胆碱能及抗肾上腺素能作用。对中脑边缘系统的多巴胺通路作用显著,而对黑质-纹状体的作用较弱。PET 研究证实,当 D_2 受体的占有率达到 80％以上时 EPS 明显增多,而氯氮平在治疗剂量时的 D_2 占有率仅为 20％～67％,因此较少引起 EPS。

氯氮平的适应证为难治性精神分裂症,可减少精神分裂症或分裂情感性精神障碍自杀行为的危险性,也可用于难治性双相障碍、精神病的暴力攻击行为以及其他治疗无效的脑部疾病,如迟发性运动障碍。传统抗精神病药物无效时,氯氮平可能有效。对于一些难治性患者,可以合用传统抗精神病药物或其他新型抗精神病药。常见的不良反应有糖脂代谢异常、流涎、出汗、头晕、镇静、头痛、心律不齐、低血压、恶心、便秘、口干、体重增加等。严重不良反应为粒细胞缺乏症。开始治疗一定要检查血象,治疗 3 个月内每周检查 1 次,以后 2 周复查 1 次。常用剂量范围 300~450 mg/d,起始剂量 25 mg 缓慢加量。停药时逐渐减量,突然停药会引起疾病反跳和症状恶化。此药半衰期为 5~16 小时。体内多种细胞色素 P450 酶(CYP450)包括 1A2、2D6、3A4 均参与氯氮平代谢,有肝肾功能损害者要慎用,老年患者应减量。糖尿病、肥胖患者以及心脏功能损害的患者不宜使用。

2.利培酮

利培酮是继氯氮平后第二个新型抗精神病药,属于苯丙异噁唑衍生物。利培酮与氯氮平作用机制相同之处是具有很强的拮抗 5-HT 能受体、较强的拮抗多巴胺能和肾上腺素能受体的作用,特别是高 5-HT$_{2A}$/D$_2$ 受体拮抗比率也是目前新型抗精神病药物最为重要的药理作用之一。利培酮和其他新型抗精神病药改善精神分裂症阴性症状、认知缺陷和减少 EPS 危险的机制,可能与其 5-HT$_{2A}$ 对多巴胺神经元冲动发放和皮质多巴胺释放的调节作用有关。利培酮口服 1~2 小时血药浓度即达峰值,半衰期为 3 小时,经肝脏 CYP450 酶的 2D6 代谢,活性代谢产物 9-羟利培酮的半衰期为 20~24 小时,食物和吸烟不影响其吸收。

利培酮的适应证:①精神分裂症、预防精神分裂症复发、其他精神病性障碍、急性躁狂;②双相障碍的维持和双相抑郁的治疗;③痴呆中的精神行为问题、儿童青少年的行为问题、与冲动控制障碍有关的问题的治疗。靶症状通常在 1 周内改善,但行为、认知和情感稳定的作用数周后才能达到完全效果,需要 4~6 周才能确定药物是否有效。

不良反应有糖脂代谢异常、剂量依赖性的锥体外系反应、高催乳素血症、头晕、失眠、头痛、焦虑、镇静、恶心、便秘、腹痛、体重增加;罕见迟发性运动障碍、直立性低血压;通常用药开始时出现心动过速、性功能障碍。

剂量范围:治疗急性精神病和双相障碍时剂量为 2~6 mg/d,口服,儿童和老年人剂量为 0.5~2.0 mg/d。起始剂量为 1 mg/d,分 2 次口服,每天增加 1 mg,直至出现最佳效果,一般有效剂量为 4~6 mg/d。有心脏疾病的患者慎用。

利培酮目前有多种剂型,除了片剂还包括口服液和长效针剂。口服液适用于吞咽困难和其他原因不能服用片剂的患者。长效针剂适用于经常复发或药物依从性较差的患者。

3.帕利哌酮

帕利哌酮即帕潘立酮、9-羟基利培酮,是利培酮经过肝脏代谢的活性产物,与母体利培酮相比,具有更高的 5-HT$_{2A}$/D$_2$ 受体亲和力。帕利哌酮对于 5-HT$_{2A}$ 受体、D$_2$ 受体、α$_1$ 肾上腺素受体和 H$_1$ 受体的亲和力与利培酮相似,对 α$_{2A}$ 肾上腺素受体亲和力较利培酮高。帕利哌酮目前剂型为缓释剂,其药代动力学特征比普通剂型稳定,给药后 1 天达到血药浓度高峰,半衰期为 1 天,每天服用 1 次,多数患者 4~5 天即可达到稳态血药浓度。

帕利哌酮的适应证为精神分裂症,包括精神分裂症的急性期治疗和预防复发的维持治疗,以及分裂情感性精神障碍;部分国家批准用于双相障碍的治疗。建议起始剂量为每天 6 mg,以后可根据疗效和不良反应调整剂量,增加到 9 mg 或 12 mg。不良反应与利培酮类似,多见于日剂量 6 mg 以上,通常的不良反应为头痛和失眠。其他不良反应包括锥体外系症状、静坐不能、心动过速、直立性低血压和催乳素水平升高。肾脏是帕利哌酮的主要清除途径,肝脏受损者服用帕利哌酮较安全。

4.奥氮平

奥氮平属于多受体（包括 D_1、D_2、D_3、D_4、5-HT$_2$、M 型胆碱能受体、H_1 受体和 α 肾上腺素能受体等）阻断作用类抗精神病药。奥氮平具有较低的 EPS 风险,可能与其非选择性的 DA 受体结合特点有关。电生理研究表明,奥氮平选择性地减少间脑边缘系统（A10 区）多巴胺能神经元的放电,而对纹状体（A9 区）的运动功能通路影响很小。临床试验结果表明,奥氮平能显著改善阴性及阳性症状。该药口服吸收良好,5～8 小时达到血浆峰值浓度,平均半衰期为 33 小时。吸收不受进食影响。奥氮平血浆浓度呈线性分布。

奥氮平的适应证包括精神分裂症急性期和维持期治疗、与精神分裂症相关的激越行为、急性躁狂（单药或联合锂盐或联合丙戊酸盐）、双相障碍的维持治疗、双相抑郁（与氟西汀合用）,还有其他精神病性障碍、抗抑郁药物治疗无效的单相抑郁、痴呆的精神行为问题、冲动控制障碍相关问题。给药后,精神病性症状在 1 周内改善,但行为症状、认知症状、情感症状至少需要 4 周才能见效。

常见不良反应有头晕、静坐不能、食欲增强、外周水肿、体重增加、糖脂代谢异常、心动过速、口干及便秘；偶见无症状的一过性转氨酶升高；罕见直立性低血压、迟发性运动障碍和日光性皮炎。严重不良反应包括在老年痴呆患者中出现脑血管事件、恶性综合征和抽搐。

剂量范围 10～20 mg/d（口服或肌内注射）。起始剂量为 5～10 mg,每周增加 5 mg,直至出现最佳效果。肝脏疾病应减少剂量,心脏疾病慎用,老年患者要减少剂量。不推荐 18 岁以下患者和哺乳期妇女使用。

5.喹硫平

其抗精神病作用机制主要与拮抗中枢多巴胺 D_1、D_2 受体和 5-HT$_{1A}$、5-HT$_2$ 受体有关。对组胺 H_1 和肾上腺素 $α_1$ 受体也有拮抗作用,对毒蕈碱和苯二氮䓬类受体无亲和力。喹硫平在黑质-纹状体通路对 5-HT 作用的抑制,对 A9 区多巴胺神经元产生明显的影响,引起该区 D_2 受体拮抗的明显减弱而导致 EPS 的发生,并因较高的 5-HT 抑制而 D_2 拮抗相对较低,较少引起催乳素的持续升高。该药口服吸收好,不受食物的影响,血药浓度达峰时间为 1～2 个小时,平均半衰期为 6～7 个小时。存在首关效应,在肝脏代谢,主要代谢酶为 CYP3A4。用药量的 70% 左右经肾脏排出,20% 经粪便排出。65 岁以上老年人的平均清除率较成年人低 30%～50%。

喹硫平的适应证：精神分裂症急性期和维持期治疗、急性躁狂（单药治疗或联合锂盐或联合丙戊酸盐）、其他精神病性障碍、双相障碍的维持治疗、双相抑郁、痴呆的精神行为问题、帕金森病和路易小体痴呆的行为紊乱、与左旋多巴治疗相关的精神病、儿童和青少年行为问题、与冲动控制相关的问题。精神病性症状通常在 1 周内改善,但行为症状、认知症状、情感症状需要数周才能起效,至少需 4 周才能确定是否有效。

常见的不良反应：头晕、嗜睡、直立性低血压、心悸、口干、食欲不振和便秘、体重增加、腹痛、无症状性转氨酶增高、血总胆固醇和甘油三酯增高。锥体外系不良反应和催乳素升高少见。偶可引起兴奋或失眠。

剂量范围：治疗精神分裂症 150～750 mg/d,分次服用；治疗急性躁狂 400～800 mg/d。起始剂量为 25 mg/d,每天 2 次,每天增加 25～50 mg,直至最佳效果。不推荐用于孕妇和哺乳期妇女有心脏疾病的患者慎用,老年患者要减量,不推荐用于 8 岁以下儿童。

6.阿立哌唑

阿立哌唑对 DA 能神经系统具有双向调节作用,是 DA 递质的稳定剂。与 D_2、D_3、5-HT$_{1A}$ 和

5-HT$_{2A}$受体有很高的亲和力,对 D$_4$ 受体和 5-HT$_{2C}$ 受体、组胺 H$_1$ 和 α$_1$ 肾上腺素受体具有中等亲和力。通过对 D$_2$ 和 5-HT$_{1A}$ 受体的部分激动及对 5-HT$_{2A}$ 受体的拮抗作用产生抗精神分裂症作用。该药口服后血药浓度达峰时间为 3～5 小时,半衰期为 48～68 小时。

阿立哌唑的适应证:精神分裂症急性期和维持期治疗,急性躁狂、双相障碍的维持治疗,双相抑郁、痴呆的精神行为紊乱、儿童和青少年行为问题、与冲动控制相关的问题。服药后精神病性症状通常在 1 周内改善,但行为症状、认知症状、情感症状需要数周才能起效,通常 16～20 周疗效更为满意,特别是认知症状的改善。

常见的不良反应:头晕、失眠、静坐不能和激越、恶心、呕吐,开始时偶见直立性低血压、便秘、头痛、困倦等。

剂量范围:治疗精神分裂症 15～30 mg/d,从 5～10 mg/d 开始,直至最佳效果。老人和儿童应减少用量。因该药半衰期长,所以达峰时间和清除时间都比其他药物长。该药的优势在于对难治性精神分裂症患者和双相障碍患者有效。特别是担心体重增加和伴有糖尿病的患者,以及希望快速起效不需要剂量滴定者。缺点是不宜用于希望增加睡眠的患者,老人和儿童的剂量难以确定。

7.齐拉西酮

齐拉西酮对 D$_2$、D$_3$、5-HT$_{2A}$、5-HT$_{2C}$、5-HT$_{1A}$、5-HT$_{1D}$、α 肾上腺素能受体具有较高的亲和力,对组胺 H$_1$ 受体具有中等亲和力,对包括 M 胆碱能受体在内的其他受试受体/结合位点未见亲和力。齐拉西酮的抗精神病作用可能与对 D$_2$、5-HT$_{2A}$、5-HT$_{1D}$ 受体的拮抗作用以及对 5-HT$_{1A}$ 受体的激动作用有关。齐拉西酮的 5-HT$_{2A}$/D$_2$ 亲和力比值高,发生 EPS 的风险较低。齐拉西酮对 NE 和 5-HT 转运体的再摄取抑制作用证实了临床改善精神分裂症情感症状的疗效,这是其与其他抗精神病药物之间的显著区别。

齐拉西酮的主要适应证是精神分裂症和双相障碍,有效剂量范围 80～160 mg/d,每天 2 次服用,逐渐加量。建议与食物同服,可以显著增加生物利用度。目前除了片剂之外,齐拉西酮针剂也已上市,对于激越症状更有效。齐拉西酮耐受较好,EPS 发生率低,早期可能会出现困倦、嗜睡等。对体重、血糖没有影响。该药可能会引起 QT 间期延长,较易诱发心律失常,QT 间期超过 500 毫秒时应停用。

8.氨磺必利

氨磺必利是取代舒必利的一种苯甲酰胺类衍生物,对中枢 D$_2$/D$_3$ 受体具有较高的亲和力,对 D$_3$ 的亲和力是 D$_2$ 的 2 倍,对其他多巴胺受体包括 D$_1$、D$_4$、D$_5$ 几乎无亲和力,同时对 5-HT、肾上腺素、组胺 H$_1$ 和胆碱能受体均不具有亲和力,不具备 5-HT$_{2A}$/D$_2$ 拮抗比率这一新型抗精神病药物的重要特性。氨磺必利的"非典型性"主要表现为对边缘系统 D$_2$/D$_3$ 受体的高度选择性和对突触前 D$_2$/D$_3$ 受体的特异性阻断作用。氨磺必利生物利用度高,半衰期约为 12 小时,不产生活性代谢产物,主要经肾脏排泄,与其他药物之间的相互作用少,也不影响 CYP450 酶。

氨磺必利的起始剂量为 200 mg/d,低剂量(300 mg/d)对以阴性症状为主的精神分裂症有效,高剂量(>400 mg/d)则对阳性症状更为有效。氨磺必利 EPS 反应较低,但是可以增加催乳素分泌。

三、抗抑郁药

抗抑郁药是治疗抑郁症状的药物,还可用于治疗焦虑和强迫症状。抗抑郁药主要通过增加突触间隙内单胺类神经递质含量或作用于 5-羟色胺受体而发挥作用。也有一些有特殊药理机制的新药,如阿戈美拉汀、噻奈普汀等。抑郁障碍的发病机制尚不清晰,研究提示中枢神经系统单胺类神经递质功能下降为主要病理改变,故目前可用的所有抗抑郁药物均能影响 5-HT 和/或 NE 的神经传递。抗抑郁药对单胺类神经递质的作用是即刻起效的,但是临床效应却通常出现延迟。神经递质受体下调的过程更接近临床反应的延迟时间。这种受体下调被认为是抗抑郁药物诱发的神经元适应指标。

（一）抗抑郁药的分类

1.单胺氧化酶抑制剂

单胺氧化酶抑制剂(monoamine oxidase inhibitors,MAOIs)主要通过抑制单胺氧化酶的降解,使突触有效递质浓度升高而发挥作用。单胺氧化酶有 MAO-A 和 MAO-B 两个亚型。MAOIs 分为两类:一类为肼类,以苯乙肼为代表药物,对 MAO 亚型没有选择性,因与其他药物或食物相互作用,易导致高血压危象和肝损害,目前已很少在临床应用;另一类为非肼类,对 MAOI 的两个亚型具有选择性,且对 MAOI 的抑制性具有可逆性,不良反应明显减少,吗氯贝胺为代表药物。此药仍不能与其他类型的抗抑郁药物和抗精神病药合用,换用其他抗抑郁药物需要停药 2 周以上。

2.三环类抗抑郁药

三环类抗抑郁药(tricyclic antidepressants,TCAs)主要药理学作用是对突触前膜单胺类神经递质再摄取抑制,使突触间隙 NE 和 5-HT 含量升高从而达到治疗目的。TCAs 对 NE 和 5-HT的选择性不高,此外对突触后 NE_{a1}、H_1、M_1 受体的阻断作用常可导致低血压、镇静和口干、便秘等不良反应。TCAs 包括丙咪嗪、阿米替林、多塞平、氯米帕明等,马普替林虽为四环,因药理学特性与 TCAs 相似,通常也归属于此类。TCAs 不良反应多,耐受性差,过量服用导致严重心律失常并有致死性。因其临床疗效较好,起效相对较快,对一些严重病例,特别是住院患者仍可选用。

3.选择性 5-HT 再摄取抑制剂

选择性 5-HT 再摄取抑制剂(selective serotonin reuptake inhibitors,SSRIs)主要药理学作用是选择性抑制 5-HT 再摄取,使突触间隙 5-HT 含量升高而达到治疗目的。与 TCAs 相比具有较高的安全性和耐受性,心血管系统安全性高,对焦虑症状的疗效好,对老年人的疗效性、安全性和耐受较好,是全球范围内公认的一线抗抑郁药物。此类药物包括氟西汀、帕罗西汀、氟伏沙明、舍曲林、西酞普兰和艾司西酞普兰等。其中,艾司西酞普兰是西酞普兰的立体异构体,对 5-HT再摄取抑制作用强于西酞普兰,并且更加持久、稳定。FDA 批准的艾司西酞普兰的适应证包括抑郁症、广泛性焦虑障碍、社交焦虑障碍以及惊恐障碍。

4.5-HT 与 NE 再摄取抑制剂

5-HT 与 NE 再摄取抑制剂(serotonin-norepinephrine reuptake inhibitors,SNRIs)具有 5-HT 和 NE 双重再摄取抑制作用,在高剂量时还产生对 DA 摄取抑制作用。代表药物是文拉法辛和度洛西汀,对 α_1、H_1、M_1 受体的作用轻微,相应不良反应少。此类药物的特点是疗效与剂量有关,低剂量药物起效时间较快,对难治性抑郁有较好的治疗效果,对焦虑障碍、强迫症状亦有效。

5.5-HT$_{2A}$ 受体拮抗及 5-HT 再摄取抑制剂

此类抗抑郁药的代表药物是曲唑酮,特点是镇静和抗焦虑作用比较强,没有 SSRIs 类药物的常见不良反应,特别是对性功能影响小。

6.NE 与 DA 再摄取抑制剂

此类抗抑郁药的代表药物是安非他酮,其抗抑郁效果与三环类抗抑郁药相当,并可减轻对烟草的渴求,减轻戒断症状,可用于戒烟。该类药物对食欲和性欲没有影响,但高剂量时可诱发癫痫。

7.选择性 NE 再摄取抑制剂

选择性 NE 再摄取抑制剂代表药物是瑞波西汀,通过对 NE 的再摄取抑制,增加突出间隙 NE 水平达到抗抑郁效果。

8.NE 能和 5-HT 能抗抑郁药

NE 能和 5-HT 能抗抑郁药(noradrenergic and specific serotonergic antidepressants,NaSSAs)的代表药物是米塔扎平(米氮平),米安色林有类似机制。NaSSAs 主要通过阻断中枢突触前 NE 能神经元 α_2 自身受体及异受体,增强 NE、5-HT 从突触前膜的释放,增强 NE、5-HT 传递及特异性阻滞 $5-HT_2$、$5-HT_3$ 受体,此外对 H_1 受体也有一定亲和力,同时对外周 NE 能神经元突触 α_2 受体也有中等程度的拮抗作用。

9.褪黑素受体激动剂

此类抗抑郁药的代表药物是阿戈美拉汀,主要通过对褪黑素受体 1(MT1)和 2(MT2)的激活,以及对 $5-HT_{2C}$ 受体的拮抗发挥抗抑郁作用;同时对 $5-HT_{1A}$ 和 $5-HT_{2B}$ 受体也有亲和力,但是相关药理学作用的临床意义不明确。褪黑素受体激动剂的独特作用是使昼夜节律时相前移,尤其是白昼-黑夜转换时最为显著。

10.非典型抗抑郁药物

噻奈普汀是作用机制不同于现有各种抗抑郁药物的非典型药物,其独特的药理作用是增加突触前 5-HT 的再摄取,增加囊泡中 5-HT 的贮存,使突触间隙 5-HT 浓度减少。该药是良好的抗抑郁药物,能改善抑郁症伴发的焦虑症状。不良反应少,肝脏首关效应小,与其他药物不易产生相互作用。

11.草药

目前世界上广为应用的是圣约翰草,其活性成分是金丝桃素,具有多种抗抑郁机制,同时抑制突触前膜对 NE、5-HT 和 DA 的再摄取,使突触间隙内三种神经递质浓度增加,同时轻度抑制单胺氧化酶和儿茶酚-O-甲基转移酶,从而抑制神经递质过度破坏。常见不良反应为光敏增加,罕见胃肠道不适。妊娠 3 个月内和哺乳期慎用。因影响肝酶而降低环孢素和双香豆素的治疗作用。常用的抗抑郁药见表 3-3。

表 3-3　常用抗抑郁药及其经典剂量

药名	剂量范围(mg/d)
吗氯贝胺	150～600
丙米嗪	50～250
阿米替林	50～250
多塞平	50～250
氯米帕明	50～250
马普替林	50～225

续表

药名	剂量范围(mg/d)
文拉法辛	75～375
度洛西汀	60～90
米那普仑	50～100
安非他酮	300～450
氟西汀	20～60
帕罗西汀	20～60
氟伏沙明	50～300
舍曲林	50～200
西酞普兰	20～40
艾司西酞普兰	10～20
瑞波西汀	4～10
曲唑酮	50～300
萘法唑酮	50～300
米安色林	30～90
米氮平	15～45
阿戈美拉汀	25～50
噻奈普汀	12.5～37.5

(二)抗抑郁药物的临床应用及一般原则

1.明确适应证

抗抑郁药主要用于抑郁症治疗,同时适用于各种原因引起的抑郁障碍、各种焦虑障碍和强迫障碍的治疗。

2.早期使用

对抑郁症的药物治疗应在明确诊断后尽早实施,以避免造成病程慢性化,影响功能和预后。

3.全疗程

对抑郁症应全程治疗,急性期治疗至少 3 个月;其中症状完全消失者进入巩固期治疗4～9 个月,尽量使用原有效药物和原有效剂量。巩固期治疗时间长短可根据患者患抑郁症的危险因素强弱判断:发病年龄小、女性、家族史、伴随精神病性症状、相对难治性为复发的危险因素,巩固期可适当延长,相反可适当缩短。复发病例在巩固期后视复发次数和频率还应进行 1～5 年的维持期治疗。

4.针对靶症状选择药物

抗抑郁药物作用谱有所差异,最好选择针对性强的药物,如患者临床表现迟滞、焦虑、失眠等可作为选择药物的参考。

5.剂量滴定和治疗剂量的选择

三环类药物不良反应多,一般从小剂量开始使用,逐渐加大至治疗范围。各种新型抗抑郁药耐受性好,起始剂量一般即为治疗剂量,其中文拉法辛作用谱和不良反应随治疗剂量增加,要根据临床需要调整剂量。

6.联合用药问题

首发抑郁症通常单一用药,疗效不佳或不良反应难以耐受可换用作用机制不同的药物,但对难治性抑郁的治疗可以考虑联合心境稳定剂或新型抗抑郁药物。抗抑郁治疗初始可以根据伴随焦虑症状和睡眠情况联合小剂量的抗焦虑药物,但尽量在2~4周内症状改善后停用。

7.影响抗抑郁药安全性的因素

(1)相关不良反应:抗抑郁药物多通过增加突触间隙单胺神经递质浓度,加强神经递质作用而产生治疗效应,但此过程中也引起过度传递的不良反应。如通过激活 5-HT$_{2A}$、5-HT$_{2C}$、5-HT$_3$受体,产生焦虑、激越、头痛、失眠、性功能障碍、食欲下降、恶心、呕吐等不良反应,激活 α 受体可引起血压升高。此外一些药物可能通过抑制 α 受体引起直立性低血压和心动过速;抑制 H$_1$ 受体引起困倦和食欲增加、体重增加;抑制胆碱能 M$_1$ 受体引起便秘、口干、视力模糊等。

(2)与药效学相关的药物相互作用和不良反应:各种抗抑郁药物均不宜与 MAOIs 类药物联合使用,多数药物通过再摄取抑制或促进释放使突触间隙单胺神经递质浓度升高,而 MAOIs 抑制神经递质降解,两种机制同时作用极易产生严重不良反应。

(3)与药代动力学相关的药物相互作用与不良反应:大多数抗抑郁药物通过肝脏细胞色素 P450 酶降解代谢,其中有些药物,特别是一些 SSRIs 类药物对这些酶有较强的抑制作用,与它们长期联合使用的药物的降解可能减缓而导致血药浓度升高,引起不良反应,尤其对治疗指数较窄或容易引起中毒的药物。

(4)过量服用的毒性作用:三环类药物过量服用产生严重毒性反应,特别是心律失常具有致死性。现有的新型抗抑郁药物过量服用大多无严重不良反应。

(5)戒断综合征:抗抑郁药物的戒断症状源于长期阻断某些神经递质再摄取,它们的受体适应性下调,在停药后受体无法立即适应变化而出现戒断症状。抗胆碱能戒断症状见于具有高度胆碱能 M 受体阻断作用的三环类药物。主要表现为腹泻、尿频、头痛、唾液增多;具有 SRI 作用的药物戒断症状通常表现为感冒样症状、疲乏、肌痛、恶心、眩晕、不安、静坐不能和感觉障碍,SSRIs 停药后出现戒断症状的顺序依次为氟伏沙明和帕罗西汀>西酞普兰>舍曲林>氟西汀。药物使用时间越长,药物的半衰期越短,越容易发生戒断反应。戒断反应通常被误判为症状复发,适当放慢减药速度可减少戒断反应。

(三)不良反应及处理

1.可预见的不良反应

(1)抑制去甲肾上腺素再摄取,产生抗抑郁效应,同时引起震颤、心率加快、血压升高等。此项作用较强的前六位药物依次是瑞波西汀、度洛西汀、马普替林、多塞平、阿米替林、丙米嗪。

(2)抑制 5-羟色胺再摄取,产生抗抑郁、抗焦虑、抗强迫效应;同时引起胃肠道不适,用药早期增加焦虑、性欲降低、性功能障碍、锥体外系反应。此项作用较强的前六位药物依次是帕罗西汀、氯米帕明、舍曲林、氟西汀、西酞普兰、丙米嗪。

(3)抑制多巴胺再摄取,产生抗抑郁、增强动机、提高认知能力、减轻催乳素升高、抗帕金森症效应;同时引起精神运动激活,加重精神病症状。此项作用较强的前六位药物依次是舍曲林、萘法唑酮、帕罗西汀、安非他酮、度洛西汀、氯米帕明。

(4)阻断乙酰胆碱 M 受体,产生抗抑郁效应;同时引起记忆障碍、视物模糊、加重青光眼、口干、心跳加快、便秘和排尿困难。此项作用较强的前六位药物依次是阿米替林、氯米帕明、多塞平、丙米嗪、帕罗西汀、米氮平。

（5）阻断组织胺 H_1 受体，引起镇静、嗜睡、体重增加。此项作用较强的前六位药物依次是米氮平、多塞平、阿米替林、马普替林、丙米嗪、氯米帕明。

（6）阻断去甲肾上腺素 α_1 受体，引起直立性低血压、头晕、反射性心跳加快。此项作用较强的前六位药物依次是多塞平、萘法唑酮、阿米替林、曲唑酮、氯米帕明、丙米嗪。

2.其他不良反应

三环类抗抑郁药可引起心电图异常，表现为 Q-Tc 间期延长、ST 段降低、T 波低平；还可使心脏房室束传导减慢，过量导致房室传导阻滞；SSRIs 类药物常出现胃肠道不适性功能障碍；部分 SNRIs 类药物可引起血压升高；有些抗抑郁剂可引起转氨酶升高、精神症状或向躁狂转相等。不少药物服用剂量大时可引起抽搐发作。抗抑郁药也可出现变态反应。长期使用抗抑郁药突然停用可出现撤药反应。MAOIs 禁与其他影响 5-HT 的药物合用，避免 5-HT 综合征。

三环类抗抑郁药过量中毒处理原则同抗精神病药。

（四）主要新型抗抑郁药简介

1.氟西汀

氟西汀属于 SSRIs 类抗抑郁药。适应证包括抑郁症、强迫症、经前期紧张、贪食症、惊恐发作、双相抑郁（与奥氮平联用），其他还有社交焦虑、创伤后应激障碍。靶症状为抑郁情绪、动力和兴趣缺乏焦虑、失眠障碍（包括失眠和睡眠过多）。起效通常需要 3～4 周。

常见不良反应为全身或局部过敏、胃肠道功能紊乱（如恶心、呕吐、消化不良、腹泻、吞咽困难等）、厌食、头晕、头痛、睡眠异常、疲乏、精神状态异常、性功能障碍、视觉异常、呼吸困难等。严重不良反应为癫痫发作、诱发躁狂和激活自杀观念。对于正在使用单胺氧化酶抑制剂等药物者，应禁用氟西汀。对于肝功能不全者，氟西汀和去甲氟西汀的半衰期分别增至 7 天和 14 天，因此应考虑减少用药剂量或降低用药频率。该药的优点是可用于不典型抑郁症（睡眠过多、食欲增加）、疲乏和精力差者，合并进食和情绪障碍的患者，患有强迫症或抑郁症的儿童。缺点是不适用于厌食症、激越及失眠患者，起效相对较慢。该药是治疗抑郁症的一线药物。

2.帕罗西汀

帕罗西汀属于 SSRIs 类抗抑郁药。适应证包括抑郁症、强迫症、惊恐发作、社交焦虑、创伤后应激障碍、广泛性焦虑障碍。靶症状为抑郁情绪、焦虑、睡眠障碍特别是失眠、惊恐发作、回避行为、闪回、警觉。失眠或焦虑在治疗的早期即可缓解。治疗效果通常需要 2～4 周才能体现，若 6～8 周无效，需要增加剂量或判定无效。

常见不良反应为口干、恶心、厌食、便秘、头痛、震颤、乏力、失眠和性功能障碍。偶见神经性水肿、荨麻疹、直立性低血压。罕见锥体外系反应，也少有诱发躁狂、癫痫发作或激活自杀观念。

剂量范围：20～50 mg/d，起始剂量 10～20 mg/d，需要等待数周才能决定是否有效，每周加量 10 mg。停药应缓慢，以免出现戒断反应。半衰期为 24 小时，抑制 CYP450 酶的 2D6 亚型。与三环类抗抑郁药合用时增加三环类抗抑郁药的血浆水平，因此需要减少后者剂量。肝、肾功能损害和老年患者使用时应减少剂量。慎用于儿童。不推荐用于孕妇和哺乳期妇女。该药的优势是可用于治疗患有焦虑和失眠的患者，以及焦虑抑郁混合的患者。缺点是不适用于睡眠过多的患者、阿尔茨海默病和认知功能障碍者，以及伴有精神运动性抑制、疲乏、精力差的患者。

3.氟伏沙明

氟伏沙明属于 SSRIs 类抗抑郁药。适应证包括强迫症、抑郁症、惊恐发作、社交焦虑、创伤后应激障碍、广泛性焦虑障碍。靶症状为抑郁和焦虑情绪、强迫行为和观念。起效通常需要 2～4 周,部分患者在治疗早期就可以改善睡眠或焦虑。

常见不良反应为性功能障碍、口干、恶心、厌食、便秘、失眠、头痛、头晕、出汗、震颤、乏力。严重不良反应为诱发躁狂、癫痫发作和激活自杀观念。

剂量范围:治疗强迫症 100～300 mg/d,治疗抑郁症 100～200 mg/d。起始剂量 50 mg/d,4～7 天增加 50 mg/d,直至最佳疗效,最高剂量 300 mg/d。半衰期为 9～28 小时,抑制 CYP450 酶的 3A4、1A2 和 2C9/2C19 亚型,联合使用时可增加三环类抗抑郁药物、卡马西平和苯二氮䓬类药物的血药浓度。不应与 MAOIs 合用。肝脏损害者应减少剂量。老年患者和儿童起始剂量更低,加量宜缓慢。不推荐用于孕妇。该药的优势是可以治疗焦虑抑郁混合的患者,可以加快抗焦虑作用。还可以用于治疗精神病性抑郁和妄想性抑郁。缺点是不能治疗有肠易激惹综合征和多种胃肠道不适的患者。剂量要滴定,一天服药 2 次。

4.舍曲林

舍曲林是 SSRIs 类抗抑郁药。适应证包括抑郁症、经前期紧张症、惊恐发作、社交焦虑、强迫症、创伤后应激障碍、广泛性焦虑障碍。靶症状为抑郁和焦虑情绪、睡眠障碍(失眠和睡眠过多)、惊恐发作、回避行为、闪回、警觉。在治疗早期部分患者可出现精力和活力增加。治疗作用通常需要 2～4 周才可出现,若治疗 6～8 周仍然无效,需要加量或判定无效。疗效满意后,继续服用舍曲林可有效防止抑郁症的复发和再发。

常见不良反应包括性功能障碍、口干、恶心、厌食、便秘、失眠、头痛、头晕、镇静、出汗、乏力。严重不良反应为诱发躁狂、癫痫发作和激活自杀观念。

剂量范围:50～200 mg/d,对于每天服用 1 片(50 mg)疗效不佳而对药物耐受性较好的患者可增加剂量。因为舍曲林的消除半衰期为 22～36 小时,调整剂量的时间间隔不应短于 1 周。最大剂量为 200 mg/d。舍曲林对 CYP450 酶的 3A4、2C9/19 亚型有中等程度的抑制,肝脏损害者应减量。老年患者剂量要小,加药要慢。在儿童中被批准用于治疗强迫症。不推荐用于孕妇,可用于治疗产后抑郁,但要停止哺乳。该药是不典型抑郁的一线用药,对疲乏、精力差的效果较好。缺点是不宜用于肠易激惹综合征的患者。

5.西酞普兰

西酞普兰对内源性和非内源性抑郁患者同样有效,且不影响患者的心脏传导系统和血压,不损害认知功能及精神运动,也不增强酒精导致的抑郁作用,对血液、肝及肾等也不产生影响,特别适用于长期治疗。适应证为抑郁症、经前期紧张、强迫、惊恐障碍、广泛性焦虑、创伤后应激障碍以及社交焦虑。

常见不良反应为性功能障碍(如射精延迟、勃起障碍、快感缺乏等)、口干、恶心、厌食、便秘、失眠、头痛、头晕、镇静、出汗、乏力。罕见不良反应为抗利尿激素分泌失调综合征、出血等。

常用剂量范围为 20～60 mg/d,起始剂量为 20 mg/d,缓慢加量。该药的优点是较其他药物更易耐受,可用于老年患者以及使用其他 SSRIs 过度激活或镇静的患者。

6.艾司西酞普兰

艾司西酞普兰是西酞普兰的单-右旋光学异构体。适应证为抑郁症、广泛性焦虑、社交焦虑以及惊恐障碍。2009 年 FDA 批准其用于 12～17 岁的抑郁症患者。常见不良反应为恶心、失眠、胃肠道不良反应等。艾司西酞普兰对体重没有明显影响。常用剂量范围 10～20 mg/d,起始剂量为 10 mg/d,缓慢加量。该药的优点是抗焦虑、抑郁起效较快,对严重的抑郁症效果好。

7.文拉法辛

文拉法辛属于 SNRIs 类抗抑郁药。适应证为抑郁症、广泛性焦虑、经前期紧张、惊恐障碍、创伤后应激障碍。靶症状为抑郁情绪,精力、动力和兴趣降低,睡眠障碍,焦虑。起效通常需要2～4周,治疗 6～8 周后仍然无效者,需要增加剂量或判定无效。随着剂量增加,不良反应增加,包括头痛、神经质、性功能障碍、口干、恶心、腹泻、食欲减退、便秘、失眠、镇静、出汗等,还可见抗利尿激素分泌异常综合征、剂量依赖性高血压。严重不良反应为癫痫及诱发躁狂和激活自杀观念。

常用剂量范围为 150～225 mg/d,起始剂量为 75 mg/d(缓释剂)或 25～50 mg/d(非缓释剂),每 4 天的加药剂量不超过 75 mg/d,直至出现最佳效果,最大剂量可达 375 mg/d。肝功能损伤患者的起始剂量降低 50%,个别患者需进行剂量个体化。肾功能损伤患者,每天给药总量降低 25%～50%。老年患者按个体化给药,增加用药剂量时应格外注意。文拉法辛自胃肠道吸收,半衰期约为 5 小时,每天需 2～3 次服药。文拉法辛在肝脏中经 CYP450 酶 CYP2D6 代谢,至少有一种活性代谢产物(O-去甲基文拉法辛)。

8.度洛西汀

度洛西汀属于 SNRIs 类抗抑郁药。适应证为抑郁症和广泛性焦虑。与文拉法辛相比,度洛西汀对 5-HT 和 NE 的再摄取作用更为均衡。度洛西汀肠溶胶囊制剂消除半衰期大约为 12 小时(变化范围为 8～17 小时),在治疗范围之内其药代动力学参数与剂量成正比。一般于服药 3 天后达到稳态血药浓度。度洛西汀主要经肝脏代谢,涉及两种 P450 酶:CYP2D6 和 CYP1A2。肠溶胶囊的推荐起始剂量为 30 mg/d,有效剂量为 60 mg/d。度洛西汀耐受性较好,常见不良反应有恶心、口干、失眠,可能出现性功能障碍;有升高血压作用,建议定期检测血压,闭角型青光眼者慎用。使用 MAOIs 者至少停药 14 天后才可以使用本品治疗;度洛西汀停药 5 天以上才可以开始 MAOIs 治疗。该药的主要优势是对抑郁症伴随的躯体症状以及慢性疼痛症状的改善更为明显,缺点是发生恶心、呕吐的不良反应较重,一般需要减量以增加依从性。

9.瑞波西汀

瑞波西汀为选择性去甲肾上腺素(neo-epinephrine,NE)再摄取抑制剂。适应证为抑郁症、心境恶劣、惊恐发作、注意缺陷多动障碍。治疗效果通常需要 2～4 周才能体现,若 6～8 周无效,需要增加剂量或判定无效。常见不良反应为失眠、焦虑、口干、便秘、尿潴留、头痛、头晕、性功能障碍以及低血压。常用剂量 8 mg/d,因半衰期为 13 小时,一般需要 2 次服用,最大剂量为10 mg/d。起始剂量为 2 mg/d,1 周后加至 4 mg/d,分 2 次服用。心脏病患者慎用,肝肾疾病及老年人、儿童慎用。不推荐于孕妇和哺乳期妇女。该药的优点是可用于治疗疲劳、无动力患者,有认知障碍的患者和精神运动性迟滞的患者,其改善社会功能和职业功能的效果较 SSRIs 好。缺点是 1 天需要服药 2 次。

10.曲唑酮

曲唑酮属于 5-HT$_{2A}$ 受体拮抗及 5-HT 再摄取抑制剂。低剂量时,曲唑酮为 5-HT 的拮抗剂,而高剂量时为其激动剂。曲唑酮不增强儿茶酚胺的作用或抑制单胺氧化酶活性,具有镇静作用和轻微的肌肉松弛作用,但没有抗惊厥活性。曲唑酮对催乳素的释放没有明显影响。适应证为抑郁症、失眠(原发性和继发性)、焦虑。治疗效果通常需要 2～4 周才能体现,若 6～8 周无效,需要增加剂量或判定无效。治疗失眠可长期使用,因无证据表明会产生耐受性、依赖性或戒断症状。

常见不良反应为恶心、呕吐、水肿、视力模糊、便秘、口干、头晕、镇静、疲乏、头痛、共济失调、震颤、低血压、昏厥,长期治疗罕见心率过缓、皮疹。严重不良反应为阴茎持续勃起、癫痫、诱发躁狂或激活自杀观念。

剂量范围:150～600 mg/d,分次服用,每3～4天增加50 mg/d。治疗失眠时,起始剂量为每晚25～50 mg/d,通常50～100 mg/d。曲唑酮于饭后口服时,食物可能会增加药物的吸收量,降低血药浓度峰值,同时延长达峰时间。当空腹服用本品时,大约于1小时后达血药浓度峰值,而于饭后服用则需2小时。曲唑酮经肝脏CYP40酶的3A4代谢,代谢分为两相,包括初相(半衰期3～6小时)和较慢的第二相(半衰期5～9小时),在体内的排除速率因人而异。用于肝脏损害者和儿童应谨慎,不推荐用于心肌梗死的恢复期。老年患者应减量。妊娠期前3个月避免使用,哺乳期妇女使用时应停止哺乳。该药的优势是治疗失眠时不产生依赖,可辅助其他抗抑郁药物治疗残留期的失眠和焦虑症状,可治疗伴焦虑的抑郁症,且极少引起性功能障碍。缺点是不适用于乏力、睡眠过多的患者和难以忍受镇静不良反应的患者。

11.米塔扎平

米塔扎平属于NaSSAs类抗抑郁药。适应证为抑郁症、惊恐发作、广泛性焦虑和创伤后应激障碍。米塔扎平(米氮平)对重度抑郁和明显焦虑、激越的患者疗效明显且起效快速,对患者的食欲和睡眠改善明显。过度镇静和引起体重增加是较为突出的不良反应。对于失眠和焦虑可短期内见效,但是对于抑郁的疗效通常需要2～4周,若6～8周无效,应增加剂量或判定无效。在治疗过程中应监测体重。

常见不良反应为口干、便秘、食欲增加、体重增加、镇静、头晕、多梦、意识障碍、类流感样症状(可能提示粒细胞降低)、低血压。

起始剂量为15 mg/d,每1～2周增加量至最佳效果,最高量为45 mg/d。口服后生物利用度约为50%,约2小时后血浆浓度达到高峰。约85%与血浆蛋白结合。平均半衰期为20～40小时,偶见长达65小时,在年轻人中也偶见较短的半衰期。清除半衰期的长短正适合于将服用方式定为每天1次。血药浓度在服药3～4天后达到稳态,此后将无体内聚积现象发生。在所推荐的剂量范围内,米塔扎平的药代动力学形式为线性。肝肾功能不良可引起米塔扎平清除率降低。该药的优势是适合治疗担心性功能障碍的患者、症状性焦虑、联合使用药物的患者,作为增效剂可增加其他抗抑郁药物的效果。缺点是不宜用于担心体重增加和精力差的患者。

12.噻奈普汀

噻奈普汀是一种三环类抗抑郁药,但作用机制较为特殊。适应证为抑郁症以及伴有焦虑的抑郁、伴酒精依赖的抑郁。起效时间为2～4周,若6～8周无效,应增加剂量或判定无效。推荐剂量为37.5 mg/d,分3次服用。老年患者减量。起始剂量即为治疗剂量,不建议加大剂量服用。常见不良反应有口干、便秘、失眠、头痛、头晕、恶心、紧张。药物经过β氧化途径而不是肝酶代谢,与其他药物不易产生相互作用。肾功能不全者慎用。不推荐孕妇、哺乳期妇女使用,15岁以下儿童禁用,禁与MAOIs联用。

13.吗氯贝胺

吗氯贝胺为MAOIs类抗抑郁药,其作用是通过可逆性抑制脑内A型单胺氧化酶,从而提高脑内去甲肾上腺素、多巴胺和5-羟色胺的水平,起到抗抑郁作用。具有作用快,停药后单胺氧化酶活性恢复快的特点。适应证为抑郁症和社交焦虑障碍。起效时间为2～4周,若6～8周无效,应增加剂量或判定无效。常见不良反应有口干、腹泻、便秘、失眠、头痛、头晕、恶心、泌乳。罕见恶性高血压、诱发躁狂和自杀观念、癫痫。

常用剂量300～600 mg/d,起始剂量300 mg/d,分3次服用,缓慢加量,最大剂量600 mg/d。饭后服用可减少与酪胺的相互作用。与其他增加5-HT能作用的药物合用可引起致死性的5-HT综合征,应避免合用。与多种药物有相互作用。慎用于肝、心、肾功能损害者,老年人更易出现不良反应,不推荐18岁以下者。该药的优势是治疗不典型抑郁、重性抑郁和难治性抑郁、焦虑。缺点是不能用于无法限制饮食的患者,以及与其他药物较多的联合应用禁忌。

14.安非他酮

安非他酮对去甲肾上腺素、5-HT、多巴胺再摄取有较弱的抑制作用,对单胺氧化酶无此作用。其抗抑郁作用机制尚不明确,可能与去甲肾上腺素和/或多巴胺能作用有关。适应证为抑郁症以及和行为矫正联合用于戒烟。口服用药时从小剂量开始,起始剂量为一次75 mg,一日2次(早、晚各1次);服用至少3天后,根据临床疗效和耐受情况,可逐渐增大剂量到一次75 mg(1片),一日3次(早、中、晚各1次);以后可酌情继续逐渐增加至每天300 mg的常用剂量。在加量过程中,3日内增加剂量不得超过100 mg/d。作为抗抑郁药,本品通常需要服用4周后才能出现明显的疗效,如已连续使用几周后仍没有明显疗效,可以考虑逐渐增加至每天最大剂量450 mg,但每次最大剂量不应超过150 mg(2片),两次用药间隔不得少于6小时。该药耐受性好,无明显的镇静作用,无抗胆碱能作用,不引起直立性低血压。

常见不良反应有头痛、失眠、恶心和上呼吸道不适,有可能引起兴奋、激越或易激惹。不良反应大多与DA升高有关,少数患者可能出现药物所致的幻觉和妄想等精神病症状。尽管早期认为该药可诱发抽搐,但后来的临床经验证实该药在推荐剂量下,引起癫痫的概率与其他抗精神病药物类似。与SSRIs相比,该药没有性功能副反应,也不导致体重增加。在高剂量(>400 mg/d)可导致欣快感,癫痫发生率增加。不能与MAOIs合用。与多巴胺激动剂(如金刚烷胺、溴隐亭、左旋多巴)同时使用可能导致谵妄、精神病症状或静坐不能。

15.阿戈美拉汀

阿戈美拉汀是首个褪黑素受体激动剂,也是$5-HT_{2C}$受体拮抗剂。动物试验与临床研究表明该药有抗抑郁、抗焦虑、调整睡眠节律及调节生物钟作用,也未见撤药反应。另有研究表明,阿戈美拉汀抗抑郁的机制可能与增加海马部位神经元的可塑性及神经元增生有关。成年患者可从1日1次25 mg睡前服用开始,2～4周后如果效果不佳可增加至50 mg/d。阿戈美拉汀的不良反应少,常见有头痛、恶心和乏力,长期应用不良反应更少;不会引起体重改变,很少有胃肠道反应,对肝肾功能影响小,对性功能无显著影响。肝、肾功能受损者应慎用。阿戈美拉汀不影响CYP450酶,与其他药物合用相对安全。

四、心境稳定剂

心境稳定剂又称情感稳定剂,既往称为抗躁狂药,对躁狂和抑郁具有双向调节、稳定病情、预防复发的作用,是双相障碍药物治疗的基础。目前临床用于治疗躁狂症的药物主要包括典型抗躁狂药碳酸钾、抗癫痫药(卡马西平、丙戊酸盐、拉莫三嗪),此外部分非典型抗精神病药也具有心境稳定作用。下文主要介绍锂盐、丙戊酸盐、卡马西平和拉莫三嗪。

心境稳定剂有多种药理作用,哪些与治疗双相情感障碍有关尚不明确。被认为与治疗作用有关的药理机制如表3-4。

表 3-4　心境稳定剂的药理机制

药物	药理作用
锂盐	抑制肌醇1磷酸酶、抑制糖原合成酶激酶3、增加脑神经营养因子表达
丙戊酸盐	增加GABA活动、抑制糖原合成酶激酶3、增加脑神经营养因子表达、阻断T型钙通道、抑制电压依赖的钠通道
卡马西平	抑制电压依赖的钠通道
拉莫三嗪	抑制电压依赖的钠通道

(一)心境稳定剂的分类

1.锂盐

碳酸锂是最经典、疗效最可靠的心境稳定剂,作用机制还不清楚,据推测它通过调节第二信使系统起作用。本品以锂离子形式发挥作用,其抗躁狂发的机制是能抑制神经末梢 Ca^{2+} 依赖性的去甲肾上腺素和多巴胺释放,促进神经细胞对突触间隙中去甲肾上腺素的再摄取,增加其转化和灭活,从而使去甲肾上腺素浓度降低,还可促进5-HT合成和释放,而有助于情绪稳定。近来有证据表明,锂最终能刺激轴突生长、再生和发育,这可能和它的治疗作用有关。

适应证:主要用于治疗躁狂症,对躁狂和抑郁交替发作的双相情感性精神障碍有很好的治疗和预防复发作用,对反复发作的抑郁症也有预防发作作用;也用于治疗分裂情感性精神病;此外还可用于血管性头痛、粒细胞缺乏症。起效时间为1~3周。治疗开始前应检查肾功能并确定是否肥胖。治疗过程中检测血锂浓度和体重,对于体重超过5%者,要注意是否发生糖尿病、血脂蛋白异常,或考虑换用其他药物。

常见不良反应为口干、烦渴、多饮、多尿、便秘、腹泻、恶心、呕吐、体重增加、上腹痛、甲状腺功能减退。神经系统不良反应有双手细震颤、共济失调、构音障碍、谵妄、萎靡、无力、嗜睡、视物模糊、腱反射亢进。可引起白细胞升高。上述不良反应加重可能是中毒的先兆,应密切观察。

严重不良反应:肾功能损害、肾源性糖尿病、心律不齐、低血压、心电图T波倒置或低平,罕见癫痫发作。锂盐不能用于肾功能不稳定的患者。因为锂影响窦房结功能,窦房结功能障碍的患者不适合用锂盐。虽然锂盐对甲状腺功能有急性和慢性作用,但是对于甲状腺功能减退者,在充分治疗和监测甲状腺功能的情况下,可以使用锂盐。锂对胎儿有致畸作用,禁用于孕妇。

碳酸锂的常用剂量为急性期1 800 mg/d,分次服用。维持治疗为900~1 200 mg/d,分次服用。由于锂盐的治疗指数低,治疗量和中毒量较接近,应对血锂浓度进行监测,帮助调节治疗量及维持量,及时发现急性中毒。治疗期应每1~2周测量血锂1次,维持治疗期可每月测定1次。取血时间应在次日晨即末次服药后12小时。急性治疗的血锂浓度为0.6~1.2 mmol/L,维持治疗的血锂浓度为0.4~0.8 mmol/L,1.4 mmol/L视为有效浓度的上限,超过此值容易出现锂中毒。脑器质性疾病、严重躯体疾病和低钠血症患者慎用本品。患者需注意体液大量丢失,如持续呕吐、腹泻、大量出汗等情况易引起锂中毒。服碳酸锂期间不可用低盐饮食。长期服药者应定期检查肾功能和甲状腺功能。

该药的优势是治疗躁狂发作、难治性抑郁、减少自杀风险,与新型抗精神病药物和/或其他心境稳定剂合用效果好。缺点是用于烦躁型躁狂、混合发作和快速循环、抑郁发作的效果较差。对躁狂发作的预防作用好于抑郁。

2.丙戊酸盐

丙戊酸钠被 FDA 批准用于治疗躁狂、单独出现或与其他类型癫痫相关的复杂性部分发作、简单或复杂的失神发作,预防偏头痛,还包括双相障碍的维持治疗。

起效时间:对于急性躁狂,数天内起效;作为心境稳定剂,需要数周至数月才能发挥最佳作用。治疗前必须进行血小板计数和肝功能检查,测量体重。在治疗期间要监测体重,若体重增加超过 5%,应评估是否有糖尿病、脂蛋白异常或考虑异常。

常见不良反应表现为腹泻、消化不良、恶心、呕吐、胃肠道痉挛,可引起月经周期改变。较少见短暂的脱发、便秘、嗜睡、眩晕、疲乏、头痛、共济失调、轻微震颤、异常兴奋、不安和烦躁。长期服用偶见胰腺炎及急性重型肝炎。可使血小板减少引起紫癜、出血和出血时间延长,应定期检查血象。对肝功能有损害,引起血清碱性磷酸酶和氨基转移酶升高,服用 2 个月要检查肝功能。合用普萘洛尔 20～30 mg,每天 2～3 次,可减少震颤。合用含有锌和硒的多种维生素可减少脱发的发生。

剂量范围:治疗躁狂为 1 200～1 500 mg/d,缓慢增加。急性期治疗时起始剂量为 1 000 mg/d,可快速加量。肝损害的患者禁用。老年患者应减量,加量缓慢。妊娠前 3 个月服用可致畸。哺乳期妇女使用是安全的。该药的优势是治疗双相障碍的躁狂相和混合发作,与锂盐和/或新型抗精神病药物联合使用效果较好。

3.卡马西平

卡马西平具有膜稳定作用,能降低神经细胞膜对 Na^+ 和 Ca^{2+} 的通透性,从而降低细胞的兴奋性,延长不应期;也可能增强 GABA 的突触传递功能。卡马西平对于躁狂的急性期治疗和预防均有效。开始时每天 0.2～0.4 g,以后每周逐渐增加至最大量每天 1.6 g。一般分 3～4 次服用。通常 12～15 岁人群每天不超过 1 g,15 岁以上人群一般每天不超过 1.2 g,少数有用至 1.6 g者,作止痛用时每天不超过 1.2 g。治疗开始时需要检查血常规、肝肾功能和甲状腺功能。

常见不良反应:视力模糊或复视、过度镇静、头晕、头痛、恶心、呕吐、良性白细胞减少及皮疹。

严重的不良反应:变态反应或 Steven-Johnson 综合征或中毒性皮肤反应,如荨麻疹、瘙痒或皮疹,行为改变(儿童多见);抗利尿激素分泌过多综合征;系统性红斑狼疮样综合征;骨髓抑制;心律失常或心脏房室传导阻滞或心动过缓,老年人和有心脏传导系统损害的患者在应用卡马西平时易产生。卡马西平可致甲状腺功能减退,大剂量时可引起房室传导阻滞,应控制剂量,心肝肾功能不全者及初孕妇、哺乳妇女忌用,青光眼、心血管严重疾病及老年慎用。定期查血、肝功能及尿常规。

4.拉莫三嗪

拉莫三嗪是一种封闭电压应用依从性的钠离子高通道阻滞剂,通过降低电压依赖钠通道的持续性高频重复放电,减少谷氨酸的释放。拉莫三嗪被 FDA 批准用于预防双相障碍的躁狂和抑郁发作。单药治疗的初始剂量是 25 mg,每天 1 次,连服 2 周;随用 50 mg,每天 1 次,连服 2 周。此后,每 1～2 周增加剂量,最大增加量为 50～100 mg,直至达到最佳疗效。通常达到最佳疗效的维持剂量为 100～200 mg/d。由于快速剂量滴定有发生严重皮疹的风险,因此一定要严格依照推荐滴定方法。拉莫三嗪在肠道内吸收迅速、完全,没有明显的首过代谢。口服给药后约 2.5 小时达到血浆峰浓度。清除率和半衰期与剂量无关。健康成人的平均消除半衰期是 24～35 小时。拉莫三嗪的半衰期明显受到合用药物的影响,当与酶诱导剂如卡马西平和苯妥英合用时,平均半衰期缩短到 14 个小时左右;当单独与丙戊酸钠合用时,平均半衰期增加到近

70 小时。拉莫三嗪轻度诱导自身代谢取决于剂量,与由细胞色素 P450 酶代谢的药物之间的相互作用也不大可能发生。由于拉莫三嗪加量缓慢,一般不用于急性躁狂发作。

常见不良反应为头晕、视力模糊或复视、共济失调、恶心、呕吐、失眠、疲倦、口干。拉莫三嗪不引起体重增加,但可能引起危及生命的皮疹,包括 Steven-Johnson 综合征和毒性上皮坏死溶解。这些皮疹常在治疗开始后 2~8 周出现,而且 12~16 岁的青少年中发生率高于成年人。

(二)心境稳定剂的临床应用及一般原则

锂盐主要用于双相情感障碍的治疗和预防躁狂症复发,其他 3 种药物还可用于治疗癫痫。美国 FDA 批准的心境稳定剂适应证如表 3-5。治疗躁狂症时锂盐与丙戊酸盐疗效相近,有效率约为 70%。对双相情感障碍快速循环、混合状态和有脑器质性病变者,锂盐疗效较差,应选用丙戊酸盐。卡马西平有诱导肝脏药物代谢酶的作用,常造成血药浓度不稳定,一般作为二线药备选。拉莫三嗪主要用于治疗双相情感障碍抑郁状态。

表 3-5　美国 FDA 批准的心境稳定剂适应证

药物	双相躁狂状态	双相混合状态	双相抑郁状态	维持治疗
锂盐	√			√
丙戊酸盐	√	√		
卡马西平	√	√		
拉莫三嗪				√

碳酸锂的治疗窗窄,有效剂量和中毒剂量接近,个体差异大,治疗初期应根据血药浓度判定剂量是否合适,避免剂量不足或过量中毒。对卡马西平和丙戊酸盐也最好监测血药浓度。双相障碍的治疗多需要联合用药,特别是躁狂相。以心境稳定剂为主,通常需要联合新型抗精神病药或增效剂。联合用药时需要注意药物之间的相互作用。

双相障碍患者经过急性期、巩固期治疗病情稳定后,维持期治疗还需要 2~3 年。主要用于维持治疗的药物是心境稳定剂,其剂量可以略低于急性期治疗,但低于有效剂量的患者容易复发。

(三)不良反应及处理

心境稳定剂的主要不良反应如表 3-6。在使用治疗剂量的情况下,多数不良反应可逐渐被耐受。锂盐引起的震颤可使用 β 受体拮抗剂(如普萘洛尔)治疗。其他不良反应若很严重,患者不能耐受,应停药并换用其他药物。

表 3-6　心境稳定剂的不良反应

系统	锂盐	丙戊酸盐	卡马西平	拉莫三嗪
神经系统	震颤、共济失调、记忆受损	镇静、震颤、共济失调	镇静、头晕、共济失调、复视	镇静、头晕、共济失调
消化系统	畏食、恶心、腹泻、体重增加	畏食、恶心、腹泻、体重增加、肝炎、胰腺炎	畏食、恶心、便秘、肝炎	畏食、恶心
泌尿系统	多尿、烦渴、尿崩、水肿	血氨升高	增加尿浓缩能力	少见

续表

系统	锂盐	丙戊酸盐	卡马西平	拉莫三嗪
皮肤	痤疮、皮疹、加重银屑病	脱发、皮疹	皮疹	皮疹（发生率高）
内分泌系统	甲状腺功能低下	少见	T_3、T_4水平降低	少见
血液系统	白细胞计数升高	血小板计数降低，凝血受损	白细胞计数降低（少）	少见
心血管系统	心电图 T 波改变、抑制窦房结功能	少见	心脏传导异常	少见

一旦出现锂盐中毒症状应及时减药或停药。锂中毒先兆常表现为呕吐、腹泻、粗大震颤、抽动、呆滞、困倦、眩晕、构音不清和意识障碍等。

患者为自杀而服用大量药物中毒者，先洗胃，锂盐中毒者进行血液透析，其他药物中毒者进行血液灌注，同时给以支持治疗。

五、抗焦虑药

抗焦虑药是主要用于消除或减轻紧张、焦虑、惊恐、稳定情绪和具有镇静催眠作用的药物，主要用于治疗广泛性焦虑障碍和惊恐障碍，也可与其他药物联合用于治疗其他精神障碍或器质性疾病伴随的焦虑症状。抗焦虑药主要为苯二氮䓬类，其他还有丁螺环酮；苯二氮䓬类除用于抗焦虑外，还作为镇静催眠药物使用，而主要用于催眠的药物有唑吡坦、扎来普隆、佐匹克隆、右佐匹克隆等。

（一）抗焦虑药的分类

1. 苯二氮䓬类

（1）苯二氮䓬类药物的药理作用：中枢神经系统中的 GABA 神经元释放 GABA 作用于 GABA$_A$受体，开放氯离子通道，氯离子进入神经元使膜电位差增大产生抑制作用。当苯二氮䓬类药物与 GABA$_A$受体结合后，可改变受体结构，使 GABA$_A$受体与 GABA 的亲和力增加，当小量 GABA 不断漏出时也能与 GABA$_A$受体结合打开氯离子通道，因而增加了氯离子通道的开放频率，起到抑制作用。产生的行为效应为抗焦虑、抗癫痫、镇静催眠和肌肉松弛作用等。

GABA$_A$受体由多个亚基组成，BZ 类药物的结合点位于 α 亚基和 γ 亚基结合部称为 BZ 受体。α 亚基有 6 种，若 BZ 受体中是 α$_1$亚基，则称为 BZ$_1$受体；若是 α$_2$、α$_3$ 或 α$_5$，则称为 BZ$_2$受体。唑吡坦、扎来普隆、佐匹克隆选择性与 BZ$_1$受体结合，产生明显的镇静催眠作用，其他作用较弱。

（2）苯二氮䓬类药物的适应证和疗效：苯二氮䓬类是对症治疗药物，可快速有效缓解各种焦虑症状，还可应用于治疗静坐不能、紧张症状以及作为急性躁狂的辅助用药。由于在不同脑区 GABA$_A$受体中的 α 亚基不同，不同的 BZ 类药与各种 α 亚基的亲和力不同，所以有些药抗焦虑作用较强，有些药肌肉松弛作用较强，但在临床上常依据药物的半衰期、起效时间和效价选择药物（表 3-7）。如治疗失眠使用选择性作用于 BZ$_1$受体的药物，也可使用半衰期短的 BZ 类药。

表 3-7　常用的苯二氮䓬类药物

药名	半衰期(小时)	适应证	常用剂量(mg/d)
地西泮	30~60	抗焦虑、催眠、抗癫痫、酒替代	5~15
氯氮䓬	30~60	抗焦虑、催眠、抗癫痫、酒替代	5~30
氟西泮	50~100	催眠	15~30
硝西泮	18~34	催眠、抗癫痫	5~10
氯硝西泮	20~40	抗癫痫、抗躁狂、催眠	2~8
阿普唑仑	6~20	抗焦虑、抗抑郁、催眠	0.8~2.4
艾司唑仑	10~24	抗焦虑、催眠、抗癫痫	2~6
劳拉西泮	10~20	抗焦虑、抗躁狂、催眠	1~6
奥沙西泮	6~24	抗焦虑、催眠	30~90
咪达唑仑	2~5	快速催眠、诱导麻醉	15~30

2.非苯二氮䓬类

(1)丁螺环酮是 $5-HT_{1A}$ 受体部分激动剂,能有效治疗广泛性焦虑障碍,一般用药 3 周后见效。通常起始剂量为 7.5 mg 每天 2 次;1 周后加至 15 mg 每天 2 次,剂量可再增加以达到最佳治疗效果。通常推荐的最大治疗日剂量为 60 mg。丁螺环酮的不良反应包括恶心、头痛、神经过敏、失眠头昏和头晕目眩、坐立不安。

(2)坦度螺酮对 $5-HT_{1A}$ 受体有高度的亲和力,激动 $5-HT_{1A}$ 受体,抑制 5-HT 能神经活性。有抗焦虑作用,未发现有明显的肌肉松弛和抗抽搐作用。临床研究证实对广泛性焦虑障碍有肯定的疗效。常见不良反应有口干、头晕、便秘、胃部不适、食欲减退、恶心等。

(3)唑吡坦、扎来普隆和佐匹克隆:这三种药选择性作用于 BZ_1 受体,具有促进和维持睡眠的短效作用,没有明显的抗焦虑、肌肉松弛、抗惊厥作用。不良反应与短效的苯二氮䓬类药物相似,但程度轻。

(4)其他具有抗焦虑作用的药物,包括 β 受体阻滞剂普萘洛尔、部分非典型抗精神病药、大部分抗抑郁药物均具有一定的抗焦虑作用。

(二)抗焦虑药物的临床应用及一般原则

抗焦虑药物的适应证包括广泛性焦虑、惊恐障碍、强迫症、社交焦虑、创伤后应激障碍、睡眠障碍、急性兴奋状态的辅助治疗、抑郁状态的辅助治疗、精神分裂症合并焦虑症状的辅助治疗、抗精神病药物或抗抑郁药物不良反应的对症治疗。

BZD 目前仍广泛应用于各种焦虑障碍治疗中,通常起效快、安全性好,能快速减轻焦虑症状,同时具有较好的镇静催眠作用,常被用于一般安眠、焦虑障碍、心境障碍或精神病治疗的增效剂。但是,BZD 因具有潜在的成瘾性和耐受性,长期应用会陷入困境。随着新型抗抑郁药物成为各种焦虑障碍的首选药物,BZD 逐渐退居为增效剂。在治疗早期,抗抑郁药尚未起效时,它们能较快减轻症状,并能改善睡眠。在抗抑郁药物起效后,尽量在 2 周内减少或停用 BZD,一般不超过 6 周,以免发生依赖。若要继续使用,中间需要停药 2 周以观察疗效并防止药物成瘾。用药 4 周以上,应缓慢撤药,以免出现撤药反应。对于已经发生成瘾者,一般选择半衰期长的药物替代半衰期短的药物,然后减量撤药。对于半衰期长的药物成瘾者,则考虑具有镇静作用的抗抑郁药物同时使用,并逐渐减量 BZD 类药物。

BZD多作为辅助用药,因此需要注意药物之间的相互作用。其中SSRIs类药物中,氟西汀、氟伏沙明属于CYP450酶3A4亚型抑制剂,帕罗西汀对此酶也有中等程度的抑制作用,它们可使BZD的需要浓度升高。因此不宜长期合用,应适当减少BZD的用量。

(三)不良反应及处理

苯二氮䓬类药物最常见的不良反应为嗜睡、过度镇静、智力活动受影响、记忆力受损、运动的协调性降低等。服用苯二氮䓬类药物期间,尤其是治疗早期,患者必须避免驾驶、从事危险的体力活动以及操作危险的机器。当超量长期服用时,常会发生躯体依赖。躯体依赖症状多发生在持续用药3个月以上者,短半衰期药物较易产生依赖。迅速停用药物,可引起撤药症状和体征,包括心悸、血压升高、焦虑、肌肉痛性痉挛、易激惹、失眠、震颤、头痛、眩晕、多汗、烦躁不安、现实感丧失及胃肠症状(恶心、呕吐、畏食、腹泻、便秘)。严重者可出现惊厥。故长期大剂量使用苯二氮䓬类药的患者,应缓慢减药。

六、其他精神药物

(一)精神激活药物

精神激活药物即中枢神经系统兴奋剂,能够提高中枢神经系统功能,主要用于改善注意力。注意力的保持和集中与前额叶去甲肾上腺素通路、中脑多巴胺通路有关,通常认为注意力不集中是由于这两种神经功能不足所致。目前的精神激活药物主要通过增加多巴胺系统的功能起作用。药物滥用会导致精神障碍,如幻觉、妄想、欣快感,长期应用会引起药物依赖或成瘾。临床上主要用于治疗儿童注意缺陷与多动障碍、发作性睡病等。

1.苯丙胺(安非他命)

苯丙胺是拟交感胺类物质之一,对中枢神经系统具有显著的兴奋作用。苯丙胺有两种光学异构体,右苯丙胺和甲基苯丙胺,前者活性更强。作用机制主要通过促进多巴胺神经元释放多巴胺,同时对去甲肾上腺素能系统也有微弱作用。苯丙胺可引起深度精神作用,包括警觉性、主动性和信心提高,欣快感、疲劳感减低,语言增多,以及集中注意力的能力增强。苯丙胺在饭前服用可降低食欲,所以广泛用来辅助限食以进行减肥。飞行员、卡车驾驶员和士兵在执行要求长时间保持清醒状态的任务时常使用本药。在治疗多动症方面,苯丙胺也起了主要作用,因为本药服用一天之后就可使患儿镇静,使他们能集中注意力。苯丙胺还用于治疗发作性睡病。

苯丙胺也可引起不良反应,最常见的是过度兴奋,有不安、失眠、震颤、紧张和烦躁等症状。对苯丙胺的躯体耐受性出现得非常快,所以长期服用者必须越服用越多。这些服用者当药力消失时出现"垮掉"的感觉,表现为深度抑郁。服用大剂量苯丙胺后最严重的后果就是一种毒性神经病,其症状类似偏执型精神分裂症。苯丙胺的滥用常和巴比妥药物及酒精的滥用一同发生。因静脉注射具有成瘾性,而被列为毒品(苯丙胺类兴奋剂)。苯丙胺应避免长期使用,谨防非治疗性使用和非法使用。

2.哌甲酯

哌甲酯是一个中枢神经兴奋剂,其治疗注意缺陷多动障碍(attention deficit hyperactivity disorder,ADHD)的作用机制尚不清楚。哌甲酯被认为通过阻断突触前神经元对去甲肾上腺素和多巴胺的再摄取,以及增加这些单胺物质释放至外神经元间隙。哌甲酯是外消旋体,右旋异构体比左旋异构体更具药理活性。适应证为注意缺陷多动障碍、发作性睡病,以及巴比妥类、水合氯醛等中枢抑制药过量引起的昏迷;其他还有难治性抑郁。一般首次剂量后立即起效,需要数周达到最佳效应。

常见不良反应：失眠、眩晕、头晕、头痛、恶心、厌食、心悸、过度兴奋、抽搐加重等。

严重不良反应：精神病发作、心律不齐、高血压、恶性综合征、躁狂或自杀观念。

常用剂量范围包括以下几个方面。ADHD：6 岁及以上儿童剂量为 2 mg/(kg·d)，最大剂量为 60 mg/d；成人剂量为 20～30 mg/d，最大可用至 40～60 mg/d。发作性睡病：20～60 mg/d，分 2～3 次服用。目前常用的剂型还有哌甲酯控释片，给药后作用可持续 12 小时，每天早晨服药 1 次，每次可增加剂量 18 mg，直至最高剂量为 54 mg。通常约每周调整剂量 1 次。心脏疾病者慎用，老年患者减量，6 岁以下儿童慎用，目前尚未有 6 岁以下儿童用药安全性和疗效性的资料。该药是 ADHD 的一线用药。治疗伴有躯体症状的老年患者及卒中后抑郁可能有效，是难治性抑郁的传统增效剂，对于治疗抑郁残留的认知症状和疲乏感有效。缺点是不适用于药物滥用者和双相障碍及精神病患者。

3.托莫西汀

托莫西汀是一种选择性去甲肾上腺素重摄取抑制剂，其结构与氟西汀类似，主要用于 6 岁以上儿童、青少年及成人 ADHD。靶症状是注意力涣散、多动、冲动症状。半衰期 5 小时，每天 2 次服用。对于体重＞70 kg 的儿童或成人，起始剂量为 40 mg/d，在 3 天内加量至目标剂量 80 mg/d。由于该药具有肝毒性，目前不作为一线用药。

4.匹莫林

匹莫林也是治疗注意缺陷多动障碍主要药物之一，有效率在 65％～70％。有以下优点：半衰期 12 小时左右，仅需每天上服药 1 次；不良反应小，对食欲影响不大；排泄较慢，停药后疗效仍可维持一定时期；未证实有诱发癫痫的现象。

6 岁以上患儿开始剂量每天 5～20 mg，每天早晨 1 次服用，每周增加日剂量 10～20 mg，最大剂量每天 100 mg。起效较慢，主要不良反应有失眠、食欲减低伴有体重减轻，其他不良反应有眼球震颤及运动障碍，偶有头痛、头晕、恶心、胃痛、皮疹、嗜睡、烦躁不安、易激动及轻度抑郁等症状，减量或停药即可消失，部分患儿谷丙转氨酶增加。

(二)改善记忆药物

改善记忆药物对记忆力和认知功能及行为都有一定改善，延缓疾病进展。这类药物的研制和开发方兴未艾，新药层出不穷，认知功能评分也有提高，但是迄今疗效都不十分突出，不足以给实际生活能力带来明显改善。主要用于治疗各种因素引起的痴呆。

1.胆碱能药物

阿尔茨海默病(alzheimer disease，AD)最早出现的神经递质改变之一是胆碱能，由于症状出现的第一年内，皮质和海马处的乙酰胆碱合成酶和胆碱乙酰转移酶的合成可能降低 40％～90％，因此胆碱能的功能发生显著改变。Meynert 基部核团也出现进行性神经元丧失，这也与该病记忆力进行性减退有关。恢复阿尔茨海默病胆碱功能和改善记忆最好的办法就是通过抑制胆碱酯酶来减少乙酰胆碱的破坏。

胆碱酯酶抑制剂通过抑制乙酰胆碱的降解提高乙酰胆碱水平。因为只有突触后胆碱受体完整时，才能增强胆碱功能，因此在 AD 早期最有效。也有证据显示，胆碱酯酶抑制剂甚至可以延缓一些患者的潜在的退行性病变，因此可能有三种由毒蕈碱型受体(M 受体)和烟碱型受体(N 受体)广泛激活所介导的药理学作用。可能的益处：胆碱突触处以及通过毒蕈碱和烟碱机制介导的中枢胆碱递质功能的改善；通过激活烟碱型受体所致地对神经元退行性变的保护作用；通

过激活 M_1 受体所介导的淀粉样前体蛋白的调节。

(1)盐酸多奈哌齐:是治疗痴呆的一线药物,用于改善 AD 的注意力或至少延缓记忆力丧失的速度。其治疗作用是可逆性地抑制乙酰胆碱酯酶(AChE)引起的乙酰胆碱降解而增加受体部位的乙酰胆碱含量。多奈哌齐可能还有其他机制,包括对肽的处置、神经递质受体或 Ca^{2+} 通道的直接作用。常见的不良反应是一过性胃肠道反应。

(2)他克林:为第一代可逆性胆碱酯酶抑制剂,通过抑制 AChE 而增加乙酰胆碱(ACh)的含量,既可抑制血浆中的 AChE,又可抑制组织中的 AChE;还可激动 M 受体和 N 受体,促进 ACh释放;还可促进脑组织对葡萄糖的利用。因此,他克林对阿尔茨海默病的治疗作用是多方面共同作用的结果,也是目前最有效的治疗药物。但是因其半衰期短,药物相互作用多,有肝脏毒性,目前已作为二线治疗,用于多奈哌齐无效的患者。

(3)利斯的明:通过延缓胆碱能神经元对释放的乙酰胆碱降解而促进胆碱能神经的活动,从而改善 AD 患者的认知、记忆、语言功能、视空间功能、社会生活能力、个人日常生活自理能力和情感人格,并可减轻痴呆严重程度。该药不仅选择性作用于胆碱酯酶和丁酰胆碱酯酶,而且选择性地作用于皮质和海马的 AChE,具有与多奈哌齐相媲美的疗效和安全性。

(4)加兰他敏:是胆碱酯酶抑制剂,FDA 批准的适应证有 AD,以及其他原因所致的记忆障碍。主要通过可逆性和竞争性地抑制中枢乙酰胆碱酯酶,增高乙酰胆碱的浓度;调节 N 受体,增强乙酰胆碱作用。

起效时间:记忆或行为症状的改善需 6 周,退行性变过程的稳定需要数月。

常见的不良反应:恶心、呕吐、腹泻、食欲下降、胃酸分泌过多、体重减轻、头痛、疲乏和抑郁。

常用剂量范围 16～24 mg/d,每天 2 次,可增加到 16 mg,每天 2 次,最高剂量 32 g/d。当换用另一种胆碱酯酶抑制剂时要交叉滴定。半衰期为 7 小时,经 CYP450 酶的 2D6 和 3A4 代谢。心、肝、肾功能损害的患者慎用。老年患者清除率降低。不推荐用于儿童、孕妇和哺乳期女性。该药的优势是治疗伴有脑血管病的 AD,理论上可改善认知。缺点是需要每天 2 次服药,部分患者可能难以接受。

(5)石杉碱甲:是我国医药工作者从石杉科石杉属植物千层塔中分离出的一种生物碱,是一种强效的胆碱酯酶抑制剂。毒性较他克林低。石杉碱甲可逆性地抑制胆碱酯酶,对真性胆碱酯酶具有选择性抑制作用。生物活性高,有较高的脂溶性,分子小,易透过血-脑屏障,进入中枢后较多地分布于大脑的额叶、颞叶、海马等与学习和记忆有密切联系的脑区,在低剂量下对 AChE有强大的抑制作用,使分布区内神经突触间隙的 ACh 含量明显升高,从而增强神经元兴奋传导,强化学习与记忆脑区的兴奋作用,起到提高认知功能、增强记忆保持和促进记忆再现的作用。动物实验表明,本品口服吸收迅速而完全,生物利用度为 96%,10～30 分钟可达血药峰浓度,分布亦快,易通过血-脑屏障。消除半衰期为 4 小时。主要通过尿液以原型及代谢产物形式排出体外,24 小时排出给药量的 73.6%。适用于中、老年良性记忆障碍,及各型痴呆、记忆认知功能和情绪行为障碍。尚可用于治疗重症肌无力。

2.自由基清除剂

AD 脑细胞死亡的过程可能有自由基的参与,自由基引起的 β 淀粉样蛋白沉积与细胞膜产生反应,引起细胞内氧化过程,导致自由基释放。因此,减少自由基生成或保护神经元免受自由基损害的药物可能对 AD 有治疗作用。维生素 E 和司来吉兰有抗氧化作用,已作为自由基清除剂用于帕金森病的治疗。

3.神经营养因子

神经营养因子又称生长因子。神经营养因子支持胆碱能、多巴胺能、5-HT能神经元以及含神经肽神经元的生存、分化和修复,从而在神经组织的生长发育中起重要作用。神经营养因子缺乏可以导致学习和记忆障碍;AD患者的大脑皮质和海马中神经营养因子的表达显著减少,对胆碱能神经元支持减少,进而导致神经元变性。因此,神经营养因子可用于AD治疗。营养因子包括神经生长因子、神经元存活因子和轴突伸长因子,其中神经生长因子较为重要。但是神经营养因子为肽类物质,不易透过血-脑屏障,用于临床治疗还需时日。

4.代谢增强剂

代谢增强剂代表药物是双氢麦角碱(喜德镇),能够改变第二信使cAMP的水平,是多巴胺、5-HT和去甲肾上腺素能受体的部分激动剂。高剂量的双氢麦角碱可治疗痴呆,特别是轻度认知功能者。

5.谷氨酸受体拮抗剂

谷氨酸受体拮抗剂代表药物是美金刚,FDA批准用于治疗中度至重度AD,其他适应证还包括轻度至中度AD、其他因素所致的记忆障碍、轻度认知损害以及慢性疼痛。

美金刚是一种电压依赖性、中等程度亲和力的非竞争性NMDA受体拮抗剂。它可以阻断谷氨酸浓度病理性升高导致的神经元损伤。美金刚的绝对生物利用度约为100%,最大吸收峰为3~8小时,食物不影响美金刚的吸收。在10~40 mg剂量范围内的药代动力学呈线性。血浆蛋白结合率为45%。消除半衰期为60~100小时。在人体内,约80%以原型存在。在人体内的主要代谢产物为N-3,5-二甲基-葡萄糖醛酸苷、4-羟基美金刚和6-羟基美金刚的同质异构体混合物,以及1-亚硝基-3,5-二甲基-金刚烷胺。这些代谢产物都不具有NMDA拮抗活性。在离体实验中未发现本品经细胞色素P450酶系统代谢。

美金刚剂型有片剂和口服液。常用剂量范围:10 mg/d,每天2次。起始剂量为5 mg/d,以后每周增加5 mg;每天>5 mg时应分次服用,最大剂量20 mg/d。

常见不良反应:幻觉、意识混沌、头晕、头痛和疲倦。少见的不良反应(发生率为0.1%~1.0%)有焦虑、肌张力增高、呕吐、膀胱炎和性欲增加。有癫痫发作的报道,多发生在有惊厥史的患者。

美金刚与胆碱酯酶抑制剂无相互作用,对CYP450酶仅有极低的抑制。同时使用升高尿液pH的药物,如碳酸酐酶抑制剂、碳酸氢钠,可能减少美金刚的清除,使血药浓度升高。在合并使用NMDA拮抗剂时,左旋多巴、多巴胺受体激动剂和抗胆碱能药物的作用可能会增强,巴比妥类和神经阻滞剂的作用有可能减弱,上述药物与美金刚合用时需要注意相互作用。美金刚与抗痉挛药物(如丹曲林或巴氯芬)合用时可以改变这些药物的作用效果,因此需要进行剂量调整。因为美金刚与金刚烷胺在化学结构上都是NMDA拮抗剂,因此应避免合用,以免发生药物中毒性精神病。同样道理,也不应将美金刚与氯胺酮或右美沙芬合用。肾功能损害者慎用,肝功能损害者不需要调整剂量。

6.碳酸锂

碳酸锂的作用机制尚不明确。最近的分子生物学研究发现了锂盐的两个新作用,即长期的锂盐治疗能抑制糖原合成酶激酶-3β(glycogen synthetase kinase-3β,GSK-3β)。GSK-3β能调节Tau和β-连环蛋白水平,在中枢神经系统神经退行性病变中起作用。同时钾盐能增加重要的保护性蛋白BcI-2的水平。这些发现都说明锂盐的长期效应有神经保护作用。

7.新型抗抑郁药

抗抑郁药物的 5-HT 激动剂噻奈普汀有神经保护作用,研究发现抑郁患者用该药治疗后,海马神经元神经树突的数目和长度增加,海马体积增加。动物研究发现,该药有改善记忆的作用。

8.新型抗精神病药物

部分研究显示新型抗精神病药物如奥氮平,具有神经保护作用可以改善认知,增加全脑灰质的体积。

（西真真）

第二节　精神障碍的物理治疗

物理治疗是使用包括声、光、冷、热、电、力(运动和压力)等物理因子进行治疗的方法,针对人体局部或全身性的功能障碍或病变,采用非侵入性、非药物性的治疗来恢复身体原有的生理功能,是现代与传统医学中的非常重要的一部分。

一、概述

目前,精神障碍的治疗手段主要包括药物治疗、心理治疗、物理治疗等。药物治疗是最常见的传统治疗方式,它对多数患者的绝大部分症状有效,但抗精神病药物可能会引起体重增加、静坐不能等不良反应,此外患者的服药依从性会影响疗效。除药物治疗外,精神障碍的治疗手段离不开心理治疗。物理治疗则是一种新兴的非药物治疗手段,根据使用物理因子种类的不同可分为不同的治疗方法,包括电抽搐治疗、重复经颅磁刺激治疗、迷走神经刺激和深部脑刺激治疗及其他物理治疗方法等。

二、脑诱发电位

(一)定义

脑诱发电位是中枢神经系统对人体内外各种特异性刺激所产生的生物电活动。既可反映中枢神经系统的功能状态,也可反映各种感觉通路和运动通路的功能。

(二)分类

脑诱发电位按刺激形式、起源、潜伏期长短可以分为不同类型。

1.按刺激形式分类

(1)运动诱发电位:以电或磁刺激大脑运动皮质、脊髓及周围神经运动通路,在相应的肌肉记录到的复合肌肉动作电位。

(2)听觉诱发电位:一定的听觉刺激,多为短声刺激,在头皮上记录到的电位。

(3)视觉诱发电位:闪光或图形变换等视觉刺激,在头皮记录到的电位。

(4)躯体感觉诱发电位:以微弱电流脉冲刺激指、趾皮神经或肢体粗大的感觉神经纤维,在躯体感觉上行通路记录到的电位。

2.按起源分类

脑诱发电位按起源分类可分为皮质下诱发电位和皮质诱发电位。而后者可再分为特异性反应、非特异性反应和长潜伏期反应。

(1)特异性反应:指刺激特定感受器后,从初级感觉皮质区记录到的诱发电位。不同形式的刺激,产生不同性质的反应。

(2)非特异性反应:广泛的皮质区对刺激的反应,任何感觉刺激形式,都可获得同样反应。

(3)长潜伏期反应:包括事件相关电位(P300 电位)和关联性负变。前者是受试者能区分的两种以上感觉刺激中对靶刺激做出决定时出现的内源性电位,潜伏期常在 300 毫秒出现;后者是一种稳定的慢电位变化,是在一定时间间隔内给受试者一对刺激,第 1 个刺激提醒受试者注意,第 2 个刺激出现后要求受试者做出一定的反应,由此产生的特殊波型。

3.按潜伏期分类

脑诱发电位按刺激后诱发电位的潜伏期可以分为以下几种。

(1)短潜伏期电位:听觉诱发电位或脑干听觉诱发电位潜伏期<10 毫秒;短潜伏期诱发电位多属于皮质下起源,几乎不受睡眠、意识、药物,甚至全身麻醉剂的影响,多次重复同样刺激后,反应不减弱或消失,因此在临床上应用最广泛。

(2)中潜伏期电位:脑干听觉诱发电位的潜伏期为 10～50 毫秒,躯体感觉诱发电位则为 25～120 毫秒。

(3)长潜伏期电位:脑干听觉诱发电位的潜伏期>50 毫秒,躯体感觉诱发电位则为 120～500 毫秒;多源于大脑皮质。

(三)临床意义

1.客观评价特定的感受器对特异性刺激的反应能力

脑干听觉诱发电位可客观评价听力,视觉诱发电位可客观评价视神经功能,躯体感觉诱发电位可评价躯体感觉的传入功能。

2.多发性硬化

脑干听觉诱发电位、视觉诱发电位、躯体感觉诱发电位、运动诱发电位对于多发性硬化最重要的意义在于发现临床下病灶,甚至头颅 MRI 未发现的病灶。多种脑诱发电位联合应用阳性率更高,有助于多发性硬化早期诊断,还可作为判断疗效的客观指标。

3.脑干病变

脑干的各种缺血性病变、出血性病变、肿瘤、炎症等如累及内侧丘系均可出现躯体感觉诱发电位的异常,累及锥体束可出现运动诱发电位的异常,累及听觉传导通路可引起脑干听觉诱发电位的异常,因此脑诱发电位有助于脑干病变的定位,尤其是 MRI 未能发现的微小病灶。

4.大脑病变

枕叶病变可出现视觉诱发电位异常,顶叶病变可出现躯体感觉诱发电位异常,额叶病变可出现运动诱发电位异常。

5.脊髓病变

运动诱发电位有助于发现脊髓侧索的病变,躯体感觉诱发电位有助于发现脊髓后索的病变,对脊髓病变的诊断有一定的价值;运动诱发电位主要表现为中枢运动传导时间的延长,伴或不伴波幅降低,躯体感觉诱发电位主要表现为脊髓电位潜伏期的延长,波幅降低,严重时脊髓电位及以后的电位波形消失。

6.术中监护

脑干听觉诱发电位、躯体感觉诱发电位、运动诱发电位越来越多地用于脑干占位性病变、脊

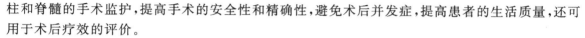

柱和脊髓的手术监护,提高手术的安全性和精确性,避免术后并发症,提高患者的生活质量,还可用于术后疗效的评价。

7.昏迷或脑死亡

脑干听觉诱发电位和躯体感觉诱发电位可作为判断昏迷患者预后的指标,如果脑干听觉诱发电位消失或躯体感觉诱发电位皮质电位消失,苏醒的可能性很小;躯体感觉诱发电位和脑干听觉诱发电位还可以作为判断脑死亡的依据。脑死亡时躯体感觉诱发电位周围电位和脊髓电位可保留,但双侧皮质电位消失,脑干听觉诱发电位双侧各波消失,或者双侧 I 波存在面后面各波均消失。

8.疾病的治疗

重复经颅磁刺激技术作为一种无痛、无创、安全性高的技术,已用于癫痫、脊髓损伤、肌萎缩侧索硬化、帕金森病等神经系统疾病和抑郁症、精神分裂症等的治疗,为这些疾病的治疗开辟了新的途径。

三、电抽搐治疗

传统的电抽搐治疗(electroconvulsive therapy,ECT),是利用时间短暂且强度适宜的电流刺激大脑,引起大脑细胞同步放电和相应神经递质改变,产生类似癫痫大发作的过程,表现意识丧失和痉挛发作,从而达到快速治疗精神障碍的一种物理方法,以往又称电休克治疗。1938 年Cerletti 和 Bini 首次用于治疗精神障碍。20 世纪 50 年代,在传统的电抽搐治疗基础上,在治疗前加用静脉麻醉药及肌肉松弛剂,使治疗时患者无抽搐发作,以预防因肌肉强直收缩而导致的骨折和心血管意外等并发症,同时减轻患者恐惧和痛苦体验。这种改良的方法称为改良电抽搐治疗(modified electroconvulsive therapy,MECT)。因其安全性更高,适应范围更广,更容易为患者及家属所接受,但操作较传统 ECT 复杂。

(一)适应证

(1)严重抑郁,有强烈自伤、自杀企图或行为者。

(2)缄默、违拗、拒食和木僵状态或亚木僵状态。

(3)极度兴奋躁动、冲动伤人者。

(4)药物治疗无效、对药物治疗不能耐受或其他不适合药物治疗的情况。

(二)禁忌证

1.绝对禁忌证

绝对禁忌证包括对麻醉剂、肌肉松弛药过敏等无法实施麻醉的情况。

2.相对禁忌证

(1)颅内高压:大脑占位性病变、颅内出血、颅脑损伤、颅内炎症及其他增加颅内压的病变。

(2)严重的肝脏疾病、严重营养不良等,或先天性酶缺乏者,容易导致琥珀酰胆碱作用的时间延长,因而发生迁延性呼吸抑制。

(3)严重心血管疾病,如严重高血压、高血压性心脏病、出血或不稳定的动脉瘤、严重的心律失常、心肌炎以及其他心功能不稳定的疾病。

(4)严重的呼吸系统疾病。

(5)急性重症全身感染性疾病。

(6)严重的肾脏疾病。

（7）严重的内分泌疾病。

（8）严重的骨关节疾病。

（9）严重的青光眼和视网膜脱离。

（10）严重的消化性溃疡。

（11）儿童、孕妇慎用。

（三）治疗方法

1.治疗前准备

（1）对患者及家属进行必要解释，消除对电抽搐治疗的担心、恐惧情绪，并签署知情同意书。

（2）主管医师需要提供接受治疗者的病情（包括以往 ECT 史）、详细病史及体格检查，必要的理化检查（主要包括血生化、心电图、脑电图、胸部和脊柱摄片等），排除可能存在的禁忌证。

（3）治疗前调整抗精神病药用量，以中小剂量为宜；慎与锂盐合用；所有能够提高痉挛阈值的药物，如抗癫痫药、镇静安眠药，最好避免使用；若继续使用，治疗时可能需要更强的电流刺激量。

（4）每次治疗前应测体温、脉搏、呼吸和血压。

（5）治疗前 6 小时内禁饮食，避免误吸等意外；治疗前应排空大便、小便，取下活动义齿、发卡、耳环和佩戴的金属物品等饰品，卸除化妆。

（6）治疗室应保持安静、明亮、温度适宜，备好所需药品、急救药品和相应器械。

2.术中工作

（1）患者平躺于治疗床上，四肢保持自然伸直姿势，解开领扣、衣带等。

（2）连接好脑电、肌电及 MECT 电极，并监测患者血氧饱和度及心电图变化。

（3）测量电阻，并相应调整电能量，需参考患者年龄、服药情况和既往 MECT 治疗情况等。

（4）依据患者体重计算麻醉药及肌肉松弛药的用量；如以前做过 MECT 治疗，则参考既往用量和具体情况做相应调整。用生理盐水 20 mL 开通静脉通道，确保静脉通畅后，依次推注下列 3 种药物：①硫酸阿托品注射液 1 mL（0.5 mg），心率在 80～100 次/分钟时减半，超过 100 次/分钟时不用；②麻醉剂使用至睫毛反射迟钝或消失即可；③琥珀酰胆碱，以生理盐水稀释至 5 mL，静脉推入，年轻肌肉发达者和年老体弱者个体差异较大，剂量应酌情而定。

（5）麻醉后应保持呼吸道通畅，同时面罩加压给氧，密切观察患者血氧饱和度变化，使患者的血氧饱和度尽量保持在 90% 以上。待患者肌肉完全松弛后（1.0～1.5 分钟）放好牙垫。

（6）如行双侧 MECT，两个电极分别置于两侧颞部；如行单侧 MECT，一电极放在头部正顶端，另一电极放在非优势半球侧（利手同侧）的颞部。

（7）通电，一次有效治疗的指标如下：脑电监测指标的抑制指数和峰值强度应达到一定数值（具体由设备而定），强直期和阵挛期（脑电观察）的发作时间 30～40 秒。发作过程中出现交感神经兴奋现象（面部潮红、结膜充血、瞳孔放大、心率加快），部分患者可出现口角、眼轮匝肌、手指和足趾肌肉轻微抽动。

3.术后工作

（1）患者自主呼吸一般在 3～4 分钟恢复。需在恢复室观察 20～30 分钟，监测血氧饱和度等基本生命体征，如有缺氧，应检查呼吸道是否通畅，并及时面罩加压给氧。

（2）患者自主意识一般在 12 分钟左右恢复。当患者意识完全清醒，与患者谈话并检查脉搏、血压等生命体征。如果部分患者有些模糊，这时需用简单明了的话告知患者时间、地点方位，使患者放心。当患者无明显头痛、恶心、胸闷和心悸等不适感时，方可由病房护士接回病房观察，或由家属接回家。之后患者如有以上不适主诉、症状需速与医师联系。

（四）疗程

不同患者因病情等差异较大。一般以 6～12 次为 1 个疗程；一般隔日 1 次，如病情需要时每天 1 次，连续 3～6 次后每 2～3 天 1 次；对难治性精神障碍的疗程可适当延长，可随药物调整，逐步过渡至每周 1～2 次或更低频率；需长期维持的患者，可每月 1～2 次。

（五）相关不良反应及处理

1.常见症状

头晕、头痛、恶心、呕吐和发热等，多为一过性，一般不超过 1 小时，轻者不必特殊处理，重者对症处理。此外，恶心、呕吐患者需密切观察有无颅压增高的体征，是否有脑血管意外迹象。

2.认知功能症状

多数患者会有一定程度的认知功能改变，轻者多表现为近事记忆力减退，严重者还可有远事记忆力下降、注意力减退、反应迟钝，甚至意识障碍。记忆力障碍多在停止治疗后 6 个月内恢复，一般不需特殊处理。

3.呼吸系统症状

（1）舌后坠：头后仰，托起下颚，无效则可置入口咽通气道。

（2）口腔内分泌物及异物：头转向一侧，吸除分泌物和异物。

（3）喉痉挛：加压给氧，严重者给予环甲膜穿刺后加压给氧，无效者可静脉注射琥珀酰胆碱 25～50 mg。

（4）支气管痉挛：解除相关诱因，可用氨茶碱 0.25 mg 加入 0.5％葡萄糖溶液中缓慢静脉滴注，或地塞米松 2～5 mg 皮下或静脉注射。

（5）肺不张：加压给氧，潮气量不低于 800 mL。

（6）吸入性肺炎：给予对症处理。死亡率高，故术前应绝对禁食、禁水 6 小时以上。

4.循环系统症状

（1）低血压：补充血容量，给予升压药，麻黄碱 10～30 mg 静脉注射，多巴胺 20～40 mg 静脉注射。

（2）高血压：舒张压 13.3 kPa(100 mmHg)以上或收缩压高于基础值的 30％，改善通气，可静脉注射乌拉地尔 25～50 mg 静脉注射或硫酸镁 5 mL 深部肌内注射。

（3）窦性心动过缓：静脉注射硫酸阿托品 0.25～0.50 mg。

（4）窦性心动过速：吸氧，补充血容量，静脉注射毛花苷 C 0.2～0.4 mg 或新斯的明 0.5 mg。

（5）频发室性期前收缩：吸氧，利多卡因 1.0～1.5 mg/kg 静脉注射。以后需停止无抽搐电抽搐治疗。

5.谵妄状态

无危险倾向的患者需密切观察，多于十多分钟后自行缓解；对于持续时间长或有危险行为的患者，可给予地西泮 10～20 mg 静脉注射，同时加强护理、防止意外。

四、经颅磁刺激治疗

经颅磁刺激（transcranial magnetic stimulation，TMS）是一种在脑的特定部位给予磁场刺激，产生局部感应电流而影响相应部位神经细胞的功能，从而达到治疗作用的技术。在某一特定部位重复给予磁刺激，则称为重复经颅磁刺激（repetitive transcranial magnetic stimulation， rTMS)。

高频刺激(≥5 Hz)时,可以易化局部神经元活动,提高大脑皮质可兴奋性;而低频率的刺激(≤1 Hz),可以抑制局部神经元活动,降低大脑皮质的可兴奋性。除用于治疗外,TMS 对大脑皮质的生理研究具有很大的价值,可用于测量皮质的抑制性、易化性、连接性、反应性和皮质的可塑性等。

磁刺激区别于电刺激的一个重要不同点是,可以精确地定位在大脑皮质某处。这是由于骨质的电阻高,导致大多数电能不能进入颅内,而是通过头皮组织在两电极之间传导,但是颅骨对磁场是易通透的;这些特点使磁场的能量比电场的能量更加集中,可使刺激局限在直径 5 mm 范围内。TMS 不需要麻醉,易于操作,安全性高,不良反应少。

(一)适应证

目前用 rTMS 进行治疗的适应范围主要是抑郁症或抑郁症状。已有对精神分裂症、焦虑障碍、强迫症和创伤后应激障碍治疗研究的报道,但结论尚不一致。

(二)禁忌证

1.绝对禁忌证

治疗部位 30 厘米内有金属异物存在,如人工耳蜗、内置脉冲发生器、动脉瘤、支架等,禁止进行经颅磁刺激治疗。

2.相对禁忌证

下述情况进行经颅磁治疗存在风险,在治疗前需结合病症仔细权衡利弊。

(1)长时间、多部位、双脉冲刺激。

(2)强度、频率等超出推荐使用范围。

(3)严重脑出血、脑外伤、肿瘤、感染等可能诱发癫痫的疾病。

(4)严重或最近有心脏病发作。

(5)服用可能降低癫痫发作阈值的药物。

(6)同时服用抗抑郁药物,不能忍受停用现有的抗抑郁药物。

(7)既往或同时使用电休克疗法或迷走神经刺激。

(8)由一般医疗状况或药物引起的抑郁。

(9)睡眠剥夺,酒依赖。

(10)孕妇、儿童。

(三)治疗方法

(1)操作者须是经过专门培训合格、有资质的医务人员。

(2)检查危险物品,接受 rTMS 的患者不能携带金属或磁性物品。此外需注意,TMS 治疗过程中,周围的植入电子设备有受损风险,因此不要让安装心脏起搏器的患者或佩带听力辅助设备者站在线圈附近;外部物体,如手表、计算器、信用卡、计算机磁盘等要远离线圈,否则可能会发生损害。

(3)将刺激强度旋钮旋至最小。将线圈与高频磁刺激器连接。要保证连上线圈之后才打开治疗仪。

(4)在测试选择项目下,选择其中运动诱发的磁刺激项目。确定刺激强度。首次治疗患者需测定运动阈值(motor threshold,MT):患者取坐位,右掌心向上,自然放松。使用 8 字线圈、单脉冲 TMS 间断刺激左侧大脑运动中枢,间隔至少 5 秒。逐渐加大刺激强度,当右手任一手指出现可见抽动,且出现频率≥1/2刺激数时,此时的输出强度即为100%MT。一般在rTMS治疗时采用的强度90%～130%MT。

(5)患者取坐姿,背对仪器,线圈放在所选择的颅骨某部位上。

(6)在激发器上选定刺激频率、时间序列等参数,或直接调用上次刺激程序。

(7)按下"激发"按钮。调整刺激强度,直至在激发器的屏幕上看到合适的反应。

(8)当线圈使用结束后,应放回支架上,禁止随便放置,特别不能放置在何金属表面,因金属可将线圈弹出或损坏。先关操作屏幕,再关刺激仪器,最后关闭电源。

(四)疗程

目前对rTMS的最佳治疗参数、疗程尚未达成共识。治疗抑郁症时,一般rTMS每个疗程20次或以上(每天1次)。

(五)不良反应及处理

为降低rTMS不良反应的发生风险,推荐在临床实践和研究中保证rTMS安全性,考虑伦理和应用指南建议的安全刺激参数范围内选择rTMS治疗方案。治疗过程中,rTMS操作人员须持续观察是否有影响rTMS治疗安全的情况发生,如患者出现严重不良反应,建议立即中止rTMS治疗。

1.诱发抽搐发作

该反应为rTMS引起的最严重的不良反应。在rTMS的安全指南和操作规范制订后,rTMS诱发抽搐发作的患者比例显著降低。rTMS治疗室须制订意外抽搐发作的处理方案,并对临床医师和操作人员进行相关培训,处理措施如下。

(1)立即停止rTMS治疗,移开刺激线圈。

(2)确保患者安全,检查呼吸情况。

(3)清理呼吸道,以防误吸。

(4)当患者安全时,将患者转至侧卧位。

(5)当患者安全时,判断是否需要联络急救服务。

(6)记录抽搐发作的开始和结束时间。

(7)在医学评估期间暂停rTMS治疗。

(8)患者抽搐发作结束且意识清醒后,予以解释和心理支持。

2.晕厥

该反应发作短暂,较抽搐发作更为常见。先兆期,患者可有"我想躺下来"或"我透不过气",以及视野变窄、黑视和感觉发热等主诉,并伴有心动过缓和脉搏缺失等支持循环性晕厥的体征;当患者出现循环性晕厥时,可主诉内脏不适、恶心、呕吐、头晕、面色苍白、出汗等。处理措施如下。

(1)记录晕厥的持续时间和严重程度。

(2)告知患者晕厥是可能的不良反应,但预后良好。

(3)指导患者在治疗前补充水分。

(4)监测体位性低血压相关药物的使用情况。

(5)如果患者发生晕厥,立即停止rTMS治疗,使患者平卧、双腿抬高。

(6)在rTMS治疗前后检查患者血压、脉搏。

3.疼痛

该反应较常见,多为一过性,与患者敏感程度、刺激方案有关。治疗前应告知患者 rTMS 可能会产生疼痛不适。

4.一过性精神症状

一过性精神症状如躁狂、焦虑、激越、自杀意念和失眠等,较少见。若出现相关反应可暂时中止治疗并观察。处理措施如下。

(1)监测 rTMS 治疗可能诱发的失眠、焦虑、激越,对易感个体使用标准的躁狂评估量表进行评估。

(2)评估合并使用药物的作用。

(3)评估 rTMS 治疗是否应终止。

5.听力损失或耳鸣

rTMS 治疗产生磁刺激时的瞬间声音强度可超过听觉系统能承受的安全范围,建议治疗中采用听力保护装置(如耳塞)。应特别慎重应用 rTMS 对幼儿、耳部噪声导致听力下降或合并使用耳毒性药物的患者进行治疗,仅在治疗可获益的情况下使用,处理措施如下。

(1)评估听力损失程度、耳鸣持续时间和严重程度,以及与 rTMS 疗程的关系。

(2)检查听力保护装置是否完好。

(3)指导患者监测听力损失、耳鸣的情况,及时报告 rTMS 操作人员。

(4)必要时建议患者咨询耳科专家。

五、其他物理治疗方法

(一)迷走神经刺激

在颈部迷走神经的周围植入电极,对迷走神经进行反复的电刺激脉冲,达到治疗疾病的方法称为迷走神经刺激(vagus nerve stimulation,VNS)。临床上主要应用于癫痫和抑郁障碍的治疗。有关 VNS 抗抑郁的作用机制尚不清楚。

1.适应证

VNS 在精神科主要用于治疗抑郁障碍。美国 FDA(2006 年)批准 VNS 可以作为抑郁障碍的辅助治疗,并规定用于"当前抑郁发作,在经过至少 4 种抗抑郁药治疗后疗效不佳的慢性或复发性的成年抑郁障碍患者"。VNS 治疗抑郁障碍的有效性尚不肯定,仍需要进一步研究。

2.疗程与治疗参数

VNS 治疗抑郁障碍起效时间较慢,往往需 1 年左右的时间,但其耐受性较好,复发率也相对较少。VNS 常用的参数为刺激 30 秒,休息 5 分钟,每天刺激 24 小时。

3.不良反应

不良反应多数出现在治疗初期,主要包括声音改变和嘶哑、咳嗽、呼吸困难及颈部疼痛等,但随后会逐渐缓解。未发现 VNS 对认知功能有影响。

(二)深部脑刺激

深部脑刺激(deep brain stimulation,DBS)是通过深部脑刺激器(脑起搏器),对深部脑组织的特定部位给以连续脉冲刺激而治疗精神障碍。该疗法的作用机制尚不明确。刺激部位的选择、刺激频率、脉冲宽度、刺激时程等因素决定了其临床治疗效果。

1.适应证及靶点选择

（1）强迫症。美国 FDA 于 2009 年批准深部脑刺激治疗"慢性、严重的强迫症"。治疗靶点选择：①伴强迫症状的帕金森病患者，常用的治疗靶点为丘脑下核；②强迫合并抑郁症的患者，治疗靶点常选择腹侧壳核。

（2）难治性抑郁症，疗效尚不肯定。有研究提示，靶点分别选择在双侧扣带回或双侧腹侧纹状体等可取得较好的疗效。

2.不良反应

由于该治疗需要通过手术植入装置，因此手术过程、治疗装置、刺激本身等均可能产生不良反应。

（1）手术可能导致组织、血管损伤、出血、感染或病发作。

（2）植入仪器可能产生的不良反应包括植入电极松动、移位。

（3）与刺激本身有关的不良反应最常见，包括构音困难、麻痹、肌肉抽搐、复视等，但这些不良反应大部分是短暂而可逆的。

（三）运动疗法

运动疗法是鼓励、引导患者科学系统地坚持参加运动，从而达到改善或消除症状，治疗疾病的一种方法。研究提示，运动刺激可增加脑啡肽的生成，从而增加愉快情绪和调节免疫功能；身体运动还可直接降低焦虑和紧张情绪，从而减低应激水平，提高应激能力。

1.适应证和方法

运动疗法的原则：循序渐进、适可而止、因人而异、因病不同。运动疗法几乎适用所有精神障碍的不同时期，临床上根据情况选择。

（1）焦虑障碍：常用于广泛性焦虑障碍、惊恐发作、恐惧障碍、强迫障碍及躯体疾病所致的焦虑。可选择趣味性较强或患者感兴趣的活动为治疗项目。如跑步、打球、打拳（太极拳）、瑜伽等。

（2）抑郁障碍：常用于动力较差的患者，如食欲缺乏、懒散、丧失兴趣、自责等。常选择技巧性的集体运动项目，如足球、排球、篮球等。

（3）其他疾病：任何疾病在康复期均可以选用适当的运动疗法，但要根据患者的躯体情况，科学有效地治疗。

2.注意事项

（1）运动前准备及结束时放松，以免肌肉和骨骼受伤。

（2）学习并掌握一定的运动常识和规则，防止身体损伤，增加乐趣和自信。

（3）选择运动项目，主要根据患者的实际情况和所处的环境条件而定。

（4）运动强度控制在最大强度的 $50\%\sim80\%$。常用方法：运动时脉搏控制在（170－年龄）的水平；最高脉搏数控制在（220－年龄）的 $60\%\sim80\%$。运动后比运动前的脉搏数增加 $41\%\sim70\%$ 较为适宜。

（5）运动时间依个人的具体情况而定，一般至少 10 分钟，通常为 30～45 分钟。由于运动时间和运动强度密切相关，当运动强度提高时，运动时间可适当减少，反之则增加。一般每天运动 1 次，最少不低于 3 次/周。

（四）光照疗法

光照疗法（简称光疗）是让患者接受日光或人工光照射，达到治疗精神障碍的一种治疗方法。该疗法由 Rosenthal 在 1984 年首次用于抑郁障碍患者的治疗，可缓解抑郁症状。其作用机制可能是光照改变了抑郁患者的生物节律和季节节律,引起昼夜节律提前,从而达到治疗作用。

1.适应证

光照疗法的主要适应证是季节性情感障碍,若患者伴有睡眠增加、渴求糖类食物(碳水化合物)、下午精力不足等疗效更佳。光照疗法也用于其他抑郁障碍的辅助治疗,但疗效有限。

2.不良反应

大多数患者对光照疗法有较好的耐受性,治疗的早期,约半数可能出现轻度的不良反应,如头痛、眼刺激、视物模糊、视觉疲劳和血压升高等,晚上接受治疗者可能导致失眠。多数患者的不良反应可自行改善,导致躁狂状态及自杀企图虽少见,但已有报道。正规的光照疗法目前尚无眼睛或视网膜损害的报道。

3.注意事项

光照疗法操作难点是治疗时间。临床上常用的光照盒多数选择白色冷光,以减少紫外线的伤害。治疗时间通常选在上午,患者醒后数分钟内开始,每天治疗时间为 30～45 分钟。如果治疗有效,应持续治疗,直至患者病情缓解。

(李识昆)

第三节　精神障碍的心理治疗

心理治疗亦称精神治疗。根据英国牛津英文字典中的定义,是指"通过沟通来处理精神疾病、行为适应不良和其他情绪问题的各种形式治疗,即一名训练有素的治疗者与患者建立起工作关系,旨在减轻症状、纠正不良行为方式,以及促进健全人格的发展"。简而言之,心理治疗是一种治疗形式和特殊的人际关系过程,主要是通过在治疗者与患者之间,或者在集体环境下小组成员之间建立起言语或非言语的交流或沟通,其目的为帮助患者减轻情绪障碍,改变态度,以及纠正适应不良的行为方式,促进人格成长,以及更加有效地应对和处理生活中的问题。

值得提出的是,在国外尤其是在欧洲大陆和 20 世纪 80 年代以前的文献中,心理治疗一词最初是指精神分析性心理治疗,是狭义的,不包括行为治疗、家庭治疗等。近年来更多地是指广义的,即主张用 psychotherapy 或心理学治疗来代替。

现代心理治疗(无论是精神分析与动力学治疗,还是行为治疗)的发展与临床应用最初是基于神经症患者,其中相当一部分患者是焦虑障碍,尤其在精神药物治疗出现(20 世纪 50 年代)以前,心理治疗是焦虑障碍的主要治疗方法。当然,随着 20 世纪 60 年代以来其他心理治疗理论与方法的发展(尤其是认知行为和人本主义心理治疗等),心理治疗在许多精神障碍的治疗中得到广泛应用与推广。特别是认知与行为治疗的发展,进一步奠定了心理治疗在抑郁、焦虑障碍等治疗中的作用,在许多国家的防治指南中已将其与药物合用或单用作为一线推荐的治疗方法。

一、概述

(一)心理治疗的定义

心理治疗指由经过专门训练的治疗者,运用心理学的专业知识、技术和方法,通过与患者建立专业的、积极的人际互动关系,影响或改变患者的认知、情绪及行为等,以改善患者的症状,缓解或消除患者的痛苦,提高社会适应能力,促进其人格的成熟和发展。

(二)心理治疗的目标

心理治疗的初级(阶段性)目标是消除或缓解患者的心理症状、解除痛苦;根本目的是激发患者的潜能,促进其人格的成熟。由于影响心理治疗的因素众多,因此多数心理治疗只能达到初级目标。

(三)心理治疗的分类

心理治疗种类繁多,据统计有数百种之多。临床常用的分类方法如下。

1.按心理学派理论分类

精神分析法、行为治疗、认知疗法、人本主义治疗、系统性心理治疗、一般支持性心理治疗等。

2.按治疗的对象不同分类

个别心理治疗、夫妻(婚姻)治疗、家庭治疗、团体(集体)心理治疗等。

3.按治疗时间的长短分类

长程心理治疗、短程心理治疗、限期心理治疗、一次性开放式的心理治疗等。

(四)影响心理治疗的因素

由于心理治疗是以独特的人际关系为特征的治疗方法,而每一个人既是独一无二的,又处在极其复杂的社会中。因此,影响心理治疗的因素很多。

1.实施治疗者

实施治疗者的素质和能力是治疗成败的关键因素之一。实践证明,实施治疗者之间的素质和能力差异,比不同的治疗方法之间差异更大。如果实施治疗者能力不足,任何治疗技术也难奏效,甚至失败。优秀的治疗者应是既感情丰富又富有理智、胸有城府、善于表达;既自信又不固执,既幽默又不庸俗;果断而不鲁莽,热情而不轻浮,耐心而不拖沓。

2.接受治疗者

患者的人格特征和疾病的种类影响其接受治疗的程度,也决定治疗的最终效果。人的性格各不相同,暗示性高低不一,治疗的反应也有差异。如性格偏外向、暗示性较高的人容易接受心理治疗。故心理治疗的实施应该因人而异。实践表明,精神病性症状越重,心理治疗效果越差,而"病感"越重治疗效果越好。

3.治疗关系

心理治疗必须建立在良好治疗关系的基础上。首先,心理治疗只有通过建立良好的治疗关系才能完成;其次,良好的治疗关系直接影响治疗效果。心理治疗关系是一种专业的、积极的人际互动关系;治疗者尊重、接纳患者,不批评、不替代、不偏倚。

4.治疗技术

心理治疗技术种类繁多,不同的心理治疗技术都受其学派理论的影响,形成各自的特点。由于心理治疗技术的不同(包括方法、形式、关注点及疗效评价),所以其适应证的选择也不一样。

(五)心理治疗的基本原则

心理治疗是一种给予帮助的方法,它与非正式的帮助有两点根本不同:从事这项工作的人员必须经过专门培训,并且经有关管理机构批准或认可;根据一定的理论假设来系统指导实践,即解释患者心理痛苦和问题产生的根源,并采取相应方式来减轻痛苦。

尽管心理治疗的流派和种类各有不同,但其治疗作用的核心成分具有共同之处。①目标为减轻症状;②每种心理治疗都有各自特殊的设置;③心理治疗聚焦于患者当前的问题;④治疗师和患者都要求保持积极主动,后者通常有回家作业;⑤通常有症状的检测,一般为量表的评估;⑥一般都具有疾病心理教育的环节;⑦治疗是具有时间限制的,通常可合并药物治疗。现在很多个体心理治疗的手段经过改良之后进行团体治疗,并加入了一些新的技术,但治疗的关键环节仍被保留。

不过,需要注意的是,心理治疗的疗效评估必须围绕治疗的目标,如果不考虑治疗的目标来评估其疗效是没有意义的。心理治疗的基本目标为症状减轻或缓解,其次为行为或态度的转变,最高目标则是人格的重塑或改变。换句话说,选择不同的治疗目标来比较不同治疗方法的疗效是不妥当的。因此,评估心理治疗的疗效应该包括以下几点。①初期效果,主要为症状的减轻,如焦虑、抑郁、恐惧、紧张、愤怒、疼痛等心理或生理症状的缓解。②中期效果,主要为行为表现的改善,如对配偶态度的改变(比较温和、体贴),对工作或学习逐渐感兴趣,或对老师、长辈表现尊重等。③后期效果,主要为性格表现上的改变,人格变得比较成熟,能够比较有效地应用合适的方法去处理和应对挫折和困难。如改变了待人的处世态度、对人生的基本看法,以及对自我的认识和了解。

(1)适应证:急性或慢性神经症性障碍患者;人格障碍患者;生活中遭遇危机,有急性情绪反应的患者;性功能与性心理障碍;行为问题,如酒精中毒、药物依赖、进食障碍;儿童青少年的情绪、品行及发育障碍。另外,也可作为辅助治疗用于心理生理障碍,对躯体疾病有心理反应(如焦虑和抑郁)的患者,非器质性精神障碍患者的康复,以及精神发育迟缓者。如果从临床实用角度来看,心理治疗可用于减轻主观症状,如焦虑、抑郁、强迫性思维与强迫动作,以及躯体化问题;改善情绪功能,如不能体验或表达情感、过分或不恰当的情绪克制;提高自我意识,如自卑、缺乏目标或成功意识,缺乏自我认同;改善人际交往功能,如不能建立和保持适切的人际关系、缺乏自信、过分依赖或主动回避等。

(2)禁忌证:急性精神病发作期、严重的内源性抑郁症(有精神病性症状)、轻躁狂、器质性精神障碍、严重的反社会性人格障碍、严重消极自杀(可采用危机干预)等。

二、常用心理治疗方法

(一)一般心理治疗或支持性治疗

一般心理治疗或支持性治疗是所有临床工作者需要掌握的沟通技能,适用于帮助近期遭遇疾病或人际逆遇的人,支持患有不能治愈的内科或精神科疾病的患者,或者是帮助有应激性问题不能完全自己解决的人(如照顾残疾儿童)。其治疗目的是减轻应激性逆遇,而不是改变其他症状。

表3-8简列了支持性心理治疗的特点。支持性心理治疗中的一个重要的内容就是患者与治疗医师之间的治疗性关系,治疗医师应该避免过多地卷入患者事件之中,保持公正、客观的指导。

1.基本技术

(1)倾听:首先是应安排充分的时间来谈患者的问题。通过耐心的倾听,让患者感到医师在关心他和理解他。治疗医师在倾听过程中的非言语性集中注意的姿态和重复、回述、归纳患者所讲的内容会有助于提高倾听的效果。可以毫不夸张地说,倾听是心理治疗的一个核心技术,即好的心理治疗医师不在于讲多少,而在于听多少。

表 3-8 支持性心理治疗的特点

目的	保持或恢复最佳的功能水平
患者标准	健康人面临应激性生活环境（如适应障碍）
	患有严重疾病的患者
	缺乏自我的人（如精神分裂症、精神病性抑郁康复患者）
	躯体疾病的患者
技术	有能力并能给予帮助的治疗医师
	支持
	治疗医师的角色为指导者
	很少或不做移情分析性解释
	常合用药物
	积极的态度
	讨论改变行为、社交与人际技巧
支持性技术	建议、鼓励、强化、劝告、教育、现实检验、认知纠正、保证
疗程	简短（几天至几周）或非常长（数年）

（2）解释和指导：接下来是就患者有关躯体和心理问题给予解释和知识教育，矫正有关不正确的认识或卫生知识，并给予有效的指导和必要的健康教育。许多患者是因为错误地理解其疾病性质或可能的后果而出现不必要的担忧。这种误解往往会因为患者的焦虑和不能重视最初提供的信息而加深，也可能是因为医师倾听患者问题的时间不足所致。缺乏耐心和足够时间倾听患者的叙述是临床医师容易发生的一个常见错误，应注意避免。理论知识是解释和指导中的重要内容，如对焦虑、抑郁患者解释有关焦虑和抑郁症状产生的心理学假设、生物学的研究发现及其药物与心理治疗的机制等。在给予这些解释、指导和知识教育时，治疗医师须注意用通俗易懂的语言或形象化比喻来说明，而不是上专业课。

（3）减轻痛苦或逆遇：下一步是通过鼓励患者情绪表达来减轻苦恼或心理压抑，亦称疏泄。为了达到这一目的，治疗医师可以先告诉患者，许多人遇到棘手的问题或挫折时会既感到悲观绝望，又感到愤怒、敌对的混合情感体验，即使知道无法解决，但讲出来会好许多。告诉患者这一点后，再鼓励其将有关问题的感受表达出来，而不是压抑。

（4）提高自信心：如果患者长期存在问题，如患慢性疾病（高血压、糖尿病、关节炎等），很容易丧失信心和希望，精神萎靡，对这类患者，提高其自信心特别重要。即使医师不能担保最终是否能够康复，但用一些心理支持的方法常常可以使患者保持活下去的希望。如帮助患者复习回顾自己虽长期患病，但仍保留的一些优点和兴趣爱好。因为即使存在疾病或不良反应所致的严重损害，患者也仍然会保持一些功能和乐观，应该鼓励他们认识到这一点，并学会使用和自娱自乐，即"知足者常乐"。例如，乳腺癌根治术后的患者往往因自我形象缺乏吸引力等产生自卑，可以提供有关人际交往的一些心理学知识，让患者认识到能力吸引与志趣爱好相似性的吸引，也可以建议做乳房整形再造术。

（5）鼓励自我帮助：最后，治疗医师应该鼓励患者学会自助，即使是患有严重疾病或残疾的患者也可以学会自助。自助的目的是帮助患者在配合常规临床治疗需要和继续保持原有功能之间建立起恰当的平衡,这是支持性心理治疗的一个最重要目的。一般来说,大多情况下要求达到这样的目的,因为医师所提供的保健服务不可能永久地让患者依赖下去。鼓励患者学会自助和自我处理问题的能力,这是支持性心理治疗以及其他各种治疗方法,包括一系列心理治疗和药物治疗的最终目标。让患者认识到,心理治疗是在患者遇到问题或痛苦时所提供的一种帮助,起的作用是"拐杖"支撑作用,目的是帮助患者"吃一堑,长一智"。在今后的生活过程中,应该学会应用治疗过程中所学到的各种知识或技巧来"举一反三"地调节自我的心理功能,而不是长期依赖于医师,靠"拐杖"走路。

2.临床应用

心理治疗的第一次会谈时间一般要比以后的会谈长一些(30~45分钟),以便有充分的时间听患者的叙述和了解病史。以后每次治疗性会谈一般15~20分钟就可以了。除非又有新的问题出现而延长一些时间。起初的会谈一般为每周1次,直至主要问题解决,然后会谈治疗的间歇期可以拉长到2~3周1次或更长。在考虑每次会谈时间的长短、会谈的频度和疗程时,医师应兼顾患者的需要与自己工作安排上的协调(因为其他患者也有相同帮助的需要),同时还要考虑到长期支持治疗患者对医师产生依赖的危险。临床上,支持性心理治疗也可以由一名护士或其他临床工作人员来负责给予。

(二)行为治疗

行为治疗是应用实验和操作条件反射原理来认识和治疗临床问题的一类心理治疗方法,它强调问题、针对目标和面向将来。首先对患者的病理心理及有关功能障碍进行行为方面的确认、检查和监察,以及对有关环境影响因素进行分析,然后确定操作化目标和制定干预的措施,目的是改善患者适应功能的数量、质量和整体水平。表3-9归纳了该治疗的基本特点。

表 3-9　行为治疗的基本特征

目的	消除不恰当的行为方式,代之恰当的行为
患者标准	不良习惯(如吸烟酗酒)
	靶症状(如变态性行为)
	恐怖、焦虑、抑郁、强迫
	某些心理生理反应(如头痛、偏头痛、高血压、雷诺病)
	性功能障碍
技术	放松
	系统脱敏
	暴露治疗与满灌
	厌恶治疗
	生物反馈
疗程	常限时、短程

1.基本原则

各种行为治疗方法的应用均应遵循以下一些基本原则。

(1)循序渐进:逐步给予一系列的练习作业使得患者在处理比较简单的问题中获得信心,最后处理较严重问题,即让患者认识到路一步一步地走、饭一口一口地吃这样的道理。

(2)行为分析:了解、监察症状和行为表现是行为治疗的一个重要部分,可以使用记日记或用评定量表的方式来记录何时出现症状和行为类型(B),有何诱因和可能的促发因素(A),会出现何种后果及可能的强化因素(C)。这种对于事件有关的行为进行详细检查的方式称为行为分析 ABC。当然,在治疗期间,日记和量表也作为疗效进展和重新考虑治疗方案的一种检查工具。

(3)实践或练习:将行为作业看成实验来实践完成。须注意,如果达到目的,则意味成功;但没有达到目的并不意味是失败,而是有一个机会更多地了解和认识问题,同时考虑下一步的治疗方案。

2.基本技术

(1)系统脱敏:治疗医师采用深度肌肉放松技术拮抗条件性焦虑,先同患者一起制订一份与恐惧、害怕有关的导致焦虑的境遇等级表,然后在治疗中将习得的放松状态来抑制焦虑反应,这一过程又称交互抑制。因此,系统脱敏包含了 3 个步骤,即放松训练、等级脱敏表,以及这二者的配合训练。

(2)满灌疗法:是让患者面临能产生强烈焦虑的环境或想象之中,并保持相当时间,不允许患者逃避,从而消除焦虑和预防条件性回避行为发生。因为焦虑症状不可能持续高水平地发展下去,它是波动变化的,即有一个开始、高峰和下降的过程。其疗效取决于每次练习时患者能坚持到心情平静和感到能自制为止,不能坚持到底实际上就等于逃避治疗。

(3)逐级暴露:基本过程与满灌疗法相似,不同的是焦虑场景是通过由轻到重逐级进行的;但又不像系统脱敏,它没有特别的放松训练,且治疗往往是在实际生活环境中进行,而非想象训练。

(4)参与示范:是让患者通过模仿来学习,即通过观察他人的行为和行为后果来学习。

(5)自信心及社交技巧训练:是教导患者在社会环境中如何恰当地与人交往,用能够使对方接受的方式来表达出自己的观点,既达到目的同时又不伤害和贬低他人。用于自信训练的行为技术有角色示范、脱敏、阳性强化(奖励合理化行为)。

(6)厌恶疗法:即在某一特殊行为反应之后紧接着给予一厌恶刺激(如电击、催吐剂、体罚等),最终会抑制和消除此行为。常用于治疗酒依赖或药瘾、性欲倒错(如同性恋、恋物癖、窥阴癖等),以及其他冲动性或强迫性行为障碍。

(7)行为治疗辅助工具:即通过仪器或电子设备的使用,患者在自然环境下学习比较适应的行为方式。如用节拍器控制的言语重训练来治疗青少年和成年人的严重口吃障碍。

(8)阳性强化和消除法:根据操作条件反射理论,如果在一种行为之后得到奖赏,那么这种行为在同样的环境条件下就会持续和反复出现。如果行为之后得到的是惩罚或者是根本就没有反应,那么这种行为就会在同样的环境条件下减弱或不再出现。目前已将这一规律用于临床,主要有两种技术,即代币法和神经症行为的矫正。

(9)治疗协议或临时合同:是指应用建立治疗协议的方法帮助夫妻双方找出他们最希望看到对方的行为,这种帮助他们相互间沟通的方式或方法,甚至可以用书面的方式写下来,成为一种临时的合同。

(10)自控法:即让患者主动参与制定和执行行为矫正的方案,从而达到改变不良行为的目的。对于行为治疗医师来说,自控就是让患者自己处理好环境诱因和后果关系(即差异刺激与强化源的联系),最终达到治疗目的。一般来说,自控法尤其适用于改变那些根深蒂固的习惯,如贪食和吸烟,也可作为辅助其他治疗的手段(如锻炼等)。治疗过程包括分析情景、处理诱因和处理后果等3个步骤。

3.临床应用

行为治疗的临床应用非常广泛,且针对不同疾病的疗效亦不完全相同。表3-10归纳了其疗效与适应证。

表3-10　行为治疗对常见疾病的疗效比较

疗效	常见疾病
疗效肯定	焦虑障碍(广场恐怖症、单纯恐怖症和强迫症),精神分裂症,心身障碍(高血压、雷诺综合征、慢性疼痛和失眠),性功能失调,进食障碍(肥胖症和贪食),品行障碍,注意缺陷和多动障碍,孤独症和精神发育迟滞
基本有效	心境障碍(非精神病性抑郁和心境恶劣),心身障碍(头痛、胃肠道疾病),遗传性精神障碍,神经性厌食
可能有效	焦虑障碍(惊恐障碍、广泛性焦虑、社交恐怖、创伤后应激障碍),躯体形式障碍,哮喘,性心理障碍(性别认同障碍和性欲倒错),儿童抑郁症

(三)认知疗法

认知疗法是根据认知过程影响情感和行为的理论假设,通过认知和行为技术来改变患者不良认知的一类心理治疗方法的总称。认知疗法不同于行为疗法,因为它不仅重视适应不良性行为的矫正,而且更重视患者的认知方式改变和认知-情感-行为三者的和谐。同样,认知疗法也不同于传统的内省疗法或精神分析,因为它重视目前患者的认知对其身心的影响,即重视意识中的事件而不是潜意识的冲突;内省疗法则重视既往经历,特别是童年期的创伤经历,而忽略意识中的事件。表3-11简列了认知疗法的基本特点。

表3-11　认知疗法的基本特征

目的	确立和纠正认知偏见
患者标准	抑郁症、焦虑障碍等
禁忌证	幻觉、妄想,严重精神病或抑郁症,严重的认知损害,药物滥用,不稳定的家庭系统
技术	认知、行为作业 阅读资料 通过"苏格拉底式"交谈来认识负性偏见的自动性想法 找出患者不恰当的认知图式、信念和态度
疗程	限时,15~25次

1.基本技术

目前有关认知疗法的发展已逐步形成两大流派,即认知分析治疗和认知行为治疗(cognition-behaviour therapy,CBT)。前者是在认知疗法的基础上借鉴和应用精神分析性治疗的方法;后者是在认知疗法过程中强调应用行为治疗中的一系列行为矫正技术。归纳起来,目前国际上常用的认知疗法有4种,即Beck认知疗法、Ellis合理情绪治疗、Ryle认知分析治疗,以及认知行为治疗。其中尤以认知行为治疗应用最为广泛。根据Beck1985年归纳的认知疗法基本技术,共有下述5种。

（1）识别自动性想法：自动性想法是介于外部事件与个体对事件的不良情绪反应之间的那些思想，大多数患者并不能意识到在不愉快情绪之前会存在这些想法。并已经构成他们思考方式的一部分。患者在认识过程中首先要学会识别自动性想法，尤其是识别那些在愤怒、悲观和焦虑等情绪之前出现的特殊想法。治疗医师可以采用提问、指导患者想象或角色扮演来发掘和识别自动性想法。

（2）识别认知性错误：焦虑和抑郁患者往往采用消极的方式来看待和处理一切事物，他们的观点往往与现实大相径庭，并带有悲观色彩。一般来说，患者特别容易犯概念或抽象性错误，基本的认知错误有任意推断、选择性概括、过度引申、夸大或缩小、全或无思维。大多数患者一般比较容易学会识别自动性想法，但要他们识别认知错误却相当困难，因为有些认知错误相当难评价。因此，为了识别认知错误，治疗医师应该听取和记下患者诉说的自动性想法以及不同的情景和问题，然后要求患者归纳出一般规律，找出其共性。

（3）真实性检验：识别认知错误以后，接着同患者一起设计严格的真实性检验，即检验并诘难错误信念。这是认知疗法的核心，非此不足以改变患者的认知。在治疗中鼓励患者将其自动性想法作假设看待，并设计一种方法调查、检验这种假设，结果他可能发现，95％以上的调查时间里他的这些消极认知和信念是不符合实际的。

（4）去注意：大多数抑郁和焦虑患者感到他们是人们注意的中心，他们的一言一行都受到他人的"评头论足"，因此，他们一致认为自己是脆弱的、无力的。如某一患者认为他的服装式样稍有改变，就会引起周围每一个人的注意和非难，治疗计划则要求他衣着不像以往那样整洁去沿街散步、跑步，然后要求他记录不良反应发生的次数，结果他发现几乎很少有人会注意他的言行。

（5）监察苦闷或焦虑水平：许多慢性甚至急性焦虑患者往往认为他们的焦虑会一成不变地存在下去，但实际上，焦虑的发生是波动的。如果人们认识到焦虑有一个开始、高峰和消退过程的话，那么人们就能够比较容易地控制焦虑情绪。因此，鼓励患者对自己的焦虑水平进行自我检测，促使患者认识焦虑波动的特点，增强抵抗焦虑的信心，是认知疗法的一项常用手段。

2.临床应用

认知疗法及认知行为治疗等方法已广泛用于治疗许多疾病或精神障碍，包括抑郁障碍（门诊及住院患者）、焦虑障碍（包括惊恐发作、恐怖症、广泛性焦虑症、创伤后应激障碍）、自杀及自杀企图、强迫症、精神分裂症、进食障碍（包括肥胖症、厌食症和贪食症）、睡眠障碍、人格障碍、性功能障碍及性变态、成瘾问题（包括酒精中毒）、心身疾病（如顽固性哮喘、高血压、肠易激综合征、慢性疼痛、癌症等）、婚姻冲突及家庭矛盾、儿童的品行及情绪障碍（如抽动症及其他病理性行为）。目前在国外有的精神科门诊中，60％的门诊精神科患者是给予认知行为治疗的。

（四）精神动力学心理治疗

精神动力学治疗是建立在精神分析原理基础上的一种心理治疗，其核心是假设一些有意识或无意识的情绪和防御机制导致了患者的不良情绪和认知状态的发生、发展。通过帮助患者对这些因素的内省，如认识并理解这些躯体和精神症状的来源以及对行为的影响，从而改善疾病。主要包括传统的长程精神分析和短程精神动力学治疗，表 3-12 和表 3-13 分别归纳了这两类疗法的基本特征。

表 3-12　精神分析治疗的特点

目的	消除症状,重塑与童年生活冲突有关的人格结构
患者标准	没有精神病
	有内省力(自知力)
	自我意识水平高
	能体验和观察到强烈的情绪状态
	心理或行为问题是因为童年期冲突所致
技术	侧重幻想和移情
	自由联想
	躺椅
	梦的解析
	心理防御和移情解释
	频繁会面(每周 5 次,每次 1 小时)
	治疗医师保持被动角色
疗程	3～6 年

表 3-13　短程精神动力学治疗的特点

目的	澄清和解决影响目前功能的焦点冲突
患者标准	自我水平高
	高求治动机
	能够理解和明确局部问题
	能够在短时间内与治疗医师建立起较密切、信任的医患关系
	对心理假设的解释反应良好
技术	面对面
	心理防御解释和移情分析
	治疗开始阶段便确立限时(明确结束治疗的时间)
	治疗期间侧重患者的焦点问题和反应
疗程	12～40 次,平均 20 次左右

1.基本技术

传统的精神分析理论强调童年期的创伤经历,尤其是潜意识领域的内心冲突及性本能的作用对成年期异常行为或精神症状的影响。在精神分析治疗技术中,治疗师尽量忽视自己的存在而鼓励患者自由地谈论自己的想法和感受(即自由联想),通过提问来澄清问题,通过释梦和内省等技术帮助患者面对阻碍,并给予解释、指点,同时保持相对的被动,最终使得患者领悟,从而改变自我。心理防御机制最初由弗洛伊德提出,用来说明人们在对付那些使人感到烦恼、焦虑的威胁和危险时常采取的自我保护策略,以减轻焦虑和痛苦。

短程精神动力学心理治疗非常强调治疗性医患关系的建立,其中包括良好的会谈行为,如鼓励、支持、复述、解释等。当然,心理防御分析、移情解释和重新塑造等技术也可使用。要求治疗医师有高辨别力的语言技能来进行移情解释,这样才会取得较好的疗效。同时也要求患者有一定的领悟力、文化程度,以及在比较深入地了解患者之后方才进行移情解释。必须注意,过多地应用移情解释会使得患者感到治疗"千篇一律"和"索然无味",不再配合治疗。对于难治性患者必要时可使用释梦技术。

2.临床应用

传统的精神分析治疗的持续时间长达数年之久,每周会谈 4～5 次,每次 1 小时左右,费时较长,且花费昂贵。短程精神动力学心理治疗 10～20 次为 1 个疗程,每周 1～2 次。虽然精神动力学治疗在许多方面临床应用较广泛,但由于缺乏对照、个案研究多、样本不均一、研究方法各异、评价指标多样等各种原因,使得这类治疗(不论短程还是长程)的疗效循证证据并不多。

(五)人际心理治疗

人际心理治疗(interpersonal psychotherapy,IPT)是以人际理论为基础,治疗的重点是围绕患者情绪和人际事件的关系。即伤害性事件和社会压力可以迅速导致抑郁,但亲人和朋友的关心也可以预防抑郁的产生。表 3-14 归纳了 IPT 的基本特征。

表 3-14　人际心理治疗的一般特点

目的	改善人际沟通技能
患者标准	成人、老年人、青少年的情绪障碍
	艾滋病病毒感染阳性的患者、进食障碍
	人格障碍及精神分裂症康复患者等
技术	解释抑郁情绪和人际问题的关系
	识别和解决其中之一的人际问题(悲伤反应、人际角色的困扰、
	角色变化以及人际关系缺乏)
疗程	每周 1～2 次(每次 50～60 分钟)。共持续 12～20 周
	维持治疗每月 1 次,可持续几年

1.基本技术

IPT 是一种限时、可操作性的心理治疗,基本要求是治疗医师应把治疗的重点放在患者的情感调节上,注意抑郁症状与人际事件的相互作用。治疗医师可以采取积极鼓励、尝试多种选择,并在适当的时候直接提供建议等方式。另外,角色扮演对患者建立新的人际交往模式通常也是有帮助的。

IPT 可以分为 3 个阶段:治疗初期通常为 1～3 次会谈,主要为采集病史、做出诊断及介绍 IPT 治疗的一般情况;治疗中期为治疗的主要阶段,重点解决假设的 4 个人际问题中的 1 个或 2 个问题,即悲伤反应、人际角色的困扰、角色变化或人际关系缺乏;治疗后期为回顾治疗的全过程,巩固疗效并准备结束治疗。

2.临床应用

已经证明 IPT 在抑郁障碍的急性期和维持治疗中均有显著疗效,目前 IPT 可适用于成人、老年人、青少年的情绪障碍、艾滋病病毒感染阳性的患者、进食障碍、人格障碍及精神分裂症康复患者等。对精神活性物质滥用患者的心理社会康复治疗只有少量报道,疗效不肯定。

(六)团体治疗

团体治疗是指治疗者同时对许多患者进行心理治疗。这种方法不仅是为了节省治疗所需的人力,同时还由于患者参加了集体活动,能产生一定的治疗效应。其治疗的目的包括以下几点。①帮助自知力的恢复,使患者认识自己的疾病及其性质、症状及其内容,以及疾病和症状产生的有关因素;②解决一些共同的心理问题,例如,因患病而造成的不安全感、自卑感和绝望感等;③配合治疗,巩固疗效,防止复发。表 3-15 简述了团体治疗的基本特点。

表 3-15　团体治疗的特点

目的	减轻症状
	改善人际关系
	改变家庭、夫妻间的特殊心理动力学问题
病例选择标准	根据小组的类型不同,可有不同的选择
	小组成员要有同源性即针对相同的某一症状或障碍
	青少年或人格障碍患者可能特别有效
	如果需要纠正某些症状的话,家庭和夫妻双方亦可参与
禁忌证	有肯定自杀危险的;对家庭成员或夫妻有暴力行为的
	指导-支持性集体心理治疗
治疗类型	精神动力学-人际集体心理治疗
	家庭治疗
	夫妻治疗
疗程	数周至数年,限时或不限时

1.基本技术

(1)讲解阶段:由治疗者讲解团体治疗的目的和意义,本组患者所患的疾病及其性质,常见的心理症状及心理问题,治疗的方法及其作用和效果,疾病的预后和转归,以及争取较好预后的可能途径。讲解人应用通俗易懂的语言,深入浅出而又具体生动地把科学道理讲清楚。并且要强调患者的主观能动性在促使疾病向有利方面转化中的重要性,鼓励患者在集体中敞开内心世界,积极主动地参与。能否形成生动活泼的治疗气氛,往往与讲解人的经验和技巧密切相关。

(2)讨论分析阶段:启发和引导患者,联系自己的情况进行讨论和分析,这是治疗中最重要的一环。只有通过讨论,才能把科学知识消化,转变成患者自己的知识。这一阶段,开始时要鼓励患者自己谈,鼓励任何愿意倾吐的意图,不要急于解释和分析。而且在整个这一阶段中,都应以患者自己诉述或相互讨论为主。治疗者的任务只是中介者和催化者,使讨论向深度和广度发展,并引向正确的方向。

(3)制订康复规划阶段:在经过充分讨论以后,让患者结合自身情况订出自己的康复计划。规划不要求面面俱到,有怎样的认识,便怎样打算。好的规划可以在集体中交流让大家一起来议论。

2.临床应用

一般为 10～15 人为 1 组,每周 1～2 次,每次 1 小时左右,疗程为 4～8 次。目前常用于社区精神卫生宣教和住院患者的健康教育等。

(七)家庭、婚姻治疗

家庭治疗是旨在矫正家庭系统内人际关系的一类治疗方法。其理论假设将症状行为与问题视作异常家庭关系的结果而非某一成员的特性,即心理障碍产生于家庭内部人际关系而非个体本身。婚姻治疗是对婚姻关系出现问题的配偶进行心理治疗,旨在改善配偶间的婚姻状态。婚姻治疗所注重的是夫妻的关系,包括他们之间的情感、相处关系、沟通状况或所扮演的角色等。由于夫妻是家庭的一部分,因此婚姻治疗在某种意义上可以包括在广义的家庭治疗中。

精神障碍(如抑郁、焦虑障碍,精神分裂症、人格障碍等)患者存在婚姻与家庭问题并不少见,对疾病的复发、预后转归和康复均有影响,并且它可以是精神障碍的后果,也可能是诱因。因此,婚姻与家庭治疗可有助于改善患者的精神症状,常用的技术包括行为干预、问题解决和婚姻策略指导等;一般提倡与药物治疗合用。总体而言,由于研究方法、研究数量等问题,可供使用的相关循证证据比较少。已有研究表明,家庭治疗和婚姻治疗可以减轻抑郁、焦虑症状,并减少复发,近来有一项包括 8 个婚姻治疗的 meta 分析的研究发现其疗效与个体治疗相当,并且失访率明显低于药物治疗。但由于纳入研究少且研究方法问题,其研究结果的可信程度受到质疑。目前认为,婚姻治疗的疗效很大程度上取决于抑郁、焦虑症状是否与婚姻关系紧张有关。有研究提示,接受家庭治疗的患者较不接受的患者更容易有症状的改善。

(孙　宁)

第四节　精神障碍的康复治疗

康复从其原文的字意来看,是指"复原""恢复原来的良好状态""重新获得能力"等。就现代医学科学的认识而言,康复主要是指躯体功能、心理功能和社会生活能力(包括职业能力)的恢复。精神障碍的康复治疗就是尽可能地综合应用医学、教育、社会、职业等一切可能的措施,尽量纠正病态的认知与行为,最大限度地恢复精神障碍患者适应社会生活的精神功能并回归社会。

一、概述

精神康复是通过学习(训练)措施和环境支持,以尽可能使社会性及职能(职业)性角色功能恢复到最大限度;当恢复功能受到持续性缺陷与症状的限制时,应致力于帮助此个体获得补偿性生活、学习和工作环境,以及将其功能调整或训练到实际可达到的水平。

(一)精神障碍康复的原则

精神障碍康复的原则主要有以下 3 个方面。

1.功能训练

康复工作的现实目标是人体的功能活动。精神残疾人会出现种种心理功能缺陷,如情感交流障碍、社会交往障碍、认知障碍等,表现在生活、学习、工作等方面的功能障碍。必须通过有效的功能训练使他们重新获得或恢复失去的功能。例如,目前比较盛行的独立社会技能训练,采用程式化的训练方法,临床证明非常有效,值得推广。

2.全面康复

全面康复指在心理上(精神上)、生理上(躯体上)及社会生活上实现全面的、整体的康复,又称为整体康复或综合康复。全面康复也同样是指在康复的四大领域(医疗康复、教育康复、职业康复、社会康复)中全面地获得康复。由此看来,康复不仅仅是针对功能障碍,更重要的是面向整个人。

3.重返社会

康复最重要的一项目标是通过功能改善及环境改造而促进患者重返社会。这样才能促使康复对象力争成为独立自主和实现自身价值的人,达到平等参与社会生活的目的。尽可能地创造条件在社区建立过渡性的康复设施(如日间康复中心、工疗站、中途宿舍等),以促进逐步地、较理想地回归社会,同时尽量争取社会支持以解决这类患者和残疾者的就业和职业康复问题。

(二)精神障碍康复的主要任务

1.生活技能训练和社会心理功能康复

认真训练生活、学习、工作方面的行为技能,包括独立生活的能力,基本工作能力、人际交往能力、解决问题技能、应付应激技能等,使患者能够重新融入社会。

2.药物自我管理能力训练

使得患者了解药物对预防与治疗的重要意义,自觉接受药物治疗;学习有关精神药物的知识,对药物的作用、不良反应等有所了解,学会识别常见的药物不良反应,并能进行简单处理。

3.学习求助医师的能力

在需要的时候,能够自觉寻求医师的帮助,能向医师正确地提出问题和要求,能有效地描述自己所存在的问题和症状。

4.改善生活环境条件

改善周围环境和社会条件,同时积极谋求社会的同情和支持,并在服务设施和生活条件上尽可能照顾到心理社会功能障碍患者康复的需求。

5.贯彻支持性心理治疗

在整个康复训练过程中,始终结合有效的支持性心理治疗,进行必要的心理教育和干预,从情绪和理智上支持精神障碍残疾者,以促进心理康复。

6.进行家庭及社会干预

积极采取心理社会干预尤其是家庭干预的形式,充分动员家庭成员、亲友等参与,并进一步发挥社区、家庭、基层机构以及患者亲友的"联谊"作用,促使家庭负担起应尽的责任。

7.促使患者逐步回归社会

创造条件在社区中建立有利的过渡性康复设施,如工疗站、日间医院等,使患者能逐步达到较为理想的康复而顺利重返社会。

8.努力提高生活质量

尽力提高患者在精神康复过程中的生活质量,最大限度地促使各种活动功能、技能、效能的恢复,并努力改善其社会地位、经济条件与健康状况等,是患者全面康复的首要目标和方向。

二、精神障碍的医院康复

我国大多数精神障碍患者基本在精神病院或精神病疗养院内进行治疗和康复。同时,由于治疗手段和目前学科发展的限制,还难以对所有的精神疾病进行有效而彻底的治疗。而家庭和单位也不愿让一个还残留某些精神症状的患者住在家里,或由单位照管,许多精神病患者就长期滞留在精神病院内,脱离了家庭和社会,导致社会功能衰退,出现继发残疾。因此精神病和精神障碍患者的医院康复成为整个精神障碍康复的重要环节之一。

(一)医院康复的工作内容

(1)训练患者基本的心理社会功能,包括生活、学习、工作、交流等基本的行为技能。

(2)给患者创造愉悦的医院氛围,让患者心理放松,愿意来医院就诊及住院治疗。

(3)培养良好的医患关系,提高及改善医院工作人员的服务质量及服务态度,以增加患者的依从性,促进疾病的康复。

(4)教会患者一些技能,让患者充分利用闲暇时间,找到适合自己的娱乐活动。

(二)医院康复训练的方法

越来越多的证据表明,严重的精神障碍患者认知功能明显损害,患者常常与同伴失去联系,独居一处,婚姻困难,失去接受教育的机会与就业机会。那么,对于这些患者进行社会心理康复、社会技能训练、学习行为技能训练就更为重要了。

1.社会技能训练

(1)症状训练:主要技能训练包括如何发现患者复发的征象及如何处理这些征象、如何适应精神病性症状,如何避免滥用非法药物与酒精滥用等。目的是帮助患者与家属早期识别复发的迹象、处理精神症状对患者的影响,促进患者的社会功能康复。

(2)药物自我管理训练:学习有关精神药物的知识,对药物的作用、不良反应等有所了解,学会常见的药物不良反应,并能进行简单的处理。

(3)重返社会训练:与患者、家属一起制定重返社会的计划,包括如何获得社会的支持、如何应对歧视和偏见、如何定期门诊复查、如何恢复工作等。

(4)基本谈话训练:这是人际交往的基本技能,教会患者在不同场合使用合适的语言与非语言沟通方法。

(5)预防酒精滥用、毒品滥用的训练:教会患者如何识别毒品,抵制、停止使用酒精毒品,防止复发等。

2.健康教育

健康教育是指对慢性精神疾病患者及其家属就其疾病的性质、转归、发病相关因素、治疗、不良反应、康复等内容进行指导方面的工作。教育的实施者可以是专家,也可以是已经康复经过培训的患者。健康教育的结果分为两类:近期的(如对疾病的了解、遵从医嘱行为)和远期的(如复发、再入院等)。研究表明,教育可以明显增加患者与家属对疾病的认识,但不一定会改变遵从医嘱的行为、复发以及再入院。

3.预防复发训练

预防复发训练的主要内容是教会患者及其家属如何识别环境的诱发因素、早期识别复发征象以及如何应对上述问题。预防复发也强调应激应对技术,与有复发经历的患者讨论引起复发的相关因素,如停药、减药、压力过大、严重的生活事件等。预防复发训练可以是个体的咨询,也可以是群体治疗。研究表明,预防复发训练可以降低复发率和再入院率。

(三)精神障碍的社区康复

社区是指若干社会群体(家庭、氏族)或社会组织(机关、团体)聚集在一定地理区域,形成一个在生活上相互关联、相互依赖的大集体。社区康复是以社区为基础的康复,具体是指让精神障碍的患者在社区得到服务,克服疾病所导致的各种功能缺陷,达到躯体功能、心理功能、社会功能和职业功能的全面复原,回归社会。

实现社区康复需做到以下几点。①个体化,应结合每位患者的特点,制定个体康复计划和措施。②整体化,对社区的全部患者应有整体的管理规划,组织协调相关部门的力量进行宏观调控。③长期化,无论是对个人的服务措施还是社区的整体规划,都应该是长期坚持和逐步完善,而不是短期行为。④建立伙伴关系,社区康复是一个需要患者主动投入、全程参与的过程,不能被动的依赖专业人员的引导和督促。所以,在专业人员和患者之间建立平等的伙伴关系至关重要。⑤社区服务人员队伍稳定、培训到位。

精神障碍社区康复的目的是预防精神残疾的发生,尽可能减轻精神障碍残疾程度,提高精神残疾者的社会适应能力,并恢复劳动能力。

社区康复训练的任务:①开展精神障碍知识的宣传,加强公众对精神障碍的重视;②预防和治疗精神疾病,促进精神障碍患者的康复;③开展精神障碍的调查研究,了解社区对精神障碍患者服务的需求;④利用各种社区资源,满足精神障碍患者的需求;⑤参与精神障碍患者政策的制定、评价和管理。

今后精神卫生服务模式的发展方向将会转变。首先,精神卫生服务应该满足患者和家属的需求,提供方便和多方位的治疗康复措施,为患者尽快和最大限度地恢复已经丧失和削弱了的心理社会功能提供可能。同时,要有利于提高患者的生活质量,减轻患者家属由于疾病所带来的巨大心理和经济压力。其次,社区康复有利于降低重性精神障碍的复发率,缩短住院时间,减轻家庭、社会负担,促进患者回归社会。最后,精神障碍社区康复是低投入、高收益的服务手段,能使有限的卫生资源服务更多的患者。

（何　丽）

第四章

焦虑或恐惧相关性障碍

第一节　广泛性焦虑障碍

广泛性焦虑障碍(generalized anxiety disorder,GAD),又称慢性焦虑症。患者因难以忍受又无法解脱而感到痛苦。在我国,绝大多数广泛性焦虑障碍患者并不认识到自己患了精神障碍,往往到综合医院就诊。据估计,广泛性焦虑障碍和惊恐障碍在心血管门诊就诊中约占 10%。发病年龄多在 20～40 岁,女性比男性多见,常为慢性病程。

一、概述

(一)相关概念

焦虑是一种内心紧张不安,担心或者预感到将要发生某种不利情况同时又感到难以应对的不愉快情绪体验。并非所有焦虑都是病理的,在日常生活中,焦虑是每个人的防御性情绪,激励我们积极行动,达成更好的结果。

病理性焦虑又称焦虑症状,指持续的紧张不安、无充分现实依据地感到将要大难临头。其临床特点包括以下几点。①焦虑情绪的产生无现实依据,或焦虑情绪的强度与现实威胁明显不相称;②焦虑情绪持久存在,不随客观问题的解决而改善;③伴随强烈的自主神经系统症状,如心悸气短、胸闷、口干、出汗、肌紧张性震颤、颤抖或颜面潮红、苍白等;④焦虑情绪导致明显的精神痛苦和自我效能下降;⑤灾难化的预感,对预感到的威胁感到异常痛苦害怕,难以控制,缺乏应对能力。

焦虑障碍又称焦虑症,是一组以上述病理性焦虑症状为主要临床相的精神障碍的总称。

GAD 是一种常见的焦虑障碍。其焦虑没有明确的客观对象,不局限于任何特定的外部环境,症状泛化、持续、波动。病程多为慢性,常反复发作,又被称为慢性焦虑。患者常有一定人格基础,起病时常和生活应激事件相关,特别是有威胁性的事件,如人际关系、躯体疾病以及工作问题等。

(二)流行病学

焦虑障碍是人群中最常见的精神障碍之一。世界卫生组织对全球 28 个国家和地区进行了世界精神卫生调查及跨文化研究,发现焦虑障碍的终身患病率为 13.6%～28.8%,年患病率为 5.6%～19.3%。GAD 在美国普通人群中的年患病率约为 3.1%,终生患病率 5.7%;中国 GAD

患病率较西方国家相比较低,2019 年 Huang 等的研究显示,中国各类主要精神障碍中,焦虑障碍患病率最高,成人任何一种焦虑障碍的终生患病率为 7.6%,GAD 终生患病率 0.3%。多项调查发现,东方及发展中国家焦虑障碍的总体患病率低于西方国家。GAD 女性患者是男性的 2 倍,其发病年龄变异性较大,45~55 岁年龄组患病比例最高。GAD 病程常为慢性,国外资料显示明确诊断前已有 10 年病症的患者不在少数。

在综合医院及基层医疗卫生机构就诊的患者中,焦虑障碍十分常见。其中 GAD 存在于 7%~8% 的基层医疗卫生机构就诊患者中。在急诊反复就诊的非心源性胸痛患者中有 1/3~1/2 患有惊恐障碍。另外,躯体疾病患者合并焦虑障碍的情况也非常多见,如许多慢性阻塞性肺疾病和支气管哮喘患者同时存在明显的焦虑,通过对焦虑进行治疗可以改善患者的呼吸困难和通气功能。

二、病因与发病机制

广泛性焦虑障碍的病因和发病机制并不十分清楚,可能与生物学因素和社会-心理学因素有关。

(一)生物学因素

1.遗传因素

已有的资料支持遗传因素在广泛性焦虑障碍的发病中起一定作用。家系调查发现广泛性焦虑障碍患者一级亲属的患病率达 25%,明显高于正常人群。双生子同病率研究发现,广泛性焦虑障碍患者单卵双生子同病率(50%)也高于双卵双生子(15%),但也有无差异的报道。

2.神经生化因素

与焦虑关系密切的神经递质系统包括 NE 能系统、GABA 能系统、5-HT 系统。

(1)NE 能系统与人类的焦虑反应有关。脑干脑桥背侧的蓝斑核接受具有潜在危险刺激并投射到各个脑区,导致在应激和诱发焦虑情境中的逃跑反应。在猴的动物实验中,刺激蓝斑核可产生害怕反应。广泛性焦虑障碍患者外周血 α_2 受体减少,α_2 受体拮抗药育亨宾能增加 NE 浓度而引起焦虑,影响大脑额叶及边缘系统 NE 能系统的药物可以治疗焦虑症状。

(2)GABA 是中枢神经系统主要的抑制性神经递质,当苯二氮䓬类药物与 GABA 受体复合体结合导致 GABA 受体对 GABA 的亲和力进一步增加,使氯离子更多流向细胞内产生抑制作用。PET 研究发现广泛性焦虑障碍患者左颞极 GABA 受体结合率降低,苯二氮䓬类药物作用于苯二氮䓬类受体可消除焦虑反应,提示焦虑与 GABA 能系统有关。

(3)动物模型和精神药理学的研究均提示,5-HT 与焦虑的关系也十分密切。当 5-HT 释放增加时,出现明显的焦虑反应。而减少 5-HT 转换与释放的药物(如氯硝西泮等)可以减轻焦虑。影响 5-HT 系统的抗抑郁药也可以部分或完全缓解患者的焦虑症状。

3.其他

有限的脑影像资料显示,广泛性焦虑障碍患者白质和基底核的代谢较正常对照降低。脑电生理发现,广泛性焦虑障碍患者的诱发电位和 α 节律异常,睡眠脑电图中睡眠中断增加,δ 波睡眠减少,快速眼动睡眠减少,这些变化与抑郁障碍的变化不同。

(二)社会-心理学因素

弗洛伊德的精神分析理论认为焦虑是一种生理的紧张状态,起源于未获得解决的无意识冲突,自我不能运用有效的防御机制,便会导致病理性焦虑。

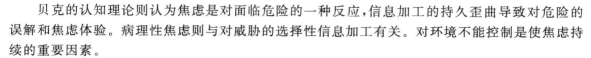

贝克的认知理论则认为焦虑是对面临危险的一种反应,信息加工的持久歪曲导致对危险的误解和焦虑体验。病理性焦虑则与对威胁的选择性信息加工有关。对环境不能控制是使焦虑持续的重要因素。

Barlow 将 GAD 的核心特征过程命名为"焦虑性担忧"。这是一种未来指向的情绪,在这种状态下,个体时刻准备着去应付将要发生的负性事件。这一情绪状态与高水平的负性情感、慢性的过度唤醒、失控感以及对威胁性刺激的高度注意(如高度的自我注意,对威胁性线索的高度警觉)相关。

1.人格因素

广泛性焦虑障碍与人格特征没有必然的病因联系。部分患者在病前具有易紧张、恐惧敏感、警觉性高等人格特点。

2.应激因素

广泛性焦虑障碍患者发病前有的存在心理社会应激因素,患者在遭遇某些生活事件后发病,尤其是威胁性事件更易导致焦虑,但有的患者也可无明确的发病诱发因素。

3.精神分析观点

精神动力学派认为焦虑是压抑在无意识领域中不被意识所接受的冲动向自我发出的信号,使自我通过心理防御机制抵抗来自无意识领域的冲突。当这些防御机制使用不成功,就表现出各种焦虑障碍。广泛性焦虑障碍是患者为避免受到令自己不安的内心无意识冲突的侵扰,为了保护自我而采取的持久焦虑表现。焦虑是一种保护性反应。

4.认知行为理论

行为学派认为广泛性焦虑障碍是焦虑恐惧反应与某种中性刺激结合而形成的一种条件反射。社会学习理论认为,焦虑是个体通过模仿父母的焦虑反应而产生内在的焦虑体验。广泛性焦虑障碍患者由于自动化思维对内外信息危险性的过度评价而激发病理性焦虑的出现。导致广泛性焦虑障碍持续存在的机制可能有以下几点。

(1)焦虑是逃避更强烈的负性情感的一种策略。

(2)对于未来不可能威胁的担心焦虑排除了解决现实问题的紧迫性,限制了解决冲突的能力。

(3)采取某种程度的想象性思维,相信担忧可以阻止更糟糕的结局,从而对焦虑过程进行了负强化。

三、临床表现

GAD 的主要特点是泛化的、持续的、波动的焦虑,即针对各种事件(如身体、学业、工作表现等)的过度焦虑及担忧。GAD 在基层医疗卫生机构十分常见,但其症状变异大、特异性差,很多症状可出现在多种疾病中。患者很少主动报告焦虑、紧张的情绪症状,常主诉为躯体症状,如头痛或消化道不适,GAD 儿童则往往表现为复发性腹痛及其他可能导致他们远离学校的躯体症状。同时精神障碍诊断整体缺乏特异性客观检查,这都给临床中准确识别诊断造成了困难。因此,深入掌握疾病临床表现,是诊断的基础。

广泛性焦虑障碍常呈慢性或亚急性起病。主要的临床特征为精神性焦虑、躯体性焦虑、自主神经功能紊乱、警觉性增高及其他表现。

(一)精神性焦虑

过度担心是精神性焦虑的核心症状,患者表现出与现实处境不相称的、指向未来的或不确定事件的、过度的、持续的痛苦、担忧、焦虑体验。患者担心、害怕在日常生活中有灾难、意外或不可控制的事件发生。成年患者多为自己的工作、家庭、经济、健康而过度忧虑,青少年患者更多表现为对学校操行方面的不安。这些担心在现实中是不存在的,或者是没有达到患者所担心的程度。同时,患者注意力集中困难,记忆力下降,学习或工作效率下降。

(二)躯体性焦虑

躯体性焦虑患者主要表现为运动性不安与肌肉紧张。运动性不安症状主要有无目的的小动作增加、搓手顿足、坐卧不安、来回踱步、不能静坐、身体发抖等。肌肉紧张主要表现为主观上的一组或多组肌肉紧张性疼痛(以额枕为主),肩腰背疼痛、僵硬感,动作困难。患者表情紧张,双眉紧缩,肌肉紧张或四肢震颤或姿势僵硬等,个别患者有口吃或原有口吃加重,紧张性头痛也很常见,有的患者可出现肢体的震颤,甚至语音发颤。

(三)自主神经功能紊乱

患者感到晕眩、耳鸣、视物模糊、周身不适、刺痛感、头晕及"晕厥"感,心悸、心律失常,呼吸急促、吞咽梗阻感、胸部发紧,口干、胃部不适、便秘或腹泻,阵发性冷热,皮肤潮红或苍白,出汗、手足冰凉或发热,尿频、尿急等自主神经功能障碍症状。有的患者出现阳痿、早泄、月经紊乱等症状。

(四)警觉性增高

患者出现警觉性增高、易激惹、注意力不易集中、对声音敏感、睡眠障碍等。睡眠障碍多为入睡困难,伴有睡眠浅、易醒、多梦等。

(五)其他表现

患者除了上述典型的症状外,常合并抑郁、强迫、恐惧、惊恐发作等症状,但这些症状并不构成其主要临床表现。广泛性焦虑障碍在临床上与其他精神障碍的共病率较高。最常见的共病是抑郁症,有时抑郁与焦虑难以区分,应用焦虑抑郁混合状态的诊断。其次是人格障碍,如表演、回避、强迫、依赖性人格障碍。广泛性焦虑障碍与其他焦虑障碍共病也很常见,如惊恐障碍、社交恐惧症等。

四、诊断与鉴别诊断

(一)诊断方法

(1)医师在接诊过程中,除评估躯体症状外,还应关注患者情绪和行为,就诊过程中的表情、动作,叙述病史时的语气、用词等。针对表现出失眠、慢性胃肠道症状及其他疼痛症状、抑郁情绪,或其他原因不明的复发性健康问题的患者,可以询问"你常因小事过度担心/紧张吗?"这一问题,GAD 患者通常会给出肯定的回答。

(2)在问诊中评估患者相关症状的严重程度,从患者提供的症状开始,通过询问相关问题获取信息,如"你刚才说容易紧张,可以具体说说吗?"。直接询问时首先选择开放性的问题,如"你这段时间情绪如何?""这些情绪有多严重?",尽量避免在开始问诊时即使用过于封闭和诱导的问题,不利于准确收集信息。

(3)总体评估患者提供的症状后,再逐一排除 GAD 诊断相关的症状,具体包括以下几点。①担心过度且内容泛化:患者在日常生活中常感惴惴不安,过分担心各种不同的事情,如家人出门未归就担心是不是出了意外。就医过程中可能会表现为不敢做检查、怕知道检查结果等。②不安：患者常表达"心里不踏实""好像要出事"。③着急、容易心烦：生活的琐事，如等车，过去可以很平静，现在则无法承受等待；找不到东西就不肯罢休（即使并不急用）。这类症状使患者在医疗过程中难以忍受检查常有的排队等待或需要克服的躯体不适感。④紧张：不能放松。⑤犹豫不决：即使是不重要的小事也难以做出决定或选择。就医过程中涉及检查、治疗选择时就更为明显，甚至决定后还要改来改去。⑥动作多：小动作多，难以安静落座，经常变换姿势，或来回走。有时可以观察到患者四肢震颤、发抖或抽搐。患者可能捶胸顿足，感觉头、颈、身体发紧僵硬、无法放松等。⑦自主神经症状：如呼吸变化，患者可能出现深长呼吸、过度呼吸或经常叹气；也易出现胸闷气短、头晕头痛、恶心等自主神经症状。

（4）还可以借助量表进行筛查并评估症状严重程度。广泛性焦虑障碍量表（generalized anxiety disorder-7，GAD-7）是一个简短的自评问卷（表 4-1），只需数分钟就能完成。其得分范围为 0～21 分，总分 5～9 分提示轻度、可能在临床水平以下的焦虑，建议加强监测；总分 10～14 提示中度、可能具有临床意义的焦虑，需进一步评估及治疗（如有需要）；总分 15～21 分提示严重焦虑，很可能需要治疗。如发现就诊者 GAD-7 量表评分提示中重度焦虑，建议转诊给精神专科医师进一步评估，以明确诊断和制订必要的治疗方案。

表 4-1　广泛性焦虑障碍量表（GAD-7）内容

在过去的 2 周内，你被以下问题所困扰的频率为？（用"√"来表示你的答案）	完全没有（0 分）	几天（1 分）	超过一半时间（2 分）	几乎每天（3 分）
1.感到紧张、焦虑或不安				
2.无法停止或控制担忧				
3.过于担心各种事情				
4.无法放松下来				
5.焦虑不安以至于无法安静地坐着				
6.容易生气或易激惹				
7.感到害怕，好像会发生可怕的事情				

其他常用的焦虑评估量表还包括焦虑自评量表、医院焦虑抑郁量表、状态-特质焦虑调查表、贝克焦虑量表以及医师评估的汉密尔顿焦虑量表等。

（二）诊断要点

1.诊断标准

（1）患者以持续的原发性焦虑症状为主，无明确的对象和固定的内容。一次发作中，患者必须在至少数周（通常为数月）内的大多数时间存在焦虑的原发症状，这些症状通常应包含以下要素。①恐慌：为将来的不幸烦恼，感到忐忑不安、注意困难等。②运动性紧张：坐卧不宁、紧张性头痛、颤抖、无法放松等。③自主神经活动亢进：头重脚轻、出汗、心动过速或呼吸急促、上腹不适、头晕、口干等。④睡眠障碍：难以入睡或保持睡眠，或睡眠不安。

（2）儿童突出的表现可能是经常需要抚慰和一再出现躯体不适主诉。

（3）社会功能受损或因难以忍受又无法解脱而感到痛苦。

（4）出现短暂的（一次数日）其他症状，特别是抑郁，并不排斥广泛性焦虑障碍作为主要诊断，但患者不得完全符合抑郁障碍、恐怖性焦虑障碍、惊恐障碍、强迫障碍的标准。这些症状也不是其他疾病(如甲状腺功能亢进)的表现,也不是由于某种物质或药物对中枢神经系统的影响(如咖啡因、可卡因),包括戒断效应(如酒精、苯二氮䓬类药物)。

(5)如要确定 GAD 诊断,焦虑症状必须持续存在至少数周或数月以上(DSM-5 要求 6 个月)。

此外,需要注意的是,焦虑和担忧是正常的情绪/认知状态,通常在人们处于压力下时发生。焦虑和担忧可能有助于指导人努力解决问题,集中注意力,并提高警觉性。正常的焦虑和担忧通常具有足够的自我调节能力,不会影响人体正常功能或引起明显的痛苦。但在广泛性焦虑障碍中,焦虑或担忧往往是过度的、持续的和强烈的,并且可能对人体正常功能产生显著的负面影响。但是处于极度压力情况下(例如,生活在战区)的个人可能会经历与其环境相适应的强烈和损害性的焦虑、担忧。如果这些情绪仅在这种极端情况下发生,则不应被视为广泛性焦虑障碍的症状。

2.辅助检查

(1)体格检查:进行全面的体格检查,包括神经系统检查,以排除躯体疾病的可能,同时也有助于发现一些作为患病诱因的躯体疾病。GAD 患者体格检查一般正常,部分患者可出现焦虑面容、血压升高、心率增快、肢端震颤、腱反射活跃、瞳孔扩大等变化。

(2)实验室检查:为排除由躯体疾病或物质依赖所致的焦虑,评估药物治疗的禁忌证及不良反应,可根据需要对患者进行相关的实验室检查,如血常规、电解质、肝肾功能、甲状腺功能、性激素、血液药物检测、尿常规、尿液毒物检测、心电图、超声心动图、脑电图、CT、MRI 等。

(三)鉴别诊断

1.与惊恐障碍的鉴别诊断

GAD 特点是持续、波动、泛化的担心紧张,其担心对象不明确,不固定。惊恐障碍存在特征性的惊恐发作,特点是反复出现的、突然发作的、不可预测的、强烈的紧张焦虑体验,一般历时 5～20 分钟,常伴濒死感或失控感,发作时患者非常痛苦,常伴有强烈的心脏和神经系统症状,如胸闷、心慌、呼吸困难、喉头堵塞、出汗、全身发抖等,常会呼叫救护车或自行到医院急诊就诊,但到达医院时症状往往已缓解,在医院完善各种检查未发现异常;患者发作缓解后一切如常,但通常持续存在焦虑情绪,担心再次发作。

2.与社交焦虑障碍的鉴别诊断

社交焦虑障碍的症状是对社交场合(例如,在公共场合讲话、发起对话)的恐惧反应,并且恐惧的主要焦点是被他人负面评价。患有广泛性焦虑障碍的人可能会担心表现不佳或考试失败的影响,但并不完全担心被他人负面评价。

3.与分离焦虑障碍的鉴别诊断

患有广泛性焦虑障碍的人可能会担心依恋人物的健康和安全,就像分离焦虑障碍一样,但广泛性焦虑障碍患者的担忧也通常会延伸到日常生活的其他方面。

4.与抑郁症的鉴别诊断

GAD 与抑郁症有许多症状重叠,有时鉴别比较困难。一般来说,抑郁症的主要症状为抑郁心境、快感缺乏、兴趣减退、缺乏自信、自杀观念及行为等,而广泛性焦虑障碍的主要症状包括恐惧不安、自主神经功能亢进相关症状、运动性不安、回避行为等。根据抑郁症状的严重性、出现的顺序、绝望和自杀等症状有助诊断。

5.与适应障碍的鉴别诊断

适应障碍集中在可识别的压力源或其后果上,而在广泛性焦虑障碍中,患者的担忧通常包括日常生活的多个领域。与患有广泛性焦虑障碍的人不同,患有适应障碍的人通常在压力源发作之前具有正常的功能,且适应障碍的症状通常在6个月内消退。

6.与强迫症的鉴别诊断

在强迫症患者中,忧虑的重点是侵入性和不想要的想法、冲动或图像,而在广泛性焦虑障碍中,重点是日常生活事件。

7.与创伤后应激障碍的鉴别诊断

患有创伤后应激障碍的人由于暴露于创伤性应激源而发展为过度警觉,并且可能会担心他们或与他们亲近的其他人在特定情况下或更普遍地受到直接威胁。患有创伤后应激障碍的人也可能因创伤事件的提醒(例如,恐惧和回避个人被攻击的地方)而引发焦虑。相比之下,广泛性焦虑障碍患者的焦虑和担忧是针对各种生活领域(例如,健康、财务、工作)发生不幸事件的可能性。

8.与酒精和其他精神活性物质戒断的鉴别诊断

这类患者常表现出突出的焦虑,且可能也呈慢性病程。明确询问所有患者的精神活性物质(尤其是烟酒)使用史,以及这些物质近期是否突然中断使用对诊断非常重要。物质成瘾患者常会隐瞒或掩饰其物质使用史,也容易造成漏诊,需要与家属核实。

9.与痴呆的鉴别诊断

焦虑症状常见于老年痴呆和早老性痴呆患者,有时是早期症状。认知功能明显受损是痴呆的特征,进行认知功能检查尤其是记忆功能检查,以及脑影像学检查对明确诊断有益。

10.与精神分裂症的鉴别诊断

有时精神分裂症患者也会出现明显的焦虑,但其焦虑常继发于精神病性症状,比如幻觉、妄想等。因此,问清楚焦虑对象、焦虑症状引起的原因,有助于鉴别诊断。精神分裂症的诊断优先于焦虑障碍的诊断。

11.与躯体疾病的鉴别诊断

一些躯体疾病如急性心肌梗死、冠心病、高血压、甲状腺功能亢进症、低血糖、嗜铬细胞瘤等均可诱发焦虑症状。针对上述疾病进行相关的实验室和临床检查,可以明确诊断。

五、治疗

(一)治疗原则

GAD的基本治疗原则为综合治疗、全病程治疗、个体化治疗;具体目标为缓解或消除焦虑症状及伴随症状;恢复患者社会功能,提高生命质量;预防复发。

1.综合治疗

根据生物-心理-社会医学模式,药物治疗和心理治疗对GAD均有效。对于轻中度的焦虑障碍、存在明显社会-心理学因素、药物治疗依从性差,或躯体状况不适宜药物治疗(如妊娠)的GAD患者可优先考虑心理治疗。对于无明显诱因起病、病程持久、焦虑障碍程度较重,或伴有失眠、药物滥用与其他精神障碍或躯体疾病共病的GAD患者,可优先考虑药物治疗。

2.全病程治疗

GAD是一种慢性化、易复发的疾病,推荐进行全病程治疗,包括急性期治疗、巩固治疗和维持治疗。急性期治疗指开始药物治疗至症状缓解所需的一段时间,具体目标为控制症状,尽量达到临床痊愈。因不同患者症状缓解速度不同,急性期治疗时间不定。巩固期治疗指急性期症状缓解后的一段时间,此阶段患者病情仍不稳定,复发风险较大,应维持有效药物、原剂量至少2个月。维持期治疗是指巩固期后的治疗时期,GAD 维持治疗时间各指南建议不同,通常认为应至少维持治疗 12 个月以预防复发。维持治疗结束后,病情稳定者可缓慢减药,直至终止治疗。一旦发现有复发的早期征象,应迅速恢复治疗。

3.个体化治疗

个体化治疗指要依据患者的不同特点,有针对性地选择药物和心理治疗方案。依据患者的年龄、性别、病情、病程、既往用药经历以及药物本身的代谢特点和药理作用、心理治疗的偏好和循证实践依据等综合因素来考虑选择药物的种类、剂量和心理治疗方案。

诊断 GAD 后,应先向患者解释焦虑障碍相关知识,就患者目前的症状表现进行说明,给予运动、调整生活节奏、放松等一般性建议。如患者采纳以上建议后症状未改善,或患者焦虑症状严重、明显影响社会功能,考虑给予药物治疗或心理治疗。对广泛性焦虑障碍患者而言,心理治疗与药物治疗都很重要,选择治疗方案时应考虑患者的意向,对于中重度 GAD 患者,建议常规选择心理治疗和药物治疗联用方案。

(二)药物治疗

1.一般用药原则

药物治疗除应遵循综合治疗、全病程治疗、个体化治疗原则外,还应注意"剂量滴定给药"和"维持给药"。

"剂量滴定给药"指在患者耐受的情况下,药物宜从小剂量开始逐步递增至治疗剂量,尽可能采用最小有效量,减少不良反应。足量(有效药物剂量上限)和足疗程(4~12 周)治疗后效果仍不明显的,可换用同类另一种药物,或作用机制不同的另一类药。

"维持给药"指患者病情好转后,不调低原药物剂量,继续使用原有效剂量维持治疗 12 个月以上。

2.药物选择

治疗 GAD 的主要药物有苯二氮䓬类抗焦虑药、5-HT$_{1A}$ 受体部分激动剂、具有抗焦虑作用的抗抑郁药(包括 SSRIs、SNRIs)及其他药物。国家药品监督管理局(national medical products administration,NMPA)批准治疗 GAD 的药物有文拉法辛、度洛西汀、丁螺环酮、坦度螺酮、曲唑酮、多塞平(三环类抗抑郁药)。美国食品药品监督管理局批准的治疗 GAD 的抗抑郁药物有文拉法辛、度洛西汀、帕罗西汀、艾司西酞普兰、丁螺环酮。临床上,SSRIs 和 SNRIs 类药物无成瘾性,整体不良反应较轻,常被推荐为治疗 GAD 的一线药物。为快速控制焦虑症状,早期可合并使用苯二氮䓬类抗焦虑药。5-HT$_{1A}$ 受体部分激动剂常为合并用药,对轻症患者,也可单独使用。

3.常见药物不良反应

(1)苯二氮䓬类抗焦虑药:此类药物起效快,疗效确切,最大缺点是存在耐药性,长期使用有成瘾风险。因此应使用最低有效剂量,持续最短时间(通常不超过 4 周)。实际使用中,该类药物的过度使用普遍存在,应提高警惕。最常见和最突出的不良反应是中枢性不良反应,如镇静、白天困倦、药物过量时可出现共济失调或言语不清,长期使用可能会影响患者对新事物的注意力和记忆力。

(2)5-HT$_{1A}$ 受体部分激动剂:此类抗焦虑药不良反应较小,具有无成瘾性、镇静作用轻、不易引起运动障碍、无呼吸抑制作用、对认知功能影响小的特点。但该类药物起效较慢,需要 2~4 周。常见不良反应有头晕、头痛、恶心、不安等。

(3)具有抗焦虑作用的抗抑郁药:该类药物无成瘾性,整体不良反应较轻。

SSRIs 最常见的不良反应是胃肠道反应,如恶心、呕吐、腹泻;激活,如坐立不安加重、激越和睡眠障碍;性功能障碍,如勃起或射精困难、性欲丧失、性冷淡;神经系统反应,如偏头痛、紧张性头痛;SSRIs 还有体重增加的可能。

SNRIs 的常见不良反应与 SSRIs 类似,另外 SNRIs 还有一些与去甲肾上腺素活动相关的不良反应,如血压升高、心率加快、口干、多汗、便秘。

曲唑酮总体不良反应发生较少,最常见的是镇静。另外还有直立性低血压、阴茎异常勃起等,比 SSRIs 和 SNRIs 常见。

米氮平常见不良反应包括口干、困倦、头晕头疼、食欲增加、体重增加、水肿、白细胞减少等。使用时需注意过度镇静、防止跌倒,关注体重变化,定期监测血糖和白细胞。

氟哌噻吨美利曲辛是第一代抗抑郁药和抗精神病药的复方制剂,适用于轻中度焦虑抑郁,有起效快的优点,但该药撤药反应大,长期使用可能发生锥体外系不良反应,不推荐作为治疗 GAD 的常规药物。

常见药物不良反应往往在服药的最初几天到 2 周内明显,随着服药时间延长会逐渐减轻。按照推荐滴定加量,可减少早期不良反应。

4.用药方法

治疗 GAD 时,SSRIs 的初始剂量应为抑郁治疗常规初始剂量的一半(因治疗早期可能出现焦虑症状加重)。实际用药时可参考"剂量滴定给药"原则。足量(有效药物剂量上限)和足疗程(4～12 周)治疗后效果仍不明显的,可换用同类另一种药物,或作用机制不同的另一类药物。

老年 GAD 患者常以 SSRIs 类药物为首选,建议小剂量起始,适当延长剂量递增周期,治疗和维持剂量常略低于普通成人剂量。三环类抗抑郁药不良反应多,尤其对心血管影响大,不作为老年患者首选。

另外应注意的是,在治疗目标达成、维持巩固时间充分后,可尝试逐渐减停药物,与"滴定给药"相似,减药时也需要遵守"逐渐减量"原则,避免突然减停药物及不恰当停药引起的停药反应。

5.常用药物的使用方法

(1)SSRIs。①帕罗西汀:FDA 批准治疗 GAD 的有效药物;NMPA 批准治疗各种类型的抑郁症,包括伴有焦虑的抑郁症及反应性抑郁症。能有效缓解 GAD 患者的焦虑症状和预防复发。通常起始剂量 10～20 mg/d,治疗剂量 20～50 mg/d。②艾司西酞普兰:FDA 批准治疗 GAD 的有效药物。通常起始剂量 5～10 mg/d,治疗剂量 10～20 mg/d。

(2)SNRIs。①文拉法辛:NMPA 和 FDA 均批准治疗 GAD 的有效药物。通常起始剂量 37.5～75.0 mg/d,单次服药,最大剂量可达 225 mg/d。需要剂量滴定者,减药加药间隔最短 4 天。②度洛西汀:NMPA 和 FDA 均批准治疗 GAD 的有效药物。起始剂量 30～60 mg/d,治疗剂量 60～120 mg/d。

(3)5-HT$_{1A}$受体部分激动剂。①丁螺环酮:NMPA 批准治疗适应证为各种焦虑症。起始剂量为 10～15 mg/d,分 2～3 次服用;第二周可以增加到 20～30 mg/d;常用治疗剂量为 20～40 mg/d;最大剂量为 60 mg/d。②坦度螺酮:NMPA 批准治疗适应证为各种神经症所致的焦虑状态,如 GAD。成人剂量为每次 10 mg,3 次/天。根据临床疗效和安全性增加剂量,最大 60 mg/d。老年人从小剂量开始,起始剂量每次 5 mg。

(4)苯二氮䓬类药物:苯二氮䓬类起效快,可早期应用,但一般不超过 4 周,目前不推荐作为一线药物。因其对 GAD 共病的抑郁症状没有疗效;容易出现过度镇静、记忆受损和精神运动性损害等不良反应,容易出现交通事故;容易出现耐受或滥用、依赖,停药后易出现戒断症状。

建议治疗初期其他药物疗效尚未表现出来时,可以选择合用苯二氮䓬类药物,对于焦虑患者的躯体症状有较好疗效,但通常建议使用2～3周,随后逐渐减药、停药。

(5)其他药物:美国FDA批准多塞平、马普替林用于治疗有抑郁和焦虑症状的患者。我国NMPA批准多塞平用于治疗焦虑性神经症患者,曲唑酮治疗伴有抑郁症状的焦虑症,适合治疗有明显精神运动性激越、焦虑和失眠的患者。可从小剂量开始,逐渐加量。多塞平50～250 mg/d,分次服用;曲唑酮50～200 mg/d,睡前服用。米氮平适合伴有失眠和体重下降的患者,小剂量开始,根据病情需要逐渐加量,15～45 mg/d,睡前服用。

β受体阻滞剂:以普萘洛尔为代表的β受体阻滞剂有利于控制患者躯体症状,对心动过速、震颤、多汗等有一定效果,但该药单独治疗GAD的作用有限,可尝试作为辅助用药。常用剂量为10～60 mg/d,分2～3次服用。

GAD治疗药物剂量推荐见表4-2。

表4-2 广泛性焦虑障碍治疗药物剂量推荐表

药物	起始剂量	最大剂量	剂量递增
SSRIs/SNRIs			
帕罗西汀	10～20 mg/d	50 mg/d	每1～2周10 mg
艾司西酞普兰	5～10 mg/d	20 mg/d	每1～2周10 mg
文拉法辛	37.5～75.0 mg/d	225 mg/d	第一周75 mg,以后每2周37.5～75.0 mg
度洛西汀	30～60 mg/d	120 mg/d	每1～2周30 mg
5-HT$_{1A}$受体部分激动剂			
丁螺环酮	5 mg、2～3次/天	60 mg/d	每3天5 mg
坦度螺酮	5～10 mg、2～3次/天	60 mg/d	每2～4周15 mg
苯二氮䓬类			
阿普唑仑	0.2～0.4 mg、3次/天	4 mg/d	每3～4天0.4 mg
氯硝西泮	0.5～1.0 mg、2次/天	6 mg/d	每周1～2 mg
劳拉西泮	0.5～1.0 mg、2次/天	6 mg/d	每周1～2 mg
艾司唑仑	0.5～1.0 mg、3次/天	6 mg/d	每周1～2 mg
三环类抗抑郁药物			
马普替林	25 mg/d	150 mg/d	每3～7天25 mg
多塞平	25～50 mg/d	300 mg/d	每4天25 mg,达100 mg后,按每4天50 mg递增
其他抗抑郁药物			
曲唑酮	50 mg睡前	400 mg/d	每3～4天50 mg
米氮平	15 mg睡前	45 mg/d	每1～2周15 g
氟哌噻吨美利曲辛	1片/次、1～2次/天	4片/天,老年患者2片/天	1片/1～2周

(三)心理治疗

根据临床经验,以下几种情况较适用心理治疗:自愿首选心理治疗或坚决排斥药物治疗者;

孕产妇;有明显药物使用禁忌者;有明显心理社会应激源导致焦虑证据的人群。

心理治疗的目标应注重当前问题,以消除当前症状为主,不以改变和重塑人格作为首选目标;心理治疗应限制疗程时长,防止过度占用医疗资源以及加重患者对自我的关注;如治疗6周焦虑症状无改善或治疗12周症状缓解不彻底,需重新评价和换用或联用药物治疗。

1.一般心理支持治疗

一般心理支持治疗是心理治疗的基本和常用方法,具体技巧包括以下几个方面。

(1)赋予适当患病角色:应当使患者及家人认识到焦虑是一种需要治疗和帮助的疾病状态。

(2)耐心听取患者主诉,适时共情。

(3)根据患者的实际情况适当地解释,尽量给予清晰的信息。

(4)重视患者担心的问题,安慰患者并强化有希望的可能。

放松训练指导:教导患者简单可用的控制焦虑的方法。如呼吸松弛训练,有意识地控制呼吸节奏,运用缓慢的腹式呼吸有助于缓解生理性紧张;渐进性肌肉放松,指导患者先后体会先紧张再放松的差别,练习主动放松骨骼肌。也可以使用想象式放松、冥想等方法对患者进行放松指导。

2.认知行为疗法

认知行为疗法可显著改善GAD症状,在多个国际指南中推荐为一线治疗。CBT是一系列通过改变个人非适应性的思维和行为模式来改善心理问题的心理治疗方法的总和。由于循证证据充分,是目前世界上最流行、被使用最多的心理治疗方法。CBT框架认为,GAD患者高估了自己所处环境的危险程度,难以处理不确定性,低估了自己应对困难的能力。针对GAD的CBT方法包括认知重构,帮助患者了解到他们的担忧可能适得其反;暴露疗法可使患者认识到他们的担心及回避行为具有可塑性等。

3.家庭治疗

家庭治疗是一种邀请父母等家庭成员参与到治疗过程中的心理治疗方法。通过对整个家庭工作,进行系统的焦虑管理计划,改善患者及父母的焦虑、改善家庭关系等。对于儿童青少年GAD患者,有证据提示,家庭治疗效果较单独对患者进行认知行为治疗更好。

4.其他疗法

根据不同患者需要,可选择心理动力学疗法(解决潜在冲突)、正念疗法(鼓励关注当下、接纳及超越症状的核心价值观)、放松疗法(教导达到放松状态)等不同治疗方法。对于轻症患者通过自我放松技术和体育锻炼也可以减轻焦虑。

心理治疗应由取得资质的医师或心理治疗师进行,治疗师可根据患者的具体情况,选用合适的心理治疗方法。但所有医师均应掌握一般的心理支持技巧、简单放松训练指导等,灵活应用于医患沟通、治疗过程中。

(四)物理治疗

物理治疗中的重复经颅磁刺激、针灸治疗等,对于广泛性焦虑障碍患者可能有效。

重复经颅磁刺激临床治疗的参照标准由欧洲神经学会联盟提出,根据证据价值由高到低分为Ⅰ～Ⅳ4个级别,此外还参考了牛津大学循证医学中心的循证依据标准,即优先考虑系统综述中获得的证据,也列入级别Ⅰ中。在《重复经颅磁刺激治疗专家共识(2018中国版)》中,临床推荐重复经颅磁刺激选择低频刺激右背外侧前额叶和颞顶区治疗惊恐发作和广泛性焦虑障碍。

六、疾病管理

广泛性焦虑障碍起病缓慢,病程多迁延数年之久,较惊恐障碍的病程更为漫长。往往无明显诱因,许多患者常记不起何时开始出现症状。起病年龄越早,焦虑症状越重,社会功能也较多受到损害。广泛性焦虑障碍自行缓解较少,甚至可能愈发严重,影响正常的生活和社会功能,但不会导致精神残疾和社会功能丧失。有关预后的研究结论大相径庭,有研究认为痊愈和好转率在75%,有的认为在50%以下。

目前对于广泛性焦虑障碍成因的机制尚未明确,因此无法有针对性地、有效地对其进行预防,但是在日常生活中做好放松、保持积极的心态依然是针对焦虑障碍的有效方法。除常规的药物和心理治疗之外,仍然需要强调亲人朋友的支持和鼓励。

(西真真)

第二节　惊　恐　障　碍

惊恐障碍(panic disorder,PD),又称急性焦虑发作。惊恐发作并不局限于任何特定的情境,一般急性发作,症状在发病后约10分钟达到高峰,由于惊恐障碍患者躯体症状突出,多寻求非精神科治疗。在基层保健机构就诊患者中占21%,在心血管内科急诊中常见。

一、概述

(一)相关概念

惊恐障碍是指反复出现不可预期的惊恐发作的一种焦虑障碍,特征是症状多持续1个月以上,并担心再次发作或发作。惊恐障碍的另一个特征是回避可能诱发惊恐感觉的情境。

惊恐发作是一种突如其来的惊恐体验,其症状往往是患者自我感受到的表现,患者在某些情况下突然感到惊恐、失控感、发疯感、崩溃感,好像死亡将来临,惊恐万状,四处呼救,同时伴有严重的自主功能失调,其起病快,终止也快。

惊恐发作往往持续数分钟或几十分钟,呈自限性。此外,惊恐发作的频率差别很大,有的患者出现短期内严重、短暂的一系列数次发作,有的出现每周发作,有的在数月间出现周期性发作。

(二)流行病学

不同国家惊恐障碍患病率的调查结果差异较大。美国20世纪80年代对成人的一项大规模的流行病学调查表明,惊恐障碍的终生患病率大约为1.5%,惊恐发作的终生患病率为3.6%,而有9%~10%的人经历过一次惊恐发作。20世纪90年代的另一调查表明美国人群中的终生患病率为3.5%,其中男女比率为2:5。

在我国2019年发布的《中国精神卫生调查》结果显示,我国惊恐障碍的年患病率为0.3%,终生患病率为0.5%。惊恐障碍大多在成年早期发病,年龄范围为15~40岁,平均发病年龄是25岁。不过,此病在各个年龄段均可发生。其发生与社会经济状况无关。

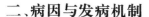

二、病因与发病机制

惊恐障碍发病原因和机制并不十分清楚,目前主要认为可能与生物学因素和社会-心理学因素有关。

(一)生物学因素

惊恐障碍生物学病因研究中,有许多证据提示遗传因素、中枢神经递质、CO_2 等某些化学物质与此症的发病有关。

1.遗传因素

家系调查发现惊恐障碍患者一级亲属惊恐障碍患病风险是其他精神障碍一级亲属的 $4\sim8$ 倍。双生子同病率研究发现,惊恐障碍患者单卵双生子同病率($80\%\sim90\%$)显著高于双卵双生子的同病率($10\%\sim15\%$)。说明遗传因素在惊恐障碍发病中起一定作用。

2.神经生化

与惊恐障碍有关的神经递质主要包括 NE 能系统、GABA 能系统和 5-HT 系统。位于脑干的 NE 神经元在个体受到威胁时释放 NE,导致人类的害怕反应。Redmond 对约束在椅子上的猴子研究发现,直接电刺激蓝斑核可引起焦虑反应。用 α_2 受体激动药(可乐定)或拮抗药(育亨宾)可以激活蓝斑区细胞,并诱发出惊恐障碍患者的惊恐样发作,使血浆中 3-甲氧基 4-羟基苯乙二醇增加。临床前研究发现,在杏仁核底侧、中脑和下丘脑区域抑制性 GABA 递质稀释可引起焦虑样的生理反应。有证据显示,血清素拮抗药和促进剂混合物可以加重惊恐障碍患者的焦虑水平。同时,现代精神药理也发现,影响上述神经递质的药物可以部分缓解惊恐障碍患者的焦虑症状或减少惊恐发作。

3.CO_2 高敏感假说

控制性过度换气或呼吸性碱中毒都不能诱发惊恐障碍患者的惊恐发作,但是静脉内注射乳酸钠、重碳酸盐和空气中 $5\%\sim35\%CO_2$ 吸入可以诱发惊恐障碍患者的惊恐发作。这些证据提示,惊恐障碍患者脑干中有高敏感的 CO_2 化学感受器。乳酸盐和重碳酸盐均在体内转换成 CO_2,CO_2 通过血-脑脊液屏障,造成短暂的皮质高碳酸血症,激活脑干 CO_2 化学感受器,发出"假窒息警报",引起过度换气和惊恐发作。

4.神经影像学研究

惊恐障碍患者右侧颞中回、眶额内侧皮质体积减小;左前扣带回背侧损伤可导致惊恐障碍。有报道右侧颞叶皮质萎缩,也有报道皮质血流量调节不良。在激活状态下额叶功能活动信号不稳定,而边缘系统和脑干的高活动状态得到延续。这些研究结果提示,惊恐障碍与前脑对边缘系统和脑干的抑制作用下降有关。

(二)社会-心理学因素

惊恐障碍患者在发病之前可以有应激性生活事件,也可以没有明确的发病诱发因素。常见的心理社会因素包括以下几种。

1.人格特质

惊恐障碍病前人格特点由于受到疾病本身的影响很难明确,目前没有明确惊恐障碍的发病与某种特定人格特征的关系。但是,有学者对惊恐障碍患者的人格进行随访研究发现,依赖和回避性人格特征与惊恐障碍治疗的波动有关,具有依赖性人格特质的人可能能够预测惊恐发作的出现。

2.认知行为理论

行为学习理论认为惊恐障碍的发生是焦虑恐惧反应与某种中性刺激结合,通过学习而获得的结果。惊恐障碍患者在某种情况下将心率加快与某种危及生命的情景相结合,以后当自身情绪或其他因素导致身体的轻微变化(心率加快)时,就引发出极度危险恐惧的情绪出现(条件反应)。同时,患者对信息加工的偏离(注意偏向),对自己的躯体感受过度敏感,并进行灾难化地解释和评价,导致自主神经症状出现或加重,使惊恐发作出现或维持。

3.精神动力学派

惊恐障碍患者的惊恐发作系幼年压抑在无意识领域中的创伤,如与父母分离、躯体或性的创伤等,在外部情境应激因素的促发下,通过反应形成、抵消、躯体化或外化等防御机制的使用,对抗无意识领域中被激活的内心冲突的结果。

三、临床表现

惊恐障碍以惊恐发作为主要的临床特征。患者多在进行日常活动时突然出现惊恐发作,伴濒死感窒息感、失去控制感。首次发作多在成年早期,30岁左右多见,也有60岁发病的病例。典型的惊恐发作表现可以分为精神症状和躯体症状。

(一)精神症状

典型的惊恐障碍是间歇性发作的,当患者处于发作间歇时可能不会出现任何特殊的症状。但是患者发作时却也不局限于任何处境,也没有特殊的诱发因素。典型惊恐发作的精神症状表现为患者突然出现强烈的惊恐体验,伴濒死感、窒息感或失去控制感。

1.惊恐体验

患者突然出现极度惊恐、惊叫、惊慌失措、紧张不安、惊恐万状,犹如大祸临头。

2.窒息感

患者感到胸部压迫感,呼吸困难胸闷气短,不能自主呼吸,甚至窒息感觉。

3.濒死感

患者突然觉得自己不行了、马上要死亡了。

4.失去控制感

患者担心自己失去控制而精神失常。觉得自己不能控制自己了,要做出自己难以忍受的"傻事"或觉得自己要发疯了,精神要崩溃了。

5.现实解体或人格解体

部分患者在惊恐发作时可出现不真实感或人格解体。觉得周围环境不真实,时间凝固了,自己离开了自我等。

(二)躯体症状

惊恐发作时患者常伴有明显的自主神经功能紊乱症状,出现相应系统的躯体症状。

1.心血管系统症状

患者感到胸部疼痛或不适、心慌、心悸、心动过速、心率不规则等。

2.呼吸系统症状

患者感到呼吸急促、呼吸困难、咽部发紧感或出现过度换气等。

3.神经系统症状

患者感到头晕、头痛、晕厥或麻木感、麻刺感、寒战或面部潮红、出汗等。

惊恐发作一般发病非常急,10 分钟达到高峰发作持续几分钟或几小时。但通常不超过 1 小时,可自行终止。

患者患病初期惊恐发作时,患者有可能会以为自己即将死亡,也可能会担心心脏病或者中风的发作,抑或害怕自己可能会发疯。即使患者曾经数次惊恐发作,分明知道自己在发作过后即可安然无恙,但是也会由于这种强烈的不适感,而产生濒临死亡的恐惧。其实,严重的惊恐发作患者有时也会仅仅轻度发作,或者是程度比较轻或者持续时间比较短的发作。

部分患者在恐惧症发作的同时经常会出现静息情况下心率增快的现象,过度换气的症状也是很常见的,甚至有些患者在恐惧症发作之前就可能出现低二氧化碳血症,这就表明该患者可能存在慢性过度换气。部分患者的过度换气会成为惊恐症发作的前期表现,随后就会诱发完全的惊恐发作。但是大多数的患者惊恐障碍出现于过度换气之前。

在遇到重要事故或威胁性疾病、亲密关系丧失、与家人分离或产后、工作紧张等情况下出现惊恐发作也很常见。惊恐发作前及发作过程中,患者意识清晰,事后能够回忆。患者在首次发作后会担心再次发作,称预期焦虑。由于这种预期焦虑,患者会回避既往曾有惊恐发作的环境,对生活、学习或工作带来影响。

四、诊断与鉴别诊断

(一)病史采集

(1)注意确定惊恐发作的频率、持续时间、严重程度以及发作是否存在诱因。

(2)惊恐发作时所伴有的自主神经系统症状,是否存在与惊恐发作有关的躯体疾病。

(3)发作间歇期是否存在其他精神症状。

(4)发作时的意识清晰程度,惊恐发作是否可以预期或者与某种特定情境有关。

(5)共病情况或有鉴别意义的其他症状:抑郁发作、物质依赖、强迫症、恐怖症、疑病症、广泛性焦虑症等。

(6)个人史中是否存在人格障碍。

(二)诊断要点

惊恐障碍主要是根据典型的临床表现进行诊断,此外还要求一定要进行必要的辅助检查,以排除脑器质性疾病、其他躯体疾病、物质依赖或戒断等原因引起的相关疾病。ICD-10 中规定广场恐怖与惊恐障碍同时出现则使用"广场恐怖伴惊恐障碍"的亚型;而 ICD-11 中规定若 2 种疾病的定义要求完全满足,即可同时做出广场恐怖和惊恐障碍的诊断。ICD-11 对于惊恐障碍诊断无较大的概念变动,具体包括以下几点。

1.症状标准

(1)在情绪稳定或焦虑状态下,反复发生具有强烈恐惧和不适感的惊恐发作,ICD-11 要求必须具有上述临床表现的若干项症状(心悸或心率加快、出汗、颤抖、呼吸急促感、窒息感、胸痛、恶心或腹部不适、头晕、寒战或潮热、感觉异常、去人格化或去现实化、害怕失去控制或发疯、对即将死亡的恐惧等),且一次惊恐发作后存在非常担心再次惊恐发作或害怕发作导致猝死或发疯等严重后果,或者想方设法回避可能会引起惊恐发作的活动、场所和某些情景性刺激,甚至回避锻炼和陌生场景等焦虑,至少持续数周,没有如 DSM-5 的诊断要求那样,需至少持续 1 个月,具有一定弹性。

(2)惊恐障碍的症状不是其他疾病(例如,嗜铬细胞瘤)的表现,也不是由于某种物质或药物对中枢神经系统的直接影响,也不能用其他精神障碍合理解释。

（3）惊恐障碍的症状往往导致个人、家庭、社会、教育、职业或其他重要功能领域的严重损害。

此外，为提高惊恐障碍与其他焦虑及恐惧相关障碍的鉴别度，ICD-11强调该诊断恐惧的特点是反复出现的、不可预测的惊恐发作，且惊恐障碍诊断不使用惊恐发作的限定词。

2.严重标准

至少有1次惊恐发作之后1个月内（或更长时间）出现以下2种情况或其中之一。

（1）对再次出现惊恐发作以及惊恐发作的后果（如失控、心脏病发作，"发疯"）呈现持续的关注或担心。

（2）与惊恐发作相关的显著非适应性行为改变（为回避惊恐发作的行为，如回避体育锻炼或陌生的环境）。

3.病程标准

（1）1个月内至少有3次惊恐发作。

（2）首次发作后继发害怕再发的焦虑持续1个月。

4.辅助检查

惊恐发作的临床评估包括完整的病史采集、体格检查和精神检查，以排除相关躯体疾病的可能，一般需要做的检查有以下几个方面。

（1）一般常规检查，如血常规、肝、肾功能等生化检查。

（2）心电图、动态心电图、心脏超声波检查排除心脏病。惊恐障碍患者通常表现为突然出现的头晕、心慌、心脏剧烈跳动、呼吸困难、出汗、极度恐惧、濒死感，类似心绞痛或心肌梗死发作症状，患者常到心内科急诊。

（3）甲状腺功能检查三碘甲状腺原氨酸，总血清甲状腺素、促甲状腺素、游离三碘甲状腺原氨酸、游离甲状腺素检查，排除甲状腺功能亢进等躯体疾病。

（4）血糖检查，因为低血糖发作时也会表现出心慌、头晕、出汗、呼吸困难甚至晕厥等症状，发作时检查血糖有助于排除低血糖等疾病。

（5）神经系统检查，如头颅CT、脑电图检查。癫痫发作时表现多种多样，有时也会有类似表现。不过癫痫发作多存在意识障碍和躯体损伤，有助于鉴别。

（6）了解患者最近服药史，并做药物定量检查。

此外，常用的评定量表有惊恐障碍严重度量表、惊恐相关症状量表等。

（三）鉴别诊断

惊恐发作作为继发症状，可见于多种不同的精神障碍，如恐惧症、抑郁症、精神分裂症等，并应与某些躯体疾病鉴别。

1.与广泛性焦虑症的鉴别诊断

广泛性焦虑障碍是对日常生活、学业和职业中的多个方面过分的预期性担忧，虽然也可伴有紧张不安甚至头脑一片空白等症状，但通常不会严重到惊恐发作的程度，也不具有惊恐发作时伴有的濒死感、失去自我控制感或发疯感等症状。惊恐障碍则是反复出现不可预测的惊恐发作，具有濒死感、失去自我控制感或发疯感等症状。

2.与广场恐怖症的鉴别诊断

惊恐障碍惊恐发作有时与一定情境有关，如商场、车站等，但患者的惊恐发作并不限于上述情境，有时是不可预测的、没有固定情境的惊恐发作。如果惊恐发作是针对有关场所的恐惧而出现的要诊断为广场恐怖症。

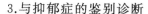

3.与抑郁症的鉴别诊断

抑郁症患者常伴发惊恐发作,惊恐障碍患者也会出现抑郁,临床上要注意鉴别。如果符合抑郁发作诊断标准而伴发惊恐发作应做抑郁症的诊断。

4.与精神分裂症的鉴别诊断

精神分裂症也可以出现惊恐发作,临床上主要通过挖掘精神分裂症特征性精神病性症状(幻觉、妄想、思维联想障碍、自知力损害等)进行鉴别。

5.与物质使用所致障碍的鉴别诊断

在临床上有时精神活性物质(咖啡、酒、二醋吗啡等)、镇静催眠药的使用或戒断反应也可有类似惊恐发作的表现,通过详细询问病史以资鉴别。

6.与躯体疾病的鉴别诊断

二尖瓣脱垂、心绞痛发作、嗜铬细胞瘤、癫痫、低血糖症、阵发性室上性心动过速、肺栓塞等躯体疾病可出现惊恐样发作。因此在诊断惊恐障碍前,要认真进行鉴别诊断,以免误诊。通过详细地询问病史,做全面系统的躯体检查,以及心电图、心肌酶谱学检查、肺功能、甲状腺功能检查及血压监测等项目,排除躯体疾病。

五、治疗

惊恐障碍的治疗目标是减少惊恐发作的频率和程度,缓解期待性焦虑,克服回避行为,最终达到症状完全缓解和病前社会功能的恢复。惊恐障碍的治疗主要包括心理治疗和药物治疗。有循证证据支持的惊恐障碍的心理治疗主要是认知行为治疗。药物治疗主要是抗焦虑药和抗抑郁药治疗。临床上可单独选择药物治疗或认知行为治疗,但精神科医师普遍认为心理治疗与药物治疗联合应用对惊恐障碍的治疗会取得更好的效果。

(一)治疗原则

惊恐障碍需要尽早实施有效的足剂量、足疗程的全程药物治疗。抗精神病药物治疗应作为首选的治疗措施,根据临床综合征选择合适药物,从小剂量开始逐渐加到有效推荐量,注重个体化差异,严密观察药物不良反应,并积极处理。以单一用药为原则,如单药疗效欠佳,可考虑不同化学结构、药理作用的药物联合使用。

(1)早发现、早治疗,急性期患者临床症状以阳性症状、激越冲动、认知功能受损为主要表现,宜采取积极的药物治疗,争取缓解症状,预防病情的不稳定性。

(2)积极按照治疗分期进行长期治疗,争取扩大临床缓解患者的比例。

(3)根据病情、家庭照料情况和医疗条件选择治疗场所,包括住院、门诊、社区和家庭病床治疗当患者具有明显的危害社会安全和严重自杀、自伤行为时,通过监护人同意需紧急收住院积极治疗。

(4)根据经济情况,尽可能选用疗效确切、不良反应轻、便于长期治疗的抗精神病药物。

(5)积极进行家庭教育,争取家属重视、建立良好的医患联盟,配合对患者的长期治疗,定期对患者进行心理治疗、康复和职业训练。

(6)惊恐障碍是一种慢性的易复发的疾病,包括急性期治疗和维持期治疗。急性期治疗遵循足量、足疗程的原则,一般持续 12 周,控制症状,维持期治疗一般 1 年左右,根据患者的临床特点考虑逐渐减药。

(二)药物治疗

惊恐障碍可用抗焦虑药和抗抑郁药治疗。

1.抗焦虑药

苯二氮䓬类药物具有疗效好、显效快、无抗胆碱不良反应的优点,常常是迅速控制惊恐发作的有效治疗药物。一般治疗剂量:阿普唑仑为 2～4 mg/d,从小剂量开始,逐渐加量,每天用药3～4 次,阿普唑仑可从 0.4 mg、每天 3 次开始,最大剂量到 6 mg/d;劳拉西泮 0.5 mg,从每天3 次起,缓慢加到 4～8 mg/d;氯硝西泮可从 0.5 mg、每天 3 次开始,渐加到 2 mg/d。1～2 周达充分治疗剂量。但是,由于苯二氮䓬类药物的耐受性和依赖性特点,只用在治疗惊恐障碍的急性期或其他治疗效果差时的增强治疗。一般用药时间不宜过长,以免产生依赖性而难以停药,而现有的证据提示长期使用苯二氮䓬类药物治疗惊恐障碍并没有良好的效果。

2.抗抑郁药

抗抑郁药主要包括 SSRIs、SNRIs 和 TCAs。SSRIs 类抗抑郁药有帕罗西汀、舍曲林、氟西汀等,这 3 种药物在美国获得 FDA 批准的适应证。SNRIs 类药物有文拉法辛和度洛西汀。TCAs类药物有丙米嗪(150～250 mg/d)、氯米帕明(150～250 mg/d)等。这些药物治疗惊恐障碍具有良好的疗效和可接受性。尽管在临床上没有一致的证据支持不同抗抑郁药在治疗惊恐障碍上疗效的差异,但有报道帕罗西汀、西酞普兰、舍曲林和氟西汀治疗惊恐障碍的疗效要优于丙米嗪和阿普唑仑。故临床上 SSRIs 类药物常规作为惊恐障碍治疗的一线用药。在治疗药物的选择上一般依据患者的症状特点,个人既往治疗用药史,家族用药史,是否共病抑郁、物质滥用等其他精神障碍,药物本身的作用特点和不良反应,经济条件和患者偏好等因素综合考虑。

除了上述药物外,在临床传统上认为 MAOIs 具有很强的抗惊恐发作的作用,如苯乙肼。但到目前为止,尚没有进行过一个严格的临床试验来证实这样的效果。目前的研究显示,MAOI类药物吗氯贝胺对惊恐障碍的疗效并不满意。

3.其他药物联合治疗

对于 β 受体阻滞药,如普萘洛尔或阿替洛尔,有时在临床上用于惊恐障碍躯体症状的治疗,但并没有证据提示单独治疗惊恐障碍有效。对于难治性惊恐障碍患者可以考虑合并用药,常用的合并用药有卡马西平、丙戊酸钠,新型抗精神病药(奥氮平、利培酮)或丁螺环酮。合并使用这些药物在有的患者有效,丁螺环酮只有个案报道支持这样的观点。

惊恐障碍主张首选一线药物治疗,单一用药,从小剂量开始,逐渐加量。大多数患者需要达到抗抑郁的剂量。由于许多患者停药后受社会-心理学因素影响而反复,一般在药物治疗有效后往往需要维持治疗至少 6 个月。病程长、反复发作者,可考虑维持治疗 2～3 年。

(三)心理治疗

惊恐障碍可用的心理治疗有支持性心理治疗和认知行为治疗。

1.支持性心理治疗

支持性心理治疗包括心理健康教育、支持与理解、同情与鼓励等。对疾病的知识教育,使患者了解本病的知识、病程及预后,可能的实际危险,以减轻患者的顾虑,特别是对本病易伴发的疑病观念是有帮助的。但惊恐障碍的支持性心理治疗循证研究证据很少。

2.认知行为治疗

惊恐障碍的认知行为治疗包括心理教育、认知重建、呼吸控制、放松训练、想象练习、暴露。在针对惊恐障碍的认知行为治疗中常用的是惊恐控制治疗,是依据影响惊恐和焦虑体验的认知-心理-生理学的三系统模型制订治疗方案。其中主要包括呼吸控制技术(针对生理症状,如心悸、出汗、头晕、恶心)、认知重建技术(针对认知症状,如怕失去控制、发疯感)、暴露技术(针对行为症

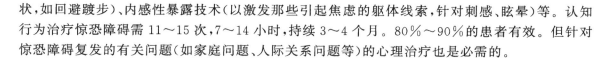

状,如回避踱步)、内感性暴露技术(以激发那些引起焦虑的躯体线索,针对刺感、眩晕)等。认知行为治疗惊恐障碍需 11~15 次,7~14 小时,持续 3~4 个月。80%~90% 的患者有效。但针对惊恐障碍复发的有关问题(如家庭问题、人际关系问题等)的心理治疗也是必需的。

六、疾病管理

一般而言,惊恐障碍若不治疗,病程多变,可自行痊愈,但数月或数年后也可能再发。有数据显示,惊恐障碍约 33% 痊愈,50% 伴有限的功能损害,20% 或更少的有较重的功能损害。惊恐障碍发展不稳定,预后也较不稳定。研究发现,大多数患者社会功能良好,而伴焦虑或抑郁的患者则不稳定。

惊恐障碍的影响因素较多,因此需要从多方面进行预防,如平时注意锻炼身体;减少儿童的心理创伤性体验;降低不确定性,更多了解各种可能发生的情况以降低焦虑。惊恐障碍的康复不仅需要适当的药物和心理治疗,也需要社会系统的支持,比如亲人的关心和支持以及陪伴。

(赵雷勇)

第三节　广场恐怖症

每个人都会经历恐惧和焦虑。恐惧是对即刻可识别的外部危险(如入侵者、在冰面上失控的汽车)的情感、躯体和行为反应。焦虑是一种令人苦恼、不愉快的神经过敏和不安的情绪状态。焦虑往往伴随着躯体改变,行为表现类似于恐惧引起的反应。广场恐怖症患者引起恐惧和焦虑的常见场景或地方包括银行或者超市结账处排队、坐在剧院或者教室一长排的中间、乘坐交通工具,如公共汽车或者飞机。有些患者可因为在广场经历一次惊恐发作而发展为广场恐怖症。有些人只是觉得在这种情况下不舒服,可能不出现或后来才出现惊恐发作。广场恐怖症常影响社会功能,如非常严重可导致患者闭门不出。

30%~50% 广场恐怖症患者同时共病惊恐障碍。不伴有惊恐障碍的广场恐怖症女性的年患病率大约为 2%,男性大约为 1%。高发年龄 20 岁出头,40 岁后首发少见。

一、概述

(一)相关概念

广场恐怖症的特点是对可能难以逃脱或无法得到帮助的多种情况产生明显和过度恐惧或焦虑。由于害怕特定的负面结果(如惊恐发作、其他丧失能力或令人尴尬的身体症状),患者对这些情况始终感到焦虑不安。这些情况是主动避免的,只在特定情况下进入,如在一个值得信赖的同伴在场,或忍受强烈的恐惧或焦虑。症状至少持续数月,而且严重到足以导致个人、家庭、社会、教育、职业或其他重要功能领域的严重痛苦或伤害。

(二)流行病学

广场恐怖症的患病率为 0.6%~6.0%,每年约 1.7% 的青少年和成人被诊断为广场恐怖症。在亚洲国家相对偏低,2019 年发布的中国精神障碍流行病学资料显示,我国广场恐怖症的终生患病率为 0.4%,年患病率为 0.2%。在社区人口中,有 30% 的广场恐怖症患者在发病前有惊恐发作或惊恐障碍,在临床样本中惊恐发作或惊恐障碍甚至达到 50%。广场恐怖症可在童年发病,发病高峰多在青少年和成年早期,平均发病年龄是 17 岁,2/3 的患者发病在 35 岁之前,女性是男性的 2 倍,城乡患病率相近。

二、病因与发病机制

广场恐怖症的病因和发病机制并未阐明,现有的研究显示其发病与其他恐惧相关障碍具有类似的因素,即与社会-心理学因素和生物学因素有关。

(一)生物学因素

广场恐怖症的生物学因素中最重要的是遗传因素,其他神经生化、电生理及脑影像的研究结果很少。在所有恐惧相关障碍中,广场恐怖症与遗传因素具有最强的特定关联,遗传度可达 61%。

(二)社会-心理学因素

广场恐怖症的发病与社会-心理学因素有关。患者病前能够追溯到与其发病有关的生活事件。广场恐怖症发病的促发因素包括在特定情景中不可预测的惊恐发作或惊恐样症状,经历创伤事件或目睹他人的创伤或恐惧反应,父母养育的过度保护或低温暖等。在生活事件和心理特质的共同作用下促使广场恐怖症的发生。

1.人格特质因素

广场恐怖症具有与其他焦虑、恐惧障碍相类似的人格特质。有学者认为部分患者具有内向、胆小、害羞、被动、依赖、焦虑等人格特点。

2.认知行为理论

广场恐怖症是患者高估所害怕场景的危险性所致。患者对所面临的场景看成是一种危险,在这种场景中会出现惊恐样症状或惊恐发作,或令人不安的躯体症状或超出了个人的应对能力,从而在"身临其境"或即将要面对此境此物时患者产生了情绪、生理和行为等一系列恐惧反应,而这些反应进一步强化患者原有的认知偏见,使患者产生回避行为或安全行为。回避行为和安全行为对患者进行自我强化,使患者的症状固定下来,成为病态的习惯性行为。

3.精神动力学派的观点

精神动力学派强调患者童年期的经历,如童年丧失父母或有分离性焦虑障碍史等。在以后公共场所等场景下激活童年期被抛弃的童年期焦虑,通过压抑、置换、投射和逃避防御机制将内在客体关系外在化,从而表现出焦虑与恐惧。

三、临床表现

广场恐怖症的临床表现特征具备恐惧相关障碍的共同特点:恐惧的对象存在于客观环境中;焦虑、恐惧情绪指向特定的物体或场所;焦虑、恐惧的程度与现实威胁不相符合;回避是缓解焦虑、恐惧的主要方式;患者能够认识到恐惧的不合理性,但又不能控制。

广场恐怖症患者置身于难于迅速离开或逃离的地点及场景时出现的恐惧或焦虑,可同时伴有惊恐发作或惊恐发作样症状。患者害怕的特定场所或场景包括以下几种。①公共交通工具,如拥挤的船舱、火车、地铁、汽车、飞机等;②开阔的场所,如空旷的广场、公园、停车场、桥梁等;③封闭的场所,如火车站、商场、剧院、电影院、餐馆等;④站着排队或人多拥挤的场所;⑤独自离家外出。

患者因害怕在上述场景中出现惊恐样发作得不到救助、不能从所处的场景中逃离、或因身体失能及身体上的症状而导致的窘状等而采取回避行为或其他适应功能不良行为（如不敢独自外出或旅行）。为此，患者感到焦虑、紧张不安，出现头晕、心悸、胸闷、出汗等自主神经系统症状。有的患者可克服这种困境，但仍感到恐惧、痛苦。在有人陪伴的情况下焦虑、恐惧的程度会有所减轻。因此，患者会越来越依赖他人的陪伴，有些患者由此而常常把自己困在家里，不敢出门，影响其社会功能。

四、诊断与鉴别诊断

(一)诊断要点

1.诊断标准

广场恐怖症的诊断标准如下。

(1)恐惧或焦虑必须局限于(或主要发生在)至少以下情境中的 2 种：乘坐公共交通工具、开阔的公共场所、处于密闭的空间、排队或处于拥挤的人群、独自离家。

(2)对这些场景恐惧的程度与实际危险不相称，同时伴有自主神经症状。

(3)主动回避这些公共场所或需要有人陪伴出门，否则会产生并忍受强烈的恐惧或焦虑，感到非常紧张和痛苦，有时也会出现惊恐发作样症状。

(4)知道恐惧过分、不合理，或不必要，但无法控制，自知力存在。

(5)患者为症状感到痛苦而寻求帮助，或症状影响到其个人、家庭、社交、工作或其他重要功能。

(6)符合严重程度的症状持续超过 3 个月(DSM-5 要求 6 个月以上)。

(7)广场恐怖症症状不能用躯体疾病或其他精神障碍(如妄想障碍中的偏执型意念；抑郁症中的社交退缩)合理解释。

此外，个体在正常发育或压力增加的时期可能会表现出短暂的回避行为。这些行为与广场恐怖症不同，因为它们持续时间有限，不会对功能产生重大影响。有残疾或其他疾病的人可能会因为对丧失行为能力或出现尴尬情形担忧而避免某些情况(如行动不便的人担心无法进入不熟悉的位置，克罗恩病患者担心突然腹泻)。只有当焦虑和回避导致功能障碍大于残疾或健康状况的预期时，才应诊断为广场恐惧症。

2.辅助检查

在广场恐怖症的诊断中除诊断分类体系配套的诊断工具外，缺乏单纯针对广场恐怖症的临床评估工具。

在临床工作中，除了疾病本身的特征，如恐惧的场景、恐惧的不合理性评估外，有些广场恐怖症患者伴有惊恐发作，甚至符合惊恐障碍的诊断，有的患者同时伴有抑郁情绪，故可借助相应的量表等工具对患者要进行惊恐发作和抑郁情绪的评估。还有些患者为了消除对这些场景的恐惧，采取饮酒、服用药物等应对措施，需要进行物质滥用的评估。此外，还需要进行相应的体格检查，必要的心电图、脑电图、血常规等检查以排除躯体疾病可能导致的情况。

(二)鉴别诊断

1.与惊恐障碍的鉴别诊断

广场恐怖症患者可以出现惊恐发作，需要与惊恐障碍进行鉴别。针对患者有无恐惧的对象、惊恐发作的类型和频率、回避情景的种类和数量以及未发作时的焦虑水平等进行鉴别。如果在两种及以上明确的场所出现的惊恐发作，这种惊恐发作是由于害怕这种场所所致的，则诊断为广场恐怖症。如果同时符合广场恐怖症和惊恐障碍的诊断标准,可做出共病诊断。

2.与抑郁障碍的鉴别诊断

广场恐怖症持续时间长,严重影响患者的社会功能,患者会伴有抑郁情绪,需要与抑郁障碍进行鉴别。抑郁障碍患者常常有继发于抑郁心境出现不愿意活动和外出,与患者所接触的具体场景无关,且抑郁障碍患者有典型的"三低症状"可以鉴别。如果同时符合广场恐怖症和抑郁障碍的诊断标准,可做出共病诊断。

3.与精神分裂症或其他原发性精神病的鉴别诊断

精神分裂症在幻觉或被害妄想的影响下可以出现类似广场恐怖症的恐惧和回避行为。在临床上主要通过深入了解精神分裂症的特征性症状,如精神病性症状(幻觉、妄想、联想过程障碍、情感淡漠等)和自知力受损等进行鉴别。

4.与强迫症的鉴别诊断

广场恐怖症患者明知自己的恐惧没有道理,但又控制不住,需要与强迫障碍进行鉴别。强迫障碍患者担心、害怕的对象是自己的强迫观念或行为,非客观现实中的客体或处境,同时具有强烈的控制意愿,明显的强迫观念或行为,但回避行为不明显。广场恐怖症的控制愿望并不强烈,回避行为突出。

5.与其他恐惧症的鉴别诊断

某些场景下特定恐惧症需要与广场恐怖症进行鉴别。广场恐怖症往往是对两种及以上的具体场景感到恐惧,而不是一种特定的场景;同时特定恐惧症所恐惧的是面对某种场景带来的直接风险,而不是担心惊恐样症状、不能逃离或得不到救助等认知特点,以此来进行鉴别。分离性焦虑障碍患者常常因为害怕与亲人或照料者分离的想法,而不是担心惊恐样症状、不能从所处的场景中逃离、或因身体失能及身体上的症状而导致的窘状与广场恐怖症鉴别。在回避人多的情形下,广场恐怖症也需要与社交焦虑障碍进行鉴别。社交焦虑障碍的核心是害怕别人对自己的负面评价,而且仅限于特定的社交情景,不会出现其他特定场景。

五、治疗

(一)治疗原则

广场恐怖症的治疗要遵循焦虑障碍治疗原则,强调全病程和综合治疗。主要治疗包括心理治疗与药物治疗,二者可以分别单独使用或联合使用。广场恐怖症应以认知行为治疗与药物联合治疗为主。

(二)药物治疗

由于广场恐怖症通常在惊恐障碍中以伴发的形式出现,所以在已有的临床指南中,往往在惊恐障碍的药物治疗中一起进行介绍,针对不伴有惊恐发作的广场恐怖症的药物治疗讨论较少。所以,对于伴有惊恐发作症状或惊恐障碍的广场恐怖症的药物治疗主要包括抗焦虑药和抗抑郁药。具体用药的一线推荐和原则方法,可参见惊恐障碍的药物治疗原则和推荐。

对于不伴有惊恐发作的广场恐怖症的药物治疗目前资料相对较少,可以参照伴有惊恐障碍的药物治疗原则进行,但效果如何需要进一步研究。

广场恐怖症的药物治疗主张单一用药,起始剂量要小,往往从常用初始剂量的1/2或更小剂量开始,逐渐增加剂量,避免药物不良反应。治疗剂量与抑郁症的治疗剂量类似,对于回避行为的治疗剂量相对较大。急性治疗有效后需要维持治疗,维持治疗的时间需要1~2年。目前,临床上当恐惧症状消失后仍建议维持治疗 1 年。然后缓慢逐渐减药,直至停用。停用以后,症状复发时再及时用药。

(三)心理治疗

针对广场恐怖症具有循证证据支持的心理治疗方法是认知行为治疗,是临床指南中推荐的一线心理治疗。在认知行为治疗中,基于治疗关系基础上采取疾病教育、认知重组、暴露与反应行为阻止、放松训练等方法。一般每周进行 1 次,连续治疗 12～18 次,往往至少需要持续 3 个月以上。首先与患者建立良好的治疗关系基础,进行疾病知识教育,让患者对恐惧症有正确的理解。暴露治疗可以是现实暴露,想象暴露,冲击性暴露,逐级暴露。对伴有惊恐发作的广场恐怖症患者在进行暴露的同时,需要使用基于认知心理生理模型的惊恐控制治疗技术(呼吸控制技术、认知重建技术和焦虑、惊恐教育)。

在认知行为治疗无效或不能提供时,可选用其他心理治疗,如精神动力性治疗等。

六、疾病管理

广场恐怖症是一种慢性迁延性疾病,疾病的严重程度经常波动。早期干预可以降低症状的严重程度。如果不治疗,广场恐怖症可发展成为一种慢性致残性疾病。回避会对患者的工作和人际交往及社会功能造成明显的影响。大部分患者对心理和药物治疗有效。

对于广场恐怖症的预防关键在于多锻炼自己的沟通技巧、应对能力和身心健康素质。在接受治疗之后,家庭和朋友等社会支持系统的辅助对于患者的长期预后具有重要影响。

(杨宁波)

第四节 社交焦虑障碍

社交焦虑障碍(social anxiety disorder,SAD)又称社交恐惧症,是对任何社交或公开场合感到强烈恐惧或忧虑的心理疾病。其核心特征是显著而持续地害怕在公众面前可能出现羞辱或尴尬的社交场合。社交焦虑障碍发病年龄较早,一般起病于儿童中期,中位起病年龄为 10 岁,但就医年龄通常在青少年和成年早期。

一、概述

(一)相关概念

社交焦虑障碍的特点是在一个或多个社交场合持续出现明显和过度的恐惧或焦虑,如社交互动(如交谈)、在感觉被观察的情况下做事(如在他人面前吃喝),或在他人面前表演(如演讲)。个人担心他或她的行为或表现出的焦虑症状会受到他人的负面评价。始终避免相关的社交场合,否则就会带着强烈的恐惧或焦虑去忍受。这些症状持续至少数月,而且严重到足以导致个人、家庭、社会、教育、职业或其他重要功能领域的严重困扰或伤害。

(二)流行病学

社交焦虑障碍多起病于青春期,发病年龄在 15～18 岁,25 岁以后发病不常见。有多种多样表现形式,除个别患者外,症状只出现在和别人在一起的时候,而在独处时没有恐惧症状。男女发病率相近而就诊于精神卫生机构的患者中男性多于女性,与低教育、低收入、低社会地位有关。

社交焦虑障碍的患病率各文献报道相差很大,美国同病率调查显示,终生患病率为13.3%,仅次于重性抑郁症等。瑞士Wacher等人研究SAD终生患病率为16.1%。Furmark等人研究其总时点患病率为15.6%。社交焦虑障碍患病率悬殊的原因可能是诊断标准的差异,回避型人格障碍诊断的扩大,研究方法和时间段选定的差异等。

2019年发布的中国精神障碍流行病学资料显示,我国社交焦虑障碍的年患病率为0.4%,终生患病率为0.6%。儿童青少年与成人的年患病率相仿,城市与农村的年患病率相仿,女性与男性的比例为1.5∶1~2∶1,发达国家高于发展中国家。社交困难是社交焦虑障碍发展的重要风险因素,因此社会技能培训可以预防或减轻社交焦虑症状,其他相关的危险因素包括受教育程度低、社会经济地位低、单身或者离异、共病抑郁障碍等。

二、病因与发病机制

SAD的发病与许多因素有关,包括遗传因素、神经生化因素、家庭因素、心理因素等。遗传和环境因素可能与SAD病因的关系更为密切,而神经生化学和心理因素与SAD的病理生理机制和治疗的关系更为密切。绝大多数的SAD模型认为生物学因素和心理因素之间存在着交互作用。目前认为,SAD病因尚未明确,各种因素相互作用,相互影响,共同起作用。

(一)生物学因素

1.遗传因素

Kendler等在美国一项大样本女性双生子研究显示,SAD单卵双生子同病率为24.4%,双卵双生子同病率为15.3%,遗传度估计为30%。Jerome Kagen等研究表明,一些婴儿生下来就有一种气质或者是易于压抑和害羞的特征,具有这种特征的婴儿在接受玩具或者其他普通刺激的时候,表现得更加容易焦虑、易哭。现在已经有证据表明,过分压抑自己行为的人有更大的概率产生社交焦虑障碍。

2.神经生化因素

有研究发现,社交焦虑障碍患者在面对愤怒的面孔时,其杏仁核的活动水平会高于正常人。对SAD患者基底神经节和纹状体变化的神经影像学研究,提供了这些区域有多巴胺功能障碍的初步证据。神经解剖学发现,中枢神经系统四个主要的多巴胺通路中,大脑皮质和中脑边缘(纹状体腹侧、伏隔核)通路障碍与SAD关系密切,而漏斗结节和黑质纹状体通路较为次要。

磁共振波谱、正电子发射体层成像等研究显示,社交焦虑障碍患者前扣带回皮质、杏仁核、纹状体内代谢异常,杏仁核和脑岛过度活化与社交焦虑症状的严重程度相关。SSRIs类、非选择性β_1与β_2受体阻滞剂等药物可以改善社交焦虑障碍患者症状,因此可以认为社交焦虑障碍的发病与5-HT、肾上腺素、催产素水平有关。另外,下丘脑-垂体-肾上腺轴对社会压力源的高反应性也与社交焦虑障碍中的社交回避行为的增加有关。

(二)社会-心理学因素

1.家庭因素

许多研究已证实家庭因素对社交焦虑障碍的形成和发展有着重要的意义。研究表明有社交焦虑障碍的儿童在他们的成长发育过程中由于受到家庭的过度限制或过度保护,使他们没有机会与社会接触并学会一些基本的社交技能。在家庭中,父母要求孩子避免某些社交行为以减少他们在教育方面的担忧。家庭中对一些场合讨论及虚拟的情境假设使他们的孩子产生回避,并使一些原本没有社交焦虑障碍的孩子对这些场景形成焦虑障碍。研究指出父母对孩子的过分限制是造成社交焦虑障碍的主要原因。在一级亲属中患有社交焦虑障碍者和一级亲属中没有任何精神障碍者相比较,其社交焦虑障碍者相比较,其发病的危险性明显增高。

2.心理因素

Beck 等认为认知偏差、夸大威胁或低估自己处理威胁的能力可导致焦虑。社交焦虑障碍患者认为自己缺乏社交技巧和能力的培养锻炼,缺乏社交技巧,给别人造成不好的印象,以致引起别人不好的反应,导致尴尬的处境。其实,这些患者对自己的表现有不正确的判断,有的患者他们在社交过程中的行为其实是恰当的,但患者却认为自己的表现不对,所以是患者对自己的评价不恰当。

在社交过程中,患者的自我贬低起着重要作用。不少患者对自己要求过高,恨不能以自己超群的口才和举止得到所有人的称赞与喜欢,这就不可避免反复造成自我挫败,最终导致一见人就紧张害怕。还有的患者社交的动机不纯,希望自己在别人心目中造成某种特殊的印象,所以才可能会感到紧张不安甚至恐惧。

形成社交焦虑障碍的另一个因素,就是一个人的人格特性。如果一个人倾向于控制别人对他的印象,或者特别爱面子,似乎所有的人都喜欢他这个人才有面子,或者完美主义倾向强烈,恨不得在别人面前表现得完美无缺。那么,这种人便容易患社交焦虑障碍。

3.社会文化因素

父母和师长往往忽视对孩子们社交能力的培养。生下来不久就交给祖母或外祖母抚养的孩子,这一点尤其严重。很多人还不懂得,从小到成年,一个人只有经常与同龄人相处,人格的健全成长才有保证。孩子们只有在与同龄人相处的过程中,才能学会独立而不依赖他人,自尊而又尊重他人。几乎完全在父母或老人身边长大的人,不是任性、蛮横不讲理或看不起别人,便是依赖、怯懦而孤解,也许两者兼而有之。总之,不能平等待人,就不会社交。

社交是需要长期实践和学习的,那些从小到大少与社会环境接触的人患病概率高。他们不能平等待人、不会社交,在社交中不能认清自身位置、场合及应变技能。现在,独生子女越来越多,每一个家庭都住封闭式公寓的单元房子里,很少有与同龄人游戏的机会,这种情况值得引起人们重视。

综上所述,上述生物学、社会-心理学因素之间的相互作用导致了社交焦虑障碍的产生。

三、临床表现

社交焦虑障碍的主要临床特征为患者因在社交或表演场合过度害怕被他人审视和感到尴尬,导致明显的痛苦或功能损害。成人主要表现为对社交场合的回避以及脸红、出汗、心跳加速等躯体症状。儿童及青少年主要表现为回避社交活动或情境,包括在他人面前说话或表演、结识新儿童、与教师等权威人物交谈或以任何方式成为关注的焦点等。社交焦虑障碍儿童的社交技能并不一定差,但由于焦虑症状,患者可能会在社交方面表现得很笨拙,如说话较少、声音小或者犹豫不定。

此外,社交焦虑者还会过度解读歪曲他人对自己的评价,认为他人都会用严苛的眼光看待自己,感到尴尬,并且放大了产生严重后果的可能性,以至于社交焦虑者不能很好地享受社交场合,对周围环境时刻保持着警觉,要时刻与内心的焦虑感作斗争,不能放松,因此感到社交是一种消耗,从而希望回避社交场合及社交活动。

四、诊断与鉴别诊断

(一)病史采集

社交焦虑障碍患者的评估步骤包括问卷、行为观察及诊断性访谈。

筛查社交焦虑障碍可先询问2个问题:你是否回避一些社交场合或是活动? 你是否害怕在公众场合出丑? 对于羞于见面的患者,可电话访谈。

对于可能的社交焦虑障碍患者,临床医师需要通过诊断性访谈全面评估患者的社交焦虑和有关问题,害怕、回避和功能损害以及产生焦虑的场合和出现的躯体症状。此外,还需要注意患者可能具有一些共病状态,约72%的社交焦虑障碍患者报告有共病其他精神障碍,最常见的共病是其他焦虑障碍、抑郁障碍和物质使用障碍。

(二)诊断要点

1.诊断标准

社交焦虑障碍的诊断要点包括以下几点。①面对可能被审视的社交情境时产生显著的害怕或焦虑;②害怕自己的言行或焦虑症状引起别人的负性评价;③主动回避恐惧的社交情境,或者带着强烈的害怕或焦虑去忍受;④症状持续数月(DSM-5 要求6个月以上),引起痛苦,或导致社交、职业、教育等其他重要功能的损害。值得注意的是,社交焦虑障碍在共病其他精神障碍如抑郁障碍或自杀的患者中常被漏诊。

而在 ICD-11 的诊断标准中,社交焦虑障碍的诊断要点主要强调的则为以下几点。①心理行为或自主神经症状必须是焦虑的原发表现,而不是继发于其他症状;②焦虑必须局限于或主要发生于特定的社交情境;③对恐惧情境的回避必须是突出特征。

2.辅助检查

社交焦虑障碍客观性的评估工具:①成人的 Liebowitz 社交焦虑量表,我国常模以总分>38分为分界值;②儿童的儿童焦虑障碍访谈问卷中的 Spence 儿童焦虑量表和儿童社交焦虑量表(表4-3)。

表 4-3　儿童社交焦虑量表

题目	从不是这样	有时这样	一直这样
1.我害怕在别的孩子面前做没做过的事情。	0	1	2
2.我担心被人取笑。	0	1	2
3.我周围都是我不认识的小朋友时,我觉得害羞。	0	1	2
4.我和小伙伴一起时很少说话。	0	1	2
5.我担心其他孩子会怎样看待我。	0	1	2
6.我觉得小朋友们取笑我。	0	1	2
7.我和陌生的小朋友说话时感到紧张。	0	1	2
8.我担心其他孩子会怎样说我。	0	1	2
9.我只同我很熟悉的小朋友说话。	0	1	2
10.我担心别的小朋友会不喜欢我。	0	1	2

（三）鉴别诊断

1.与广泛性焦虑障碍的鉴别诊断

广泛性焦虑障碍患者的焦虑是持续存在"自由浮动性焦虑"或"广泛性焦虑"。可包括对社交情境的担心。而社交焦虑障碍伴有的焦虑,多是境遇性的、针对性的、发作性的,事过境迁,焦虑即可减轻或消失。

2.与广场恐怖症的鉴别诊断

广场恐怖症也经历害怕的反应和回避一些特定的社交场合,但广场恐怖症患者的回避主要是因为患者害怕在人群中或社交场合会有惊恐发作或害怕失去控制,而不是对这些场合本身的害怕。而 SAD 患者的回避是因为害怕被人评论或受到审视。

3.与特定恐惧症的鉴别诊断

特定恐惧症是对特定事物、情境或现象的恐惧或焦虑,与恐惧刺激直接相关,社交焦虑障碍则是在人际交往场合担心自己的行为方式或在这些社交场合出现担心被他人负面评价的恐惧或焦虑。

4.与选择性缄默症的鉴别诊断

选择性缄默症的特征是在特定情况下无法说话,而在社交焦虑障碍患者中,不说话是为了避免多种社会环境可能导致的尴尬现象。

5.与自闭症的鉴别诊断

患有自闭症和社交焦虑障碍的人可能看起来都比较孤僻,但自闭症患者的主要特点为存在社交沟通缺陷,并且通常对社交互动缺乏兴趣。

6.与抑郁症的鉴别诊断

抑郁症和 SAD 患者的认知是相似的,他们都认为自己社交无能,或不能恰当地做事情。SAD 的认知只限于社交场合,抑郁症患者的负性认知体验是全面性的。

五、治疗

（一）治疗原则

1.成人

（1）药物联合心理治疗:药物首选 SSRIs 或 SNRIs,能有效缓解社交焦虑障碍患者的焦虑、恐惧症状,也有助于心理治疗的顺利开展。心理治疗首选认知行为治疗,对消除患者的社交恐惧症状,改善社会功能、树立治疗信心和确定治疗目标有重要作用。药物治疗和心理治疗不能互相取代,在治疗开始即可同时应用,以求最大治疗效果。

（2）全病程治疗:急性期治疗立足改善患者症状,长程治疗致力减少残留症状、恢复患者社会功能、预防复发。无论是药物治疗还是心理治疗都需要维持至少 12 个月。症状稳定半年后,可适当减少药物剂量及延长心理治疗间隔时间,使患者全面回归社会。

2.儿童及青少年

目前尚无批准用于儿童社交焦虑障碍的药物,国外指南推荐儿童及青少年治疗首选个体认知行为治疗或团体认知行为治疗,次选短程精神动力学治疗。我国焦虑障碍防治指南认为对患者父母及本人的健康教育尤其重要,父母、学校教育方式的调整或阳性强化其社交行为等心理治疗方法效果更好。如果合并严重的抑郁障碍或物质依赖,则需要使用药物治疗。

(二)药物治疗

社交焦虑障碍药物治疗应遵循个体化原则,首选抗抑郁药。一般需 4～12 周显效,如果效果仍不明显,可考虑换用同类药物或作用机制不同的另一种药物。一线治疗无效时,考虑换用二线药物或其他有效药物。可短期联合苯二氮䓬类药物,应注意药物间相互作用带来的影响。治疗从小剂量开始,足量、足疗程。治疗期间观察病情变化和不良反应,并及时处理。

1.选择性 5-羟色胺再摄取抑制剂

SSRIs 是社交焦虑障碍的一线用药;疗效及耐受性好;每天 1 次用药;对共病抑郁、惊恐、广泛性焦虑障碍或强迫障碍均有效。

2.其他新型抗抑郁药

文拉法辛、米氮平等对于社交焦虑障碍也有一定疗效。

3.苯二氮䓬类

临床上广泛应用并在开放性试验中被报道有效;一般耐受良好;在某些患者中使用时要考虑药物依赖的可能及撤药反应(常用药物:氯硝西泮、阿普唑仑)。

4.β 受体拮抗剂

β 受体拮抗剂对于表演前焦虑高度有效,可以在表演事件前 1 小时左右按需服用。对于广泛性社交焦虑障碍的患者大部分没有帮助(常用药物:普萘洛尔、阿替洛尔)。

5.单胺氧化酶抑制剂

研究显示 MAOIs 存在高度有效性,但耐受性较差,且需要饮食限制;对一些共病抑郁、社交焦虑障碍和惊恐等有效,对于难治的患者可以尝试。

6.其他药物

加巴喷丁、丁螺环酮、安非他酮、托吡酯、普加巴林、非典型抗精神病药等均有研究报道有效。D-环丝氨酸被认为与暴露疗法联合使用有效。

(三)心理治疗

社交焦虑障碍的心理治疗方法包括暴露疗法、社交技能训练、人际关系心理干预、正念疗法、心理动力疗法、通过网络或书籍自助干预等。目前最为常用的社交焦虑障碍的治疗方法是认知行为治疗,包括 3 种主要的认知行为技术用于治疗社交焦虑障碍,即暴露、认知重建和社交技能训练。在社交焦虑障碍的治疗中,认知改变也非常重要。具体可以尝试的方法如下。

(1)转换注意力,比如有意训练社交焦虑障碍患者将注意力较少放在听众如何看待自己的表现上,可以直接减轻焦虑和提升表现。利用该办法能更加集中于想要完成的任务,并且能关注听众的积极反馈。

(2)调整自我的心理暗示,通过重建认知,重新审视他人视角下的自我心理意向,使焦虑水平降低。

(3)尝试改变一贯回避的风格,试着面对焦虑的情境,与焦虑的感觉共处,去感受焦虑的感觉。反复练习后,焦虑水平会升高随后降低,产生习惯化的过程,焦虑可能变得能够被忍受和应对,社交焦虑障碍患者也能够抽出一部分注意力来重新关注积极的表现,从而减少焦虑。

六、疾病管理

SAD 通常为隐渐起病,无明显诱因,也有一次经历羞辱的社交经历后急性起病者。倾向于慢性病程,平均病程为 20 年。社交焦虑障碍病程已持续一年以上者,如不经治疗,以后 5 年内的变化不会很大,但在更长的时间以后会有些逐步改善,此病多发生于青春期前后,而这一阶段对于学业发展、人际交往和职业选择具有很重要的影响。因此会导致明显的社会或职业功能损害。近年来,随着治疗方法的改善,预后有所改观,不少已病多年的患者在心理治疗和药物治疗下,在不到半年的时间内可基本整体治愈或显著进步。

社交焦虑障碍的预防需要对于首次可能引起社交恐惧的因素有所意识,进行社交技能的练习,对于某些重要场合可能需要事先进行必要的准备,减少预期的紧张。由于社交焦虑障碍病程较长,因此康复也需要一定的时间,此时不仅要继续接受常规的治疗,还需要家人和社会的帮助和鼓励,带其在实践中克服因恐惧担心产生的焦虑。

（王　芹）

第五节　分离性焦虑障碍

分离性焦虑障碍是指当与生活中重要的依恋对象分离或预期分离时所出现的不恰当的过度恐惧、害怕或焦虑。长期以来该病一直作为儿童情绪障碍的一种,而在成人中没有该诊断。但越来越多的证据显示,这种焦虑障碍并非儿童所特有,成人也可以有类似的临床症状。因此,ICD-11 和 DSM-5 中将分离性焦虑障碍作为焦虑障碍的一个亚型单独列出。

一、概述

(一)相关概念

分离性焦虑障碍的特点是对与特定依恋人物分离的明显和过度的恐惧或焦虑。在儿童和青少年中,分离性焦虑通常集中在照顾者、父母或其他家庭成员身上,而且这种恐惧或焦虑超出了被认为是发育正常的程度。在成年人中,焦点通常是恋爱伙伴或子女。

分离性焦虑的表现可能包括想到依恋对象会受到伤害或发生不测,不愿上学或工作,分离时反复出现过度痛苦,不愿意或拒绝离开依恋对象睡觉,以及反复做关于分离的噩梦。这些症状至少持续数月,而且严重到足以导致个人、家庭、社会、教育、职业或其他重要功能领域的严重痛苦或伤害。

(二)流行病学

分离性焦虑障碍较常见,国外研究报道该障碍患病率在 7~11 岁儿童中为 4.1%,在 12~16 岁儿童中为 3.9%,平均起病年龄为 7.5 岁。国外有社区样本调查 7~11 岁儿童分离性焦虑障碍患病率为 3%~4%,其中女性为 4.3%,男性为 2.7%,就诊年龄平均为 10.3 岁。国内流行病学调查男女性患病率分别是 0.5% 和 2.5%。

现有的研究数据多来自儿童,研究发现分离性焦虑障碍在青春期之前的发病率为 3.5%,而女童发病率约为男童的 2 倍。

在儿童身上,分离性焦虑障碍、广泛性焦虑障碍、强迫症、惊恐障碍、特定恐惧症和社交焦虑障碍共病的概率较高。大约 1/3 的儿童会在分离性焦虑障碍发作后的几个月内罹患抑郁症。研究同时表明,儿童期的分离性焦虑障碍与其终生的恐慌症相关,分离性焦虑可能是恐慌症的前兆。然而,另外一些研究并没有发现其中的关系。所以,对于分离性焦虑是否是恐慌症的一个危险因子依然不清楚。

二、病因与发病机制

分离性焦虑障碍的病因主要与家庭养育和教育方式有关,与家庭中重要客体的依恋关系相关,一般而言,父母的过度保护和焦虑可能是产生分离性焦虑障碍的影响因素之一。但是由于缺乏相关证据,具体原因尚不明确。

(一)生物学因素

1.遗传因素

遗传易感素质在起病上具有重要影响,分离焦虑障碍的发生与儿童的气质、自身个性有关。气质是婴儿出生后最早表现出来的一种较为明显而稳定的个人特征,是在任何社会文化背景中父母最先能观察到的儿童的个人特点。气质有很多种分法及类型,比如困难型儿童或迟缓型儿童,易产生情绪障碍。研究还发现,分离焦虑障碍有家庭聚集现象,有遗传史者占12%。具有焦虑特质的父母,他们的小孩从小就表现出内向、害羞、胆小,在面临新环境及不熟悉的人时,会出现回避行为,被称为行为抑制。这种气质特征往往具有先天遗传基础。具有行为抑制的先天气质的儿童与其他儿童相比,有一些特征性的神经生理学指标,包括更快的基础心率、更低的心率变异度、更高的尿儿茶酚胺水平、更高的喉部和声带紧张度等。一项关于行为抑制儿童的3年随访研究发现,此类儿童患分离焦虑障碍的概率明显增加。

2.神经生物学因素

迄今为止,人们对分离性焦虑的神经生物学还知之甚少。目前尚无证据证实存在有助于成人分离性焦虑障碍诊断的特定生物标记物。但国内外部分研究提示18 kDa易位蛋白及二氧化碳超敏反应可能是成人分离性焦虑障碍的有效的,但并非特异性的生物学标记物。还有研究表明成人分离性焦虑障碍可能与一种依恋和分离性焦虑相关的神经生物学机制失调有关。

(二)社会-心理学因素

1.心理与社会因素

父母因素和不良的教育方式,对儿童过度保护或过分严格苛求、态度粗暴等都可能使儿童发生情绪障碍。家长的教养方式是儿童适应快慢的重要因素,成人与儿童的关系起着很重要的作用。对儿童的过分呵护、娇惯溺爱,使儿童依赖性增强,对父母过于依恋。在生活中对儿童的过分呵护、娇惯溺爱,使儿童的独立性变差、生活技能缺失和自理能力差,一旦要走出家门离开父母亲人,便不知如何应对,这是产生儿童分离性焦虑障碍的主要原因。实践证明,父母平时不娇惯孩子,注重培养孩子的独立能力,鼓励孩子探索新环境,与新伙伴一起玩,这样养育的孩子的适应期就较短,情绪问题也较少。而那些溺爱、一切包办代替的家庭中养育的孩子面对分离时则需要较长的适应期。甚至有一些孩子由于环境的巨大差异和转折而出现情绪和生理上的问题。如有的孩子因过分哭闹和情绪不安、出现夜惊、梦魇或者腹泻、生病等问题。朋友多的孩子,分离性焦虑的现象较轻。在大家庭中长大的孩子,日常接触的人多,容易对别人产生信任,依恋的对象广泛,分离性焦虑较轻。反之,在小家庭中长大的孩子。如果亲友走动少,每天只和父母在一起,和外界接触少,就容易认生,对父母往往产生强烈的依恋。患有分离性焦虑的孩子平时一直与父母在一起,特别是母亲对孩子的过分保护和照顾也会使孩子养成胆小、害羞、依赖感强的毛病。一旦与母亲突然分离,孩子的分离焦虑现象避免不了。

幼年时期遭受精神创伤,导致深刻的情感体验也是常见的致病因素。躯体疾病或过度紧张疲劳,学习负担过重对孩子的发病情况均有影响。

2.环境因素

环境的变化会给孩子带来诸多的不安和紧张,当孩子从家庭迈入幼儿园时,周围环境有了巨大的改变,这个时期被称为"心理断乳期"。分离性焦虑障碍与孩子生活环境的改变和孩子对生活环境的适应能力有关。有的孩子到了陌生环境中以后,会本能地产生不安全感与不适应感,因此容易产生焦虑情绪。孩子不能独立完成自己的事情,需要等待或寻求别人的帮助,孩子往往会受到情绪上的困扰,激发或增强分离焦虑。照料人的改变也会让孩子产生分离焦虑,新照料人和孩子关系亲密,孩子容易适应分离。

综上所述,儿童分离性焦虑发生的原因复杂,是众多因素相互作用的结果。前面的研讨从不同侧面分别揭示了影响儿童分离性焦虑障碍发生的一个或几个因素,至于每一位个体是否会发生分离性焦虑障碍,还要看个体独特的生活环境、遗传影响和个体主动应对遗传因素和环境变化的能力。

三、临床表现

分离性焦虑障碍的核心症状是与依恋对象分离后表现出过分担心、害怕等焦虑情绪及继发行为异常或躯体症状。依恋对象主要是母亲,其次是祖父母、父亲,或者其他亲密抚养者。

在与依恋对象分离前后表现烦躁不安、哭闹、反抗、随意发脾气等,或者痛苦、伤心、无助、失望,有的患者反复恳求要与依恋对象说话,渴望与他们立即见面,少数患者表现为无动于衷、冷漠、拒绝任何人的亲近。患者还会过分担心与依恋对象分离后依恋对象会遇到伤害或灾难。例如,母亲外出后担心母亲遭遇车祸,或担心自己可能失散、被人拐骗、绑架杀害等。为了能够不分离,患者不愿意外出和上学,害怕独自在家。在晚上,如果没有依恋对象在身旁,患者不愿意上床睡觉,或要依恋对象陪伴自己才能入睡。经常在夜间起床查看依恋对象是否仍然在家或者在自己身边。有的患者会反复出现与离别有关的噩梦,夜间多次惊醒。

有的患者在每次即将分离时反复出现胃痛、头痛、恶心、呕吐等各种躯体症状,但并无相应的躯体疾病存在。

儿童分离性焦虑障碍的共病率较高,30％共病抑郁障碍,29％共病惊恐障碍,10％共病强迫障碍。

四、诊断与鉴别诊断

(一)测评工具

分离性焦虑障碍的诊断主要根据访谈,被评估儿童表现只要符合诊断标准,就予以诊断,但需要与正常分离性焦虑进行鉴别。正常分离焦虑在3～5岁以后焦虑程度逐渐减轻,焦虑程度与心理发展年龄相符合,持续时间短,对儿童的正常和其他社会功能影响较小。

由于被评估儿童的表现由主要照顾人陈述,必要时,治疗医师可能需要对分离过程进行观察或访谈除来咨询的家长之外的其他家庭成员。

(二)诊断要点

1.诊断标准

分离性焦虑障碍的诊断重点如下:

（1）在离开家或者离开个体所依恋对象时，个体表现出与其年龄不相应的、过度的焦虑：①当离开或预期要离开家或重要的依恋对象时，反复出现过度的焦虑或反复出现躯体症状；②持续和过度地担心失去重要依恋对象，或者担心发生不幸的事件；③持续地不情愿或拒绝去工作场所或其他地方，或独自一人相处或睡觉；④重复做主题为分离的噩梦。

（2）这种恐惧、焦虑或回避持续至少6个月。

（3）这种困扰造成了临床上的显著痛苦，或者造成了社会、学业（职业）或其他重要功能领域的损害。

2.辅助检查

评估分离性焦虑障碍的量表很多，但专门用于评估学前儿童或出现一些行为问题的量表较少。问卷测查虽然不能用于诊断分离性焦虑障碍，但能为分离性焦虑障碍的严重程度以及特殊症状提供一些有价值的信息。

（1）学前儿童焦虑量表，该量表包括分离性焦虑、躯体伤害恐惧、社交恐惧、强迫—冲动障碍和广泛性焦虑五个分量表的28个题项，另有5个创伤后应激障碍的题项，共33个题项。采用0（从不）～4（总是）5点计分方法，分数高于37分者存在分离性焦虑，得分越高，焦虑问题越严重。

（2）分离性焦虑量表，此量表由12个项目组成，采用0（从不）～4（总是）5点计分方法，用于评估儿童分离性焦虑症状。该量表目前仅用于研究还没有被常规应用，父母评估儿童在各种情况下与分离相关的回避程度。

（3）分离性焦虑评估量表儿童版，该量表由34个项目组成，采用1（从不）～4（总是）4点计分方法，适用于6～18岁儿童，用于测量分离性焦虑的6个维度，即害怕被遗弃、害怕一个人独处、害怕身体生病、担心灾难事情发生、灾难事情的频繁程度和安全信号指数。前两个症状维度强调分离性焦虑的回避部分；第三、四项强调分离性焦虑的维持部分；灾难事情的频繁程度用于评估相关的实际事件；与个人、地点或物体的有关安全信号指数能使在焦虑觉醒状态下的儿童获得安全感。该量表重要性在于它不仅可以评估分离性焦虑的症状，还能用于指导诊疗计划和用于个案病例研究。

（三）鉴别诊断

1.与广泛性焦虑障碍的鉴别诊断

广泛性焦虑障碍是对生活中诸多事件或活动过度的恐惧与焦虑，并不局限于与依恋对象的分离。分离焦虑障碍是对与依恋对象分离的恐惧与焦虑，不是对生活中诸多事件或活动的恐惧与焦虑。

2.与社交焦虑障碍的鉴别诊断

社交焦虑障碍患者回避社交场合是因为被他人负面评价产生了恐惧或焦虑，而不是担心与关键的依恋人物分开。

3.与抑郁症的鉴别诊断

抑郁症患者的不愿社交、拒绝和失败的想法，可能与其不愿离开家和与亲人分离有关。但与分离性焦虑障碍患者不同的是抑郁症患者的症状几乎只发生在抑郁发作期间。

4.与广场恐怖症的鉴别诊断

在广场恐怖症中，个人避免各种情况，包括独自离开家，但恐惧或焦虑集中在惊恐发作或其他失能或尴尬症状的情况下无法获得帮助的可能性，而不是担心与关键依恋人物分离。

5.与正常分离焦虑的鉴别诊断

正常分离焦虑也会在分离后出现焦虑、害怕和痛苦，但程度不严重，持续时间也较短，在分离前通常没有担心和害怕的预期性焦虑。分离焦虑障碍则是预期性焦虑,其临床表现、焦虑严重程度、持续时间也是异乎寻常的,社会功能明显受损。

五、治疗

(一)治疗原则

根据患者的心理发育水平制订以心理治疗为主的个体化方案。

1.一般治疗原则

(1)支持性心理治疗:常对儿童进行感情的交流,对儿童的痛苦要予以同情,耐心辅导儿童改善不良生活习惯,适应环境,增强信心,并指导患儿克服心理障碍的策略。

(2)认知疗法:目标在于发现患者偏颇的认知观念以及赖以形成的过程,并加以纠正,提高其社会适应能力。特点是着眼于目前,就事论事,并鼓励患者自助,与治疗者形成治疗同盟。

(3)行为治疗:包括系统脱敏法、示范法、操作法、阳性强化法和冲击疗法等。能消除或改善患儿非功能性或非适应性的心理与行为。

2.药物治疗原则

适当使用抗焦虑与抗抑郁药可以减轻患儿痛苦,为心理治疗创造条件。常用药有抗焦虑药氯硝西泮;抗抑郁药有丙米嗪、氯米帕明、多塞平。以上抗抑郁药不良反应有口干、多汗、视物模糊、震颤等;开始应用小剂量并缓慢加量,病情缓解后,逐渐减药,不宜长期用药。

(二)药物治疗

1.苯二氮䓬类药

阿普唑仑、氯硝西泮、艾司唑仑、地西泮等,具有很好的抗焦虑作用,剂量不宜过大,一方面避免过度镇静,另一方面要防止形成依赖。用法以阿普唑仑为例,可服用 0.2～0.4 mg/d,地西泮 1.25～2.50 mg/d,好转后应缓慢撤药。

2.选择性 5-羟色胺再摄取抑制剂

目前临床上应用的 SSRIs 主要有氟西汀、帕罗西汀、舍曲林、氟伏沙明和西酞普兰,用于伴有广泛性焦虑或抑郁症的患儿。一般剂量较成年人小,如氟西汀 5 mg/d。

3.三环抗抑郁药

丙米嗪、去甲米嗪、氯米帕明治疗焦虑的效果较好,治疗剂量宜小,以丙米嗪为例,口服 12.5 mg,睡前 1 次口服,对于合并遗尿症患儿尤为适用。

4.β-肾上腺能受体阻滞药

普萘洛尔用于减轻焦虑患者自主神经功能亢进的症状,如心动过速、震颤、多汗等有一定效果,剂量 5～10 mg,每天 3 次。

(三)心理治疗

起始治疗应该包括对抚养者的心理教育(他们需要对儿童进行改变),并且对儿童进行认知行为治疗。

对抚养者的心理教育包括解释焦虑的正常属性、抚养者对儿童抗拒和恐惧的反应可能会在不经意的情况下强化儿童的分离行为。

抚养者应做到以下几点。①不要延长告别,应当简短,让儿童知道什么时候你会回来,再次向儿童确认你知道他会没事的。②不要在分离的时候表现得很失落。③再聚时不要过度作为。④如果儿童焦虑特别严重,可以从简短的分离开始,对患儿成功的表现采用奖励和正性强化(如给予贴纸或者得分),逐渐尝试更大的分离。

此外,如果抚养者自己的焦虑可能影响儿童的表现,抚养者也需要治疗。

分离性焦虑障碍的心理医学研究者认为其矫正治疗应以心理治疗占主导地位,目前被认为最有效的是认知行为治疗和家庭干预。

1.认知行为治疗

CBT是通过改变不良认知消除不良情绪和行为的短程心理治疗方法。该疗法包括传统的CBT和新颖的CBT。精神教育、认知重建、暴露、模型、放松治疗以及家庭任务都是传统CBT的一部分。新颖的CBT包括亲子关系的治疗、夏令营、艺术治疗(绘画)等。CBT主要是采用心理疏导法、分散注意法、精神鼓励法、家长配合法等方法达到缓解儿童分离性焦虑的目的。

2.家庭干预和咨询

家庭理论认为,焦虑症状是人与人之间关系的表现形式,并认为焦虑症状反映了家庭系统中的一些问题,尤其是家庭中父母和儿童的依恋关系。家庭治疗主要着眼于家庭中两代间症状传递及精神病理的演变,帮助父母和其他养育者改善亲子依恋关系。所以对家庭系统进行干预是减少儿童分离焦虑症状的关键。

(四)物理治疗

1.重复经颅磁刺激技术

该技术是一种无痛、无创的绿色治疗方法,磁信号可以无衰减地透过颅骨而刺激大脑神经,主要是通过改变刺激频率而分别达到兴奋或抑制局部大脑皮质功能的目的,通过双向调节大脑兴奋与抑制功能之间的平衡来治疗疾病。对于不同患者的大脑功能状况,需用不同的强度、频率、刺激部位、线圈方向来调整,才能取得良好的治疗效果。

2.脑电生物反馈

脑电生物反馈是行为疗法的一种,可在年长患儿中进行,年幼患儿对松弛及生物反馈疗法的理解及自我调节有困难,不易进行。但可建议家长带领患儿多做户外活动,适当的体育锻炼及游戏活动对疾病的恢复无疑是有益的。

六、疾病管理

一般认为婴儿在7~24个月的时候是分离性焦虑最明显的时候,随着孩子慢慢成长,尤其是到学前期,分离性焦虑逐渐减弱。儿童分离性焦虑是必然出现的,但是如果其表现异乎寻常或是过于强烈则可能形成分离性焦虑障碍,进而可能在青少年早期再次出现并可能持续到成年,影响正常的工作和生活。分离性焦虑障碍的预后较为良好,接受治疗的儿童和青少年患者通常能顺利度过该阶段。对成年患者的调查数据较少。

分离性焦虑障碍的预防关键在于孩子的抚养者,父母担心分离造成的焦虑往往会传递给孩子。因此,父母学会如何在保护好孩子的前提下又适当地使其自然成长非常重要。分离焦虑的预后良好,但是要完全康复依然需要父母对自己曾经的照顾方式有所认识和改变,形成新的家庭结构并将其稳定。

(王　芹)

第六节 选择性缄默症

选择性缄默症多见于 3～5 岁儿童,但是由于中国人性格较为内向,儿童在开始上幼儿园或小学时不说话,常被父母认为是胆小、害羞的缘故,造成患儿不能被及时发现和医治。直到上小学以后,孩子表现为不愿回答任何问题,不愿与其他同学交谈,不参加集体活动,此时才引起老师及家长的注意。

一、概述

(一)相关概念

选择性缄默症的特点是说话时始终有选择性,即儿童在特定的社交场合(通常在家里)表现出足够的语言能力,但在其他场合(通常在学校)却始终不能说话。这种障碍至少持续 1 个月,不限于开学的第一个月,其严重程度足以干扰教育成果或社会交往。不说话并不是因为对社交场合所需的口语缺乏了解或不适应(例如,在学校使用的语言与在家里不同)。

(二)流行病学

选择性缄默症起病年龄男孩要早于女孩,但是女孩发病率高于男孩,男女比例为 1∶1.2。由于公众对本病缺乏认识,所以有关选择性缄默症患儿的案例也较为少见。国外关于选择性缄默症的流行病学调查发现,选择性缄默症的发病率在 0.2%～2.0%,绝大多数患儿患病持续 1 年以上。由于大部分患者仅被认为是性格问题而非心理障碍等原因并未被确诊,或其症状随时间自发缓解,因此,选择性缄默症的实际患病率可能更高。美国有研究报道,在一年级和二年级小学生中,选择性缄默症的患病率为 7.1%。对移民人群中的儿童关于该症患病率的调查显示为 22%,显著高于普通人群。我国文献中只有零星的个案报道或在综述文献中提到,目前尚无关于该病的流行病学研究。

选择性缄默症最常见的共病是其他焦虑障碍。首先是社交焦虑障碍,其次是分离性焦虑障碍和特定恐惧症。对立行为常常发生在有选择性缄默症的儿童身上,尽管对立行为可能仅限于需要讲话的情境。交流发育迟缓或障碍可能也会出现在某些有选择性缄默症的儿童身上。

二、病因与发病机制

(一)生物学因素

1.遗传因素

父母童年期性格内向、父母易于出现攻击性行为、有焦虑障碍家族史及其他精神障碍的儿童患选择性缄默症的危险性较高。

2.神经生物学因素

目前认为本病的发生无明显器质性损害基础,但也有人认为该病与患儿发育不成熟有关。

(1)虽然言语功能已经获得,但一些儿童开始说话比正常儿童要明显延迟并且许多儿童起病后常伴有其他语言问题。

（2）部分儿童脑电图检查表现为不成熟脑电图或其他异常变化。

（3）患儿常伴有功能性遗尿、功能性遗粪等其他与生长发育有关的障碍。

（二）社会-心理学因素

1.人格特质

人格特质对选择性缄默症的影响逐渐受到关注。近年来的几项研究表明,选择性缄默症儿童普遍具有行为抑制性特征。行为抑制性由 Kagan(1987)在哈佛婴儿研究中首次提出,是指儿童面对特定的人物或情景时退缩、恐惧的反映。被鉴定为行为抑制性的儿童,很有可能在稍后的童年时代面临焦虑和缄默的风险。Steinhausen(1996)的研究与此相符合,他发现选择性缄默幼儿中 85% 具有害羞的气质。

2.环境因素

不信任外界陌生人、与外界语言交流困难、父母很少给儿童创造练习说话的机会,是部分患儿家庭的典型特征。有些儿童就是在家庭环境的变迁或一次明显的精神刺激后发病。

本病与焦虑性障碍的病因存在许多重复的成分,特别是与社交焦虑障碍更具有相似性,并且患者大多有很明显的社交焦虑家族史。不同学派对本病提出了不同的假设:行为主义者认为儿童选择性缄默症是一种习得性反应,是长期负强化学习模式的产物;精神分析学派认为选择性缄默症是由于未解决的潜意识冲突的影响。

三、临床表现

选择性缄默症的主要表现是患儿在某一需要进行语言交流的特定环境中无法说话,但在另外一些场合则能进行正常的言语交流。最常见的缄默场合是学校或面对陌生人时。讲话的场合及对象具有明显的选择性,且受情绪制约,症状通常持续数月,甚至数年。但也有其他形式,包括与此典型表现相反的情况,比如少数患儿表现为在幼儿园里问一句说一句,回到家中却一言不发。

在这些特定情境中,患儿通常存在眼神回避,脸部淡漠或表情呆滞,动作反应小,不和他人正面接触的现象,与患儿主动对话时,患儿嘴巴紧闭或嘴巴微张但发不出声音。有的儿童在缄默的环境中表现得十分羞怯及焦虑,酝酿说话前有许多小动作,说话的声音特别小,仅用"是""不""要"等单词来表达自己的意愿和要求,并且只能回答封闭式答案的问话。有的即使不说话,但可以使用其他非语言性的方法与人交流,比如手势、点头、微笑、写字等。

约 70% 的患儿还有其他情绪和行为问题,比如表现为害羞,社交中行为退缩;有的患儿在家中有明显的违抗行为;少数患儿还有多动或抽动障碍、遗尿、遗粪和其他言语异常表现。由于在需要言语表达的场合不能言语,患儿不能正常参加同龄人之间的某些活动,其社会功能、学习活动会受到很大影响,比如经常被同龄人耻笑和捉弄。

四、诊断与鉴别诊断

（一）临床评估

选择性缄默症的准确诊断相当困难,需要一个全面的检查评估,包括神经系统检查、精神心理检查、听力检查、社会交流能力检查、学习能力检查、语言和言语检查以及各种相关的客观检查(如脑电图、头颅影像学、事件反应电位)等,这些检查都是必要的。

（二）诊断要点

1.诊断标准

（1）在需要言语交流的场合"不能"说话，而在另外一些环境说话正常。

（2）持续时间超过 1 个月（不包括入学的第一个月）。

（3）这种障碍影响了教育或职业成绩或社会沟通。

（4）无言语障碍，不是因为说外语（或不同方言）引起的语言问题。

（5）排除孤独症、精神分裂症、智力发育迟缓或其他发育障碍等疾病。

2.辅助检查

（1）选择性缄默问卷：该问卷是唯一一种用于评估儿童在不同情况下的语言抑制程度的问卷。问卷包括 17 个条目，描述了期望（需要）患儿说话时的典型环境（如"当他或她的老师叫他时，我的孩子会回答"），问卷涉及 3 个维度。①"在学校"（5 条）；②"在家或与家人在一起"（5 条）；③"在公共或社交场合"（7 条）。整体评分范围为 17～68 分，分数越高，选择性缄默症的严重程度越高（包括与选择性缄默症相关的障碍）。该量表帮助临床医师量化患儿在各种社会和人际环境中的缄默程度，并评估与儿童非言语行为相关的严重程度和干扰。该量表条目较少，家长能够在短时间内完成评估，方便儿科医务人员长期监测患儿的状况及结局。但该量表为英文量表，不能直接用于我国儿童的评估。

（2）儿童行为量表：此量表是一种基于多维度经验的测量方法，父母和其他护理人员可通过儿童行为量表观察到患儿问题的概况。它包含了 118 个涉及行为和情感问题的条目。被调查者被要求对患儿过去 6 个月的行为进行打分。研究结果包括 8 个下属问题量表（焦虑或抑郁、退缩、躯体抱怨、攻击性、犯罪行为、注意力问题、思想问题和社会问题），构成量表项目的分数按照测试手册提供的规范进行打分和合计，转化为标准化分数。2014 年修订版还增加了 6 个精神障碍诊断与统计手册第五版导向量表，即抑郁问题、焦虑问题、躯体问题、注意缺陷多动障碍、对立违抗问题和行为问题，该量表是国际上较为常用的、可用于评估儿童选择性缄默等情况的量表，但该量表属于普适性量表，缺乏疾病特殊性，且需花费调查者大量时间填写。

（三）鉴别诊断

1.与神经发育障碍、精神分裂症的鉴别诊断

患这两种疾病的儿童也会存在社会交流困难，不能在社交场合中恰当地讲话，但是社交场合及对象不具有选择性，且多合并相应疾病的其他临床表现。

2.与分离性焦虑的鉴别诊断

许多正常儿童 3～4 岁时在家说话很流利，当进入幼儿园或其他新环境中与陌生人接触时可能出现短暂性的缄默，表现为说话很少或不说话或低声耳语，随着对环境的熟悉而逐渐有了言语交流。而选择性缄默症儿童不能自发地放弃这种缄默行为，甚至持续长达几年之久。

3.与特定言语与语言发育障碍的鉴别诊断

患者有时在一些非常熟悉的场合可以较好地进行语言交流，在其他场合语言交流能力较差。但是，特定性言语与语言发育障碍有确切地掌握和使用语言能力延迟或异常的表现，如发音错误或者发音不准确、语言表达能力或理解能力差。并且，不论在何种场合，均能发现患者的语言发育有所损害。

4.与抑郁障碍的鉴别诊断

儿童患抑郁障碍也会出现沉默寡言，甚至不语，但其主要表现是情绪低落并且表现出来的缄默情形无明确的对象选择性或场景选择性。

5.与孤独症的鉴别诊断

两者的核心症状之一均为言语交流障碍。但孤独症的言语交流障碍无选择性,且有确切的言语发育迟缓、非言语性人际交往障碍、兴趣狭窄和行为刻板等特点。

五、治疗

(一)治疗原则

有关选择性缄默症的治疗方面的文献报道多是个案,各种治疗方法效果不一。一般来说,应首先考虑为患儿采取心理治疗,其次才考虑药物治疗。其中,行为治疗是目前被广泛认可的一种有效的心理治疗方法,特别是父母、学校老师共同参与的行为治疗,已积累了比较多的经验。

(二)药物治疗

在过去十几年中,对抗抑郁药物治疗 SM 进行研究,认为药物治疗有效。一般不把药物治疗作为首先的治疗方法,但是如其他方法效果不好,药物治疗可以加入治疗方案,常用药物以SSRIs 类抗抑郁药为主。一般来说,药物治疗多与行为治疗相结合。

(三)心理治疗

心理治疗以缓解患儿的内心冲突为主要目的,强调个体化治疗,提倡采用多种心理治疗联合进行,包括心理动力学治疗、行为治疗、认知疗法、游戏治疗、家庭治疗等。对于患有选择性缄默症的孩子,需要综合的个体化治疗,从个体到家庭、到整个环境都是治疗的一部分。

1.行为治疗

一般来说,行为治疗作为首选治疗方案,就是运用各种策略增加儿童的说话行为,分级暴露减轻焦虑,从而使原有的缄默行为减少,甚至完全消失。可以采取小组治疗或让患儿观看同龄人行为表现的视频,通过同龄人的示范作用促使患儿有语言表达。也可通过观看录像、角色扮演等方法逐渐提高患儿的社交能力。患者跟不熟悉的人交流可以先通过即时通信交流,再到语音、视频交流,最后才是面对面交流。同时,应重视患儿在日常生活和主要活动场所中的表现。治疗目标是当患儿的缄默情形有所改善时,应及时进行“奖励”,缄默出现时,应予以合适的“惩罚”,从而让患儿感到有动力也有压力而“讲话”。

2.认知疗法

该方法可以纠正患儿对自己行为的错误认知,降低儿童讲话时所出现的焦虑反应。支持性心理治疗也是非常有帮助的,比如与患儿建立良好的关系,尽量消除不良的精神刺激。治疗中不要强调语言的重要性,允许患儿通过非言语方式交流,对患儿的缄默表现不要过分注意,不要逼迫患儿讲话,以免使其精神更加紧张;鼓励患儿参加集体活动,以利于病情改善。

3.游戏治疗

爱玩游戏是儿童的天性,也是儿童的权利。对于患选择性缄默症的孩子而言,利用这种非正式交谈的方式,即使不说话也可以做游戏,不交谈也可以形成与治疗师之间的关系。首先,让患儿熟悉环境、玩具,最初患儿可能极端回避,但是随着时间的推移,患儿开始在活动、游戏中自主地尝试、体验,不知不觉地认同社会的要求。然后,治疗师与患儿通过游戏建立牢固的关系。最后,治疗师根据患儿的表现给予适当的干预,目的在于解决患儿存在的症状,使幼儿向着干预的目标方向发展,在预先设定的情景角色中体验游戏的快乐,激发出更多的积极因素,并让这些动因发挥作用,从而改变自己的情绪和行为。

4.家庭治疗

对于家庭关系或家庭不良功能模式导致的疾病,可采取家庭治疗的方法促进患儿早期康复。治疗师邀请家庭成员来治疗室,通过会谈了解家庭的构成特点,以及家庭成员之间的相互交流方式与相互作用方式,让每一个家人都畅所欲言。根据交谈中发现的家庭主要问题,治疗师采取相应的干预措施,但是不纠缠于症状或者缺陷,主要着眼于现在与未来,着眼于解决当前的问题。一般每次会谈需要 1.0～1.5 小时,每周 1 次,以后可以逐步延长至 1 个月或数月 1 次。

5.学校和社会环境的参与和支持

给患儿创造一个良好的环境,多鼓励患儿讲话,不取笑其言语障碍,不恐吓捉弄等。在学校组成以老师和部分同学为主的帮助小组,告诉他们配合医师治疗的重要性,了解患儿情况及治疗特点,多与患儿交流,不强求患儿言语应答,鼓励患儿各种形式的回应。

(四)综合疗法

综合疗法是将患儿的父母、老师和治疗师三者的干预治疗结合起来进行的有针对性的治疗。其主要目的是减轻患儿说话时的焦虑。一般采用以下五种鼓励方式。

(1)不要过分地强迫患儿说话,让他有一定的言语自由。

(2)让患儿和其他同伴集中在大小适宜的教室里。

(3)注意患儿口头表达的同时观察他的非言语动作。

(4)鼓励患儿大胆与同学交往并建立友谊。

(5)采取认知行为干预措施,如放松练习、系统脱敏疗法等。例如,将患儿与善于给他人帮助的学生分在一个小组并鼓励他们开展有利于锻炼社交技能的各种活动。活动中允许患儿使用非言语的交流方式(如借助符号、手势和卡片等),但不给予强化。还可以将行为塑造的方法应用到学校日常活动中,在开始治疗时只要患儿能小声说话或仅仅耳语就及时地给他奖励(如糖果、微笑和表扬等),然后逐步提高要求直到儿童用正常大小的声音讲话时才给他奖品。

六、疾病管理

选择性缄默症的发病时间为幼儿期,但没有确切的发病年龄数据,5 岁前是高发作期,但通常到入学后才被发现这种心理障碍持续的时间因人而异,有的只持续几个月,有的则持续好几年,甚至持续到成年。

儿童选择性缄默症的发生给患儿带来的长久的负面影响,包括人际关系的挑战、社会功能的部分缺失、面对社交时出现的强烈焦虑情绪等,还给患儿家属(尤其是父母)增加沉重的精神压力、照护负担、经济负荷等。现只有一种用于专门评估儿童选择性缄默的量表,但未被成功引进我国并且应用于临床实践,可能与选择性缄默的罕见性、临床医务人员的重视程度不够、量表的语言障碍等因素有关,期望未来国内外学者能够加强国际学术交流,以利于专业量表的推广和应用。同时,我国对于选择性缄默的研究尚处于起步阶段,临床医务工作者需要加强对于该疾病的关注和了解,帮助制定更有针对性的干预措施,促进患儿早日康复。

（王 芹）

第五章

抑郁障碍

第一节 单次发作/复发性抑郁障碍

抑郁障碍是指各种原因引起的以显著而持久的心境低落为主要临床特征的一类心境障碍，是一种高发病率、高复发率及高致残率的慢性精神疾病。根据国际疾病分类第十一版，抑郁障碍包括单次发作的抑郁障碍、复发性抑郁障碍、恶劣心境障碍、混合性抑郁焦虑障碍、其他特指的抑郁障碍、未特指的抑郁障碍。抑郁症是抑郁障碍最常见的类型，表现为单次发作或反复发作，具有较高的复发风险。发作期存在显著的情感、认知和躯体症状，发作间期症状缓解。通常所说的抑郁症包括单次发作的抑郁障碍和复发性抑郁障碍。

一、概述

(一)相关概念

1.抑郁障碍

抑郁障碍是以抑郁心境或快感缺失为特征，伴认知、行为或自主神经系统症状，影响个体功能，若有过躁狂发作、混合发作或轻躁狂发作史则应诊断为双相障碍。

2.单次发作的抑郁障碍

单次发作的抑郁障碍的特点是患者既往没有抑郁发作的病史，存在或有 1 次抑郁发作。抑郁发作的特点是一段时间内情绪低落或对活动兴趣减弱，几乎每天都会发生，持续至少两周，并伴有其他症状，如难以集中注意力、无价值感或过度或不适当的内疚、绝望，反复出现死亡或自杀的想法，食欲或睡眠改变，精神运动性躁动或迟钝，精力减少或疲劳。

3.复发性抑郁障碍

复发性抑郁障碍的特征是既往存在抑郁发作的病史，至少 2 次抑郁发作，每次复发至少间隔数月，并且没有显著的心境紊乱。单次发作的抑郁障碍和复发性抑郁障碍除了既往发作史不同之外，症状是一样的。

(二)流行病学

抑郁障碍多数为急性或亚急性起病，平均发病年龄为 20～30 岁，几乎每个年龄段都有罹患抑郁障碍的可能，女性多于男性(1.5∶1～2∶1)。单次抑郁发作的平均病程约为 16 周，发作后痊愈平均需要 20 周左右。若不治疗，病程一般会持续 6 个月或更久。

经过抗抑郁治疗,大部分患者的抑郁症状会缓解。首次抑郁发作缓解后 15%~50% 的患者不再复发。第三次以上发作,治疗缓解后未接受维持治疗的患者,复发风险几乎是 100%。抑郁症状缓解后,患者一般可恢复到病前功能水平,但有 20%~35% 的患者会有残留症状,社会功能受损。

由于调查方法和诊断标准不一,不同国家和地区,不同时间报道抑郁症的患病率相差甚远,如 1984 年、1994 年美国国立卫生研究院的两次调查结果显示,抑郁障碍的终生患病率分别为 4.9% 和 17.15%。但其高患病率毋庸置疑。女性比男性更易罹患抑郁障碍,比例约为 2:1。根据美国医学会报告 1 700 万的美国成年人在一年中曾有过抑郁经历,每 10 个成年人中就有 1 人有过抑郁体验,每 5 个家庭中就有 1 个家庭受到抑郁困扰。根据国际精神疾病流行病学调查(2003)资料,在全球 10 个国家(包括亚洲、欧洲、美洲)37 000 成人样本中,抑郁障碍的终生患病率为 3.0%~16.9%,大多数国家为 8%~12%。我国 20 世纪 90 年代全国 7 个地区精神疾病流行病学调查数据显示,心境障碍的时点患病率为 0.35%,终生患病率为 0.83%,不足 1%。2014 年《自然》杂志报道全球抑郁症流行病学调查数据,中国的抑郁症患病率为 3.02%。2019 年中国精神卫生调查的数据提示,大陆地区抑郁障碍的终生患病率为 6.8%。

近年,抑郁发作的平均年龄呈现下降趋势,青少年阶段抑郁的发生率急剧上升,有 9%~13% 的 18 岁以下儿童会体验到持续性机能缺损的情绪不安,5%~8% 会因此而导致心理疾病。世界卫生组织公布,2020 年在世界范围内,抑郁障碍成为致使成年阶段残障或死亡的除心脏病外的最大原因。

虽然抑郁障碍患病率很高,但就诊和治疗率却非常低(80% 以上的患者从未接受治疗)。这表明,人们对抑郁症的认识程度与防范意识尚远远不够。

二、病因与发病机制

抑郁症确切的病因和病理机制目前尚不清楚,大多数机制还处于假说阶段,临床证据尚不能很好地支持假说。抑郁症的发生可能与下列因素有关。

(一)生物学因素

1.遗传因素

抑郁障碍有一定的遗传倾向。家系调查发现,有抑郁症家族史的人群较无家族史的人群抑郁症的发生率增加 2~10 倍;双生子研究发现,同卵双生子抑郁症的同病率为 50%,异卵双生子为 10%~25%;寄养子研究发现,抑郁症患者子代寄养至其他非抑郁症患者家庭抑郁症发病率仍高于正常人群,表明了遗传因素参与了抑郁症的发生。Patrick 收集了 3 个寄养子研究与 6 个双生子研究,应用 meta 分析方法获得其遗传度为 37%~43%,分析中没有发现性别差异,寄养子研究结果也表明男女发病率是类似的。

候选基因策略相关研究锁定在与神经递质分泌和代谢相关的基因,如酪氨酸羟化酶基因、多巴胺 D_4 受体基因、5-羟色胺受体、5-HT 转运体,神经发育相关的基因,如脑源性神经营养因子等。美国精神疾病基因组学联合体自 2007 建立以来与 38 个国家合作,在世界范围内致力于 meta 分析全基因组关联数据,从 8 个全基因组扫描结果进行二次分析后,筛选出了与抑郁症相关的多个单核苷酸多态性位点。即使是大样本全基因组扫描研究及荟萃分析的结果仍缺乏一致性,到目前为止,仍没有明确抑郁症的病因关联基因。即使这样,遗传学因素仍是学者公认的抑郁症易感因素之一。

2.神经递质代谢异常

(1)5-HT功能低下假说:中枢5-HT神经元主要集中于脑干和中缝核。自20世纪80年代以来,5-HT在心境障碍的作用越来越受到重视,5-HT功能活动下降与抑郁症发病易感性有关。临床抗抑郁药物作用机制与提升5-HT功能状态有关,如单胺氧化酶抑制剂、三环抗抑郁药、选择性5-HT再摄取抑制剂、5-HT$_2$受体拮抗剂和5-HT$_{1A}$受体激动剂,这些药物通过抑制递质代谢或抑制递质回吸收或阻断或激动递质系统受体而增强5-HT神经系统功能起到抗抑郁效应。用利血平使5-HT耗竭可以促发抑郁症,发现抑郁症患者脑脊液中5-HT代谢产物5-羟吲哚乙酸(5-hy-droxyindole acetic acid,5-HIAA)含量低下,这些证据都支持了5-HT功能低下与抑郁症存在关联。

(2)去甲肾上腺素能神经功能低下假说:去甲肾上腺素能神经元位于低位脑干,尤其是中脑网状结构、脑桥的蓝斑以及延髓网状结构的腹外侧部分,分布于不同的脑区调控觉醒和应激反射,是机体在应激状态下产生一系列适应性应激反应的重要神经系统,分泌去甲肾上腺素神经递质。应激状态下,NE系统活性增加,产生兴奋、警觉、紧张、焦虑的情绪反应,一定程度提高对新状况适应性,机体会重新适应新应激,平衡重建。这一神经系统功能不足或长期慢性应激会导致应激反应失衡,转变为病理性应激反应,产生一系列情绪症状。

最近的研究发现,中枢NE与5-HT系统之间存在着密切的交互作用,主要作用于一种神经递质系统的药物可以由于这种交互作用继发的影响另一个乃至多个递质系统的功能,如上述β$_2$受体对5-HT系统的调节作用,5-HT系统的低下为NE功能改变所致的情感障碍提供了基础,在5-HT功能低下的基础上NE功能低下出现抑郁。同时去甲肾上腺素功能不足,对应激的适应缓冲能力减弱,去甲肾上腺素的外周效应与心血管、糖代谢及警觉有关,这在一定程度上可以解释抑郁症患者通常伴有躯体症状。

(3)多巴胺假说:关于多巴胺与抑郁症的关系存在两种假设,一种认为抑郁症患者存在中脑边缘系统DA功能失调,另一种认为抑郁症患者可能存在多巴胺D$_1$受体功能低下。DA能神经系统在快感与行为动机方面起着极其重要的作用。因此,其含量或者功能异常或其代谢产物异常可能引发抑郁症患者动力不足、兴趣减退症状。临床工作中发现帕金森病患者抑郁的发生率非常高,提高DA功能的药物如左旋多巴、溴隐亭、酪氨酸、苯丙胺和安非他酮可缓解抑郁症状。目前临床前及临床试验显示抑郁症患者DA主要代谢产物高香草酸、3,4-二羟基苯乙酸在脑脊液或者血浆中的浓度均有所下降。

(4)谷氨酸能神经及γ-氨基丁酸能神经功能失衡假说:γ-氨基丁酸神经递质是由谷氨酸通过羧酸变换而产生的,GABA和谷氨酸都以它们的最高浓度存在于大脑皮质,GABA是大脑最普遍的抑制性神经递质,而谷氨酸是最普遍的兴奋性神经递质,两者相互平衡,共同维护大脑神经元间正常信息传递及神经网络功能,参与学习记忆等认知过程。最近NMDA受体拮抗剂氯胺酮快速抗抑郁效应又促成了谷氨酸神经递质系统与抑郁症关联的研究热点。

然而,机体是一个完整的生物系统,各神经递质系统间功能相互联系形成脑神经网络,包括结构网络和功能网络,网络间交叉对话,相互协调调整着正常脑功能,任一环节的功能失调都可能形成异常功能状态而导致抑郁症的发生。5-HT、DA、NE、GABA及谷氨酸能神经系统之间的平衡是神经科学研究的热点。

3.神经内分泌功能紊乱

内分泌系统在维持机体内环境稳定、适应外环境变化等生理过程中具有重要作用,与精神活动和行为也有密切关系。

（1）下丘脑-垂体-肾上腺轴与抑郁症：下丘脑、垂体和肾上腺释放的激素分别为促肾上腺皮质激素释放因子（corticotropin-releasing factor，CRF）、促肾上腺皮质激素（adrenocorticotropic hormone，ACTH）和皮质醇。HPA 主要维持内稳态和应激反应的应答。CRF 是机体调节应激反应的关键因子。HPA 功能亢进是抑郁症患者常见的神经生物学表现之一。抑郁症患者中 HPA 异常的基础是 CRF 分泌过多，促进 ACTH 释放，进一步导致皮质醇分泌亢进，抑郁症患者 ACTH 对 CRF 反应钝化、ACTH 基础分泌过高和肾上腺皮质对 ACTH 反应过高，以及 ACTH 和皮质醇分泌昼夜节律改变，约 40% 的患者地塞米松抑制试验阳性，提示抑郁症患者糖皮质激素对 HPA 轴的负反馈作用存在缺陷。

（2）下丘脑-垂体-甲状腺轴：下丘脑分泌的甲状腺刺激素释放激素经垂体门脉系统到达垂体后叶，刺激含有甲状腺刺激素的内分泌细胞释放 TSH，TSH 经体循环到达甲状腺刺激甲状腺素（T_4）和 3,5,3-三碘甲状腺原胺酸（T_3）的释放，T_4 在甲状腺之外也可被转化为 T_3 发挥作用，而 T_4 和 T_3 对 TRH 和 TSH 的释放又形成负反馈调节，达到生理平衡。有报道约 1/4 的抑郁症患者 TRH 刺激试验异常。临床上可见甲状腺功能的亢进会伴发一系列的情绪症状，如焦虑、抑郁、激动、疲劳、情绪不稳等。而甲状腺功能低下的临床表现与抑郁症相混淆，如运动性迟滞、疲劳、性功能减退、抑郁情绪以及自杀倾向等。甲状腺激素对抑郁症治疗的增效作用是肯定的。但是抑郁症患者的外周血检测甲状腺功能基本是正常的，这可能与 T_4 到 T_3 的转化及靶器官反应敏感性异常有关。

（3）神经免疫学说：几组抑郁症高发人群包括产妇、艾滋病患者、阿尔茨海默病患者及慢性肠炎患者均是抑郁的高发人群，而这些人群共同的生理特征是他们都不同程度处于炎症反应状态。很早以来人们已经开始注意到炎症与抑郁的关系，发现处于炎症反应的状态的人可以出现心理状态、情感反应和行为异常，这些综合征状态被称为"疾病行为"，症状包括发热、动机减弱、精神运动性迟滞、认知与情感活动改变、注意障碍、困惑、抑郁与记忆力损害。不管中枢与外周，炎症均可引起炎性细胞因子水平提高和中枢神经活动状态异常。

另外，MRI 技术已经成为无创性脑功能检测的重要手段，借助这一技术，人们可以在活体状态下可量化地探讨脑疾病病理机制。概括起来抑郁障碍影像学病理改变主要表现在白质纤维完整性受损；灰质丢失；部分脑区节点度改变等。

4.睡眠与脑电生理研究

脑电图研究发现，抑郁障碍患者左右脑半球平均整合振幅与抑郁严重程度呈负相关，且脑电图异常有侧化现象，右半球的激活程度升高。这种激活程度升高主要表现在额区，尤其以右额叶为主，并认为与抑郁情绪产生有关，但也有不一致结果的报道。抑郁障碍的患者还可出现脑诱发电位波幅较小，并与抑郁障碍的严重程度相关，同时伴有事件相关电位 P300 和 N400 潜伏期延长。

（二）社会-心理学因素

应激性生活事件与抑郁障碍的关系密切。某些负性生活事件，如丧偶、离婚、疾病、失业、家庭不和、自然灾害等往往会增加抑郁障碍的发生或复发风险。重大负性生活事件者 1 年内抑郁发作危险性最高，慢性心理社会刺激如失业、经济状况不佳等也是影响抑郁的重要因素。据西方国家调查，低阶层比高阶层重性抑郁症患病率约高 2 倍。

（三）个性因素

儿童期的创伤经历及某些人格特征可增加抑郁障碍的易感性。心理学家贝克提出，不良认知成分及认知过程是抑郁症的易感因素，尤其强调导致抑郁的消极认知三联征：对自己、对世界、对未来消极的认知。贝克的抑郁认知模型包含两个层次，即表层的负性自动思维和深层的功能失调信念。其中，功能失调信念是一种比较稳定的心理特征，通过外界的评价与条件性价值经由内化，构成个体消极的自我图式，形成了个体对自己和世界的假设，这一过程中可能存在个体对信息的注意偏向、记忆误差等。这些潜在的消极图式一般不被察觉，但是一经消极事件激活，便会制造出大量的消极自动思维，抑郁体验随之而来。贝克认为，抑郁个体的消极图式使得他们在信息加工过程中具有歪曲错误、不合逻辑的认知偏向，也被称为系统偏差，这些认知偏差包括灾难化、专断化、以偏概全以及非黑即白等。

行为主义认为，抑郁症产生于个体未能在与他人的社会交往中产生肯定性强化，也可能挫折行为负性强化增多，或两者同时存在。由于未能得到这种肯定性强化，个体便回避与他人交往，缺少与他人交往的社会技能，如此又导致肯定性强化的减少，或负性强化增多，如此循环产生消沉、沮丧、低自尊、悲观、失败感与罪恶感，最终导致抑郁症。

积极心理资源缺乏或利用不足是另一重要因素。积极心理学家认为，抑郁症个体常表现出愉悦感、参与感及意义感的缺乏，积极情感贫乏使得个体无法建构起持续的发展资源，从而积极心理资源缺乏或利用不足而导致抑郁。

三、临床表现

抑郁症的主要临床表现为情绪低落、思维迟缓、意志活动减少以及躯体症状。

（一）情绪低落

郁闷的心情是抑郁障碍最有特点的症状，患者主要表现为总想不起高兴的事，伤心、闷闷不乐，终日忧心忡忡、郁郁寡欢、愁眉苦脸。有些患者表现为情感脆弱，易伤感哭泣。有些患者自我评价降低，无助无望，自觉拖累了家人，严重者甚至出现自罪妄想、自杀观念或自杀行为。部分患者伴有焦虑，表现为担心、紧张、坐立不安、来回踱步，也可出现激越症状，表现为兴奋冲动、威胁、攻击、自伤等行为。

（二）兴趣减退或缺乏

患者对什么都没有兴趣，觉得没有意思，即便是以前爱好的事情也提不起兴趣。少语，不想外出，不与人交往。懒动，甚至基本生活也不愿自理（不吃、不喝），严重者可出现抑郁性木僵或亚木僵状态。

（三）愉快感缺失

对能享受乐趣的活动缺乏愉快感，在愉悦的氛围中或面对愉悦的事件高兴不起来，几乎无法提起日常活动中的兴趣。有的患者自觉情感麻木，没有情绪反应。形容自己是"行尸走肉"，不会笑了，不会爱了。

（四）思维迟缓

患者思维活动缓慢，自觉"脑子像生锈的机器不灵活"，自己变笨了，反应迟钝，思路闭塞，记忆力下降，犹豫不决，缺乏决断能力；言语少，语速慢，声音低，对答困难，严重者无法顺利交流。

（五）自杀

自杀是抑郁障碍患者最严重而危险的症状，也是患者死亡的主要原因。约2/3的抑郁障碍患者曾有自杀企图或行为。患者自我评价低、消极悲观及自责自罪,自觉"活在世上是多余的人""结束生命是一种解脱"等。无助无望,感到前途没有希望甚至有绝望感。研究表明,约15％的抑郁障碍患者最终死于自杀。

(六)睡眠障碍

患者的睡眠障碍主要表现为早醒,醒后不能再入睡;部分患者可出现入睡困难,睡眠不深;少数患者表现为睡眠过多。

(七)躯体症状

抑郁障碍患者经常伴有各种各样的躯体症状,如乏力、疼痛、食欲不佳及体重减轻、便秘、性欲减退、阳痿和闭经等,甚至是许多患者的主要症状,而情绪低落症状被掩盖。伴有焦虑症状时常表现为心慌、心率增快、口干、出汗、肌肉紧张、尿频等。

(八)精神病性症状

部分严重的抑郁障碍患者可在情绪低落的基础上出现幻觉、妄想(如疑病、罪恶、关系等妄想)等精神病性症状,但这些精神病性症状多为继发,随着抑郁情绪好转会逐渐消失。

四、评估与诊断

(一)临床评估

自2010年以来,已出版的国内外权威指南均强调基于评估的诊断、治疗与协作医疗模式可以改变凭借经验的传统诊治手段,有效提高抑郁障碍识别率,使诊疗规范化。完整的生物、心理、社会评估应贯穿抑郁障碍诊疗的全过程。临床经常使用的评估工具见表5-1。

抑郁症是一类具有"发作性"特点的精神疾病,诊断时既要评估目前发作的特点,还要评估既往发作的情况。抑郁症的诊断应结合病史、病程特点、临床症状、体格检查和实验室检查等进行综合考虑。

1.精神检查

全面的精神检查包括一般表现(意识、定向力、接触情况、日常生活表现等),认知过程(包括感知觉、注意力、思维、记忆力、智能、自知力等),情感活动,意志及行为表现等。在此基础上,重点关注患者的情绪及其相关症状,评估其抑郁是否伴有躁狂症状、认知缺陷和幻觉、妄想等精神病性症状。评估患者的自杀风险是抑郁症评估的重要环节。同时还需评估与其他精神障碍和躯体疾病的共病情况。评估这些内容有助于治疗方法的选择。

2.病史追踪

对于存在抑郁症状的患者,应当进行完整的心理社会和生物学评估。包括现病史、症状演化过程、是否有过自杀意念,既往是否有过躁狂发作或幻觉、妄想等精神病性症状发作,目前的治疗情况及疗效、过去的治疗史,家族史、个性特点、嗜好及重大生活事件影响等。

3.躯体及神经系统检查

抑郁症无躯体和神经系统特征的异常,检查的目的是排除躯体疾病或脑器质性疾病继发抑郁症状的可能。如有阳性发现,应积极处理躯体和神经系统疾病。

4.辅助检查

对疑似抑郁症患者,除进行全面的躯体检查及神经系统检查外,还要注意辅助检查及实验室检查。尤其注意血糖、甲状腺功能、心电图等。辅助检查的目的之一是排除导致抑郁症状的躯体病因或脑器质性病因。

表 5-1 常用评估工具汇总

评估方向	评估内容	推荐工具	性质
诊断	诊断正确性,避免误诊、漏诊	简明国际神经精神访谈 DSM－Ⅳ轴Ⅰ障碍用临床定式检查(研究版)	他评
症状	严重程度,药物疗效	汉密尔顿抑郁量表 蒙哥马利抑郁评定量表	他评
		患者健康问卷抑郁量表 快速抑郁障碍症状自评问卷 Zung 抑郁自评量表 Beck 抑郁问卷	自评
	自杀风险	哥伦比亚自杀严重程度评定量表 简明国际神经精神访谈 C 模块	他评
	转躁风险	轻躁狂症状自评量表 心境障碍问卷	自评
		杨氏躁狂评定量表	他评
治疗	药物疗效	见上述症状部分	
	不良反应	Asberg 抗抑郁剂副反应量表 药物副反应量表	他评
		亚利桑那性体验量表	自评
	服药依从性	药物依从性评定量表	他评
		简明依从性评定量表	自评

根据具体情形选择使用以下检查项目。

(1)血常规、尿常规、便常规、心电图、肝功能、肾功能、电解质、血脂以及血糖作为常规检查。

(2)内分泌检查如甲状腺功能、激素检查可除外相关内分泌系统疾病所致的抑郁。

(3)感染性疾病筛查(乙肝、丙肝、梅毒、艾滋病等)可除外相关感染性疾病所致抑郁。

(4)脑电图检查用以排除癫痫或脑炎等神经系统疾病,头颅影像学检查尤其是头 MRI 检查,对于排除脑结构性病变非常重要。

(5)X 线胸片、超声心动图、心肌酶学、腹部 B 超、相关免疫学检查等则根据临床需要进行。

如果患者长期进食差或已经发生自伤、自杀行为,应视具体情况完善必要检查,做相应的处理,如急查血糖、电解质、心电图,如果存在低血糖或电解质紊乱及时纠正;如有开放性伤口做必要外科处理。

(二)诊断标准

根据国际疾病与分类第十版,抑郁症的症状学标准里包括 3 条核心症状及 7 条其他症状,核心症状为心境低落、兴趣和愉快感丧失、疲劳感、活力减退或丧失。其他症状为集中注意和注意力降低、自我评价和自信降低、自罪观念和无价值感、认为前途暗淡悲观、自伤或自杀的观念或行为、睡眠障碍、食欲下降。

当同时存在至少 2 条核心症状和 2 条其他症状时,才符合抑郁症的症状学标准。如果符合抑郁症的症状学标准,还需同时满足2周以上的病程标准,并存在对工作、社交有影响的严重程度标准,同时还应排除精神分裂症、双相情感障碍等重性精神疾病和器质性精神障碍以及躯体疾病所致的抑郁症状群,方可诊断抑郁症。

而在国际疾病与分类第十一版中,在诊断抑郁障碍时,病情严重程度评估由原来的注重症状数量和功能更改为更加注重功能,如伴精神病性症状可以诊断为中度。在ICD-11的诊断标准中,"抑郁障碍"核心症状去除ICD-10要求的"导致疲乏和活动减少的精力减退";在其他症状方面,所列条目增加,症状范围更广,至少需要所列10种症状中的5种,而ICD-10需要所列9种症状中的5种。

ICD-11关于抑郁障碍的诊断标准具体如下。

1.抑郁发作

抑郁发作必须具备的症状、时间和排除标准如下。

(1)症状标准。

A:抑郁心境;丧失兴趣和愉快感;精力下降和活动减少;注意力下降。

B:自尊和自信心降低;罪恶观念和无价值观念;悲观想法;自伤观念;睡眠障碍;食欲下降。

轻度抑郁发作:至少具备A和B中各2项。

中度抑郁发作:至少具备A中的2项和B中的3项。

重度抑郁发作:具备A中的所有3项和至少B中的4项。

症状的严重程度和功能受损程度也用于指导分类。

(2)时间标准:抑郁发作持续至少2周。

(3)排除标准:在患者既往生活中,不存在足以符合轻躁狂或躁狂发作的诊断标准;抑郁不是由于精神活性物质或器质性精神障碍所致。

2.复发性抑郁

如果患者符合抑郁发作的诊断,既往至少有过1次抑郁发作(抑郁程度可为轻、中或重度),持续至少2周,与本次发作之间不少于2个月的时间无任何明显的情感障碍。

(三)诊断要点

单次发作抑郁障碍和复发性抑郁障碍按病程严重程度分为轻、中、重度。抑郁障碍的严重程度不仅取决于症状的数目,也取决于症状的严重程度以及对功能损害的程度。如果出现了精神病性障碍,那么抑郁障碍的严重程度至少是中等程度或以上。因此,中、重度依据有无精神病性症状又分别分为"带有精神病性症状"与"不带有精神病性症状"两个亚类,如果抑郁障碍并非目前发作,那么可进一步划分为"目前部分缓解"或"目前完全缓解"。

1.单次发作抑郁障碍

单次发作抑郁障碍仅存在1次抑郁发作,没有既往抑郁病史,表现为几乎每天的大部分时间情绪低落或兴趣减退持续2周,常伴有注意力集中困难、无用感、过度不相称的内疚感,无望感、反复想到死亡或自杀,食欲与睡眠改变,精神运动性不安或迟滞,精神减退与疲乏感。病史中从未出现过躁狂、轻躁狂或混合发作。

(1)轻度单次发作抑郁障碍:有明确的抑郁发作诊断标准的症状,但所有症状都没有达到严重的程度;轻度抑郁发作的个体往往有部分症状,但从事日常工作、社会和家庭活动没有明显困难,患者不伴有幻觉妄想。

(2)不伴有精神病性症状的中度单次抑郁发作:满足抑郁症的诊断标准,既往没有抑郁发作病史,中度抑郁发作中可能有几个症状很突出,或是多个抑郁发作的症状总体上表现得不太严重,中度抑郁的患者维持工作、社会与家务活动方面困难达到需临床关注程度,但至少在某些方面能执行功能。病程中不伴有精神病性症状。

(3)伴有精神病性症状的中度单次抑郁发作:临床表现与病情严重程度同中度抑郁发作期,但在发作期间伴有幻觉、妄想等精神病性症状。比如患者可以出现幻听、关系妄想等,精神病性症状常随着抑郁症状的好转而消失。

(4)不伴有精神病性症状的重度单次抑郁发作:重度抑郁发作时,有许多症状达到明显的程度,或者是表现出特别严重而危险的症状,比如自杀。患者不能继续从事工作、参与社会和家庭活动,或只能从事非常有限的工作。部分患者伴有明显的焦虑症状,如坐立不安、惶惶不可终日等。有部分患者表现为冲动易激惹,又称激越性抑郁,但该亚型不伴有精神病性症状。

(5)伴有精神病性症状的单次重度抑郁发作:满足单次重度抑郁发作,伴有幻觉、妄想等精神病性症状。单次发作的带有精神病性症状的包括重度抑郁、心因性抑郁精神病、精神病性抑郁和反应性抑郁精神病。

(6)其他:如果临床并非目前临床发作,依据临床缓解状态,又分为"单次抑郁发作,目前部分缓解"和"单次抑郁发作,目前完全缓解"2种亚型。

2.复发性抑郁障碍

复发性抑郁障碍指有抑郁病史或者至少2次抑郁发作,且2次发作间歇期至少数月没有明显的情绪障碍,发作时符合抑郁发作症状群特征,没有躁狂发作、轻躁狂发作和混合发作病史,包括反复发作的抑郁性反应、反复发作的反应性抑郁和季节性抑郁障碍。

与单次发作的抑郁类似,复发性抑郁障碍又分为轻度复发性抑郁障碍、不伴有精神病性症状的中度复发性抑郁、伴有精神病性症状的中度复发抑郁发作、不伴有精神病性症状的重度复发抑郁、伴有精神病性症状的复发重度抑郁。

(三)鉴别诊断

1.与焦虑障碍的鉴别诊断

抑郁与焦虑经常相伴存在,临床上两者共病现象也很常见,鉴别时较困难。鉴别主要根据病史和临床特征,哪组症状群为主要临床相,另外焦虑发作是阵发性,发作间歇期患者情绪可以基本如常,兴趣没有明显减退,而抑郁发作是在一段病程中几乎每天大部分时间情绪低落或兴趣减退。焦虑症患者在焦虑发作时如果很难判别时优先诊断为抑郁,因为抑郁的后果可能更严重,或诊断为抑郁焦虑共病。

2.与精神分裂症的鉴别诊断

鉴别要点如下。①抑郁障碍的精神病性症状(如幻听、自罪、贫穷、被害妄想等)与抑郁情绪有关,与内心体验基本协调,并随情绪的好转而逐渐消失;而分裂症的精神病性症状是原发的,妄想内容荒谬离奇,同时伴有思维逻辑障碍,情感反应不协调。②抑郁障碍具有发作性特点,精神分裂症多为发作进展或持续进展的病程。③病前性格、家族史、预后及药物治疗的反应等有助于鉴别。

3.与继发性抑郁的鉴别诊断

躯体疾病、脑器质性疾病、精神活性物质或某些药物等均可引起继发性抑郁,需要与抑郁障碍相鉴别。鉴别要点:①继发性抑郁有确切的器质性疾病,或精神活性物质使用史,体格检查、实验室等辅助检查有相应疾病的证据;②继发性抑郁可能出现意识障碍、遗忘综合征及智能障碍等,而抑郁障碍患者没有意识或智能障碍;③因疾病或药物导致的继发性抑郁,随原发疾病的病情变化而消长或波动。

4.与双相障碍的鉴别诊断

双相障碍是在抑郁发作的基础上,有过一次及以上的躁狂/轻躁狂发作史。抑郁发作的疾病特征是个体的情感、认知、意志行为的全面"抑制",双相障碍的疾病特征是"不稳定性"。有些抑郁发作患者并不能提供明确的躁狂、轻躁狂发作史,但是具有如下特征:25 岁前起病、不典型抑郁症状(如食欲增加、睡眠增加等)、伴焦虑或精神病性症状、有双相障碍家族史、抗抑郁药足量足疗程治疗不能缓解等。在这类抑郁症患者的诊治中,要高度关注和定期随访评估躁狂发作的可能性,以及时修正诊断和治疗方案。

5.与创伤后应激障碍的鉴别诊断

创伤后应激障碍多发生于极其严重创伤性事件后的 6 个月内,其典型症状为反复出现的"闪回"、回避创伤相关情境、情感疏远、麻木感等,情感改变多为焦虑、痛苦、易激惹,波动性大。

6.与急性心因性抑郁状态(反应性抑郁状态)的鉴别诊断

急性心因性抑郁状态(反应性抑郁状态)出现前有严重创伤性事件的精神刺激,主要表现为悲痛反应,有明显或强烈的丧失感和痛苦。虽然会伴有心境抑郁或不快乐,但痛苦和不快乐是一阵阵的,呈波浪形,且会随着时间的推延而减轻或增强,缺乏昼重夕轻(晨重晚轻)的变化,也无兴趣缺乏和乐趣缺失、思维缓慢和精神运动性抑制或激越等现象。患者愿意叙述自己的不幸遭遇和痛苦,疏泄后自觉心情好转,情感与行为多能为他人所理解。虽然也可能有轻生意念或自杀行为,但其诱因是难以承受和应对严重、强烈的精神刺激而痛不欲生。抑郁障碍的心境抑郁和痛苦则是持续的,具有明显的自己毫无价值而不配活着的感觉,厌世意念甚至自杀行为是因无力承受和应对抑郁的痛苦所致。但需要注意的是,由严重的、异乎寻常的创伤性事件引起的心因性抑郁状态,除表现为常见的悲痛反应外,也有可能出现抑郁发作。

7.与适应障碍(抑郁型)的鉴别诊断

适应障碍(抑郁型)有明显的生活事件为诱因,尤其是生活环境或社会地位的改变(但不是灾难性或异乎寻常的精神打击),抑郁症状不符合抑郁发作的诊断标准,没有昼重夕轻(晨重晚轻)的变化,也无思维缓慢和精神运动性抑制现象。

8.与持续性悲痛反应的鉴别诊断

持续性悲痛反应是指在亲人亡故后出现的悲伤和哀痛,但这种悲痛有失去和空虚的感觉,呈波浪形出现,即一阵阵悲痛,与想起或有人提起亡故者有关,通常数月或稍长一些时间即可康复。如果数年还沉浸在悲伤、哀痛之中,但不符合抑郁障碍的临床表现和诊断标准,则应考虑诊断为应激相关障碍中的亚型"延迟性哀痛障碍"。

五、治疗

(一)治疗原则

抑郁症的治疗目标在于尽可能早期诊断,及时规范治疗,控制症状,提高临床治愈率,最大限度减少病残率和自杀率,防止复燃及复发。

1.全病程治疗

抑郁症复发率高达 50%～85%,其中有 50%患者的复发在疾病发生后 2 年内发生。目前倡导全病程治疗,包括急性期、巩固期和维持期治疗。

（1）急性期治疗（8～12周）:控制症状,尽量达到临床治愈（抑郁症状完全消失的时间＞2周）与促进功能恢复到病前水平,提高患者生命质量。

（2）巩固期治疗（4～9个月）:在此期间患者病情不稳定,复燃风险较大,原则上应继续使用急性期治疗有效的药物,并强调治疗方案、药物剂量、使用方法保持不变。

（3）维持期治疗:维持治疗时间的研究尚不充分,目前认为并非所有抑郁症患者均需要维持治疗。对有复发倾向的患者,应该至少维持治疗两年,这些患者包括第三次及以上的复发患者、有明显社会心理应激因素的患者、有残留症状或者发病年龄早或者有家族史的患者。维持治疗结束后,病情稳定可缓慢减药直至终止治疗,一旦发现有复发的早期征象,应迅速恢复原治疗。

可以使用"5R"标准评估抑郁障碍治疗及预后。①有效（response,R）:抑郁障碍症状减轻,汉密尔顿抑郁量表或者蒙哥马利抑郁评定量表减分率达到50%或以上。②临床治愈（remission,R）:抑郁障碍症状完全消失＞2周,＜6个月,汉密尔顿抑郁量表≤7分或者蒙哥马利抑郁评定量表≤10分。③痊愈（recovery,R）:指患者症状完全消失,且社会功能完全恢复正常或稳定缓解至少6个月。④复燃（relapse,R）:指患者病情在达到有效或临床治愈、但尚未达到痊愈时又出现症状加重,或在治疗有效的6～9个月内,病情再次加重。⑤复发（recurrence,R）:指痊愈后1次新的抑郁发作。

2.个体化治疗

应根据临床因素进行个体化选择。不同个体对精神药物的治疗反应存在很大差异,为每个患者制订治疗方案时需要考虑患者的性别、年龄、躯体情况、是否同时使用其他药物、首发或复发、既往对药物的反应等多方面因素,决定选择的药物和剂量。考虑药物疗效或不良反应的性别差异选择药物种类;考虑不同年龄患者的代谢差异调整药物剂量;对于有自杀观念的患者避免一次处方大量药物,以防意外;考虑患者既往用药史,优先选择过去药物疗效满意的种类。当患者存在人格、认知、行为等问题,或有较为明显的不良事件时,可以考虑心理治疗,或者在药物治疗基础上联合心理治疗。特殊人群（妊娠或哺乳期妇女）、存在药物禁忌证、或患者倾向于心理治疗时,也可以考虑心理治疗。

3.单一、足量、足疗程用药

通常抗抑郁药尽可能单一使用,并强调足量足疗程治疗。首发患者的起始剂量通常从较低开始,根据患者的反应在1～2周内逐渐滴定至有效剂量,以免发生明显不良反应影响患者治疗的依从性。过去接受过此类药物治疗者,可根据既往的耐受性,适当加快滴定速度,以期较早获得疗效。一般药物治疗2～4周开始起效,治疗的有效率与时间呈线性关系,如果患者使用足量药物治疗4～6周无效,换用同类其他药物或作用机制不同的药物可能有效。对难治性抑郁（经过2种或多种抗抑郁药足量足疗程治疗后无明显疗效）可以联合用药以增加疗效。

（二）药物治疗

1.常用药物

抗抑郁药根据作用机制或化学结构的不同分为以下几类:选择性5-羟色胺再摄取抑制剂,5-羟色胺和去甲肾上腺素再摄取抑制剂,去甲肾上腺素能和特异性5-羟色胺能抗抑郁剂,三环和四环类抗抑郁药,单胺氧化酶抑制剂等。三环、四环类抗抑郁药和单胺氧化酶抑制剂属传统的第一代抗抑郁药,其他均为新型抗抑郁药,后者在安全性、耐受性和用药方便性方面较前者更有优势,是临床推荐首选的药物,其中选择性 5-羟色胺再摄取抑制剂又是最常用的一类。三环类抗抑郁药物由于其耐受性和安全性问题,作为二线药物使用。

新型抗抑郁药介绍见表 5-2,传统抗抑郁药和其他抗抑郁药的介绍见表 5-3。

表 5-2 常用新型抗抑郁药使用说明

药名	药理机制	常用剂量（mg/d）	治疗特点	常见不良反应	注意事项
西酞普兰	SSRIs	20～40	对合并焦虑症状的抑郁症有效	恶心、呕吐、消化不良、腹泻、出汗、激越、焦虑、头痛、失眠、震颤、性功能障碍、低钠血症、皮肤出血性疾病;可发生撤药症状	早饭后服用;定期查电解质、凝血功能;避免与 MAOIs 合用;与华法林合用时注意出血风险;可在短期内合并镇静催眠类药物
艾司西酞普兰	SSRIs	10～20	同西酞普兰;疗效和耐受性相对更为平衡	同西酞普兰	同西酞普兰
氟西汀	SSRIs	20～60	轻度抑制食欲,很少引起体重增加	同西酞普兰,失眠和激越可能更多;可改变胰岛素需要量	同西酞普兰;与苯二氮䓬类药物、卡马西平合用时后者血药浓度升高
帕罗西汀	SSRIs	20～50	治疗伴有焦虑症状的抑郁症更有优势	同西酞普兰,但抗胆碱能和镇静作用更常见;撤药反应常见	同西酞普兰;老年人慎用;缓慢停药
氟伏沙明	SSRIs	100～300	对睡眠有一定改善	同西酞普兰,恶心更常见	合用时使茶碱、氨茶碱、普萘洛尔、华法林、咖啡因、苯二氮䓬类药物、卡马西平、氯氮平、美沙酮、TCAs 浓度升高
舍曲林	SSRIs	50～200	改善认知功能;疗效和耐受性相对更为平衡	同西酞普兰	同西酞普兰
文拉法辛	SNRIs	75～225	高剂量时改善焦虑症状	恶心、失眠、口干、嗜睡、头晕、出汗、紧张、头痛、性功能障碍、便秘;大剂量时血压升高;撤药症状常见	同西酞普兰;监测血压;尽量使用最小有效剂量;必要时加用降压药
度洛西汀	SNRIs	60～120	同文拉法辛;对伴有躯体疼痛的抑郁症有效	恶心、失眠、头痛、头晕、口干、困倦、便秘、厌食。心率和血压轻度增加,包括高血压危象	同文拉法辛

续表

药名	药理机制	常用剂量（mg/d）	治疗特点	常见不良反应	注意事项
米氮平	NsSSA	15～45	胃肠道反应小；对食欲和睡眠有改善作用；对性功能影响小	食欲增加、体重增加、困倦、水肿、头晕、头痛、白细胞减少。恶心、性功能障碍相对少见	防摔伤；服药期间监测血糖，控制饮食，加强体育锻炼
阿戈美拉汀	MT受体激动剂	25～50	耐受性好；对睡眠有改善作用	恶心、头晕、头痛、失眠、困倦、偏头痛、肝功能异常	肝功能异常慎用；定期检测肝功能
曲唑酮	5-HT调节剂	50～400	对焦虑症状有效；改善睡眠结构；对性功能影响小	镇静、头晕、头痛、恶心、呕吐、震颤、直立性低血压、心动过速、阴茎异常勃起	慎用镇静剂、酒精、地高辛、苯妥英；禁止与MAOIs合用
安非他酮	NDRI	150～450	无体重增加的问题；可用于性功能障碍	失眠、焦虑、激越、震颤、恶心、口干、多汗、耳鸣和皮疹	高剂量时有增加惊厥的风险；禁止与MAOIs合用

注：SSRIs为选择性5-羟色胺再摄取抑制剂；SNRIs为5-羟色胺和去甲肾上腺素再摄取抑制剂；NsSSA为去甲肾上腺素能和特异性5-羟色胺能抗抑郁剂；MT为褪黑素；5-HT为5-羟色胺；NDRI为去甲肾上腺素和多巴胺再摄取抑制剂；MAOIs为单胺氧化酶抑制剂；TCAs为三环类抗抑郁药。

表 5-3　传统抗抑郁药和其他治疗抑郁症的药物使用说明

药名	药理机制	常用剂量	治疗特点	常见不良反应	注意事项
阿米替林	TCAs	50～250 mg/d	对焦虑和抑郁症状均有明显效果	心律失常、直立性低血压、口干、便秘、排尿困难、性功能障碍、谵妄	定期查心电图；监测血压；评估其他可能导致不良反应的躯体因素
氯米帕明	TCAs	50～250 mg/d	同阿米替林	同阿米替林	同阿米替林
多塞平	TCAs	50～250 mg/d	同阿米替林	同阿米替林	同阿米替林
马普替林	四环类	50～225 mg/d	同阿米替林	同阿米替林	同阿米替林
氟哌噻吨美利曲辛片	复方制剂	1～3 片/天	控制焦虑、改善睡眠	口干、便秘、肌阵挛、镇静、视力模糊、撤药反应	缓慢减量
圣·约翰草提取物片	中成药	1 片/次、2～3 次/天	耐受性好	少见	用于轻中度抑郁症
疏肝解郁胶囊	中成药	2 粒/次、2 次/天	耐受性好	少见	用于轻中度抑郁症
巴戟天寡糖胶囊	中成药	1～2 粒/次、2 次/天	耐受性好；对性功能有改善	少见	用于轻中度抑郁症

2.常见不良反应

抗抑郁药物常见不良反应包括口干、恶心、消化不良、腹泻、失眠、多汗等，往往在服药的前几天明显，随着服药时间延长逐渐减轻。在最初阶段与食物同服可减少恶心的发生率，且大多数患者描述恶心是一个短暂的不良反应。常用抗抑郁药不良反应详见表5-2。

3.严重不良反应

5-羟色胺综合征是神经系统 5-羟色胺功能亢进引起的一组症状和体征,有可能危及生命。通常表现为自主神经功能亢进(发热、恶心、腹泻、头痛、颤抖、脸红、出汗、心动过速、呼吸急促、血压改变、瞳孔散大)、精神状态改变(轻躁狂、激越、意识混乱、定向障碍)和神经肌肉异常(肌阵挛、肌强直、震颤、反射亢进、踝阵挛、共济失调)的三联征。出现 5-羟色胺综合征时应立即停药,并根据症状对症处理。

4.撤药综合征

抗抑郁药的撤药综合征通常出现在大约 20％的患者中,在服用一段时间的药物后停药或减药时发生。几乎所有种类的抗抑郁药都有可能发生撤药综合征,其发生与使用药物时间较长,药物半衰期较短有关。通常表现为流感样症状、精神症状及神经系统症状(如焦虑、激越、失眠、恶心、呕吐)等。撤药综合征的症状可能被误诊为病情复发。

5.妊娠期用药

关于妊娠或计划妊娠妇女是否继续服用抗抑郁药物,需要权衡药物治疗对母亲和胎儿的获益与不治疗的风险,并向患者及家属交代清楚。对症状较轻的患者给予健康教育、支持性心理治疗即可;对轻度-中度抑郁症患者,可给予认知行为治疗和人际心理治疗;对重度或有严重自杀倾向的患者可以考虑抗抑郁药治疗,目前孕妇使用最多的是 SSRIs 类药物。研究显示,除帕罗西汀外,孕期使用 SSRIs 类抗抑郁药并未增加胎儿心脏疾病和死亡风险,但可能增加早产和低体重风险。SNRIs 类药物和米氮平可能与发生自然流产有关。美国 FDA 妊娠期抗抑郁药物使用分类等级见表 5-4。如果产后开始使用 SSRIs 治疗,应避免使用氟西汀,因其活性代谢产物去甲氟西汀更容易排泄到母乳,其半衰期长达 1～2 周,母乳喂养的婴儿可能有蓄积效应,其他 SSRIs 类药物在乳汁中的浓度较低。

表 5-4　抗抑郁药的国家药品监督管理局妊娠期安全性分级

安全分级	药物名称
A	无
B	马普替林
C	西酞普兰、艾司西酞普兰、氟西汀、伏氟沙明、舍曲林、文拉法辛、度洛西汀、米那普仑、米氮平、曲唑酮、安非他酮、维拉唑酮、阿米替林、多塞平和氯米帕明
D	帕罗西汀

注:A 为随机对照研究显示无风险,妊娠期患者可安全使用;B 为在人群中尚无风险性证据,有明确指征时慎用;C 为风险性尚未排除,在确有指征时,充分权衡利弊决定是否选用;D 为有风险性证据,避免应用。

6.老年抑郁症用药

老年抑郁症的治疗要特别注意老年人的病理生理改变,定期监测躯体状况。

老年抑郁症药物治疗首选 SSRIs 类,疗效肯定,不良反应少,其抗胆碱能及心血管系统不良反应轻微,老年患者易于耐受。有报道它们可能会增加胃肠道出血的风险,特别是在高龄老人以及有明确危险因素者,如有出血病史、接受类固醇或华法林治疗等。高剂量 SNRIs 类药物可引起血压升高,如使用应注意监测血压变化。米氮平能显著改善睡眠,适用于伴有失眠、焦虑症状的老年患者。老年患者要慎用 TCAs 类,此类抗抑郁药有明显的抗胆碱能作用及对心脏的毒性作用,不良反应大。注意老年患者用药起始剂量一般要低于普通成年患者,滴定速度要慢。

7.共病躯体疾病的抑郁

临床常见躯体疾病共病抑郁症,后者会影响躯体疾病的病程。共病时内科用药和精神科用药同时存在,涉及药物间相互作用问题。多数情况下,精神科药物与内科药物相互作用不明显。以下是常伴发抑郁症状躯体疾病的药物治疗情况。

(1)卒中后抑郁:卒中的幸存者中至少有30%患有抑郁症,目前已知卒中后抑郁会延缓患者功能康复速度。抗抑郁药可缓解抑郁症状,还能提高整体认知功能,促进运动功能恢复。

卒中后抑郁的药物治疗推荐使用SSRIs类的西酞普兰、舍曲林和艾司西酞普兰;帕罗西汀和氟西汀则要慎用,因为会增加心血管和卒中的风险。此外,SSRIs会增加新发出血性卒中的风险,当已知现有卒中为出血性时,SSRIs与华法林或其他抗血小板药物合用时,需要密切关注。进行抗凝治疗或阿司匹林治疗的患者,如果要使用SSRIs,需同时处方质子泵抑制剂护胃。SNRIs类药物能较好地改善情绪和认知功能,也可以用于卒中后抑郁的治疗。

(2)心血管系统疾病:20%～30%的高血压患者和至少20%的冠心病患者共病抑郁障碍。心脏病患者并发抑郁障碍后,未来半年内死亡风险会增加3倍以上。一般来说,SSRIs推荐用于心脏病患者,但要注意抗血小板效应以及与心血管药合用时经细胞色素酶系介导的相互作用。SNRIs药物和米氮平也有较好的治疗效果,但文拉法辛会引起剂量依赖性血压升高,使用时应监测血压。

(3)糖尿病:糖尿病与抑郁症存在明确相关。患糖尿病后,共病抑郁症的几率将为正常人的2倍,病死率增加1.5倍。药物治疗方面,SSRIs类药物能有效改善抑郁症状并使糖尿病控制得更好。

(三)心理治疗

心理治疗对于轻中度抑郁症的疗效与抗抑郁药疗效相仿,但对于重度抑郁发作往往不能单独使用,需在药物治疗基础上联合使用。对于抑郁症患者可采用的心理治疗种类较多,常用的主要有支持性心理治疗、认知疗法、行为治疗、动力学心理治疗、人际心理治疗以及婚姻和家庭治疗等。一般而言,支持性心理治疗可适用于所有就诊对象,各类抑郁症患者均可采用或联用;认知行为治疗方法可矫正患者的认知偏差、缓解情感症状、改善行为应对能力,并可减少抑郁障碍的复发;精神动力学的短程心理治疗可用于治疗抑郁障碍的某些亚型,适用对象应该有所选择;人际心理治疗主要处理抑郁症患者的人际问题、提高患者的社会适应能力;婚姻家庭治疗可改善抑郁症患者的夫妻关系和家庭关系,减少不良家庭环境对疾病复发的影响。

支持性心理治疗主要通过倾听、安慰、解释、指导和鼓励等方法帮助患者正确认识和对待自身疾病,使患者能够主动配合治疗。通常由医师或其他专业人员实施。具体包括以下几个方面。

(1)积极倾听:给予患者足够的时间述说问题,通过耐心的倾听,让患者感受到医师对自己的关心和理解。

(2)引导患者觉察自己的情绪,并鼓励患者表达其情绪,以减轻苦恼和心理压抑。

(3)疾病健康教育,使患者客观地认识和了解自身的心理或精神问题,从而积极、乐观面对疾病。

(4)增强患者的信心,鼓励其通过多种方式进行自我调节,帮助患者找到配合常规治疗和保持良好社会功能之间的平衡点。

(四)物理治疗

近年来,有越来越多的研究证实有一些物理治疗措施可以改善抑郁症状并治疗抑郁症,包括改良电抽搐治疗、重复经颅磁刺激。还有一些目前在国内未进入临床应用尚处于试验阶段的物理治疗,包括迷走神经刺激、深部脑刺激、经颅直流电刺激、磁惊厥治疗等。

改良电抽搐治疗是目前临床上最常用的物理治疗方法,它起源于 20 世纪 60 年代的"电休克"治疗,后改良为在麻醉状态下,应用肌肉松弛剂并有监护和复苏设备支持下的电抽搐治疗,扩大了适应证范围并降低了治疗风险。对于拒食、有自杀风险、伴有幻觉或妄想、紧张综合征或者需要快速控制症状的患者,MECT 均可作为治疗的首选方案。MECT 治疗前需进行精神状态和躯体疾病的评估,部分患者可有短时间记忆力障碍等不良反应,总体治疗有效率和安全性较高。电休克治疗期间,多数抗抑郁药可继续使用。停用电休克治疗后可用抗抑郁药巩固和维持。

(五)其他辅助治疗方法

除了上述治疗方法外,还有一些其他方法,如光照治疗、运动疗法、针灸、阅读疗法以及Omega-3脂肪酸等。这些方法作为抑郁症的辅助治疗已在临床上开始使用,但目前尚缺乏有力的研究证据。

六、疾病管理

(一)安全风险管理

1.自杀风险管理

既往研究表明抑郁症是导致自杀最常见的精神疾病。一项在基层医疗机构开展的研究显示,抑郁症患者中,21.3％的个体既往有过自杀未遂。一个人认真考虑自杀时会有以下征兆。患者表示要杀死自己,说些诸如"我走了没人会想念我"等言辞;寻找杀死自己的办法,如设法获得农药或药物,或上网搜寻结束自己生命的办法;向亲密的家人和朋友告别,赠送有价值的个人财物,或写遗嘱等。询问自杀想法不会引发自杀行为,却往往可以减轻患者的焦虑,让患者感觉得到了理解。与患者讨论自杀还能评估自杀的风险,了解阻止患者实施自杀行为的因素,从而把这些保护性因素纳入自杀的防控中来。

2.药物安全性管理

患者在服药期间,应定期监测血常规(是否存在白细胞计数减少)、血生化(是否存在肝功能、血脂或尿酸异常等)、电解质(是否存在低钠血症)、心电图(是否存在心动过速、QTc 间期延长等)、甲状腺功能(常见甲状腺功能低下)等。

(二)服药依从性管理

服药的前 2 周是最容易停药的阶段。因为这个阶段,药物的作用没有充分发挥出来,而不良反应可能比较明显,做好疾病宣教在这个阶段非常重要。当患者在服药第一周出现诸如胃肠道反应、困倦、焦虑等不严重的不良反应时,应告知患者这种反应的普遍性及阶段性,给予信心。若服药后不良反应长期存在但程度不重,如出汗、便秘、体重增加等,应与患者讨论这些不良反应对其日常生活的影响,如不明显则继续用药;当不良反应明显时,比如严重的性功能障碍、肝功能异常等,应进一步明确药物与这些问题的关系,必要时尽快减药、换药。在服药一段时间,症状部分或完全消除时,患者往往会担心长期用药可能成瘾,或由于病耻感,觉得吃药就意味着有病,于是自行减药、停药。这是最容易复发的一个阶段,医师应不时询问服药情况,给予针对性宣教,与家属共同做好患者的服药管理。

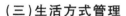

（三）生活方式管理

抑郁症的治疗目标，除缓解症状预防复发外，就是消除功能障碍，改善生命质量。对患者的整体生命质量加以评估，询问抑郁症最困扰他们的情况，确定如何调整他们现有的生活活动和娱乐。一般健康行为的促进，如良好的睡眠卫生和减少咖啡的使用，远离烟酒和其他有害物质。对大多数人而言，锻炼有益于健康。经常运动锻炼在提高身体抵抗力的同时，也可以提高心理的承受能力，降低一般人群抑郁症状的发生，对于老年人群和伴发躯体疾病的人尤其有益，有氧运动还可以一定程度地改善患者的抑郁情绪。

（四）家属健康教育

家属是患者康复过程中最有力的天然联盟。在治疗过程中，应与患者家属建立密切的合作关系，让家属参与进来，最大程度调动患者的支持系统，包括对家属宣教抑郁症是一种疾病、自杀风险的评估、药物的规范使用原则、非药物的干预手段、抑郁症可能复发和复发预防的相关知识等，借此让患者得到最全面的干预。

（五）建立和维持良好的医患关系

建立治疗联盟，形成良好的医患关系不仅在疾病管理中至关重要，也是基本治疗措施之一。医师要充分理解和了解患者，营造一种信任和积极的治疗环境，争取使患者能舒畅地表达他们的疑虑和担心。患者对精神科治疗的接受程度、对治疗方式的喜好等都需要在治疗时加以考虑，医师应与患者协商选择最有利的治疗方案。

（贾　妍）

第二节　恶劣心境障碍

恶劣心境障碍是一种以持久的心境低落状态为特征的抑郁障碍，ICD-11 和 DSM-5 中均包含了"恶劣心境"类似的概念。ICD-11 中该类疾病的名称为恶劣心境障碍，定义中规定需要从未出现达到抑郁发作的诊断。DSM-5 中类似的疾病称为持续性抑郁障碍，这种障碍不仅仅包含恶劣心境，实际上是慢性重性抑郁障碍和恶劣心境障碍的综合。所以，ICD-11 与 DSM-5 在此类诊断的定义上大致相似，但含义上存在区别。

一、概述

（一）相关概念

恶劣心境障碍的特征是持续性抑郁情绪（即持续 2 年或更长），持续一天中大部分时间，而且持续的天数较多。儿童和青少年抑郁情绪表现为普遍易怒。抑郁情绪伴随着其他症状，如活动兴趣或快乐明显减弱、注意力不集中或犹豫不决、自我价值低或过度或不适当的内疚、对未来无望、睡眠不安或睡眠增加、食欲减弱或增加等，精力不足或疲劳。在疾病的前 2 年，从未有过 2 周时间，其症状的数量和持续时间足以满足抑郁症发作的诊断要求。没有狂躁型、混合型或低躁型发作史。

（二）流行病学

国外有报道恶劣心境障碍的终身患病率约为 4.5%，我国对 12 个地区进行精神疾病调查显示其患病率为 3.1%。女性多于男性。

二、病因与发病机制

尚不清楚导致恶劣心境障碍的确切原因。与抑郁症一样，它可能涉及多种原因，家系调查和双生子、寄养子研究提示遗传因素在恶劣心境障碍病因学中占有重要地位。以往分子遗传学、神经生化学及精神药理学等大量研究发现，传统假说中认为生物胺包括去甲肾上腺素/5-羟色胺/多巴胺与恶劣心境障碍的关系较为密切。神经内分泌、神经免疫和大脑发育与结构等方面紊乱与恶劣心境障碍发病之间孰因孰果尚不清楚，有待进一步验证。心理-社会因素（应激性生活事件）在恶劣心境障碍发病中有时也发挥重要作用。

三、临床表现

恶劣心境障碍持续存在阈下的抑郁症状，常把日常的生活、学习、工作等当作难以承受的负担，但实际上患者都能应对。心境抑郁常导致食欲不振和进食过度、失眠或睡眠过多、精力不济和疲乏、难以集中注意和优柔寡断、自尊心低下甚至感到无望等，烦躁时常伴有动辄大发脾气和攻击行为。心境也有好转的时候，但好景不长，很快又复低落，通常是连续几个月心境抑郁后会有数天或数周心境好转的间隙期，一次心境好转从未有过持续 2 个月的心境正常间歇期。症状数量与严重程度没有达到抑郁发作的诊断阈值，即没有达到抑郁发作的诊断标准，也从未有过躁狂或轻躁狂发作。

四、评估与诊断

（一）临床评估

1.问诊

问诊的要点包括起病的诱因；注意询问抑郁症状的持续时间；抑郁症状的具体表现，有无严重自杀企图或行为，有无主动求治，有无严重的社会功能缺损，有无明显早醒、昼夜节律改变及体重减轻等生物学症状；既往有无轻躁狂或躁狂发作；患者的人格特点应着重询问。因为恶劣心境患者的人格结构往往有紊乱，其中依赖、回避、边缘型和神经质型人格障碍最为常见；有无情感障碍家族史；有无严重躯体疾病史或物质滥用史。

2.体格检查

体格检查时应注意：血压、脉搏、呼吸、体温是否异常；营养状况如何；心肺、腹部有无异常体征，神经系统有无异常体征；腕部、颈部有无自杀痕迹，上臂有无注射针迹，全身有无伤痕。

3.精神检查

精神检查的要点包括以下几个方面。

（1）一般表现：恶劣心境障碍患者一般接触良好，主动叙述病史，内心痛苦，要求治疗。

（2）认知活动：思维困难，表现为注意力减退、记忆下降或犹豫不决；有罪感，忧思过去。

（3）情感活动：自我评价低或自信不足，普遍丧失兴趣和快感，主观上感到易激惹或特别愤怒，自感悲观，绝望或无助。

（4）意志行为活动：慢性疲倦或乏力，动力、效力或创造力下降，社会性退缩。

4.辅助检查

恶劣心境障碍患者可行的辅助检查包括以下内容。血、尿、类常规，血糖、肝肾功能、血电解质(钾、钠、氯)、胰酶(对于吵闹、有暴食的患者)、心电图是否正常;首次发病者需检查脑电图、头颅 CT 是否正常,以排除脑部的器质性病变;合作患者可以进行临床常用的抑郁自评量表或汉密尔顿抑郁量表评定,有助于诊断。

(二)诊断要点

恶劣心境障碍诊断的要点是症状以心境抑郁为主,同时至少伴有以下症状中的 2 项:食欲不振和进食过度、失眠或睡眠过多、精力不济和疲乏、注意力难以集中和优柔寡断、自尊心低下、感到无望。病程至少已持续 2 年(儿童和青少年病程至少已持续 1 年)。明显缺乏抑郁障碍诊断标准中的兴趣缺乏和乐趣缺失、精神运动性抑制或激越、体重减轻或增加、反复出现自杀意念或行为等 4 项症状。如果在恶劣心境障碍持续存在的情况下,心境抑郁症状的数量及严重程度已达到抑郁发作的诊断标准,则应同时诊断为恶劣心境障碍和单次发作抑郁障碍,或恶劣心境障碍和复发性抑郁障碍。

ICD-10 关于恶劣心境的症状标准为在抑郁期内,至少有下述表现中的 3 项:精力或活动减少;失眠;自信心丧失或感到信心不足;集中注意困难;经常流泪;对性活动没有兴趣或对其他愉快的乐趣丧失;绝望与无助;感到不能承担一般日常生活的责任;对前途悲观或沉湎于过去;社交退缩;言语比平时减少。

此外,心境变化不能归因于躯体疾病(如甲状腺功能亢进或减退)或精神活性物质(如滥用毒品或药物),也并非精神分裂症及其他精神病性障碍的附加症状;抑郁症在发作前或发作后,以程度很轻的抑郁症状为主的前驱期或残留期不能诊断为恶劣心境障碍。

(三)鉴别诊断

1.与抑郁症的鉴别诊断

恶劣心境障碍与抑郁症的鉴别点包括以下几点。①病因:前者以心因为主,后者以内因为主。②遗传因素:前者的相关性存在争议,后者遗传因素较明显。③诱因:前者有较明显而且关系密切的生活事件等诱因,后者可能存在诱因,但并非必要,而且无诱因的情况下可以复发。④实验室检查:前者无明确的实验室检测结果,后者可有地塞米松抑制试验、血清 T_3 和 T_4 改变。⑤人格基础:前者多表现为内向,多愁善感,郁郁寡欢;后者性格特征无特定性。⑥病程:前者冗长,间歇期短;后者多为自限性疾病,容易复发。⑦症状:前者不容易出现精神运动性迟缓或明显的生物学特征性症状,如食欲减退、体重下降、性欲降低、早醒或晨重夜轻等,而后者容易出现。⑧预后:前者预后迁延,后者每次发作预后相对较好。⑨药物治疗:前者对药物治疗的疗效没有后者好。

2.与双相及相关障碍的鉴别诊断

双相障碍Ⅰ型或Ⅱ型分别以躁狂发作和轻躁狂发作为特征。如果曾经存在 1 次躁狂发作或轻躁狂发作,则不能诊断为恶劣心境障碍。环性心境障碍除抑郁期以外还有轻躁狂期。如果曾经符合环性心境障碍的诊断标准,则不能诊断恶劣心境障碍。应注意分辨是否有躁狂发作的经历,是否为躁狂-抑郁交替发作。

3.与精神分裂症或其他原发性精神病的鉴别诊断

精神分裂症、分裂情感性精神障碍或其他原发性精神病性障碍并不能更好地解释恶劣心境障碍的这些症状。抑郁症状在精神病性障碍中很常见,只有在精神病症完全缓解后持续数年时,才应将其诊断为恶劣心境障碍。

4.与由于其他躯体疾病所致的抑郁障碍的鉴别诊断

由于其他躯体疾病所致的抑郁障碍要求存在作为病因的躯体疾病。如果抑郁症状均由某种躯体疾病的直接生理效应所致,则不诊断为恶劣心境障碍。

5.与对立违抗性障碍的鉴别诊断

作为心境障碍的一部分,出现不顺从模式和易激惹/愤怒症状是很常见的,尤其是在儿童和青少年中。具体而言,不依从性可能由许多抑郁症状引起(例如,对活动的兴趣或乐趣降低、注意力不集中、绝望、精神运动迟缓、能量降低)。当行为问题主要发生在情绪障碍的情况下时,不应单独诊断对立违抗性障碍。

6.与广泛性焦虑症的鉴别诊断

广泛性焦虑症和恶劣心境障碍可以共享几个特征,如焦虑的躯体症状、注意力不集中、睡眠中断以及与悲观思想相关的恐惧感。恶劣心境障碍的区别在于在先前愉快的活动中存在情绪低落或失去乐趣以及恶劣心境障碍的其他特征性症状(例如,食欲改变、无价值感、反复出现的死亡念头)。在广泛性焦虑症中,个人关注的是生活中各种日常方面(如家庭、财务、工作)中可能发生的潜在负面结果,而不是无价值或绝望的想法。反刍通常发生在恶劣心境障碍的背景下,但与广泛性焦虑症不同,通常不伴有对生活各个日常方面的持续担忧和担忧。广泛性焦虑障碍可能与恶劣心境障碍同时发生,但只有在恶劣心境障碍发作前满足广泛性焦虑障碍的诊断要求时,才应进行诊断。

7.与人格障碍的鉴别诊断

人格障碍是一种持久的内在体验和行为的模式,显著偏离个体所处文化的预期,起病于青少年期或成年早期。人格障碍常常与恶劣心境障碍并存。如果符合恶劣心境障碍和某种人格障碍的诊断标准,则两者均可诊断。

五、治疗

(一)治疗原则

应当统筹考虑患者的年龄、健康状况和病史,疾病的程度,对特殊药品、检查和治疗的耐受性,病情的评估以及患者对治疗的意见和选择等多方面因素,来决定恶劣心境的具体治疗方案。治疗上通常以药物治疗、心理治疗和电休克治疗为主。由于心境恶劣发作通常持续2年以上,因此本病需要长期治疗。

(二)药物治疗

SSRIs、SNRIs及NaSSAs对恶劣心境障碍有效剂量和用法与抑郁症的治疗相同。三环类及杂环类抗抑郁药对恶劣心境障碍的疗效较差。一般主张维持期在3～5年,避免复发。

(三)心理治疗

因患者常有明显的心理社会因素,且病情波动易受其影响,心理治疗在其治疗中必不可少。认知疗法、行为治疗、人际心理治疗、支持性心理治疗、婚姻家庭治疗等均有助于缓解抑郁症状。发挥患者的主观能动作用,了解疾病本质,提高交往和社会适应能力,改变不良人格,改善环境,促进恢复,预防复发。

(四)物理治疗及其他治疗方法

恶劣心境障碍患者的电抽搐治疗效果不如抑郁发作的治疗效果好。其他治疗方法如音乐治疗、工娱治疗等结合药物治疗有利于疾病的彻底康复。此外,睡眠剥夺疗法、光照治疗、传统药物治疗也有一定疗效。

六、疾病管理

恶劣心境障碍虽病情迁延,但远期预后较好,但对于慢性化、老年、病前为适应不良人格、合并躯体疾病、缺乏社会支持系统、未经治疗和治疗不充分者,预后往往较差。

对于预防恶劣心境障碍,没有万无一失的办法。由于这种疾病常在儿童期或青少年时期开始发病,因此识别出有患病风险的儿童,可以帮助他们及早获得治疗。可能有助于抵挡其症状的策略包括以下几点。

(1)采取措施控制压力,以提高恢复力,增强自尊心。

(2)向家人和朋友求助,尤其是在危机时刻,让他们帮助渡过难关。

(3)出现问题时,第一时间进行治疗,以帮助防止症状恶化。

(4)考虑接受长期维持治疗,以帮助防止症状复发。

(贾　妍)

第三节　混合性抑郁焦虑障碍

混合性抑郁焦虑障碍最初是国际疾病分类第十版(ICD-10)提出的一个诊断分类概念,是指患者同时伴有焦虑与抑郁的症状,但是单独诊断焦虑或抑郁时都达不到确诊焦虑障碍或抑郁障碍的标准,并且可能同时存在自主神经功能紊乱。混合性抑郁焦虑障碍首次作为疾病分类出现是在国际疾病分类第十一版(ICD-11)中,被定义为一种同时具备焦虑和抑郁情绪,但均未达到焦虑相关障碍及抑郁发作诊断标准的疾病。

一、概述

混合性抑郁焦虑障碍的特征是在 2 周或更长时间内同时出现焦虑和抑郁的症状。抑郁症症状包括情绪低落或对活动的兴趣或乐趣明显减弱。有多种焦虑症状,可能包括感到紧张、焦虑或紧张,无法控制担忧的想法,担心可怕事情发生,难以放松,肌肉紧张,或交感神经自主症状。单独考虑这两组症状,其严重程度、数量或持续时间都不足以成为诊断另一种抑郁障碍、焦虑或恐惧相关疾病的理由。这些症状在个人、家庭、社会、教育、职业或其他重要的功能领域导致了严重痛苦或严重损害。

流行病学研究对混合性抑郁焦虑障碍的病程和发病有不同的结果。虽然有一些证据表明,大约一半的混合性抑郁焦虑障碍患者会在发病后 1 年内症状缓解,但那些不缓解的人患上符合完整诊断要求的抑郁障碍、焦虑或恐惧相关障碍的风险增加。目前尚不清楚混合性抑郁焦虑障碍的患病率是否存在性别差异。

二、病因与发病机制

混合性抑郁焦虑障碍患者存在多种神经递质水平或相关神经通路的功能异常。比较公认的是单胺假说,即 5-羟色胺能、多巴胺能和去甲肾上腺素能系统在混合性抑郁焦虑障碍的发病中扮演重要角色。5-HT、DA、NE 系统并不是独立运作,它们之间可通过多种配体-受体间的作用而相互影响。

混合性抑郁焦虑障碍还可能与神经内分泌功能异常、免疫功能异常、脑电生理异常、脑影像学异常、个体的遗传素质及心理社会因素密切相关,目前研究结论尚不明确。

三、临床表现

(一)睡眠障碍

混合性抑郁焦虑障碍患者临床表现可包括失眠、早醒、多梦,或者在睡眠中说梦话等,醒后无恢复感。

(二)焦虑

混合性抑郁焦虑障碍患者莫名出现精神紧张、恐慌不安、烦躁、易怒、多虑等症状,产生不能自主呼吸的感觉。

(三)抑郁

混合性抑郁焦虑障碍患者没有诱因而突然情绪抑郁,出现孤独、无力、绝望、空虚等激烈的负面情绪。情绪化比较严重,时常哭泣,注意力不集中,记忆力下降,对生活失去兴趣。

(四)躯体症状

(1)自主神经功能紊乱:表现为口干、胸闷、气短、心悸等。

(2)呼吸系统异常:表现为胸部有压迫感、窒息感,出现呼吸困难、过度换气等。

(3)消化系统异常:表现为腹痛、腹胀、便秘、腹泻等,食欲下降或者突然暴食。

(4)全身症状:表现为全身各处疼痛或不适,感觉身体发冷或燥热。

四、评估与诊断

(一)临床评估

在考虑混合性抑郁焦虑障碍前,应充分评估两方面因素。

(1)患者因素:病史报告准确性、伴随症状、疾病特征、共患躯体疾病或其他精神障碍、治疗依从性、社会心理因素。

(2)医疗因素:病史采集全面性、诊断准确性、治疗合理性、不良反应、疗效评价标准、其他干扰因素。

(二)诊断要点

混合性抑郁和焦虑障碍的诊断要点为在 2 周及以上时期的大部分时间同时出现抑郁和焦虑症状,但抑郁症状的数量、严重程度没有达到抑郁发作的诊断标准,没有达到可以诊断为单次发作抑郁障碍或复发性抑郁障碍的诊断标准,焦虑症状的数量、严重程度或持续时间也不足以达到可以诊断为焦虑或恐惧相关障碍的诊断标准。这些症状不是其他疾病(如甲状腺功能减退、甲状腺功能亢进)的表现,也不是由于某种物质或药物对中枢神经系统的影响。

(三)鉴别诊断

1.与其他抑郁障碍、焦虑或恐惧相关障碍的鉴别诊断

如果抑郁症状、焦虑症状符合抑郁发作、焦虑或恐惧相关障碍的诊断要求,则应诊断为抑郁障碍、焦虑或恐惧相关障碍,而不是混合性抑郁焦虑障碍。

2.与双相或相关障碍的鉴别诊断

如果有躁狂或混合发作的病史,则不应诊断混合性抑郁焦虑障碍,这表明存在双相情感

障碍。

3.与适应障碍的鉴别诊断

如果相关症状的发作与重大的生活变化或压力大的生活事件密切相关,则适应障碍的诊断通常比混合性抑郁焦虑障碍更合适。

五、治疗

混合性焦虑抑郁障碍的治疗方案大多是靠经验得来的,一种治疗趋势是同抑郁和广泛性焦虑共病的治疗方案。考虑到该病是一组连续谱症状,一端是焦虑,另一端是抑郁。如果以焦虑为主,伴有轻度抑郁症状,则选用抗抑郁药;对于两组症状严重程度相当的患者,两组药物均可使用。舍曲林和氟伏沙明可有效治疗混合性焦虑抑郁障碍。

心理治疗方面一是认知疗法,调整患者对自己的认知歪曲,看到自己的长处与优点,相信自己的相应能力,矫正认为自己做什么事都会失败的非现实的病态推论;二是行为治疗,鼓励、支持患者通过反复训练矫正各种适应不良性行为,以重新适应环境;三是家庭治疗,帮助患者妥善应对包括家庭问题在内的各种刺激事件,减少并控制负性生活事件对患者的不良精神刺激,减少患者的各种负性情绪。

此外,应当注重患者饮食质量。综合多项研究成果后发现,更健康的富含植物和抗感染性、抗氧化成分的饮食有助于预防和缓解心境抑郁,抗感染性与抗氧化成分的饮食可以直接作用于大脑,保护大脑不受氧化压力(一种有害的化学反应)和炎症的影响,如蔬菜、水果、坚果和葡萄酒(适度饮用)等。饮食更接近富含纤维、维生素、镁和多酚等的传统地中海饮食,也可降低抑郁风险和缓解心境抑郁,传统地中海饮食不含加工食品、高饱和脂肪食品和高糖食品。

患者应当做好自我调节,保证充足睡眠、散步、晒太阳、心境好转时段同家人和朋友聊天、听音乐、互相帮助等。同时,要学会欣赏、多接触新事物,远离噪声和强光。

六、疾病管理

对混合性抑郁焦虑障碍患者的管理首先是建立治疗联盟,共同选择恰当的干预措施,其次是对患者和家属进行健康教育,提高患者对治疗的依从性。

(一)建立医患联盟

建立和发展良好的医患治疗联盟,是开展混合性抑郁焦虑障碍治疗的前提条件,也是精神科治疗的核心。

(二)患者和家属的健康教育

健康教育是提高治疗依从性的主要措施,只要有可能,就要对患者、家属和其他重要的相关人员进行教育。告知症状改善的规律及可能的不良反应,防止患者拒绝治疗或者在治疗完全起效前放弃治疗;告知混合性抑郁焦虑障碍可能复发和预防复发的相关知识,指导患者尽早寻求适当的治疗。患者和家属的健康教育也包括一般健康行为的宣教,如良好的睡眠卫生,远离烟酒和其他有害物质。对大多数患者而言,运动可以改善情绪症状。

(三)提高治疗依从性

鼓励患者严格坚持治疗方案是治疗成功的关键,要强调治疗的依从性对于成功治疗和预防的重要性。另外,家属对混合性抑郁焦虑障碍的治疗态度也会影响依从性。良好的家庭支持系统能够增进患者对治疗的乐观态度,协助患者坚持治疗。

（贾　妍）

第六章

双相及相关障碍

第一节 双相障碍

双相障碍(bipolar disorder,BD)也称双相情感障碍,典型表现为心境高涨、精力旺盛和活动增加(躁狂或轻躁狂)与心境低落、兴趣减少、精力降低和活动减少(抑郁)反复或交替发作,可伴有幻觉、妄想或紧张症等精神病性症状及强迫、焦虑症状,也可与代谢综合征、甲状腺功能异常、多囊卵巢综合征以及物质使用障碍、焦虑障碍、强迫障碍和人格障碍等共病。

一、概述

(一)相关概念

双相障碍指临床上既有躁狂或轻躁狂发作,又有抑郁发作的一类心境障碍。大多数患者呈发作性病程,抑郁和躁狂(轻躁狂)可以交替发作或反复循环,也可以同时存在(混合发作)。病程中患者出现躁狂或混合发作,按 ICD-11 应当归类为双相障碍 Ⅰ 型。如果患者病程中出现至少1 次轻躁狂发作和至少 1 次抑郁发作,则诊断为双相障碍 Ⅱ 型。与抑郁障碍相比,双相障碍的临床表现更为复杂,治疗更加困难,预后更差,自杀风险更大。因此,长期以来,双相障碍一直受到各国精神卫生工作者的高度重视和广泛关注。

公元前 4 世纪,Hippocrates 首先提出抑郁的概念,躁狂状态的描述大致也出现在同一时期。19 世纪中期,法国医师 Falret 发现躁狂和抑郁可在同一患者身上交替出现,并称其为"环性精神病",并未确定两者的关系。直到 1882 年,德国精神病学家 Kahlbaum 首次提出躁狂和抑郁不是两个独立的疾病,而是同一疾病的两个不同阶段。1896 年,Kraepelin 将躁狂和抑郁合二为一,并命名为躁狂抑郁性精神病。1911 年,Ziehen 改称为情感性精神病。1957 年,Leonhard 根据临床研究和情感的相位特征,将情感障碍分为单相和双相,这个观点已被广泛接受,并成为此类疾病的分类基础。

目前,ICD-11 仍然将抑郁障碍及双相障碍归于心境障碍中,DSM-5 在编写中考虑到双相障碍虽然从临床表现上与抑郁症类似,但从生物学角度来看其与精神分裂症的相似度更高,因此将双相障碍独立成章。在 ICD-11 修订中并未参考 DSM-5 的这一做法。由于 ICD-11 心境障碍章节诊断分类的基础是心境发作的特点、次数和变化模式,因此 ICD-11 仍然将双相障碍归类在心境障碍之下。

(二)流行病学

在一项全球范围内的精神健康状况调查中,双相障碍患病率在不同文化和种族人群中是非常一致的,双相障碍Ⅰ型患病率为 0.6%,双相障碍Ⅱ型为 0.4%。双相障碍Ⅰ型在男性与女性患病率无差异,但女性双相障碍Ⅱ型患病率高于男性。另一项中国香港地区流行病学研究报告双相障碍Ⅰ型、Ⅱ型的终生患病率分别为 1.4% 和 0.5%。内地 4 省市流行病学调查结果显示,Ⅰ型和Ⅱ型双相障碍的月患病率分别为 0.1% 和 0.03%,显著高于 1992 年进行的全国 7 个地区流行病学调查所显示的心境障碍现患病率(0.52‰)。由此可见,尽管有关双相障碍的内涵不断演变,诊断系统不断变化,双相障碍患病率持续增加已是不争事实。

除了高患病率外,双相障碍给个人、家庭及社会带来的危害也非常大。从双相障碍所致疾病负担来看,伤残调整生命年减少最多的前 10 位疾病中,双相障碍列第三位。美国的调查结果表明,双相障碍已成为年轻人致残疾病之首。中国的数据显示,伤残调整生命年减少超过 1% 的前 25 位疾病中双相障碍列第十三位。

二、病因与发病机制

双相障碍的病因仍不清楚。研究提示其在遗传因素、生物因素和社会-心理学因素等共同作用下致病。

(一)遗传因素

双相障碍的人群患病率为 1%～2%,而双相障碍先证者亲属的患病概率高出一般人群 10～30 倍。血缘关系越近,发病风险随之增加,并且有早发遗传现象(即发病年龄逐代提早、疾病严重性逐代增加)。

双相障碍的遗传度高达 80%。双相障碍Ⅰ型先证者的一级亲属患双相障碍Ⅰ型的可能性较对照组高 8～18 倍。50% 的双相障碍Ⅰ型患者的父母至少有 1 人罹患心境障碍。如果父母一方患有双相障碍Ⅰ型,其子女有 25% 的概率患心境障碍;若父母双方都患有双相障碍Ⅰ型,其子女患心境障碍的概率为 50%～75%。同卵双生子的同病率(33%～90%)远高于异卵双生子(10%～25%)。寄养子研究提示,患病父母的亲生子女即使寄养到环境基本正常的家庭中仍具有较高的双相障碍发生率,说明环境因素在双相障碍发病中的作用弱于遗传因素。分子遗传学研究报道,4、11 和 18 号 X 性染色体或常染色体上的基因异常可能与双相障碍的发病有关。连锁分析发现在多个染色体上都有可能的致病基因连锁位点,其中被其他研究重复证实的有 18p11.2、21q22、18q22、12q24、4p16 等染色体区域。候选基因关联分析发现,双相障碍发病与 5-HT 转运体、DA 转运体、DAβ 羟化酶基因、酪氨酸基因、单胺氧化酶基因等存在关联。

(二)神经影像学发现

双相障碍的结构性和功能性影像学研究结果不尽一致,主要发现涉及额叶、基底核、扣带回、杏仁核、海马等与认知和情感调节关系较密切的神经环路的损害,也涉及以上脑功能区皮质下白质的微观结构改变,这些改变可能是导致皮质和皮质下连接损害与脑功能连接损害,最终导致双相障碍的临床症状(表 6-1)。

结构影像学发现,双相障碍患者的大脑结构异常包括前额叶、边缘系统前部和中部脑区局部灰质的容积减少及白质结构变化,非特异性的脑室扩大,白质高信号增加等异常表现,发病年龄早的患者表现更为明显。碳酸锂对双相障碍患者大脑结构改变有显著作用,可以增加内侧颞叶和前扣带回的容积,但具体作用机制尚未明确。

表 6-1　双相障碍的主要神经影像学研究结果

部位	研究方法	主要结果
杏仁核	MRI、fMRI、PET	多数研究显示杏仁核容积增大,代谢异常
海马	MRI、PET、SPET	海马容积减小、正常均有报道;右侧海马代谢增高
基底核	MRI、fMRI、PET	尾状核增大、正常均有报道,多数研究提示尾状核、纹状体有激活异常,纹状体代谢降低
白质	MRI、DTI	绝大多数研究报道深部脑白质高信号,额叶多见,与年龄相关
眶额皮质	MRI、PET、DTI	多数报道代谢下降,容积减小

功能影像学方面,PET 和 SPECT 研究结果各不一致,但总体显示双相抑郁患者可见全脑血流/代谢弥漫性降低,以额叶和前扣带回明显;而躁狂发作显示全脑血流增加和代谢亢进。同时,额叶、基底核部位的 D_2 受体结合状态和精神分裂症类似,伴精神病性症状的双相障碍患者存在 D_2 受体结合过度,而非精神病性双相障碍患者和健康者之间无差异。

(三)神经递质功能

5-HT 参与调节情绪,其活动降低与抑郁发作相关,而增高与躁狂发作有关。中枢 5-HT 递质和相应受体的功能改变与双相障碍发生有关。如双相障碍患者尸检中发现脑脊液 5-HT 代谢产物 5-HIAA 水平低于正常人,也发现 5-HIAA 水平降低与自杀和冲动行为有关,5-HIAA 浓度越低,抑郁程度越重。

研究提示,NE 与双相障碍有关,双相抑郁患者尿中肾上腺素代谢产物 3-甲氧-4 羟苯乙二醇(3-methoxy-4 hydroxyphenylglycol,MHPG)较对照组明显降低,转为躁狂发作时 MHPG 含量升高;酪氨酸羟化酶(tyrosine hydroxylase,TH)是 NE 生物合成的限速酶,而 TH 抑制药 α-甲基酪氨酸可以控制躁狂,导致轻度的抑郁。

研究发现,某些抑郁发作患者脑内 DA 功能降低,躁狂发作时 DA 功能增高。DA 前体 L-DOPA 可使双相抑郁转为躁狂;DA 激动药(吡贝地尔、溴隐亭)使双相障碍患者转为躁狂;而拮抗 DA 受体的抗精神病药可治疗躁狂发作。

ACh 能与 NE 能之间存在张力平衡,脑内 ACh 能神经元过度活动,可能导致抑郁;而肾上腺素能神经元过度活动,可能导致躁狂。亦有发现使用胆碱酯酶抑制药(毒扁豆碱)提高脑内胆碱能活性,使躁狂症状减轻,抑郁症状加剧。

此外,双相障碍患者存在 Glu 能系统异常,可能与额叶皮质甘氨酸高亲和力、NMDA 受体的下调和局部脑区谷氨酸转化率的改变有关。抗癫痫药如丙戊酸盐等具有心境稳定作用,其药理作用与脑内 GABA 含量的调控有关。有研究发现双相障碍患者血浆和脑脊液中 GABA 水平下降。

(四)神经内分泌功能

下丘脑-垂体-肾上腺轴(hypothalamic-pituitary-adrenal,HPA)与抑郁发作有密切关系。抑郁症和双相障碍患者的 HPA 轴活性增高,抑郁发作患者血浆皮质醇浓度过高,且分泌昼夜节律也有改变,无晚间自发性皮质醇分泌抑制;约 50% 的单相抑郁和双相抑郁患者呈现地塞米松抑制试验阳性。

下丘脑-垂体-甲状腺轴方面,发现双相障碍患者中促甲状腺激素(thyroid stimulating hormone,TSH)对促甲状腺激素释放激素(thyrotropin releasing hormone,TRH)的反应增强,血浆基础 TSH 浓度升高。其他异常包括 TSH 对 TRH 的反应钝化,血浆 TSH 浓度夜间峰值钝化或缺失,抗甲状腺微粒体抗体或抗甲状腺球蛋白抗体的出现率也较高。抗甲状腺素抗体并非锂盐治疗后产生,但锂盐能加速该抗体的形成。抑郁心境常与甲状腺功能减退显著相关,也有报道表明伴快速循环发作特征的双相障碍患者甲状腺功能减退发生率更高。

下丘脑-垂体-生长激素轴的研究发现,双相抑郁发作和精神病性抑郁发作患者的生长激素 (growth hormone,GH) 对地昔帕明反应降低,部分患者 GH 对胰岛素的反应也降低;GABA 激动药巴氯芬可以激发躁狂发作患者的 GH 明显分泌,但在抑郁症患者中并不存在。

(五) 神经生理功能

1.神经细胞信息传递系统异常

双相障碍患者存在鸟苷酸结合蛋白(G 蛋白)活性异常增强,表现为躁狂患者 Gp 蛋白活性增强,而抑郁患者 Gs 功能亢进,这可能意味着 G 蛋白高活性是双相障碍的一种素质标志,也可能是一种功能状态。也有研究发现双相障碍患者存在细胞内 Ca^{2+} 释放活动增加,未经治疗的双相抑郁患者细胞内的 Ca^{2+} 水平明显高于单相抑郁患者,但治疗后双相障碍患者的 Ca^{2+} 水平与健康对照无差异,由此推断认为细胞内 Ca^{2+} 水平升高可能是双相障碍的状态性标志。

2.点燃及敏感作用假说

1992 年 Post 提出了心境障碍点燃假说。该假说的理论基础是指重大的心理社会应激因素在心境障碍发病起始阶段有着至关重要的作用。另外,行为敏感性在疾病的复发、快速循环研究中也较为常见。有学者在点燃假说基础上提出了敏感作用假说。在点燃效应模型中存在应激敏感作用这一元件,假说认为对应激源的敏感性可以促使双相障碍的初发及快速循环,由此认为,点燃假说与敏感作用理论基础具有同源性。

(六) 神经可塑性与神经营养失衡

神经可塑性是指中枢神经系统在形态结构和功能活动上的可修饰性。神经营养失衡假说与神经可塑性密切相关。脑源性神经营养因子(brain-derived neurotrophic factor,BDNF)与酪氨酸激酶 B 结合,激活参与神经营养因子作用的信号传导途径,对发育过程中神经元的存活、分化及成年神经元的存活、功能起重要作用。不少抗抑郁药、电休克治疗和丙戊酸盐、碳酸锂等均可以增加神经元的可塑性,从而产生神经保护作用。

心境稳定药增加神经元可塑性可能与调控神经元内信号传导通路的变化有关。

1.磷酸肌醇-蛋白激酶 C 通路

心境稳定药可抑制磷酸肌醇-蛋白激酶 C 通路。锂盐和丙戊酸盐可以减少肌醇向胞内转运;同时锂盐作为肌醇磷酸酶的非竞争抑制药,可阻止三磷酸肌醇转化为肌醇,从而影响蛋白激酶 C 信号传导通路。

2.Wnt 信号通路

心境稳定药通过作用于 Wnt 信号通路提高神经元可塑性。Wnt 可激活散乱蛋白,后者能抑制 GSK-3β 和蛋白激酶 A,GSK-3β 可以磷酸化 β-链蛋白,使其降解。锂盐通过抑制 GSK-3β 提高 β-链蛋白水平,产生抗凋亡效应,并通过 T 细胞因子/淋巴增强因子 1Tcf/Lef-1 刺激轴突生长。丙戊酸盐和其他抗惊厥药也通过抑制 GSK-3β 或诱导 β-链蛋白拮抗凋亡。

3.神经营养因子下游信号传导通路

心境稳定药可影响神经营养因子信号传导通路。BDNF 信号传导通路可能参与电休克治疗和心境稳定药治疗的作用机制。

(七)神经免疫

近50%双相障碍患者至少共病1种与免疫功能紊乱有关的疾病。因此,神经免疫功能紊乱被认为是双相障碍与上述疾病共病的主要机制。

双相障碍患者存在免疫相关基因多态性、基因表达、炎症因子、抗炎因子等的改变。炎症因子水平在双相障碍的急性期和缓解期都存在不同程度异常,并可能与症状特征、病程、认知功能、治疗应答和预后相关。双相障碍患者在躁狂急性发作期血浆 IL-23 和 TGF-β1 水平显著升高,而临床治愈患者的血浆炎症因子水平则显著下降。

(八)社会-心理学因素

一系列的应激性生活事件可导致生物节律紊乱,出现睡眠障碍、饮食紊乱等情况,从而使易感个体抑郁发作。研究发现生物节律对双相障碍躁狂发作存在显著影响。双相障碍患者在发病前经历的社会、生物节律紊乱事件更多,生物节律紊乱持续 8 周可能是促发躁狂的时间窗,而对抑郁没有此作用。

三、临床表现

(一)躁狂发作

躁狂发作的典型临床症状是心境高涨、思维奔逸和精力活动增强。

1.心境高涨

心境高涨主要表现为患者主观体验特别愉快,自我感觉良好,整天兴高采烈,得意扬扬,笑逐颜开,洋溢着欢乐的风趣,感到天空格外晴朗,周围事物格外绚丽,自己亦感到无比快乐和幸福。患者这种高涨的心境具有一定的感染力,常博得周围人的共鸣,引起阵阵的欢笑。有的患者尽管心境高涨,但情绪不稳,时而欢乐愉悦,时而激动暴怒。部分患者则以愤怒、易激惹、敌意为特征,甚至可出现破坏及攻击行为,但通常很快转怒为喜或赔礼道歉。

2.思维奔逸

患者思维奔逸主要表现为联想过程明显加速,自觉思维非常敏捷,思维内容丰富多变,思潮如波涛汹涌,有时感到言语跟不上思维的速度。常表现为言语增多,滔滔不绝,口若悬河,手舞足蹈,眉飞色舞,即使口干舌燥、声音嘶哑,仍要讲个不停。但言语内容浮浅,不切实际,给人以信口开河之感。由于患者注意力随境转移,思维活动常受周围环境变化的影响致使话题突然改变,即表现为意念飘忽,有的患者可出现音联和意联。患者的思维内容多与心境高涨一致,自我评价过高,高傲自大,目空一切,自命不凡,盛气凌人,不可一世。出现夸大观念,认为自己能力最强最富有;可达到夸大妄想的程度,但内容多不荒谬。有时出现关系妄想、被害妄想等,多继发于心境高涨,一般持续时间不长。

3.精力活动增强

精力活动增强具体表现为精力旺盛,兴趣范围广,动作快速敏捷,活动明显增多,且忍耐不住,爱管闲事,整天忙忙碌碌,却做事虎头蛇尾,一事无成。对自己行为缺乏正确判断,常随心所欲,不计后果,任意挥霍,有时十分慷慨。注重打扮装饰,但并不得体,当众表演,招引周围人的注意。自认为才智过人,可解决所有的问题,训斥同事,专横跋扈,狂妄自大。社交活动多,行为轻浮,好接近异性。自觉精力充沛,不知疲倦,睡眠需要明显减少。病情严重时,自我控制能力下降,举止粗鲁,甚至有冲动、毁物行为。

4.躯体症状

由于患者自我感觉良好,故很少有躯体不适体诉,常表现为面色红润,两眼有神,体格检查可发现瞳孔轻度扩大,心率加快,且有交感神经亢进的症状(如便秘)。患者因极度兴奋,体力过度消耗,容易引起失水、体重减轻等。

5.其他症状

患者的主动和被动注意力均有增强,但不能持久,易为周围事物所吸引,急性期随境转移的症状最为明显。部分患者有记忆力增强,交流时充满许多细节琐事,对记忆的时间常失去正确的分界,以至各时段记忆混为一谈而不连贯。严重发作时,患者极度兴奋躁动,可有短暂、片段的幻听,行为紊乱无目的指向,伴有冲动行为;出现意识障碍伴有错觉、幻觉及思维不连贯等症状,称作谵妄性躁狂。多数患者在疾病的早期即丧失自知力。

老年患者主要表现为易激惹,狂妄自大,有夸大观念及妄想,言语增多,但常赘述,可有攻击行为。意念飘忽和性欲亢进等症状亦较少见。病程较为迁延。

(二)轻躁狂发作

躁狂发作临床表现较轻者称为轻躁狂,患者可存在持续至少数天的心境高涨、精力充沛、活动增多,有显著的自我感觉良好,注意力不集中,也不能持久,轻度挥霍,社交活动增多,性欲增强,睡眠需要减少。有时表现为易激惹,自负自傲,行为较莽撞,但不伴有幻觉、妄想等精神病性症状。患者社会功能有轻度的影响或不受影响,一般人常不易觉察。

(三)抑郁发作

抑郁发作以心境低落、思维迟缓、认知功能损害、意志活动减退和躯体症状为主。

1.心境低落

心境低落主要表现为显著而持久的情感低落,抑郁悲观。患者终日忧心忡忡、郁郁寡欢、愁眉苦脸、长吁短叹。轻度患者感到闷闷不乐,无愉快感,凡事缺乏兴趣,任何事都提不起劲,感到"心里有压抑感""高兴不起来";重度患者可痛不欲生,悲观绝望,有度日如年、生不如死之感,患者常诉说"活着没有意思""心里难受"等。部分患者可伴有焦虑、激越症状,特别是更年期和老年抑郁症患者更明显。典型病例抑郁心境具有"晨重夜轻"节律特点,即情感低落在早晨较为严重,傍晚有所减轻,有助于诊断。

患者自我评价低,自感一切都不如人,将所有过错归咎于自己,产生无用感、无希望感、无助感和无价值感。感到自己连累了家庭和社会,回想过去,一事无成,对过去不重要的错误行为有犯罪感,感到前途渺茫,总觉自己诸事失败,家庭将出现不幸,健康状况必然恶化。常产生孤立无援感,伴自责自罪,严重时可出现罪恶妄想;亦可在躯体不适的基础上产生疑病观念,怀疑自己患癌症等;可出现关系妄想、贫穷妄想、被害妄想等。部分患者出现幻觉,以听幻觉常见。

2.思维迟缓

患者思维联想速度缓慢,反应迟钝,思路闭塞,自觉"脑子好像是生了锈的机器""脑子像涂了一层糨糊"。临床上可见主动言语减少,语速明显减慢,声音低沉,对答困难,严重者交流无法顺利进行。

3.认知功能损害

认知功能损害主要表现为近事记忆力下降,注意力障碍(反应时间延长),警觉性增高,抽象思维能力差,学习困难,语言流畅性差,空间知觉、眼手协调及思维灵活性减退。认知功能损害导致患者社会功能障碍,且影响患者远期预后。

4.意志活动减退

意志活动减退临床表现为行为缓慢,生活被动、懒散,不想做事,不愿和周围人接触交往,常独坐一旁,或整日卧床,不想去上学或上班,不愿外出,不愿参加平常喜欢的活动和业余爱好,常闭门独居、疏远亲友、回避社交。严重时连吃、喝、个人卫生都不顾,不修边幅,甚至发展为不语、不动、不食,可达木僵状态,称为"抑郁性木僵"。伴有焦虑的患者可有坐立不安、手指抓握搓手顿足或踱来踱去等症状。

严重者常有自杀观念或行为。消极悲观及自责自罪可萌生绝望的念头,认为"结束自己的生命是一种解脱""自己活在世上是多余的人",会使自杀企图发展成自杀行为。务必提高警惕。值得指出的是,双相障碍患者自杀意念和行为较抑郁症患者更多见。

5.躯体症状

躯体症状主要有睡眠障碍、乏力、食欲减退、体重下降、便秘、身体疼痛、性欲减退、阳痿、闭经等。躯体不适可涉及各脏器,如恶心、呕吐、心慌、胸闷、出汗等。自主神经功能失调的症状也较常见。睡眠障碍可表现为早醒,醒后不能再入睡,入睡困难,睡眠不深;有些患者出现睡眠过多。体重减轻与食欲减退不一定成比例,也有患者出现食欲增强、体重增加。

6.其他

抑郁发作时也可出现人格解体、现实解体及强迫症状。

(四)双相抑郁

双相抑郁发作的临床特征较单相抑郁有如下特点:发病年龄早,抑郁发作持续时间短,发作次数多,不典型症状多(如肢体灌铅样麻痹),自责、自罪感强,多伴有精神病性症状,睡眠障碍为嗜睡或日间瞌睡增加,有贪食和体重增加,精神运动迟滞,有双相障碍家族史。如果抑郁发作患者呈现以上特点要高度怀疑双相抑郁,需询问既往有无躁狂或轻躁狂发作。

(五)混合相

混合发作包含了抑郁和躁狂或者轻躁狂的特点。最为典型的例子就是在患者躁狂期间突然泪流满面或在抑郁期间思维奔逸。这种情绪的转换有一定的昼夜节律,如就寝时抑郁或早醒时情绪高涨。至少在1/3的双相障碍患者中,其发作期间是属于混合相的。一种常见的情形是混合了烦躁不安的兴奋情绪、哭泣、睡眠减少、思维奔逸、夸夸其谈、精神运动性不安、消极念头、被害妄想、幻听、犹豫不决和困惑,这种情形被称为心境恶劣型躁狂(躁狂病征上叠加了典型的抑郁症状)。

(六)特殊人群临床表现

1.儿童青少年双相障碍

儿童青少年双相障碍患病率约为1%,其临床特点是易激惹、环性心境改变和共病注意缺陷多动障碍,较少典型的心境发作,多表现为慢性、非波动性病程。儿童青少年双相障碍的抑郁发作较易识别,但躁狂发作状则复杂多形,易造成误诊、漏诊。

儿童青少年躁狂发作的特点是症状不典型,行为障碍突出,常有攻击破坏行为,同时伴有精神病性症状,但随着时间推移,情感症状会越来越明显。

(1)认知:夸大,觉得自己能力出众、钱财最多、权力很大等,表现为自以为是,自吹自擂;说话有力是躁狂的关键症状,患者说话声音响亮,夸夸其谈,难以打断;思维奔逸,患者说"我的脑子像奔跑的兔子";意念飘忽,可询问其父母患儿是否有频频改变话题,是否言语内容听起来很乱,缺乏中心思想;注意力分散,患儿极容易受到外界影响,随境转移;患者常伴精神病性症状,甚至首发症状就是精神病性症状,需要仔细评估精神病性症状是否与心境发作一致。

(2)情感:欣快,表现为高兴,喜欢喧闹、欢叫,表情丰富,极度愉快、轻浮、愚蠢等;易激惹性增高,其情绪具有发作性和极端性,患者表现为极具攻击、破坏行为,常对小事表现出极度愤怒、攻击、自伤、伤感,对挫折、批评的耐受性下降,易引发爆发性的愤怒和抵抗性的情绪反应。

(3)意志行为:睡眠需要减少,患儿每晚睡眠时间比正常同龄儿童少2小时以上,甚至只睡4~5小时,有时午夜就醒来,在家找事做或四处游荡,白天也没有疲劳感;指向性活动增加,表现活动增多,要求增多,本症状对诊断儿童躁狂发作有一定的特异性;精神运动性激越,激越常有强制性,如果嗜好没有得到满足,不良感受没有消除,情感就会立即爆发出来;性意向亢进,男童喜亲吻母亲,抚摸别人的生殖器等,青少年躁狂患者可找多人性交;自杀,双相障碍抑郁发作、混合发作或伴精神病性症状时,可出现自杀观念和自杀企图,但自杀并非躁狂的核心症状。

2.老年双相障碍

老年双相障碍包括早发型双相障碍(起病于50岁之前)和晚发型双相障碍(起病于50岁之后)。晚发型双相障碍的家族聚集性相对较低,会有较多的躯体和神经系统的并发症,如脑血管疾病、痴呆等。老年双相障碍患者躁狂发作状出现频率较低,程度也较轻,更多地表现为情绪易激惹,一般能较快获得缓解。

老年双相障碍抑郁发作时,除了抑郁心境外,多有显著的焦虑、烦躁情绪和易激惹及敌意,躯体不适及精神运动性抑制较明显。躯体不适以消化系统症状常见,有易激惹和敌意的症状,可出现较明显的认知功能损害症状,严重时类似痴呆,称为抑郁性假性痴呆。

老年患者躁狂发作多起病急骤,情感高涨、意念飘忽、性欲亢进等症状表现不典型,反而表现为易激惹、情感活动不稳定、情感缺乏感染力,常以激惹性增高、兴奋躁动、到处乱跑、爱管闲事等为主要表现。患者可伴有偏执症状,多为敌对性和迫害性内容。老年患者的夸大妄想给人一种幼稚、愚蠢的印象。如果在65岁以后首次出现躁狂发作,应高度警惕脑器质性病变的可能,需做影像学检查及实验室检查,以助鉴别。

3.妇女妊娠期、产后及绝经期双相障碍

女性一生经历月经来潮、妊娠、分娩、哺乳、绝经等一系列特殊生理过程中,均伴随着激素水平和生理状态的改变,故而对女性的情绪、行为和思维有一定影响,使女性特别易罹患某些特定的精神障碍。双相障碍Ⅱ型在女性中更常见,女性双相障碍患者在妊娠期易出现病情恶化,而双相障碍妇女产后的复发风险也很高。女性进入更年期后,由于性腺功能衰退,卵巢停止排卵,并逐渐闭经,也容易出现情感障碍病情复发。

较之男性患者,女性双相障碍患者的临床特征存在一些特殊性,具体包括以下几个方面。

(1)发作形式,女性患者抑郁发作次数多,而躁狂发作次数较少。其抑郁发作往往持续时间更长,更难治,同时女性患者经历更多的混合发作和快速循环发作。

(2)临床表现,女性躁狂发作的症状更多表现为思维奔逸和随境转移,有别于男性患者的夸大、冒险行为及过度活跃。

(3)共病情况,女性患者比男性患者更易共患其他疾病,研究显示首次住院的躁狂发作患者中,女性患者共病率是男性的2.7倍,合并焦虑障碍的比例高。

(七)双相障碍共病

1.共病其他精神障碍

双相障碍共病现象十分突出,共病会对双相障碍的病程和预后产生不良影响,故需高度重视并及时处理。报道指出,双相障碍共病其他精神障碍的比例高达 90％以上,更有 70％的患者共病 3 种及以上精神障碍。常见的有物质滥用、焦虑障碍、进食障碍、人格障碍、冲动控制障碍和注意缺陷多动障碍等。双相障碍与焦虑谱系障碍共病最为常见,共病率约为 74.9％;其次是共病物质滥用障碍,共病率为 42.3％,与冲动控制障碍的共病率达 62.8％。与边缘型人格障碍共病比例近 20％,明显高于其他人格障碍。

双相障碍共病有如下特点。

(1)发病年龄,共病焦虑障碍的双相障碍患者发病年龄更早,平均为 15.6 岁,而无焦虑障碍共病的患者发病年龄为 19.4 岁。

(2)心境发作,共病焦虑障碍、物质滥用障碍的双相障碍患者其心境发作更加频繁,容易出现快速循环发作。

(3)自杀风险,共病焦虑障碍、物质滥用障碍的双相障碍患者的自杀企图、自杀观念风险增加 1.0～1.5 倍,且自杀与药物或物质滥用之间会形成恶性循环。

(4)药物治疗,共病焦虑障碍、物质滥用障碍的患者对心境稳定药的反应较差,常需要 3 种以上药物联合治疗,临床疗效不佳,缓解期时间短,生活质量和社会功能受损更为明显。

2.共病躯体疾病

双相障碍常共病躯体疾病,包括代谢内分泌疾病(糖尿病、肥胖、代谢综合征)、心血管疾病、疼痛障碍、自身免疫性疾病等。

双相障碍共患代谢综合征相当常见,是普通人群的 1.6～2.0 倍。流行病学调查显示代谢异常将导致双相障碍标准死亡率提高 1.9～2.1 倍,而代谢综合征也会增加疾病的严重程度和自杀风险。双相障碍患者发生代谢综合征的原因可能与药物引起体重增加、不良的生活方式等有一定关系,但有研究指出双相障碍和代谢综合征有着共同的病理机制,包括遗传因素、异常激活的免疫炎症信号传导级联、胰岛素抵抗等。因此推测,治疗代谢综合征的药物也许能治疗双相障碍,目前国外也有研究尝试将胰岛素增敏剂吡格列酮、罗格列酮用于治疗双相障碍共病代谢综合征,其疗效与安全性有待深入研究。

(八)临床亚型

1.双相障碍Ⅰ型

双相障碍Ⅰ型是一种发作性心境障碍,其定义是发生一次或多次躁狂或混合发作。双相障碍Ⅰ型的患者在病程中有典型的躁狂或混合发作,又有重型抑郁发作。通常急性起病,在较短的时间内出现典型的躁狂或抑郁症状,发病年龄较早,患者往往缺乏自知力。无论是抑郁或躁狂发作均要足量地使用心境稳定剂。目前主张使用抗抑郁药物,药物治疗效果较好。

双相障碍Ⅰ型分级包括双相障碍Ⅰ型,目前躁狂发作,不伴精神病性症状;双相障碍Ⅰ型,目前躁狂发作,伴有精神病性症状;双相障碍Ⅰ型,目前轻躁狂发作;双相障碍Ⅰ型,目前抑郁发作,轻度;双相障碍Ⅰ型,目前抑郁发作,中度,不伴精神病性症状;双相障碍Ⅰ型,目前抑郁发作,中度,伴有精神病性症状;双相障碍Ⅰ型,目前抑郁发作,重度,不伴精神病性症状;双相障碍Ⅰ型,目前抑郁发作,重度,伴有精神病性症状;双相障碍Ⅰ型,目前抑郁发作,未特定严重程度;双相障碍Ⅰ型,目前混合发作,不伴精神病性症状;双相障碍Ⅰ型,目前混合发作,伴有精神病性症状;双相障碍Ⅰ型,目前部分缓解,最近为躁狂或轻躁狂发作;双相障碍Ⅰ型,目前部分缓解,最近为抑郁发作;双相障碍Ⅰ型,目前部分缓解,最近为混合发作;双相障碍Ⅰ型,目前部分缓解,最近为未特定发作;双相障碍Ⅰ型,目前完全缓解;其他特定的双相障碍Ⅰ型;双相障碍Ⅰ型,未特定。

2.双相障碍Ⅱ型

双相障碍Ⅱ型是一种发作性心境障碍,其定义为1次或多次低躁狂发作和至少1次抑郁发作。双相障碍Ⅱ型的患者在病程中有轻躁狂发作及抑郁的发作史,无躁狂发作。如果以后出现躁狂发作,归入双相障碍Ⅰ型。由于双相Ⅱ型不仅躁狂程度轻,而且家族中患双相Ⅱ型者较多,其发作次数较频繁,多数表现为抑郁,所以容易误诊为抑郁症,对治疗反应较差,使用抗抑郁药应谨慎。

双相障碍Ⅱ型分级包括双相障碍Ⅱ型,目前轻躁狂发作;双相障碍Ⅱ型,目前抑郁发作,轻度;双相障碍Ⅱ型,目前抑郁发作,中度,不伴精神病性症状;双相障碍Ⅱ型,目前抑郁发作,中度,伴有精神病性症状;双相障碍Ⅱ型,目前抑郁发作,重度,不伴精神病性症状;双相障碍Ⅱ型,目前抑郁发作,重度,伴有精神病性症状;双相障碍Ⅱ型,目前抑郁发作,未特定严重程度;双相障碍Ⅱ型,目前为部分缓解,最近为轻躁狂发作;双相障碍Ⅱ型,目前部分缓解,最近为抑郁发作;双相障碍Ⅱ型,目前部分缓解,最近为未特定发作;双相障碍Ⅱ型,目前完全缓解;其他特定的双相障碍Ⅱ型;双相障碍Ⅱ型,未特定。

3.其他类型

近些年对双相障碍的分类有不同的看法,以往的研究和许多研究者还发现,除上述分类外,还有一些患者虽然符合双相障碍的特征,但其临床表现具有某些特征很难归入上述类型,或在治疗过程药物的选择也有较大差异,其治疗效果及结局也有不同。

(1)快速循环型:是指双相障碍患者频繁发作,每年发作超过有4次,而且每次发作均符合躁狂、轻躁狂、抑郁或混合发作的诊断。据估计,双相障碍患者中10%～30%为快速循环型。临床中抗抑郁剂使用不当可能促使快速循环型的发生,因此使用抗抑郁药需要谨慎。锂盐治疗效果欠佳,丙戊酸盐对部分患者有一定的疗效。

(2)混合发作型:该类型的患者同时存在突出的躁狂及抑郁症状或迅速(数小时内)交替并持续2周以上,如患者心境不佳、有消极厌世的想法,但说话滔滔不绝、活动明显增多。这种混合状态较少见,常持续时间较短,很快转入躁狂或抑郁发作。临床上容易误诊为分裂情感性精神病或分裂症。

四、诊断与鉴别诊断

(一)临床评估

双相障碍的临床评估需结合纵向变化与横断面表现,以明确患者"过去"的表现和"现在"的状态,为诊断和治疗提供依据。"过去"指患者的病史,全面收集纵向病程中抑郁发作、轻躁狂/躁狂发作史等相关资料。以下6个方面需重点关注。①发病年龄:首次发作常在20岁之前;②情感症状:抑郁或躁狂、轻躁狂症状群;③治疗反应:使用心境稳定剂、抗精神病药、抗抑郁药等的治疗效应;④共病史:排除躯体疾病或药物所致的可能性;⑤个人史:评估生活状况和个性特征(环性气质、精力旺盛气质);⑥家族史:心境障碍家族史,尤其是近亲属罹患双相障碍、阈下抑郁或轻躁狂发作病史。

"现在"指评估患者的当前状态,包括感知觉;思维,思维奔逸或迟钝、妄想,以及强迫观念等;情感症状;认知功能,决策能力下降等;意志力和自知力,包括冲动、非理性行为等。此外,应评估患者的非典型特征和自杀风险,非典型特征包括突显的焦虑和激越症状、疲乏无力、伴精神病性症状、抑郁躁狂混合状态等。

判断患者是否罹患双相障碍需综合评估,包括以下几个方面。

(1)多层面病史收集:病史采集来源于患者本人叙述及知情人观察的内容,横断面症状和纵向病程等方面。

(2)体格检查及实验室检查:双相障碍的诊断目前尚无特异性生物标记物,检查结果宜结合病史排除躯体疾病或使用精神活性物质所致的情感障碍。

(3)精神检查:包括通过晤谈了解患者的认知、情感、意志行为等精神活动,以及在自然状态下观察患者的外表、行为、言语等表现,以了解其内在精神活动,两者缺一不可。

(4)症状评定:评估躁狂常用杨氏躁狂量表和 Bech-Rafaelsen 躁狂量表。评估轻躁狂常用 32 项轻躁狂症状清单和心境障碍问卷。评估抑郁常用汉密尔顿抑郁量表、蒙哥马利-艾森伯格抑郁量表、抑郁自评量表,也可以用双极性指数量表及临床实用 DSM-5 抑郁伴混合特征量表评估其特征。

(二)诊断

1.诊断要点

(1)临床症状特征:反复(至少 2 次)出现发作性的心境及行为活动明显紊乱。有时表现为躁狂或轻躁狂,如心境高涨、精力充沛及活动增加等;有时表现为抑郁,如心境低落、精力下降和活动减少等。由于仅有躁狂发作的患者相对罕见,而且与某些抑郁发作的患者有类似性(如起病年龄、病前人格、家庭史、长期预后等方面),故这类患者也归入双相障碍。

(2)病程特点:无论是躁狂还是抑郁,发作间期通常缓解较完全,经常交替发作。部分患者有反复发作倾向,部分患者可有残留症状或转为慢性。

(3)其他特点:抑郁障碍具有以下某些特点则提示双相的可能,如女性早年(25 岁以前)发病、频繁发作、不典型发作、季节性发作、伴精神病性症状、情感旺盛气质或循环气质、物质滥用或边缘性人格障碍共病、双相障碍家族史等。

2.诊断标准

(1)ICD-11 诊断标准:由于 ICD-11 仍然将双相障碍归类于心境障碍,因此抑郁发作诊断标准参见抑郁障碍相关章节。ICD-11 关于轻躁狂发作、躁狂发作及双相障碍的诊断标准具体如下。

轻躁狂发作为肯定且异常的情感增高或易激惹,且至少持续 4 日。符合以下症状中至少 3 条,并对个人的日常功能有一定影响:活动增加或坐卧不宁;语言增多;注意力难以集中或随境转移;睡眠的主管需求减少;各种轻率的或不负责任的行为,如轻度挥霍等;性功能增强;社交活动增高或过分亲昵。不符合躁狂发作、抑郁发作、性心境障碍和神经性厌食的标准。排除精神活性物质使用所致。

躁狂发作为个体出现肯定而明显异常的情感高涨、兴高采烈、易激惹等,至少持续 1 周(若严重到需要住院则不受此限)。至少具有以下 3 条(仅为情感易激惹,需要 4 条),严重影响患者的日常生活及工作:活动增多或坐立不安,丧失正常的社会约束力,以致行为出格或与环境不协调;言语增多;思维奔逸或意念飘忽(语速加快、滔滔不绝)的主观体验;自我评价过高或夸大;注意力不集中或随境转移,活动和计划不断改变;睡眠需求减少;草率或鲁莽行为(如挥霍、不计后果、不负责任);性功能亢进。严重者可伴有精神病性症状,如幻觉、妄想等。排除精神活性物质和非成瘾物质、任何器质性精神障碍所致。

双相障碍的诊断标准:本次发作符合躁狂(轻躁狂)或抑郁发作的标准;既往至少有过 1 次其

他心境障碍发作,如本次为抑郁发作,则既往需有至少1次躁狂、轻躁狂或混合性心境障碍发作。

(2)DSM-5诊断标准:DSM-5关于躁狂发作、轻躁狂发作及双相障碍的诊断标准具体如下。

躁狂发作为异常而且持续的心境高涨、夸大或激惹,持续至少1周(或更短时期,只要达到必须住院程度的其中一个因素)。在此心境障碍时期内,持续地表现出下列症状3项以上,并有较显著的程度:自我估价过高或夸大;睡眠需要减少(例如,感到只要3小时睡眠便休息好了);比平时更健谈,或感到一直要讲话的紧迫感;意念飘忽,或主观上体验到思想在赛跑;随境转移,容易分心(即注意很容易转移到无关紧要的外界刺激上去);有目的的活动增多(无论社交、工作、学习,或性活动都是如此),或精神运动性激越;过分地参与某些有乐趣的活动,而这种活动有潜在或可能乐极生悲而造成痛苦的后果(如无节制地狂欢狂饮、轻率的性行为,或愚蠢的商业投资)。这些症状并不符合混合性发作的标准。此心境障碍已严重到明显地损害职业、日常社交活动及人际关系等功能,或严重到必须住院(以防伤人或自杀)治疗,或者具有精神病性表现。这些症状并非由于某种物质(如某种滥用药物、治疗药品,或其他治疗方法),或由于某些躯体情况(如甲亢)所导致的继发性反应。

轻躁狂发作为持续至少4日的,持续地与平时正常非抑郁的心境并不相同的心境,表现为高涨、夸大或激惹。在此心境障碍时期内,持续地表现出下列症状3项以上(如心境为激惹,需4项),并有较显著的程度:自我估计过高或夸大;睡眠需要减少;比平时更健谈,或感到一直要进话的紧迫感;意念飘忽,或主观上体验到思想在赛跑;随境转移,容易分心(即注意很容易转移到无关紧要的外界刺激上去);有目的的活动增加(如社交、工作、学习、性活动),或精神运动性激越;过分地参与某些有乐趣的活动,而这种活动有潜在可能会乐极生悲地造成痛苦的后果(如无节制地狂欢对饮、轻率的性行为或愚蠢的商业投资)。此发作伴有并非患者特征的功能改变。心境障碍与功能改变均是由他人所观察到的。此发作并未严重到会产生社交或职业功能的显著缺损,或严重到须要住院,并且也无精神病性表现。这些症状并非由于某种物质(如某种滥用药物、治疗药品或其他治疗方法),或由于一般躯体情况(如甲亢)所致的直接生理性反应。

双相障碍Ⅰ型:之前(或曾经)出现抑郁和/或躁狂表现。躁狂发作不能归为分裂情感障碍,且非精神分裂症及其他精神病性障碍伴随症状。这些症状产生临床上明显的痛苦烦恼,或在社交、职业或其他重要方面的功能缺损。

双相障碍Ⅱ型:目前(或曾经)存在1次或多次抑郁发作。目前(或曾经)至少有1次轻躁狂发作。从未出现过1次躁狂发作。上述的症状不能归为分裂情感障碍和精神分裂症、分裂样障碍、妄想症,或者未分类的精神病性障碍。症状造成临床上显著的困扰或社会、职业或其他重要领域功能的损害。

(三)鉴别诊断

1.与精神分裂症的鉴别诊断

精神分裂症患者早期也可出现兴奋状态,而部分躁狂症患者可伴有精神病性症状,临床中需要鉴别。精神分裂症的情感症状是继发的,情感肤浅,而原发症状为思维障碍,思维、情感及行为不协调,症状相对固定、持续时间长、缓解不彻底。躁狂症患者的精神病性症状是继发的、片段的、不系统及短时的,随躁狂症状的缓解而减轻,思维、行为与情感反应基本协调一致,缓解较彻底,多无残留症状。与精神分裂症相比,躁狂发作常急性起病并快速进展,患者的情绪反应与周围环境具有一定的联系,与内心体验相一致,且富有感染力,思维内容不荒谬,具有一定的现实性和可理解性,多有与之相一致的情绪背景。不少双相障碍患者有心境障碍家族史。

2.与继发性心境障碍的鉴别诊断

某些躯体疾病如多发性硬化、甲状腺功能亢进、Wilson病等,以及某些药物如异烟肼、皮质醇、左旋多巴、可卡因等均可出现躁狂样发作。疾病所致的躁狂状态常无愉快体验,多以焦虑、紧张、激惹性增高或情绪不稳等症状为主,其发生与原发病密切相关,随原发病而消长。脑器质性疾病继发的躁狂常表现为"愚鲁"的欣快,不具有感染力。详细的体格检查及实验室等辅助检查有助于鉴别。

3.与分裂情感性精神障碍的鉴别诊断

双相障碍,尤其是伴有精神病性症状的双相障碍与分裂情感性精神障碍非常难区别,导致许多关于双相障碍的研究均把分裂情感性精神障碍纳入。许多学者认为分裂情感性精神障碍只是精神分裂症在情感障碍连续谱的中间部分,而伴精神病性症状的心境障碍的位置与其相邻。分裂情感性障碍往往是一种发作性障碍,在同一次发作中,明显而确实的情感性症状与分裂性症状同时出现或相差几日,因而发作既不符合精神分裂症亦不符合抑郁或躁狂发作诊断,此时方可做出分裂情感性障碍的诊断。

4.与抑郁障碍(单相抑郁障碍)的鉴别诊断

抑郁障碍指只有抑郁发作、而无确切躁狂或轻躁狂发作史的心境障碍。大部分双相障碍患者首次心境发作通常是抑郁,在未发现躁狂或轻躁狂发作史时,将抑郁发作患者诊断为抑郁障碍符合诊断原则,虽然部分患者在之后改诊为双相障碍。目前诊断标准未区分抑郁障碍与双相障碍的抑郁发作,但二者的临床特征存在差异:双相障碍患者抑郁往往发作频繁、急性起病或快速缓解、首发年龄小(通常<20岁),具有情感波动性、伴精神病性症状、非典型症状、激越、自伤、共病、双相障碍家族史等。评估轻躁狂症状自评量表、心境障碍问卷可以辅助区分两者。

5.与精神活性物质所致精神障碍的鉴别诊断

精神活性物质可诱发抑郁、轻躁狂甚至躁狂症状,该病与双相障碍关系复杂,二者有很高的共病率。鉴别主要依据病史、精神活性物质定性及体格检查(可有阳性体征)。使用精神活性物质的患者出现心境发作需待戒除精神活性物质后再次评估其心境,若仍存在症状则可诊断双相障碍;相反,则考虑为精神活性物质所致。

6.与人格障碍的鉴别诊断

情感不稳定性人格障碍容易与双相障碍相混淆,两者常共病。人格障碍常起病于儿童期或青春期早期,持续进展,而双相障碍多起病于青春期后期或成年初期,临床表现呈间歇性,心境稳定剂治疗有效,缓解期可基本恢复正常。若考虑人格障碍,采集病史时应仔细评估其成长及人际关系史等以资鉴别。

7.与环性心境障碍的鉴别诊断

双相障碍Ⅰ型和双相障碍Ⅱ型是躁狂或轻躁狂发作与抑郁发作循环出现的双相障碍,环性心境障碍是反复循环出现不符合躁狂或轻躁狂发作诊断标准的心境高涨或不符合抑郁发作诊断标准的心境抑郁症状的双相相关障碍,双相障碍和双相相关障碍都属于双相或相关障碍的亚型。

8.与注意缺陷与多动障碍的鉴别诊断

青少年期双相障碍躁狂发作应与注意缺陷与多动障碍相鉴别,因为两者都有活动过多、行为冲动等表现。但后者发病年龄早,一般开始于儿童期,病程为慢性而非发作性,没有相对明确的开始和结束,无情绪高涨和精神病性症状等特征。

五、治疗

(一)治疗目标及原则

双相障碍的治疗目标为消除症状,提高治愈率,降低复燃复发率,减少自杀和攻击行为,提高生活质量和社会功能,促进全面康复。治疗原则包括以下几个方面。

1.综合治疗原则

在充分评估、量化监测的基础上,采用药物治疗、物理治疗、心理治疗及其他治疗等综合方法。在疾病的不同治疗阶段因需组合、主次有序,以全面提高情绪稳定性作为治疗要点。

2.长期治疗原则

由于双相障碍复发率极高,因此要坚持长期治疗的原则,以减少或阻断复发。急性期治疗主要是控制症状、缩短病程,时间6~8周;巩固期治疗防止复燃,尽快恢复社会功能,时间4~6个月;维持期治疗目的在于预防复发,保持良好的社会功能。维持治疗的时间因人而异,如果发作2次以上,维持时间3~5年,逐渐停药避免复发。

3.全病程治疗原则

由于双相障碍几乎终生以循环方式反复发作,发作频率远高于抑郁障碍,尤以快速循环型更甚,应根据急性治疗期、巩固治疗期和维持治疗期不同的阶段进行全病程治疗。全病程治疗可分为3个治疗期(见表6-2)。

表6-2 双相障碍全病程治疗不同阶段的治疗目的、时间及要点

分期	治疗目的	治疗时间	治疗要点
急性治疗期	控制症状,缩短病程	一般6~8周(难治性病例除外)	药物治疗为主;治疗应充分,并达到完全缓解,以免症状复燃或恶化
巩固治疗期	防止症状复燃,促使社会功能的恢复	抑郁发作4~6个月,躁狂或混合性发作2~3个月	主要治疗药物(如心境稳定剂)剂量应维持急性期治疗水平不变;配合心理治疗十分必要(防止患者自行减药或停药,促进其社会功能恢复)
维持治疗期	防止复发,维持良好社会功能,提高患者生活质量	尚无定论;多次发作者可考虑在病情稳定达到既往发作2~3个循环的间歇期或2~3年	确诊患者在第二次发作缓解后即可给予维持治疗;密切观察下适当调整药物剂量;去除潜在社会心理不良因素及施以心理治疗,更能有效提高抗复发效果

4.其他治疗原则

治疗依从性是维持双相障碍持续缓解的关键,需要引起足够的重视。不良反应、自知力不全、病耻感、经济因素以及服药简便性和药物可获得性等诸因素都会影响患者对治疗的依从。尽可能地消除可能影响治疗依从性的因素,加强心理健康教育,合理用药,鼓励药物与心理治疗结合等有助于提高患者的依从性。治疗过程中建立良好的医患关系,医患双方共同参与,变被动治疗为主动治疗,有助于提高治疗依从性,增强预防复发的效果。积极治疗共病。特殊患者如存在高度自杀风险者、伴有精神病性症状者,可优先考虑使用改良电抽搐治疗。

(二)双相障碍Ⅰ型的急性期治疗

急性期治疗须遵循充分评估与量化监测、综合治疗、积极处理共病及患者共同参与原则。

充分评估与量化监测包括定期应用实验室检查及评定量表量化监测治疗反应与耐受性、安全性、社会功能、生活质量及药物经济负担。

综合治疗指在药物足量、足疗程治疗基础上,综合运用物理治疗、心理治疗和危机干预等措施,以提高疗效和改善依从性、减少自杀和攻击行为发生。

共病会造成患者的治疗有效率和治愈率更低,功能损害更重,故应积极处理共病。例如,双相障碍患者罹患焦虑障碍的风险高达45%,会显著影响其康复、增加消极与复发风险。因此,除心境症状外,双相障碍伴有的焦虑症状同样应给予充分评估。同时,需要让患者共同参与,尽快缓解症状。

急性期的治疗目标是控制症状和缩短病程,一般治疗时间为6~8周,然后需要巩固治疗以防止症状复燃、促使社会功能的恢复,巩固治疗时间至少为抑郁发作4个月、躁狂或混合性发作2~3个月。

1.躁狂发作

(1)药物治疗。用于躁狂发作治疗的药物,包括锂盐、丙戊酸盐、第二代抗精神病药(喹硫平、奥氮平、阿立哌唑、帕利哌酮、利培酮、齐拉西酮和氯氮平等)。第一代抗精神病药(氟哌啶醇、氯丙嗪、奋乃静等)可作为二线选择。综合考虑对治疗起效时间的需求、患者既往单药治疗的效果、躁狂发作严重程度、对联合治疗的安全与耐受性、患者个人意愿等因素,选择单药治疗或联合治疗。在治疗1~2周后应评估疗效及耐受性,及时进行相应的调整。若患者拒绝服药、激越症状严重或口服治疗无法安全可靠给药,可以考虑短期肌内注射抗精神病药或苯二氮䓬类药物。可使用锂盐和丙戊酸盐,应监测血药浓度,急性期治疗建议有效血锂浓度为0.8~1.2 mmol/L、丙戊酸浓度为50~100 μg/mL。

(2)非药物治疗。对于躁狂症状严重、存在高度自杀风险及攻击风险、伴有明显精神病性症状者,可以考虑电抽搐治疗。心理治疗及其他物理治疗对躁狂发作的疗效证据不足。

2.抑郁发作

(1)药物治疗。药物治疗对于双相障碍抑郁发作患者不可或缺。锂盐、抗惊厥药物(拉莫三嗪、丙戊酸盐)、第二代抗精神病药(喹硫平、鲁拉西酮、奥氮平等)可用于双相抑郁急性期治疗。血锂浓度建议0.6~1.2 mmol/L。若患者对单药治疗疗效不佳,可以考虑上述药物联合治疗,也可以在锂盐/丙戊酸盐/第二代抗精神病药充分治疗的基础上添加抗抑郁药,如选择性5-羟色胺再摄取抑制剂、安非他酮、阿戈美拉汀。使用抗抑郁药须监测转躁及快速循环的风险,以下情况应避免使用或慎用:既往有抗抑郁药诱发躁狂/轻躁狂发作史、混合发作或以混合状态为主要表现、近期出现快速循环特征等。务必强调,双相障碍患者不应采用抗抑郁药单药治疗。

(2)非药物治疗。对于难治性及需要快速起效的患者,如严重抑郁伴显著自杀风险、紧张症、伴精神病性症状和需快速起效以控制精神症状,以及妊娠期严重抑郁发作(系统评估,权衡利弊),可以考虑使用ECT。联合社会心理干预对双相抑郁患者有益,其中认知行为治疗、家庭治疗和人际与社会节律治疗对双相抑郁有证据表明有效,选择时应基于个体情况及需求。

3.混合发作

(1)药物治疗。双相障碍混合发作的治疗尚缺乏充分的循证证据。抗惊厥药(丙戊酸盐、卡马西平等)、锂盐和第二代抗精神病药(喹硫平、奥氮平、利培酮、帕利哌酮、阿立哌唑等)可用于双相障碍混合发作的初始治疗,若疗效不佳建议使用丙戊酸盐/锂盐联合第二代抗精神病药。第一代抗精神病药物可恶化抑郁症状,抗抑郁药或可加剧激越与易激惹,这两类药物不建议用于混合发作治疗。

（2）非药物治疗。ECT能够有效缓解混合发作患者的情感症状，尤其适用于药物治疗不佳的严重患者。联合认知行为治疗、家庭治疗、人际与社会节律治疗等社会心理干预对混合发作患者有一定获益。

（三）双相障碍Ⅰ型的巩固期及维持期治疗

双相障碍Ⅰ型患者需维持治疗以减少残留症状，预防复燃复发。由患者及家属（或监护人）与医务人员建立治疗联盟，良好的医患联盟可提高患者的依从性。维持治疗药物选择应考虑患者既往的发作情况及用药史。维持期一般延续急性期有效的治疗方案。随着治疗的继续，在患者心境稳定的情况下，可以逐渐减少药物的剂量或减少药物种类，改变急性期常用的药物联合治疗方案。若患者对药物耐受性好，不宜过快减量以防止引起患者复燃或复发。可以通过监测血药浓度来辅助确定维持治疗剂量，同时充分考虑患者的耐受性。维持治疗期间，应定期观察患者甲状腺功能、肝肾功能、血脂、血糖、催乳素及体重等指标变化，积极处理药物不良反应，提高患者依从性。

1.药物治疗

维持治疗可以单用心境稳定剂（锂盐、丙戊酸盐、拉莫三嗪、卡马西平或奥卡西平等），也可以单用第二代抗精神病药，或者上述二类药物合用。在疗效方面，心境稳定剂及第二代抗精神病药各有特点。锂盐对典型心境发作、有明显缓解期的双相障碍Ⅰ型患者疗效更佳；丙戊酸盐对具混合特征、快速循环特征的患者疗效较佳；拉莫三嗪对双相障碍抑郁发作的治疗及预防效果较好，被推荐用于抑郁发作严重且以抑郁发作为主的双相障碍Ⅰ型患者的维持治疗。第二代抗精神病药具有明确的心境稳定作用而被推荐于维持治疗。联合用药通常疗效更佳，但在合用药物时，通常某种药物剂量需要小于单一用药的剂量。不推荐第一代抗精神病药物长期用于双相障碍的维持治疗，使用过程中若诱发抑郁症状，更应尽快停用。除考虑患者既往用药史及发作特点，维持期治疗应特别重视患者的耐受性，要评估不同药物的不良反应。由于存在较高的转躁风险，抗抑郁药一般不建议用于双相障碍Ⅰ型患者的维持期。即使某些抑郁发作患者已在急性期使用，维持期也应尽量停用。如果双相障碍Ⅰ型患者有焦虑症状，可予抗焦虑药物。

2.非药物治疗

ECT能有效用于双相障碍Ⅰ型患者的维持治疗，但需注意不要合并抗惊厥药治疗。心理治疗可用于有需求的双相障碍Ⅰ型患者的维持治疗，治疗技术以正念治疗、人际与社会节律治疗、认知行为治疗等为宜，良好的心理治疗及心理健康教育对稳定患者情绪、提高依从性等有帮助。

（四）双相障碍Ⅱ型的急性期治疗

双相障碍Ⅱ型急性期的治疗目标是尽快控制症状、缩短疾病发作持续时间。需要保证充分治疗，争取病情完全或基本缓解，达到临床治愈，避免症状恶化/波动以及预防自杀。治疗期一般为6~8周。在选择药物治疗方案前，应充分评估患者的精神和躯体情况，建立良好的医患同盟，选择疗效确切而潜在风险较小的药物进行初始或优化治疗。药物剂量调整宜遵循个体化原则。与双相障碍Ⅰ型相比，针对双相障碍Ⅱ型的治疗方案及策略的循证证据相对不足。

1.轻躁狂发作

当轻躁狂发作频繁、严重程度或功能损害达到需要治疗的程度时，必须采用适宜的药物治疗，同时应停用使症状恶化或病程延长的药物，包括中枢兴奋剂、抗抑郁药等。药物治疗可使用锂盐、丙戊酸盐和第二代抗精神病药喹硫平、利培酮或齐拉西酮（可用于抑郁和具混合特征的轻躁狂患者);不建议使用第一代抗精神病药。

2.抑郁发作

(1)药物治疗。喹硫平推荐用于双相障碍Ⅱ型抑郁发作急性期的一线治疗。二线治疗包括锂盐(血锂浓度 0.6~1.2 mmol/L)、拉莫三嗪,SSRIs 等抗抑郁药可以用于抑郁相(不伴有混合特征)患者。三线治疗选择包括丙戊酸盐、氟西汀(用于抑郁相)或齐拉西酮(针对抑郁和具混合特征的轻躁狂患者)等单药治疗。此外,可以考虑添加阿戈美拉汀、安非他酮,以及甲状腺素增效治疗。

联合治疗可考虑锂盐+丙戊酸盐、锂盐/丙戊酸盐+SSRIs、第二代抗精神病药(喹硫平、奥氮平等)+抗抑郁药、喹硫平+拉莫三嗪。抗抑郁药可用于心境稳定剂单用无效、抑郁症状严重、抑郁发作持续时间长、既往治疗提示能有效抗抑郁的患者。原则上应慎用抗抑郁药,如使用也须和心境稳定剂联合使用。鉴于与安慰剂对照临床研究的阴性结果,不推荐使用帕罗西汀。

(2)非药物治疗。ECT 是二线治疗方案,并且对于难治性患者和需要快速起效的患者可能是一种较好的选择,可与药物联合应用。心理治疗应在双相障碍患者治疗的不同时期积极进行,给予患者全面支持。联合认知行为治疗、人际与社会节律治疗、正念治疗等心理治疗可能对患者有一定获益。另外,光疗、针灸、瑜伽、锻炼等对患者可能有辅助治疗作用。

(五)双相障碍Ⅱ型的巩固维持期治疗

双相障碍Ⅱ型巩固维持期的治疗建议参考双相障碍Ⅰ型,遵循全面评估与量化监测、综合治疗、积极处理共病及患者共同参与的原则。巩固维持治疗的目的在于处理发作间歇期亚临床症状、防止新的轻躁狂或抑郁发作、维持心境稳定、提高生活质量。巩固维持治疗以药物治疗为主,若辅以心理治疗可提高药物治疗依从性。通过定期评估个体治疗过程中的利弊风险,平衡疗效和安全性。如选用具有影响代谢的药物,应给予防治措施,包括饮食控制和体育锻炼。

1.药物治疗

由于双相障碍Ⅱ型仅有抑郁和轻躁狂发作,且抑郁发作所占的比例远高于轻躁狂,因此双相障碍Ⅱ型巩固维持期治疗的重点在于预防抑郁发作。喹硫平、锂盐和拉莫三嗪单药治疗可作为一线选择。锂盐治疗时血锂浓度应维持在与急性期治疗相同的水平,即 0.6~1.2 mmol/L。拉莫三嗪的巩固维持剂量应参考急性期治疗剂量。喹硫平联合锂盐治疗、锂盐联合拉莫三嗪治疗、SSRIs 等抗抑郁药单药治疗可作为二线选择。选择抗抑郁药单药治疗时必须慎重,需要加强评估(3~6 个月/次)、预防转相,尤其是那些具有快速循环特征的双相障碍Ⅱ型患者。

2.非药物治疗

对双相障碍Ⅱ型巩固维持期予以物理治疗的临床证据不充分,针对具有快速循环特征的双相障碍Ⅱ型患者可尝试 ECT 巩固维持治疗。心理治疗在巩固维持治疗期应尽早开展以预防发作,提高患者的治疗依从性和恢复心理社会功能。

(六)特殊人群双相障碍的治疗

1.儿童和青少年双相障碍

儿童、青少年双相障碍的诊断标准参照成人,年龄越小临床特征越不典型,躁狂发作可表现为易激惹、情绪不稳定等,抑郁发作可表现为悲伤、言语和眼神交流少等,应注意与注意缺陷多动障碍、品行障碍等相鉴别。

应遵循充分评估、综合治疗、药物及剂量个体化、全病程治疗的原则。常用药物为心境稳定剂(锂盐、丙戊酸盐等)、第二代抗精神病药(阿立哌唑、喹硫平、鲁拉西酮、哌罗匹隆等)。体重过低的儿童用药剂量应参照药品说明书。应遵循以低剂量起始、缓慢加量的原则。对有适应证的年长儿童可考虑 ECT，年幼儿童则不宜选用。认知行为治疗、家庭治疗等也被认为是有益的。应注意共病，如注意缺陷多动障碍、物质使用障碍、代谢性疾病的治疗和预防。

2. 妊娠和哺乳期双相障碍

双相障碍的治疗药物均有可能对胎儿及新生儿产生影响，有可能增加早产及致畸风险，故育龄女性应采取有效避孕措施。妊娠期应避免使用锂盐（D 级）、丙戊酸盐（D 级）和卡马西平（D 级）。如病情确需药物治疗，也应避免妊娠早期使用。

如已妊娠，应与患者及家属充分沟通服药和停药的利弊，包括药物对胎儿的影响及停药复发对母婴的影响。停药妊娠患者应在产后尽快恢复治疗。哺乳期不推荐母乳喂养，尤其是在使用锂盐及拉莫三嗪时。ECT 致畸风险小于药物，必要时可考虑使用。

3. 老年期双相障碍

老年期双相障碍包括老年期首发双相障碍及早发的双相障碍患者进入老龄。其临床症状不典型且共病率高，应进行必要的体格检查、实验室检查、影像学检查等，以排除脑器质性疾病和躯体疾病。

对普通人群有效的药物对老年人同样有效，但要考虑年龄增长带来的药代动力学及药效动力学改变。随着年龄增长，受体可能更敏感，且对药物的吸收、分布、代谢、排泄能力均较年轻人群下降，导致药物不良反应发生率和严重程度增加。锂盐和丙戊酸盐在大多数指南中仍作为一线推荐，但剂量应减少。药物治疗前需综合评估躯体情况，遵循个体化用药、低剂量起始、分次给药原则，有条件时应监测血药浓度。老年人是合并心血管及糖脂代谢疾病的高发人群，使用第二代抗精神病药应注意用药风险，严密监测 QTc 间期、糖脂代谢异常等药物不良反应。

六、疾病管理

大多数躁狂发作的患者为急性或亚急性起病，春末夏初为好发季节。躁狂状态首发年龄在 19 岁左右，少数患者发病更早，有报道在 5～6 岁就开始发作的患者，也有发病较晚的患者，但 50 岁以上的晚发者罕见。有研究报道，双相障碍无论是抑郁或是躁狂的首次发作，其首发年龄均较单相抑郁症早，平均为 20 岁（15～25 岁）。躁狂发作的自然病程为数周至 6 个月，平均（不管治疗与否）3 个月左右。躁狂发作的患者至少 90% 以上的还会再次发作心境障碍。长达 25 年的随访显示，双相障碍患者平均有 10 次以上的心境障碍发作。发作间歇期随年龄和发作次数的增加而逐渐缩短。

几乎所有的双相患者都能从急性发作中康复，但长期预后并不乐观。有研究提示，不到 20% 的双相患者能达到 5 年的临床稳定，即能维持较好的社会和职业功能。有研究者曾对 219 例双相障碍患者进行终生随访，发现有 16% 的患者康复，25% 的患者症状缓解，8% 的患者残留有症状，27% 的患者反复发作，16% 的患者转为慢性，8% 的患者自杀死亡。总体来说，双相障碍 II 型的患者预后稍好，而快速循环型预后更差。影响预后的主要因素包括误诊时间的长短；治疗不当，尤其是抗抑郁药物的使用不当；症状的严重程度；心境稳定剂治疗的有效性；发作时间长，缓解不彻底，间歇期过短等。

研究发现，双相障碍经药物治疗康复的患者，停药后 1 年、2 年、5 年内复发率分别约为 40%、60% 及 75%。长期随访研究提示，双相障碍患者终生发作约 9 次，一生仅发作 1 次者只占 5%，平均每 2 年发作 1 次。双盲对照研究证实，锂盐维持治疗 2 年，无效或复发的患者为 11%，而安慰剂组为 75％。服用锂盐可以防止躁狂或双相抑郁的复发,且防止躁狂复发更有效(80％以上)。使用其他心境稳定剂或联合使用抗精神病药也有一定预防复发的作用。心理治疗、康复治疗及社会支持对双相障碍的复发也有重要的作用。

（西真真）

第二节 环性心境障碍

环性心境障碍是以持续的心境不稳定为特点的心境障碍,临床表现为反复出现轻度的情感高涨或情感低落,具有双相性质。一般开始于青春期和成年早期,常伴有各种焦虑和冲动行为,易和注意缺陷多动障碍、物质使用障碍等共病。症状可导致社交、职业或其他社会功能方面的损害,并增加自杀风险。发病后影响社会功能较轻,有意识就诊患者较少。

一、概述

（一）相关概念

环性心境障碍是指在至少 2 年病程中的大多数时期内,反复出现轻度心境高涨或低落,其主要特征是持续性心境不稳定,在病程中,有多次符合轻躁狂症状的时期和抑郁症状的时期,两组症状可交替出现。但均不符合躁狂发作、抑郁发作或混合性发作的诊断,也不会伴有明显行为紊乱或精神病性症状。这种心境的波动与生活应激无明显关系,与患者的人格特征有密切关系。

（二）流行病学

环性心境障碍这一用语可追溯到 1874 年的 Kahlbaum,1936 年 Kretchmer 在研究体格与气质的关联时因提出环性气质、环性病质、躁狂抑郁症这一气质、性格、躁郁症移行的可能性而闻名。在德语地区范围自 Kurt Schneider 以后环性心境障碍一直按躁郁症意思使用,而在英语地区范围直至 DSM-Ⅲ 以前,即使在研究用诊断标准中也包括在人格障碍中。现今环性心境障碍应划在心境障碍中已被理解,DSM-Ⅲ(1980)被分类至心境障碍,进而自 DSM-Ⅲ-R(1987)起,环性心境障碍被分类至双相障碍中。

Akiskal 等提出环性心境障碍始发于青春期和青年前期(16～24 岁),发病与生活事件基本无关,持续 3～10 周。终生患病率因诊断标准的不一致和调查单位不同而不同,按 DSM-Ⅳ 调查结果为 0.4％～1.0％。心境障碍门诊中的患病率是 3％～5％。在普通人群中,环性心境障碍的男女患病率相等。在临床场所中,有环性心境障碍的女性比男性更可能寻求治疗。

二、病因与发病机制

遗传因素研究发现环性心境障碍和躁郁症明显相关。例如,在双相障碍家庭中患环性心境障碍者多,而在环性心境障碍患者中患双相障碍者也多。研究还发现,单卵双生儿一方是双相障碍时,另一方不是双相障碍Ⅰ型和Ⅱ型就常常是环性心境障碍。

根据病情移行研究发现,环性心境障碍患者一生中大多移行至双相障碍Ⅰ型和双相障碍Ⅱ型,按 DSM-Ⅳ 标准为 15％～30％。Akiskal 等观察了 50 例环性心境碍患者病程后发现,1～2 年后 18 例(36％)成为双相障碍。类似环性心境障碍的心境变化在心境障碍和精神分裂症急性期以后经常被观察到,临床上也经常遇到。然而,像这种环性心境症样的心境变化,Fichtner等认为不是心境障碍就是精神分裂症,提示急性期以后机能不良。他们假定有引起环性心境障碍的素质因素,如有这种素因就会提高对来自应激等内外刺激的易病脆弱性。

最近,青春期和青年期的心境障碍尤被注意,双相障碍也不例外。双相障碍患者至少25%初发年龄在20岁以下。青年发病的双相障碍者大多数本来就有环性心境气质或心境高涨气质,所以认为青年者的环性心境障碍和/或有其倾向时,有可能发展为双相障碍。Klein等对照调查了由双相障碍父母生的15~21岁的子女和非双相障碍父母所生的子女,发现双相障碍患者的子女患情感障碍的比率为38%,而对照组为5%,有显著意义。尤其情感障碍为环性心境障碍者为24%,对照组为0%,有极显著意义。他们结合以前的研究指出,青春期和青年期的环性心境障碍是将来发展为双相障碍的高危险因素。Lewinson等以美国俄勒冈州的高校生为对象进行定式交谈研究,发现双相障碍的终生患病率约1%(大致等同于双相障碍Ⅱ型或环性心境障碍),该数字与迄今为止的研究没有差异。但也有报告指出出现躁狂症部分症状者为5.7%,他们根据有自杀未遂既往史、有焦虑障碍的同病现象、曾去精神科医疗门诊、慢性病程等提示该障碍机能障碍较重,是精神科保健上的一大难题。

三、临床表现

环性心境障碍是至少在2年中的大多数时期内心境不稳,反复循环出现心境高涨或心境抑郁症状,但心境高涨症状不符合躁狂或轻躁狂发作的诊断标准,心境抑郁症状也不符合抑郁发作的诊断标准。临床表现为1次或几次心境高涨症状后,出现1次或几次心境抑郁症状,或者1次或几次心境抑郁症状后,出现1次或几次心境高涨症状,但均不符合双相障碍Ⅰ型或双相障碍Ⅱ型的诊断标准。病程至少已持续2年(儿童和青少年为1年),在2年内(儿童和青少年在1年内),病程一半以上时间出现心境高涨症状与心境抑郁症状,其间可有数周心境正常间歇期,但每次无心境高涨症状与心境抑郁症状的间歇期不会超过2个月。

环性心境障碍属于双相相关障碍。如果在病程过程中症状符合躁狂或轻躁狂发作的诊断标准,或符合了混合发作的诊断标准,则应更改诊断为双相障碍Ⅰ型或双相障碍Ⅱ型。

社会功能在一定程度上受损,患者感到痛苦。

四、诊断与鉴别诊断

(一)病史采集
(1)起病诱因,如人际应激或失落。

(2)病情演变过程,如轻躁狂到抑郁,或抑郁到轻躁狂,重点询问症状特点和持续时间,以及期间有无相对正常间歇期。

(3)环性心境障碍患者会自感性情"大起大落",难以预测心境的变化,自感心境失控,因而常常会带来麻烦,与朋友、家人及同事相处困难。这种患者往往到过很多地方,热衷于宗教祭祀,不能坚持从事一个职业。

(4)有无情感障碍家族史。

(5)有无严重躯体疾病史或物质滥用史。

（二）诊断要点

环性心境障碍的诊断要点如下。

（1）至少有 2 年（儿童青少年可以为 1 年）大部分时间存在轻躁狂的症状但未达到轻躁狂发作的诊断标准，或大部分时间存在抑郁的症状但未达到重性抑郁的诊断标准。

（2）以上的 2 年时间中（儿童青少年为 1 年）有症状的时间明显多于无症状的时间，且 2 次发作间期没有超过 2 个月的缓解期。

（3）没有重性抑郁或躁狂发作，目前轻躁狂症状持续存在 2 年（儿童青少年为 1 年）。

（4）症状不可能归于分裂情感性精神障碍，也不是叠加于精神分裂症、精神分裂样精神障碍、妄想性精神障碍，或未注明精神病性障碍。

（5）这些症状并非由于某种物质（如滥用药物或治疗药品）或由于一般躯体情况所致的直接生理性效应。

（6）这些症状产生了临床上明显的痛苦烦恼或在社交、职业或其他重要方面的功能缺损。

（三）鉴别诊断

1.与单发性抑郁障碍和复发性抑郁障碍的鉴别诊断

在疾病的前 2 年，环性心境障碍的抑郁期不足以满足抑郁发作的诊断要求。在这 2 年期限之外，可能会出现症状严重到足以构成抑郁发作的情况。在这种情况下，如果没有轻躁狂发作史，单发性抑郁障碍和复发性抑郁障碍可能与环性心境障碍一起诊断出来。

2.与双相障碍Ⅰ型的鉴别诊断

如果症状的数量和严重程度达到躁狂发作或持续性环性心境障碍背景下混合发作的诊断阈值，则应将诊断更改为双相障碍Ⅰ型。

3.与双相障碍Ⅱ型的鉴别诊断

如果症状的数量和严重程度在持续的环性心境障碍的背景下达到单发性抑郁障碍或复发性抑郁症的诊断阈值，并且个体有轻躁狂发作史但没有躁狂或混合发作史，则应将诊断更改为双相障碍Ⅱ型。

4.与人格障碍的鉴别诊断

人格障碍患者可能表现出冲动或情绪不稳定，但环性心境障碍不包括人格障碍特征的自我功能和人际功能障碍的持续问题。人格障碍应在心境发作之外进行评估，以避免将心境发作的症状与人格特质混为一谈，但如果满足两种诊断的诊断要求，则可以分配两种诊断。

5.与物质诱发的心境障碍的鉴别诊断

由于物质或药物对中枢神经系统（例如，苯二氮䓬类药物）的影响而导致的慢性心境不稳定，包括戒断效应，应诊断为物质诱发的心境障碍，而不是环性心境障碍。

6.与注意缺陷多动障碍的鉴别诊断

虽然环性心境障碍的轻躁狂症状与注意力缺陷多动障碍的症状重叠，如注意力分散、多动和冲动，但轻躁狂发作与注意力缺陷多动障碍的区别在于其发作性质和伴随的欣快或易激惹的情绪。注意力缺陷多动障碍和环性心境障碍可以同时发生，当这种情况发生时，注意力缺陷多动障碍症状在轻躁狂发作期间往往会恶化。

五、治疗

(一)治疗原则

1.明确治疗目标

(1)减少患者症状的发作频率和减轻疾病的严重程度,让患者更为平衡地和愉快地生活。

(2)防止复发。

(3)减少双相障碍Ⅰ型或Ⅱ型的发病风险。

(4)治疗酒精或其他药物滥用问题,因为他们可以恶化环性心境障碍的症状。

2.治疗前后评估

(1)在选择治疗方案前,应充分评估患者的精神和躯体情况,根据治疗目标,选择心理治疗和药物治疗。

(2)在经过足量足疗程联合治疗方案后,应重新评估。如仍无效,应组织专家重新进行临床讨论和重新评估,再制订新的治疗方案。

3.整体治疗

环性心境障碍的自然病程多变,而治疗干预不当又会发生转相、促使发作变频及转为快速循环病程,使疾病恶化,增加治疗的复杂性及影响预后。因此,要克服在轻躁狂症状出现时只考虑控制躁狂、抑郁症状出现时只考虑控制抑郁的孤立治疗行为,树立把环性心境障碍视为一个整体来制订治疗的策略。

并发双相障碍,则治疗方案按双相障碍进行。

(二)药物治疗

药物治疗可以控制环性心境障碍的症状,防止轻度躁狂和抑郁的发作。选择疗效肯定而潜在风险最小的药物进行初始或优化治疗;可考虑使用既往发作治疗有效的药物。

临床上常用于治疗环性心境障碍的药物有心境稳定剂和非典型抗精神病药。常用的心境稳定剂有锂盐(碳酸锂)、丙戊酸盐或双丙戊酸盐、卡马西平和拉莫三嗪等。常用的非典型抗精神病药物有奥氮平、喹硫平和氨磺必利等。锂盐、抗惊厥药物可以降低环性心境障碍患者的自杀风险。尤其是锂盐具有良好的预防自杀效果。丙戊酸钠或卡马西平不能预防抑郁发作,维持治疗时应改用锂盐(加用或加大原用锂盐剂量)。拉莫三嗪主要对双相抑郁发作有效而又不会转躁,但并没有临床研究支持其在环形心境障碍治疗中的作用。小剂量喹硫平(25～75 mg/d)可以显著而持续的改善环性心境障碍,而且可以单独用于环形心境障碍的维持治疗。其他抗精神病药的应用并没有循证医学证据的支持。抗抑郁药的使用目前没有循证医学的证据。但环形心境障碍对药物治疗敏感有效,因此对于长期处于抑郁心境的环性心境障碍患者可选择转躁危险性小的抗抑郁剂,如安非他酮、SSRIs类药物或植物药进行治疗,一般小剂量的抗抑郁药即可能达到疗效。但是同样不推荐单独使用抗抑郁剂,单独服用抗抑郁药物会引发潜在的转相躁狂风险,需要联合心境稳定剂或非典型抗精神病药。SSRIs中尽量避免使用帕罗西汀,避免使用TCAs。

药物治疗的剂量可以根据病程、病情和个体差异进行选择。联合用药方案,可参照双相Ⅱ型或相关章节。

(三)心理治疗

心理治疗可以帮助患者了解环性心境障碍的内涵及应对措施。应用心理治疗可以改善环性心境障碍的症状。常用的心理治疗方法包括认知行为疗法、家庭治疗、团体治疗、人际关系和社会节律疗法等。

1.家庭治疗

环性心境障碍可通过家庭治疗帮助患者缓解轻躁狂症状或抑郁症状,妥善应对各种生活问题引发的负性情绪,并给以心理支持。家庭人员通过与患者聊天或散步、听音乐、必要的购物等转移患者对轻躁狂症状与抑郁症状的注意,也是一种行之有效的矫治方法,可以逐渐恢复患者正常的情绪状态。

2.相互关系集体疗法

环性心境障碍可通过相互关系集体疗法了解自己与他人的交往方式,并回忆和运用童年时期与父母和小朋友交往的良好方式来逐渐替代非适应性的人际交往方式,从而在集体活动和交往中分析、认识轻躁狂症状与抑郁症状的病态心境及其性质,学会正确处理人际关系,逐渐摆脱轻躁狂症状与抑郁症状反复、轮流出现的情绪表现。

六、疾病管理

环性心境障碍是一种慢性疾病,病程多在 2 年以上,必须坚持长期治疗,以阻断其反复发作。治疗缓解后宜给予较长时间心境稳定剂维持治疗,为期 1～3 年,然后缓慢停药观察。如复发,应恢复原有效治疗措施,并给予更长维持治疗期。环性心境障碍通常预后良好,但对于慢性化、老年、病前为适应不良人格、合并躯体疾病、缺乏社会支持系统、未经治疗和治疗不充分者,预后往往较差。

双相及相关障碍需要全病程管理,目前双相及相关障碍是我国精神卫生防治网络系统需要报病和管理的六类严重精神障碍之一,同时要注意患者相关法律权益的保护。由于疾病原因及长期服药等因素,环性心境障碍患者合并躯体疾病的发病率较普通人群高,需要指导患者进行饮食控制及体育锻炼。部分环性心境障碍患者社会功能改善不佳,需要加强康复训练。多数环性心境障碍患者间歇期社会功能恢复较佳,应鼓励从事力所能及的工作。

(西真真)

第七章

物质使用所致障碍

第一节　酒精使用所致障碍

饮酒是一种颇为悠久而普遍的生活习惯和社会风俗,如今却越来越成为世界各国重要的公共卫生问题。对国内 5 个城市饮酒的流行病学调查结果表明,普通人群(15 岁及以上)的男女及总饮酒率分别为 74.93%、38.8% 和 59.0%。男性饮酒量为女性的 13.4 倍,男性、女性和总的酒精依赖时点患病率分别为 6.6%、0.2% 和 3.8%。发达国家饮酒量在 20 世纪 80 年代达到高峰,之后的酒消耗量相对稳定或略有下降。与发达国家相比,尽管我国的人均饮酒量、酒相关问题发生率相对较低,但与此趋势相反,我国酒消费量及与之相关的疾病却明显增加,应引起高度重视。

一、概述

(一)相关概念

1.物质使用所致障碍

在《国际疾病分类第十一次修订本》(ICD-11)中,物质使用所致障碍指由于使用精神活性物质而导致各种精神障碍的统称,包括有害使用方式、依赖、中毒、戒断、精神病性障碍、情绪障碍等。

2.依赖综合征

依赖综合征是一组认知、行为和生理症状群,个体尽管明白使用精神活性物质会带来明显问题,但还在继续使用,自我用药的结果导致耐受性增加、戒断症状和强迫性觅药行为。成瘾的概念与依赖类似,在本章中互用。依赖可分为躯体依赖(也称生理依赖)和精神依赖(也称心理依赖)。躯体依赖指反复用药所导致的一种躯体适应状态,以致需要药物持续存在于体内才能维持其正常功能,若中断或突然减少剂量就会产生戒断综合征,躯体依赖常随耐受性的形成而产生。精神依赖指对药物使用的强烈渴求导致行为失控,为获得用药后的特殊快感,呈现强迫性觅药行为。

3.戒断综合征

戒断综合征指停止使用药物或减少使用剂量或使用拮抗剂占据受体后所出现的特殊的、令人痛苦的心理和生理症状群。

4.耐受性

耐受性指反复使用精神活性物质后,使用者必须增加剂量方能获得既往效果,或使用原来剂量达不到既往效果。

5.有害使用方式

在 ICD-10 中称之为有害使用,指持续(每天或几乎每天)物质使用方式,对自身的身体或精神健康造成损害,或导致对他人健康造成损害的行为。与有害使用方式类似概念的是 DSM-Ⅳ中的滥用,滥用是一种适应不良的行为方式,导致个体在工作学业、家务、法律、躯体等方面出现有临床意义的损害,如不能完成工作、学业或者家务等。

在 ICD-11 中,还有一个新的类别,即单次有害使用,即单次物质使用导致各种损害,目的是在不能诊断物质依赖或物质有害使用时,加强对偶尔物质使用造成健康损伤的识别。

6.酒精使用所致障碍

酒精使用所致障碍是以饮酒的模式和后果为特征。酒精又称乙醇,为无色透明液体,有特殊气味,易挥发,易溶于水。酒精饮料种类繁多,酒精浓度通常在 1.5%～60.0%之间。酒精主要是一种中枢神经系统抑制剂。饮酒后酒精与人体相互作用,人体对酒精进行了代谢,酒精也对人体产生了广泛的生理效应。一般来说,血液内酒精浓度或饮酒量的不同,酒精抑制的程度和范围也不同。酒精首先抑制大脑皮质,使皮质下神经核团脱抑制,出现精神运动性兴奋症状,如情绪释放,身体出现松弛感等;随着饮酒量增多和时间推移,抑制扩展至皮质下神经核团,出现精神运动性抑制症状,如感觉迟钝,对周围事物反应性降低,判断记忆受损,动作不稳,自控力下降等;饮酒量过大时,抑制作用可累及延髓,损害延髓呼吸中枢和心血管中枢,出现昏迷、呼吸衰竭甚至死亡。大多数人饮酒后的表现遵循先兴奋后抑制的规律,也有少数人饮酒后即出现抑制状态。

除了能够产生酒精中毒外,酒精还具有产生依赖性的特性,导致一些人产生酒精依赖,当减少或停止饮酒时,会出现酒精戒断。与大多数其他物质不同,酒精从体内消除速度是恒定的,因此酒精的清除遵循线性过程而不是对数过程。酒精对身体的大多数器官和系统都有广泛的危害(如肝硬化、胃肠道癌症、胰腺炎)。酒精中毒期间的行为对他人造成的伤害是公认的,并包含在有害使用酒精的定义中(即有害使用酒精的事件和有害使用酒精的模式)。一些由酒精引起的精神障碍(如酒精诱发的精神病障碍)和与酒精有关的神经认知障碍(如因饮酒导致的痴呆)已得到确认。

(二)流行病学

酒精是最常使用的精神活性物质之一,在欧美国家终身饮酒率为 80%。饮酒常起于青少年,根据筛选问卷,如筛查物质滥用问卷的筛选结果,20%的饮酒者可能是问题饮酒者。但是,绝大多数饮酒者并没有出现饮酒的相关问题。根据社区的流行病学调查结果,5.4%～7.4%的人群可以诊断为酒精滥用或酒精依赖。

近年来,我国酒的生产与消费均呈现稳步增长的趋势。我国最早的精神障碍患病率的调查报告于 20 世纪 80 年代初期完成,对中国 12 个地区 12 000 个家庭,年满 15 岁的 38 136 人进行流行病学调查分析,仅 6 人符合 ICD-9 酒精依赖诊断标准。在 2001 年由 WHO 资助的中国 5 个地区调查表明,在 15 岁以上的人中,年饮酒量折合成酒精为 4.5 L。WHO 年酒精消耗量数据表明,在 1970 年为 1.03 L,在 1996 年上升至 5.17 L。就年酒精消耗量而言,中国还是低于许多工业化国家,例如,2001 年欧洲人均年酒精消耗量为 8.6 L。

在我国,目前还没有酒精所致危害的系统研究。据 WHO 保守估计,在中国 1990 年由酒精所致的死亡人数达到 114 000 人,损失 211.8 万生命年,经"残疾矫正"后损失 485.4 万生命年。据世界卫生组织 2014 年报道估计,在中国男性中酒精使用障碍患病率为 9.3%,女性为 0.2%,依赖率分别为男性 4.5％和女性 0.1％。与其他国家的情形相似,中国过度饮酒不仅导致健康相关的损害,如胃肠道溃疡、肝损害、神经和精神障碍、心血管疾病等,且还导致大量的社会伤害,如交通事故、犯罪、虐待儿童、家庭暴力及工作相关的伤害等。可以预计,饮酒相关问题将会很快成为我国重要的公共卫生问题之一。

二、病因与发病机制

饮酒相关问题是指由于饮酒所导致的不良后果可以是有害的行为问题(如急性酒精中毒、酒后驾车等),可以是躯体健康问题(如肝硬化、酒精性末梢神经炎),也可以是精神心理问题(如酒精依赖、酒精性人格障碍)。饮酒相关问题不仅发生在长期慢性饮酒后,还可发生在大量饮酒之后(如意外事故、暴力行为等)。本节主要把重点放在临床常见的饮酒相关问题上,如酒精依赖、酒精滥用等。

(一)家族或个体易感性因素

1.遗传

酒精依赖有家族聚集性,酒精依赖的遗传度,男性为 51％～65％,女性为 48％～73％。最强有力的饮酒问题预测指标是一级亲属有酒精依赖者。同卵双生子酒精中毒的共病率明显高于异卵双生子;寄养子研究也发现,双亲为酒精中毒的儿子被寄养在非酒精中毒的寄养父母家中,仍然有较高的酒精中毒的发生率,说明遗传的重要性。

与酒精依赖或大量饮酒相关的染色体区域主要有 4 号、9 号染色体长臂,前者与乙醇脱氢酶(alcohol dehydrogenase,ADH)基因族位置接近。另外,1 号染色体短臂也获得较多的支持。其他与酒精依赖或酒精使用障碍相关的区域包括 5 号、6 号、7 号、11 号染色体及 16 号染色体短臂。

在易感基因方面,研究发现 ADH 和乙醛脱氢酶(acetaldehyde dehydrogenase,ALDH)对酒精代谢和依赖倾向影响很大。人类有 10 余种 ALDH 亚型,该基因位于染色体 12q24 区域,其多态性 Glu487Lys 可导致催化作用的缺失。

其他可能影响酒精代谢的基因还包括 γ-氨基丁酸 A 受体基因、μ-阿片受体基因、5-HT 转运体基因和神经肽 γ 受体基因等。

2.神经生化

酒瘾者的血小板 5-HT 水平较低,脑脊液 5-HT 代谢产物 5-HT 酸水平也较低,特别是具有冲动与暴力行为的酒精中毒患者。有学者将这种现象当作酒精中毒的生化指标。

3.神经生理

研究发现,酒精依赖者的事件相关电位 P300 波幅降低,且酒精依赖者的年轻后代也有类似现象。P300 被认为是注意、记忆过程的神经生理指标,其波幅随年龄及成熟程度而增加。但是,P300 异常特异性较低,其他精神障碍中也可以出现。

(二)社会文化因素

饮酒问题的严重性在不同的社会和文化环境中有所不同,主要的影响因素有价值观、社会习俗、社会角色、经济发展、饮食习惯、社会应激等。国内外研究发现,以下社会因素与饮酒相关问题关系较大:男性、受教育程度较低、婚姻破裂、重体力劳动、社会对醉酒者的容忍度、收入低者(发达国家)等。

我国是世界上最早掌握酿酒技术的国家之一,中国是以酒文化而著称的国家,饮酒往往是日常生活的一部分,尤其在节日、婚丧嫁娶或生日聚会等场合。有些地区,常以酒祭奠天地、神灵或祖先。虽然许多有关酒的习俗依然存在,但饮酒行为还是发生了显著变化。当今社会竞争激烈,在许多场合中饮酒能缓解紧张,有助于社会交往。进而,酒也成了维系人际关系的纽带。随着经济的发展,我国居民购买力增加,制酒工业突飞猛进,如前所述,人均饮酒量大增,可以肯定,我国饮酒相关问题将会进一步增加。

(三)心理因素

一般认为,酒精依赖者没有共同的病前人格特点。但临床上还是可以见到,酒精依赖者往往比较外向、冲动、寻求刺激。根据行为理论,条件性刺激(线索)、正性条件刺激(如增加快感)、负性条件刺激(如减少焦虑、抑郁、应激刺激、戒断症状等)形成条件反射,产生正性强化作用和负性强化作用。另外,个体的"期待"也起着重要作用,酒精滥用者往往过分强调酒精所产生的快感,而对不良后果视而不见。

许多研究发现,饮酒相关问题往往与精神障碍同时存在于同一患者身上(共病),因而导致"鸡生蛋,还是蛋生鸡"的争论。有学者认为,因为事先存在的精神障碍,患者为了缓解精神障碍所出现的焦虑、抑郁、强迫、恐惧等,大量饮酒,久而久之,形成了酒精依赖;更多的学者认为,长期大量饮酒,本身可以导致各种精神病理现象,如焦虑、抑郁等。显然这2种可能均在临床上见到。

三、临床表现

(一)急性酒精中毒

急性酒精中毒指短时间摄入大量酒精后出现的中枢神经系统功能紊乱状态。初期表现为脱抑制兴奋症状,如兴奋话多、言行轻佻,随后出现共济失调、语言不清,甚至嗜睡、昏迷等。严重者损害脏器功能,导致呼吸循环衰竭,进而危及生命。急性酒精中毒又分为普通醉酒和异常醉酒,异常醉酒包括复杂性醉酒和病理性醉酒。

1.普通醉酒

有大量饮酒史,醉酒的严重程度与血液酒精浓度关系密切,主要表现为冲动性行为、易激惹、判断力及社交功能受损,并有诸如口齿不清、共济失调、步态不稳、眼球震颤、面色发红、呕吐等表现。如果中毒较深,可致呼吸、心跳抑制,甚至有生命危险。

2.异常醉酒

(1)复杂性醉酒:有肝脏疾病或脑器质性疾病的个体对酒的耐受性下降,少量饮酒后即可出现意识障碍、攻击伤人、焦虑紧张等症状。

(2)病理性醉酒:属于异常醉酒,发生率较低。特异性体质的个体对酒精过敏,一次少量饮酒即可出现类似于复杂性醉酒的表现。发生突然,持续数十分钟至数小时,对发作过程不能回忆或有片段回忆。

(二)酒精依赖

酒精依赖是指当饮酒的时间和量达到一定程度后,患者无法控制自己的饮酒行为,并出现如下一系列特征性症状。

(1)对饮酒渴求,强迫饮酒,无法控制。

(2)固定的饮酒模式,有晨饮、发作性狂饮(每间隔一段时间就狂饮一次至酩酊大醉)、定时饮酒。

(3)饮酒高于一切活动,不顾事业、家庭和社交活动。

(4)耐受性增加和出现戒断症状。

（三）酒精戒断

酒精戒断一般在停饮或减少饮酒量数小时后出现，症状包括自主神经功能紊乱、癫痫发作、意识障碍和精神病症状。

1.单纯性戒断

长期大量饮酒后停止或减少饮酒量，一般在停饮数小时后，出现手、舌、眼睑震颤、恶心、焦虑、心悸、出汗、血压升高、失眠等一系列自主神经功能紊乱症状，停饮后 48～72 小时达到高峰，之后逐渐减轻，4～5 天后基本消失。

2.重度戒断

重度戒断包括以下状态。

（1）癫痫发作：突然停饮后 6～48 小时内发生，通常为癫痫大发作，可反复发作。

（2）震颤谵妄：通常在停饮 48 小时后出现，72～96 小时达高峰，是最严重和威胁生命的酒精戒断形式，表现为粗大震颤、发热、意识障碍、幻觉妄想和激越，幻视多为恐怖性场面。可以发展为高热和呼吸循环衰竭，甚至死亡。治疗效果较差可能转为慢性谵妄、Korsakoff 综合征等。

（四）酒精所致其他精神障碍

1.酒精性幻觉症

酒精依赖者突然停饮后（一般在 48 小时后）出现器质性幻觉，表现为生动、持续性的视听幻觉。

2.酒精性妄想症

酒精性妄想症主要表现为在意识清晰的情况下的妄想状态，特别是嫉妒妄想。

3.Wernicke 脑病

Wernicke 脑病是酒精依赖常见的一种代谢性脑病。一般是在酒精依赖的基础上，连续数日大量空腹饮酒，引起维生素 B_1 缺乏所致。典型临床表现为三组特征性症状，即眼肌麻痹、意识障碍和共济失调。大量补充维生素 B_1 可使眼球的症状很快消失，但记忆障碍的恢复较为困难，部分患者转为 Korsakoff 综合征，表现为严重的近记忆障碍、遗忘、错构及虚构、定向力障碍等。

4.酒精性痴呆

酒精性痴呆指在长期、大量饮酒后出现的持续性智力减退，表现为短期、长期记忆障碍，抽象思维及理解判断障碍，人格改变，部分患者有皮质功能受损表现，如失语、失认、失用等。酒精性痴呆一般不可逆。

5.酒精性人格改变

患者只对饮酒有兴趣，变得以自我为中心，不关心他人、责任心下降、说谎等。

（五）酒精所致躯体损害

饮酒导致越来越多的疾病与死亡。据 WHO 统计，饮酒与 60 余种疾病、伤害相关。但饮酒与饮酒问题关系复杂，不仅是长期大量饮酒，而且不正确的饮酒方式同样导致饮酒问题。研究表明，饮酒与发生躯体疾病（如癌症、糖尿病、消化道疾病、血管疾病等）、精神神经疾病（如抑郁、癫痫等）及伤害（如交通事故、自杀、攻击行为等）关系密切，所导致的疾病负担也比较大。

酒精对身体的作用分为急性作用及慢性作用。急性作用主要表现为急性胃、食管出血等。慢性作用指长年累月大量饮酒，超过肝的代谢能力，引起各脏器的损害，表现在脑、神经系统、肌肉、心脏、肝、胰、消化道等。酒精所引起的内脏并发症有明显的个体差异，对不同的人来讲，所致的脏器损害不平衡，如有人以肝损害为主，另有人以胰损害为主，还有人以周围神经系统损害为主。

1.消化道疾病

食管病变可由酒精的直接化学作用引起，如食管炎。醉酒后大量呕吐，可使食管与胃的黏膜破裂,引起上消化道出血。有学者报道,大量饮酒与食管癌的发生有一定的关系,特别是长期大量饮用高度酒。过度饮酒后6～12个小时,可出现急性胃炎及急性胃溃疡,表现为胸口部疼痛、恶心、呕吐,甚至呕血等。病情严重时需要住院手术治疗。长期饮酒可致慢性胃炎,表现为消化不良、食欲不佳、贫血等。

2.肝病

近20年来,我国的酒精消耗量大大增加,与之相应的与饮酒有关的肝病发病率也大大增加。大量饮酒与肝病的关系十分密切,这是因为90%以上所饮的酒精是在肝内代谢的。发生肝硬化的平均年龄为49岁,初期常无症状,所以大多数肝硬化患者是在不知不觉的情况下发生的,等到出现症状时已到晚期。

3.胰腺炎

近年来,随着我国饮食结构的改变及饮酒量的增加,胰腺炎的发生频度也有所增加。酒精性胰腺炎多在大量饮酒后8～10年发生,临床表现与一般的胰腺炎的临床表现无明显差异,典型的症状为饮酒后剑突下和左季肋部强烈疼痛,向背部放射,前屈位疼痛减轻,常伴有恶心、呕吐、便秘。体征上可见腹部膨胀、肠胀气、麻痹性肠梗阻,有明显的压痛、反跳痛。重度患者可有休克、肾功能不全等。在胰腺炎的早期,实验室检查可发现有血尿的淀粉酶增加、白细胞增加等。必要时应做腹部X线摄影、CT检查和其他实验室检查以确定诊断。

4.心血管疾病

(1)冠心病:饮酒可诱发冠状动脉痉挛,饮酒后诱发心绞痛、心肌梗死并不少见。因此,冠心病患者应该戒酒,以减少心脏病的发作。

(2)心功能不全和心肌肥大:长期大量饮酒可引起酒精性心肌炎,表现为左心室扩大、心肌肥大,主要症状为呼吸困难、水肿等心功能不全症状。20%～30%的慢性酒精中毒患者有这种问题。

(3)心律失常、突然死亡:健康人在大量饮酒后可出现一过性的期外收缩的心律失常症状。大量饮酒者在饮酒后猝死例子并不少见,其原因可能与饮酒后诱发心律失常有一定的关系。

5.神经系统疾病

长期大量饮酒者,由于饮食结构发生变化,食欲缺乏,不能摄入足够量的维生素、蛋白质、矿物质等必需物质;且还常伴有肝功能不良、慢性胃炎等躯体疾病,营养的摄取也有一定的问题,故酒精依赖者身体状况较差,贫血、低营养者并不少见。长期的低营养状态势必影响神经系统的功能及结构。

(1)酒精性记忆障碍:酒精依赖者神经系统的特有症状之一是记忆障碍,特别是不能记住最近发生的事情,学习新知识十分困难。

(2)酒精性周围神经病变:也是由于B族维生素的缺乏所致,临床表现为左右对称性四肢无力、感觉麻木、针刺样或烧灼样的感觉。检查时腱反射减弱,浅感觉降低,闭目难立,手足出汗过多,严重时走路时鞋子、袜子掉了也不知晓。由于神经系统营养、躯体抵抗力很差,一旦四肢出现外伤,久久不能愈合,偶有因此而截肢。

四、临床评估与诊断

(一)临床评估

1.病史询问

此类障碍的病史询问内容主要包括饮酒史、饮酒方式、每天饮酒量、戒酒史、戒断症状史、躯体疾病、精神障碍史、药物滥用史等。

2.体格检查

详细、完整的体格检查、神经系统查体及精神检查有助于酒精使用所致障碍的临床评估。此类患者的典型外部特征包括结膜、鼻子面颊皮肤毛细血管增生,皮肤由于营养不良较薄,有戒断症状患者会有震颤等。

3.辅助检查

酒精使用所致障碍患者的辅助检查包括全血细胞分析、血生化、甲状腺功能、维生素 B_{12}、叶酸、头颅 MRI、脑电图、心电图、胸片及腹部彩超等。γ-谷氨酰转肽酶在诊断酒精性肝病中具有重要意义。

4.心理测量

1982 年 WHO 组织了一个多国协作研究,旨在发展一个能在人群中早期筛查出危险饮酒和有害饮酒的量表,即"酒精使用障碍筛查量表"(alcohol use disorder identification test,AUDIT),目前在世界上广泛应用。该量表共 10 题,前 8 道题为五级评分,后 2 道题为三级评分,条目包括饮酒量、饮酒频度、酒精依赖项目和遗忘等。划界分为 8 分,该筛选量表灵敏度为 95%,特异度为 85%。此外还可以使用临床酒精戒断量表监测戒断症状严重性等。

(二)诊断要点

酒精使用所致障碍的诊断要点包括对酒精使用有强烈的渴求,控制使用的能力受损,对使用的重视程度高于其他活动,出现耐受性增加和戒断症状。

(三)鉴别诊断

酒精使用所致障碍的鉴别诊断应考虑到低血糖、低氧血症、肝性脑病、混合性酒精与药物过量等情况,需获得充分的病史、详细查体及辅助检查予以鉴别。部分患者使用酒精后出现幻觉妄想等症状应与精神分裂症、偏执性精神病、偏执性人格加以鉴别,主要鉴别要点为前者有酒精依赖史,症状发生在戒酒后,病程短暂,预后较好。另外,还应关注是否共病其他精神障碍、多药滥用、躯体疾病等问题。

五、治疗

治疗的第一步是建立良好的医患关系,患者往往是带着无奈来到诊室,首先要仔细询问病史,倾听患者的痛苦,尽量用开放的问题询问病史,这样可以在患者讲述病史时,自己就把自己的问题给理清楚了。

让酒精使用所致障碍者接受治疗的第一个障碍是患者的"否认"。患者总是把自己的问题淡化或根本不承认自己有问题。在这种情况下,医师首先搞清否认的原因,倾听患者的解释。如果患者认识到他的问题,医师要表现出耐心、真诚帮助的态度,使患者消除戒备心理。可让患者记录每天的饮酒情况,包括饮酒量、次数、环境、饮酒时酒友、饮酒前的内心活动等,使医师有机会全面了解患者与饮酒有关问题,有的放矢帮助患者。

(一)积极治疗原发病和并发症

临床上酒精使用所致障碍患者常合并患有精神障碍,最常见的是人格障碍、焦虑障碍、抑郁障碍、分裂症样症状等。精神障碍与酒精依赖的关系有 2 种,一种是精神问题是原发的,是导致大量饮酒的原因;另一种是酒精依赖为原发的,由于依赖导致了精神问题。但实际上,两者相互交叉、互为因果。因此,在治疗饮酒相关问题时千万不能忽视心理问题。躯体并发症特别是肝病、心脏问题多见,需要与内科医师合作,认真诊治。

(二)加强营养

酒精依赖患者因生活不规律、大量饮酒抑制食欲,进食较差。酒精仅能提供能量,不含机体所需的蛋白质、维生素、矿物质、脂肪酸等物质,使患者的胃肠、肝功能损害,吸收障碍,故营养物质缺乏是严重酒精依赖者存在的问题。应加强营养,以提高机体的抵抗力。

(三)药物治疗

1.急性酒精中毒的治疗

轻度无需特殊治疗,保持安静环境,注意保暖,多饮水等。严重者催吐、洗胃,生命体征的维持,加强代谢,注意水电解质紊乱等。可使用纳洛酮,一般用法为肌内注射每次 0.4～0.8 mg,甚至更高剂量;也可用 1.2～2.0 mg 溶解在 5% 的葡萄糖溶液中静脉滴注,可重复使用,直至患者清醒为止。

2.戒断症状的治疗

(1)治疗原则:一次性停止饮酒,苯二氮䓬类药物替代,大量 B 族维生素的使用,纠正水电解质紊乱。

(2)戒断症状的处理:戒断症状可以分为 3 期,基本的表现见表 7-1。

表 7-1　酒精戒断症状评分

症状	第一阶段(每项 1 分)	第二阶段(每项 2 分)	第三阶段(每项 3 分)
戒酒时间	5～8 个小时	1～3 天	72～96 个小时
体温	37.2～37.7 ℃	37.7～39.1 ℃	39.1～40.5 ℃
脉搏	100～120 次/分钟	120～140 次/分钟	>140 次/分钟,可能有节律不齐
呼吸	20～24 次/分钟	24～30 次/分钟	>30 次/分钟
血压	不稳或升高	收缩压>21.3 kPa(160 mmHg),舒张压>13.3 kPa(100 mmHg)	收缩压>24.0 kPa(180 mmHg),舒张压>16.0 kPa(120 mmHg)或收缩压<13.3 kPa(100 mmHg),舒张压<8.0 kPa(60 mmHg)
焦虑、不安	轻度	中度	重度
震颤	轻度(可能不明显)	明显	严重,整个身体震颤
出汗	轻度	明显	大汗淋漓
恶心、呕吐	轻度	中度	严重,甚至大便失禁
睡眠	较差,转醒 1～3 次	在半夜转醒	彻夜不眠
意识	不能连续减 7,但定向好	在第二天出现定向障碍	定向障碍,不识亲人
幻觉	无	轻	明显
抽搐	无	持续时间不超过 5 分钟	反复发作

单纯戒断症状:由于酒精与苯二氮䓬类药物药理作用相似,在临床上常用此类药物来解除酒精的戒断症状。要足量,不需要缓慢加药,这样不仅可抑制戒断症状,而且还能预防震颤性谵妄、戒断性癫痫发作。地西泮剂量一般为每次 10 mg,每天 3～4 次,首次剂量可更大些,口服即可,没有必要加用抗精神病药。由于酒精依赖者的成瘾素质,用药时间不宜超过 5～7 天,以免发生对苯二氮䓬类药物的依赖。如果在戒断后期有焦虑、睡眠障碍,可试用抗抑郁药。表 7-2 为门诊

戒酒的地西泮使用剂量与时间。

表 7-2 门诊戒酒的地西泮用药剂量与时间

	6:00	12:00	18:00	睡前
第一天		7.5 mg	7.5 mg	7.5 mg
第二天	5.0 mg	5.0 mg	5.0 mg	5.0 mg
第三天	5.0 mg	2.5 mg	2.5 mg	5.0 mg
第四天	2.5 mg	2.5 mg	0	5.0 mg
第五天	0	2.5 mg	0	2.5 mg

对于住院患者,如无法耐受口服或戒断症状严重,可静脉给予地西泮,缓慢推注或静脉滴注,期间需注意观察患者意识、呼吸等生命体征变化,预防过度镇静、呼吸抑制等不良反应。其他苯二氮䓬类药物可以与地西泮进行等量换算。国际很多指南用临床酒精戒断量表指导用药剂量。老年人和有明显肝脏损害者,建议使用奥沙西泮或者劳拉西泮。

(3)震颤谵妄的处理:谵妄在断酒后 1～4 天出现,多在 72～96 个小时达到极期,需要注意的是其他脑问题、代谢问题、内分泌问题也可出现谵妄,应予以鉴别。发生谵妄者多有不安、兴奋,需要有安静的环境,光线不宜太强。如有明显的意识障碍、行为紊乱、恐怖性幻觉、错觉,需要有人看护,以免发生意外。由于患者大汗淋漓、震颤,可能有体温调节问题,应注意保温。同时,应注意预防各种感染,特别是肺部感染。具体处理方式如下。

大剂量苯二氮䓬类药物的使用,如地西泮可加至每天 100 mg,必要时可静脉滴注。推荐使用长效苯二氮䓬类药物。

支持性治疗,补液、纠正水电酸碱平衡紊乱、B 族维生素和复合维生素的补充、叶酸的补充、防治低血糖及预防感染。

抗精神病药辅助治疗,可选用氟哌啶醇肌内注射或第二代抗精神病药控制精神症状。

(4)酒精性幻觉、妄想症:大部分的戒断性幻觉、妄想症持续时间不长,用抗精神病性药物治疗有效。可选用第二代抗精神病药,如口服利培酮,剂量不宜太大。在幻觉、妄想被控制后可考虑逐渐减药,不需要长期维持用药。

(5)酒精性癫痫:可选用苯巴比妥类药物,注射使用。原有癫痫病史的患者,在戒断初期就应使用大剂量的苯二氮䓬类药物或戒酒前 4 天给予抗癫痫药,如丙戊酸钠(600 mg/d),预防癫痫发生。

3.酒增敏药

酒增敏药是指能够影响酒精代谢,增高体内酒精或其代谢物浓度的药物。此类药物以双硫仑(tetraethylthiuram disulfide,TETD)为代表。预先 3～4 天服用足够剂量的 TETD,可使人在饮酒后 15～20 分钟出现显著的体征或症状,如面部发热、潮红、血管扩张,头、颈部感到强烈的搏动(出现搏动性头痛)、呼吸困难、恶心、呕吐、出汗、口渴、低血压、直立性晕厥、极度的不适、软弱无力,严重者可出现精神错乱和休克。敏感者仅 7 mL 酒精即可引起症状,一旦出现反应,轻微者可持续 30 分钟,严重者可持续几小时,症状消失后精疲力竭,深睡几小时可恢复。研究发现此药对如下患者的效果较好,年龄偏大者;有强烈戒酒愿望者;一些发作性狂饮者。基于此,有些学者提出,双硫仑治疗应选择一些高度合作的个体,并应建立、健全监督体系,两者结合,方可收到良好效果。

TETD 口服后胃肠吸收迅速而完全,由于脂溶性高,故排泄较慢,在服药 1 周后仍有约 1/5 残留在体内。TETD 可在每天早上服用,最好在医疗监护下一次用量 0.5 g。这种治疗对慢性酒精中毒者具有一定的效果,特别是合作的患者,推荐使用至少 6 个月。部分患者可出现面部皮疹、接触性皮炎、疲劳、震颤、头痛等不良反应,一般无须停药,可减药至 0.25 g 或更少。少数患者在应用 TETD 治疗中即使饮少量的酒也可出现严重不良反应,甚至有死亡的危险。因此,患有心血管疾病和年老体弱者应禁用或慎用。在应用期间,除必要的监护措施外,应特别警告患者不要在服药期间饮酒。

4.抗酒渴求药

(1)纳曲酮:动物实验表明,内源性阿片类物质在酒精依赖的强化作用中起一定作用,阿片受体阻滞药纳曲酮能减少实验动物饮酒量。Volpicelli 等进行了纳曲酮巩固治疗戒酒的双盲研究。其方法是在完成急性期脱毒治疗后,开始门诊的康复随访,第一个月要求每天日间来医院 1 次,第二至三个月则改为每周 1 次随访,纳曲酮的剂量是 5 mg/d。结果显示,研究组自评的渴求程度较对照组轻,总饮酒天数较少,研究组复发率是 23%,而对照组的复发率为 54%,差异有统计学意义。纳曲酮每天剂量为 25~50 mg,建议与心理社会干预联合治疗。

(2)阿坎酸钙:该药在结构上与 GABA 相似,是 GABA 受体激动药,同时对 NMDA 受体具有抑制作用,因而具有一定的对抗酒渴求的作用。阿坎酸钙以原型从肾排泄,不良反应少。不到 10% 的患者在服药后主诉腹泻和腹部不适,但多轻微、短暂。不会加剧酒精所致的精神运动性损害。

阿坎酸钙肠溶片的口服推荐剂量是每次 2 片(666 mg),每天 2~3 次。患者戒酒后即可立即开始使用阿坎酸钙治疗,完成戒酒后应维持用药,如果患者重新饮酒也应维持用药。阿坎酸钙作为心理社会综合治疗的一部分。对于中度肾功能损伤患者推荐剂量为每次 1 片(333 mg),每天 3 次。重度肾功能损伤者不能服用阿坎酸钙。

5.Wernicke 脑病和 Korsakoff 综合征的治疗

Wernicke 脑病和 Korsakoff 综合征的治疗关键是要在急性期使用大剂量维生素 B_1 以预防遗忘、痴呆的发生。目前对应用维生素 B_1 的最佳剂量、剂型、治疗时间或日用量仍无一致定论。目前推荐的治疗方案,是对那些怀疑为 Wernicke 脑病的患者,至少给予 100 mg 维生素 B_1 肌内连续注射 5 天。

6.酒精所致其他障碍的治疗

对症治疗。

7.预防酒精依赖复发的药物

(1)纳曲酮:阻断内源性阿片受体,减弱物质所致的欣快反应。治疗剂量为 50~150 mg/d。

(2)托吡酯:阻断 Na^+ 通道,增强 GABA 效应,治疗剂量为 100~200 mg/d。

(四)心理社会干预

心理社会干预主要针对物质使用障碍的心理社会原因、依赖后的心理行为表现、复吸的原因及影响依赖者康复的心理社会因素进行干预。

1.治疗目标

治疗是一个较长期的过程,除了要关注患者的成瘾物质使用问题,还要关注整个个体各方面的生活改变。这些目标都需要通过心理社会干预来实现,治疗早期主要是帮助患者认识自己的问题,增加治疗动机,建立良好的治疗关系,降低阻抗,提高患者自信心与自我效能。治疗中后期主要是帮助患者提高各种心理技能,矫正其心理行为问题,预防复发,改善家庭关系,建立健康生活方式。

2.基本技术

心理社会干预常用基本技术包括目标设定、解决问题、时间管理、情绪管理、压力管理、预防复发等,多种心理社会干预方法都会用到这些基本技术。

(1)目标设定。治疗师与患者讨论其治疗目标,目标设定步骤包括列出目标清单、选择确定目标、清晰目标内容,长期目标需分解成数个短期目标,目标设定应遵循 SMART 原则,即具体(specific)、可测量(measurable)、可达成(achievable)、与成瘾治疗相关(relevant)、有完成时间节点(time based)。

(2)解决问题。患者因为生活中存在许多现实问题而继续使用精神活性物质,帮助患者解决这些问题有助于康复,解决问题主要步骤包括确定物质滥用的相关问题、列出可能的解决方法、选择可实行的方法、制定计划。

(3)时间管理。患者生活方式以使用精神活性物质为中心,有效时间管理是患者康复过程需要学习的基本技术,治疗师帮助患者制定远离精神活性物质使用风险的日常活动计划,即时间管理计划,计划尽量详细,如细化到每小时,与患者兴趣爱好及生活实际相结合,与患者讨论活动计划的执行情况,分析未能执行原因,逐渐帮助患者形成健康的生活方式。

(4)情绪管理。情绪问题是患者复饮的一个重要因素,情绪管理技术有助于预防复发,包括如何及时识别自己与他人愤怒、惊恐、悲伤等情绪,了解情绪对行为的影响,情绪失控导致复发的可能性,如何应对焦虑、抑郁、无聊、愤怒等消极情绪,如何保持良好情绪等。

(5)压力管理。患者在康复过程遭遇各种生活事件及内外在应激均可导致复吸,应帮助患者识别其生活中各种压力,了解压力与物质使用及复发的关系,学习应对策略及压力管理技术。

(6)预防复发。患者治疗后复发与多种生理、心理社会因素相关,应帮助患者了解及识别其复饮高危情境,学习如何应对其高危情境各种技术,包括应对心理渴求、物质相关线索等,如何远离不良同伴,改变复饮相关错误认知及自动反应等,以增加患者自我效能、降低复发目标,预防复发技术是最常用的心理行为干预技术。

3.心理社会干预基本方法

心理社会干预基本方法包括对个体心理行为及家庭社会环境两个方面的干预。

(1)心理行为干预主要是针对患者认知、情绪或行为等方面问题,包括动机强化治疗、认知行为治疗、行为治疗等;根据心理行为治疗形式可有个体治疗、小组治疗、家庭治疗等,这些治疗方法可单独或联合应用于不同的治疗形式与治疗场所中,动机强化治疗与预防复发是成瘾治疗的基本方法,应重点掌握。

动机强化治疗是以患者为中心,激发患者积极改变自己的内在潜能,尊重来访者自己的内在需求与选择,强调改变是患者自己的责任。动机强化治疗采用动机强化访谈的基本技术,基本原则为表达共情、呈现差距、避免争论、化解阻抗及支持自信,基本技术包括开放式问题、回映性倾听、引发关注点、支持肯定、总结等。动机强化治疗通过反馈、责任、建议、提供改变菜单、共情、增强自我效能感等步骤来帮助物质依赖者认识自己的问题,做出决定改变自己物质滥用行为的过程。以上步骤各单词的首个字母大写缩写在一起即称为 FRAMES 模式。①反馈(feedback):通过对患者药物滥用方式与相关问题进行评估,个体化反馈信息,让患者了解自己药物滥用问题的严重程度,思考自己的问题。②责任(responsibility):对于药物滥用问题如何处理,需尊重患者自己的选择,强调患者是改变的主体。③建议(advice):以非评判性方式为患者提供一些如何减少或者停止药物滥用危害的建议,增加患者对滥用危害的意识,并提供考虑行为改变的理由。④方案(menu):根据患者问题提供可供选择的改变策略,让患者选择最适合自己方案或方法,以加强患者自我控制感、责任感和激发改变动机。⑤共情(empathy):采用热情、尊重、理解的咨询方式,让患者感到舒适安全与受欢迎,促使患者坚持治疗,提高效果。⑥增强自我效能感(enhance self-efficacy):帮助患者建立自信与乐观情绪,鼓励改变,使其相信自己有能力改变药物滥用行为。

预防复发治疗是以认知行为治疗理论为基础,通过帮助患者识别复发的高危情景,学习应对复发高危情景的技巧,增加自我效能而预防复发。预防复发具有严格的治疗结构与模式,更多地运用讲授与训练方法,强调患者的参与性与反复实践,治疗者扮演更积极的指导者角色。预防复发可结合药物治疗开展,采用个体或者小组治疗的形式。其结构与疗程一般为 3~6 个月,每周 1 次。每次治疗包括复习上次技能练习、讨论碰到的问题、技能训练、下周计划等。每次治疗一般为 60 分钟,分 3 个阶段。开始 20 分钟主要了解过去 1 周内的主要状况。中间 20 分钟技能训练。最后 20 分钟布置下周技能练习、分析可能遇到的高危情境及应对计划。治疗的主要内容包括帮助患者如何应对真实或潜在的复发诱因,理解导致复发的各种心理过程等。预防复发可以帮助患者行为矫治,康复是一个螺旋式进步的过程,在康复过程中可能会有多次复发,但最终朝着完全戒断的目标前进。

正念防复发治疗。是结合正念冥想和认知行为治疗,主要目的是通过提高患者对触发因素、习惯性思维模式及自动反应的自我意识,培养患者接纳目前体验,帮助患者摆脱习惯性思维模式及自动行为反应,该疗法适合已经完成住院或者门诊治疗,具有治疗动机、维持治疗目标的患者。

家庭治疗。家庭治疗在患者治疗后便可开始,它涉及核心家庭成员、成瘾者的配偶(婚姻治疗)、同胞兄妹、所有家庭成员或主要社会支持人员。治疗内容包括指导家庭成员如何正确面对成瘾者及帮助患者康复,包括鼓励家庭支持患者保持操守,督促患者参加治疗及康复活动,支持患者适应社会生活,指导患者改善婚姻关系和人际关系等。

(2)社会干预:包括改变家庭社会环境,为患者的康复提供支持性环境,主要针对家庭、社区或文化等方面的问题,动员各种资源来影响与患者酒精成瘾相关的认知、行为及社会环境,帮助患者保持长期戒断,建立健康的家庭社会生活方式。社会干预主要包括社会管理、社会服务、社会支持、自助与互助组织等,是治疗酒精依赖的重要环节。需要强调的是,在治疗各阶段都需要结合心理社会干预,对不同程度的物质使用障碍及不同治疗阶段,可选择不同的心理社会干预方法,如治疗早期以动机强化治疗为主,而治疗中后期以认知行为治疗预防复发为主;回归社会后则以家庭社会干预为主,帮助患者建立健康生活方式、保持操守。

六、疾病管理

物质使用所致障碍是一种慢性、复发性、复杂性的脑部疾病,其发生发展与生物、心理、社会学因素有关。对物质使用障碍需采取预防为主、早期干预与治疗康复的三级防治模式。虽然成瘾知识相关教育与对成瘾性物质的态度与使用可能作用有限,但作为预防一部分,仍然起着重要的作用。治疗与康复是一个长期的过程,包括急性脱毒、预防复发、社会心理康复三个密切联系的阶段,需采取生物、心理和社会的综合干预模式,治疗不仅仅针对成瘾物质使用问题,应采取整体治疗理念,改变维持物质使用相关认知行为模式及家庭社会环境。

物质使用所致障碍治疗与康复中需要注意的内容包括以下几点。

（1）急性中毒和/或戒断症状：评估中毒或戒断症状严重程度，有利于进行有效的、有针对性的治疗与风险管控。

（2）躯体状况和并发症：评估躯体健康问题共病状况或并发症，协调其他相关科室处理躯体问题和并发症。

（3）情绪、行为或认知状况和并发症：评估和治疗共患的精神疾病或并发症，协调其他精神卫生机构处理精神疾病和并发症。

（4）治疗动机：评估目前治疗动机，准备改变的强度。如果还未准备全面恢复，采用动机增强策略治疗；如果准备全面康复，巩固和扩展患者的行动。

（5）复发相关危险因素：评估识别复发相关的内部、外部危险因素，以及既往药物戒断的经验、教训。如果仍处于改变的早期，工作的焦点应该集中于提高认识继续滥用或继续存在问题所带来后果，并作为动机增强策略的一部分。

（6）康复环境：评估患者对家庭和其他重要人员、住房、财务、职业、教育、法律、交通、托儿服务的个性化需求。识别所有领域内的积极支持资源。

此外，对治疗效果的评估也需要从精神活性物质使用、躯体及精神健康、家庭社会功能、法律问题等多维度进行，而不仅是采用复饮率高低来判定治疗效果。

（翟秀芝）

第二节 阿片类物质使用所致障碍

阿片类物质等非法药物的滥用和依赖（吸毒）在人类历史上历时已久，据统计，至 2003 年底，我国登记在册的吸毒人数已超过 100 万，以阿片类物质中的海洛因滥用为主。阿片类物质属中枢神经系统麻醉剂，除了具有医疗用途之外，也具有很强的依赖潜力。滥用阿片类物质能引起耐受性、精神依赖性和躯体依赖性，严重影响身心健康，损害家庭社会功能，阿片类物质是我国目前主要滥用的毒品。

一、概述

（一）相关概念

阿片类物质指作用于阿片受体，产生相同作用的一类天然和人工合成的精神活性物质。阿片类物质包括天然类如鸦片、从阿片中提取的吗啡生物碱及其人工半合成或合成的衍生物。常见的阿片类物质有鸦片、吗啡、海洛因、美沙酮、丁丙诺啡、哌替啶和芬太尼等，均具有镇痛、镇静、改变心境（如欣快）、镇咳及呼吸抑制等药理、毒理作用。反复使用阿片类物质可出现耐受性、依赖综合征、戒断综合征等物质使用相关障碍。

（二）流行病学

阿片类药物滥用是世界范围内的公共卫生和社会问题。1949 年，我国吸食阿片、海洛因的人数约 2 000 万人。20 世纪 50 年代，通过坚决有效的措施，在短短的 3 年时间内就荡涤了旧中国的阿片毒害。20 世纪 80 年代初，受全球药物滥用形势和"金三角"地区毒品渗透的影响，中国内地重新出现了毒品问题,毒品流行地区从西南、西北数省蔓延至全国,毒品消费从"传统毒品"鸦片、海洛因到"新型毒品"冰毒、摇头丸、"K粉"。我国发布的《2017年中国毒品形势报告》数据显示,截至2017年底,全国现有吸毒人员234.5万人(不含戒断3年未发现复吸人数、死亡人数和离境人数),其中滥用海洛因等阿片类毒品人员98万人,占41.8%,滥用合成毒品人员134万名,占57.1%。当前全球毒品问题仍处于急剧扩张期,一些国家和地区毒品问题持续泛滥,制造、贩卖、滥用毒品问题严重,毒品来源、吸毒人员、毒品种类不断增多,毒品问题已成为全球性的社会顽疾。在毒品问题全球化的大背景下,中国毒品形势依然复杂严峻,境外毒品渗透不断加剧,国内制毒问题日益突出,毒品泛滥问题持续蔓延,毒品社会危害更加严重。预计今后一个时期,受经济全球化和社会信息化加快发展的影响,国内毒品问题将在相当长一段时间内持续发展蔓延,禁毒工作面临着巨大压力和严峻挑战。

二、病因与发病机制

阿片类物质使用所致障碍是社会、心理和生物学等多种因素相互作用的结果。社会文化氛围、社会对使用药物的态度、同伴的影响、药物的价格、药物的可获得程度、法律等对人们开始尝试使用药物起重要作用;而个体对药物效应的主观体验及使用药物的模式与个性心理因素、个体的生物学基础的关系更为密切。

(一)社会因素

阿片类药物可获得性决定了使用药物可能性大小。如中华人民共和国成立不久,政府采取了一系列的决策禁绝了鸦片,鸦片滥用问题在我国基本上销声匿迹了。20世纪80年代后,随着改革开放,国际贩毒组织利用云南与"金三角"比邻的地理环境,把大陆作为毒品流通中转站;毒品在我国的供应增加,吸毒问题也日益严重。不同的社会文化背景和社会环境对不同药物的使用有不同的看法和标准,如伊斯兰教民族酒依赖问题不严重,而法国、意大利的酒中毒发生率较高。家庭因素也影响药物滥用的产生和发展,父母离异、家庭成员药物依赖、父母教育缺乏、受虐待、过分放纵、家庭交流缺乏等是青少年药物滥用的危险因素;而良好的家庭环境、成功的父母监管、家庭关系和睦等可预防青少年药物滥用。此外,不良同伴的影响和社会压力也是青少年药物滥用的一个重要因素。

(二)心理因素

开始使用药物存在许多心理因素,如好奇、追求刺激、情绪不良等。有研究提出存在成瘾素质,吸毒者多有明显的个性问题,如反社会性、情绪调节能力差、易冲动、缺乏有效防御机制和应付技能、追求新奇、即刻满足心理、易受挫折等。由于药物的特殊作用,对心理有强化作用,一方面,使用药物后的快感和社会性强化作用对精神活性物质使用起到增强作用(正性强化);另一方面,药物有缓解负性情绪的作用,加之药物成瘾后,由于戒断反应和其他不良后果的出现,需要不断使用药物应对不良情绪、戒断反应及其他不良反应(负性强化)。

(三)生物学因素

阿片肽系统、多巴胺系统、去甲肾上腺系统、5-HT系统、免疫系统、内分泌系统等在阿片类药物的强化作用、耐受性、戒断症状的产生中起着重要的作用。不同个体对药物效应的体验、对药物的敏感性和耐受性大小、药物依赖发展的速度等存在较大的差异。个体的代谢速度不同,对药物耐受性不同,成瘾的易感性也不同,如乙醛脱氢酶缺乏的个体对酒耐受性较低,依赖可能性相对较小。大量遗传学研究证实遗传因素在药物依赖中起一定作用,酒依赖后代出现酒滥用者危险性增加,分子遗传学研究发现多巴胺受体和 5-羟色胺受体基因多态性与酒依赖易感性有关,阿片受体和多巴胺受体基因多态性与阿片类药物依赖易感性有关。

药物滥用和药物依赖是上述多种因素相互作用的结果,药物的存在和药物的药理特性是药物依赖形成的必要条件;但是否产生依赖和依赖的特点与个体人格特征、生物易感性有关。而社会文化因素和心理因素在药物依赖中起着诱发或阻抑的作用。

三、临床表现

(一)阿片类物质急性中毒

阿片类物质急性中毒是过量使用阿片类物质所致的一种临床急症,主要表现有反应迟钝、意识丧失、呼吸抑制,甚至死亡。典型临床表现为"三联征",即昏迷、针尖样瞳孔和呼吸 2~4 次/分钟。其他表现有皮肤湿冷、体温降低、发绀、肺水肿、心律减慢、休克、下颌松弛及舌后坠等。

(二)阿片类物质戒断症状

1.阿片类物质戒断综合征症状

阿片类物质戒断综合征症状指停止或减少使用阿片类物质,或使用阿片受体拮抗剂后出现的一组特殊症状群。

2.阿片类物质急性戒断症状和体征

(1)症状:渴求感、恶心、呕吐、肌肉疼痛、骨关节痛、腹痛、不安、食欲差、疲乏、发冷、发热等。

(2)体征:流泪流涕、哈欠、喷嚏、瞳孔扩大、出汗、鸡皮征、血压升高、脉搏和呼吸加快、体温升高、震颤、腹泻、失眠、男性自发泄精、女性出现性兴奋等。

(3)精神障碍(如焦虑、抑郁和睡眠障碍等)。

阿片类戒断症状的严重程度和持续时间依所使用的阿片类物质种类、剂量、半衰期、停药方式和使用拮抗剂的不同而不同。短效类(如吗啡、海洛因)戒断症状一般在停药后 8~12 个小时出现,高峰期在 48~72 个小时,持续 7~10 天;长效类(如美沙酮)戒断症状出现在停药后 1~3 天,高峰期在 3~8 天,可持续数周。使用拮抗剂(如纳洛酮或纳曲酮)后戒断症状可即刻出现,持续数小时到 1 天。

3.稽延性戒断症状

部分阿片类物质使用障碍患者在急性戒断状态消退数月甚至数年后,仍可出现如睡眠障碍、疼痛、情绪障碍、消化道症状、渴求、全身乏力等症状,统称为"稽延性戒断综合征",是导致复发的主要原因之一。

(三)躯体及社会功能损害

非治疗目的使用阿片类物质可导致使用者个体健康和社会功能等方面受到损害。

1.躯体损害

阿片类物质成分复杂,常掺有其他药物或杂质,可对躯体各系统(包括中枢神经系统、呼吸系统、消化系统、免疫及内分泌系统等重要生命器官)造成损害,此外,注射使用还可导致艾滋病、丙肝、乙肝等传染病的感染。

2.社会功能损害

阿片类物质使用所致的社会功能损害主要表现为不同程度的人际交往能力和工作能力的损害,依次表现为人际交往能力、职业或学习能力、家务能力及生活自理能力等的降低。

（四）其他精神和行为障碍

阿片类物质使用所致的其他精神和行为障碍包括人格改变、抑郁、焦虑、睡眠及性功能障碍等，还可能出现精神病性障碍、记忆障碍和智能障碍。这些障碍有的可能与阿片类物质使用存在因果关系，有些可能相对独立，有些则可能是始动因素。临床上应注重分析阿片类物质使用与上述障碍之间的关系并加以鉴别诊断。

四、临床评估与诊断

（一）临床评估

全面评估患者是做出正确诊断的基础和前提。评估内容主要包括病史、体格检查、精神检查，以及相关辅助检查。

1.病史采集

可通过询问患者、家属及知情人等获得病史信息，重点内容包括物质滥用史、精神症状史、既往史、个人史、高危行为、成瘾物质使用导致的功能损害、患者社会心理功能及康复相关等。病史采集需要一定的临床访谈技巧，综合运用精神科病史采集和成瘾疾病知识，并注意保护患者隐私，采用非歧视性和中性的态度。

2.体格检查

体格检查包括常规检查和与阿片类物质使用相关项目的检查（如营养状况、皮肤注射瘢痕等），并注意评估患者是否存在阿片类物质过量使用或者中毒的体征。

3.精神检查

通过沟通和观察，检查患者的一般精神状况、认知、情感和意志行为，旨在了解患者当前或过去有无精神问题存在、是单一症状或者是某种综合征，症状与使用阿片类物质之间的关系以及能否诊断为与精神疾病共病等。

4.辅助检查

辅助检查包括阿片类物质生物学检测、实验室检查和相关心理学量表评估等。

（二）诊断要点

参照 ICD-10 阿片类药物依赖诊断标准，在全面检查评估基础上，根据患者物质使用史及相关临床表现，结合体格检查与精神科检查，以及实验室检查等辅助检查的结果进行诊断。

1.阿片类物质急性中毒

（1）病史：可见以下五种情况。①单次大剂量使用阿片类物质；②完成脱毒治疗后机体对阿片类物质的耐受性下降，再次使用与之前相同剂量的阿片类物质导致中毒；③合并其他物质（多药使用）导致中毒；④因共患躯体疾病导致耐受性下降，在未明显增加使用剂量时中毒；⑤为迅速缓解戒断症状而补偿性超量使用。

（2）临床表现：阿片类物质急性中毒相应临床表现。

（3）体格检查：意识障碍迅速加重，呼吸抑制和瞳孔缩小（严重危及生命的过量中毒导致的呼吸抑制可致瞳孔散大），出现典型阿片类物质急性中毒"三联征"表现。

（4）辅助检查：血液、尿液吗啡（或其他阿片类物质）检测呈阳性反应。

（5）排除由其他原因如外伤、感染等所致的急性意识障碍。

2.阿片类物质有害性使用

（1）病史：有海洛因等阿片类物质滥用史。

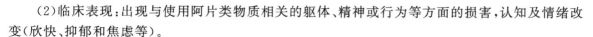

（2）临床表现：出现与使用阿片类物质相关的躯体、精神或行为等方面的损害，认知及情绪改变（欣快、抑郁和焦虑等）。

（3）体格检查：可见躯体各系统（包括中枢神经系统、呼吸系统、消化系统、免疫及内分泌系统等重要生命器官）损害体征，可见 HCV、HIV 感染等相关体征。

（4）精神检查：有认知及情绪改变（如抑郁、焦虑等）。

（5）社会功能损害：表现出明显的与使用阿片类物质有关的工作能力降低和学习成绩下降，家庭及婚姻关系紧张，以及导致法律等方面的负面结果。

3.阿片类物质依赖综合征

（1）药物滥用史：反复、强迫性、非医疗目的使用阿片类物质至少 12 个月。

（2）临床表现：①渴望使用阿片类物质；②耐受性增加；③试图减量或停用时出现戒断反应；④对阿片类物质使用行为失控，难以控制使用剂量、频率及使用时间；⑤花费大量时间获得或者使用阿片类物质，难以控制对阿片类物质的心理渴求。同时，可继发和伴有身体损害（如传染病）、精神障碍等。患者的家庭和社会功能受损，并常出现违法犯罪行为。

（3）体格检查：多有营养不良、浅表静脉注射疤痕、皮肤感染体征，以及合并其他躯体疾病的相应体征。减量或者停用时可出现阿片类戒断症状和体征。

（4）精神检查：意识清楚，接触一般较差，态度多冷漠，情绪敌对或不稳定。一般无幻觉、妄想等精神病性症状。日常作息时间昼夜颠倒，常常合并睡眠障碍。戒断症状发作时索药行为明显，高级意向活动降低，甚至夸大或伪装某种躯体不适。

（5）辅助检查：尿液吗啡检测阳性。实验室检查可有贫血、白细胞升高或下降、肝功能异常、病毒性肝炎、梅毒、HIV 阳性等。心电图检查可有异常，胸部影像学可发现肺部感染征象。抑郁或者焦虑量表可发现抑郁或焦虑症状。

4.阿片类物质戒断状态

（1）病史：有反复、长期和/或大剂量使用阿片类物质，停止或减少用量时出现急性戒断症状史。同时，男性还可有自发泄精，女性可出现性兴奋等。

（2）临床表现：出现与所使用阿片类物质的种类和剂量有关的戒断症状。

（3）体格检查：一般呈卷曲姿势。可有血压升高、脉搏加快、体温升高、皮肤出现"冷火鸡"样鸡皮疙瘩、瞳孔扩大、流泪、流涕、哈欠、喷嚏、震颤、腹泻、呕吐、失眠等表现。

（4）精神检查：意识清楚，不合作，甚至敌对。一般无幻觉、妄想等精神病性症状。焦虑，严重时行为冲动激越，索药行为突出。

（5）辅助检查：吗啡检测阳性。焦虑和抑郁量表评分较高，渴求指数较高。实验室检查可见贫血、电解质紊乱等。

（三）鉴别诊断

阿片类物质可使人的认知活动、情感，意志和行为发生改变，阿片类物质所致障碍者在使用药物、戒断或中毒时均可出现精神症状，而且阿片类物质合并其他物质所致障碍者比例很高，其他物质所致障碍也可导致精神障碍。另外，阿片类物质与其他精神疾病的共病率很高，因此阿片类物质所致障碍者出现精神障碍时，需要详细询问病史、全面的体格检查和精神状况检查及必要的辅助检查来进行鉴别诊断，排除其他器质性或功能性精神障碍。

1.与情感障碍的鉴别诊断

阿片类物质所致障碍者在使用药物、戒断和戒断后各时期均可出现抑郁、焦虑等情绪障碍，也可有情感高涨、夸大、欣快等体验。戒断后期多半出现情绪低落、自我评价下降、消极、兴趣减退等，阿片类物质所致障碍者倾向于隐瞒自己的药物滥用病史，需要详细了解病史进行鉴别诊断。

2.与谵妄的鉴别诊断

阿片类物质所致障碍者在戒断或者中毒时可出现谵妄状态，多发生于高剂量中毒合并使用其他精神科药物者；也可发生于中枢神经损伤或原有脑部疾病，如癫痫等，表现意识障碍、幻觉、行为紊乱、震颤、抽搐等，应注意与其他原因所致的谵妄鉴别。

3.与精神分裂症和其他精神障碍的鉴别诊断

阿片类物质所致障碍者可有幻觉、妄想等精神病性症状，而且可有生活懒散、孤僻、意志活动减退、情感淡漠、对毒品以外的事漠不关心等，临床表现与精神分裂症或其他精神障碍相似。应了解精神症状与药物滥用出现的时间和因果关系，有的患者可多种疾病同时存在。

4.与中毒的鉴别诊断

海洛因中毒时针尖样瞳孔表现可与其他药物中毒鉴别，但海洛因合并其他药物使用者中毒时症状不典型。应详细了解有无其他药物滥用，进行血液药物浓度及种类分析。

5.与人格障碍的鉴别诊断

海洛因滥用导致人格衰退，出现各种人格障碍；而且既往有人格障碍者药物依赖危险性高，需与原发人格障碍鉴别。

6.与其他物质所致障碍的鉴别诊断

阿片类物质所致障碍者合并使用其他精神活性物质比例较高，需详细询问病史，明确其他精神活性物质使用的种类和程度，有无多种药物滥用和依赖的情况。

五、治疗

(一)治疗原则

阿片类物质使用相关障碍是一种慢性、高复发性的脑疾病，其发生发展是生物、心理及社会因素综合作用的结果。因此，对阿片类物质使用相关障碍患者的治疗应该由具备或接受过专业训练的临床医师、心理治疗师、职业治疗师、社会工作者等共同协作，采用包括生物、心理及社会干预在内的综合方法进行治疗。理想的治疗目标是通过科学有效的戒毒治疗，促进躯体和心理康复，为回归社会奠定基础。治疗是一个连续、循环和长期的过程，应遵循个体化和以目标为导向的原则和程序，直至患者全面康复。

常见的治疗方法分为药物治疗和非药物治疗。药物治疗包括阿片受体激动剂、部分激动剂、拮抗剂、精神药物和其他对症及支持药物治疗。非药物治疗常用的有简短干预、行为治疗、认知-行为治疗、动机强化治疗、社区强化治疗、人际关系治疗，以及针对青少年的多维度家庭治疗及多系统治疗等。有效治疗的基本要素包括治疗容易获得；治疗个体化；综合性治疗；疗程足够长；积极治疗共病(精神与躯体)；重视脱毒治疗；持续监测与评估；确立正确的治疗理念，维持良好的医患关系与提高患者治疗动机。

(二)急性中毒的治疗

1.一般治疗措施

(1)维持呼吸道通畅，如吸痰、清除口腔分泌物或异物，防止和处理舌后坠。

(2)确保有效供氧，如经鼻给氧、面罩正压给氧、气管插管或使用呼吸机。

（3）建立双路静脉给药通道，一路保证纳洛酮的维持使用，另一路用于进行呼吸、循环衰竭的救治。

（4）注意维持水、电解质和酸碱平衡，保持足够尿量，注意保暖。

（5）持续监护意识状态、生命体征、心肺功能，严重者应定期进行动脉血气和有关生化检查。

（6）对伴有低血压、心动过缓、非心源性肺水肿和颅内压升高患者，应及时对症处理，以防止病情加重。

（7）病情平稳后，还应持续注意观察患者意识状态、生命体征和心肺功能变化24小时以上，以防止发生意外。

2.拮抗剂的使用

尽早、及时、足量和足疗程使用阿片受体特异性拮抗剂是抢救阿片类物质急性中毒的关键所在。

（1）纳洛酮使用方法：无固定的剂量范围，主要依据阿片类滥用剂量及用药后的拮抗效果和个体中毒症状的缓解程度，结合生命体征改善情况确定。无意识障碍者可肌肉或静脉注盐酸纳洛酮0.4 mg（或0.01 mg/kg），必要时2～3分钟重复1次。有意识障碍，但无明显呼吸抑制者，可先静脉注射盐酸纳洛酮0.4～0.8 mg，若无反应，可间隔2～3分钟重复注射，直到意识恢复。意识障碍、呼吸抑制较重者，立即静脉注射盐酸纳洛酮2 mg，若没有好转，再注射2～4 mg，必要时重复，总量可达到20 mg或以上。

（2）纳洛酮使用注意：如经反复注射纳洛酮，总量超过20 mg无效时，应考虑诊断是否正确，或患者在急性中毒的同时还合并有缺氧、缺血性脑损伤，或合并其他药品或毒品中毒，如合并大剂量镇静催眠药中毒昏迷者纳洛酮无效。长效和强效阿片类药物（美沙酮、芬太尼）所致过量中毒，须用较大剂量的纳洛酮，并持续反复用药直到中毒症状完全缓解。如盐酸纳洛酮2～4 mg加入1 000 mL生理盐水静脉滴注维持24小时，或视情况每2～3小时重复肌内注射盐酸纳洛酮0.4 mg。持续观察时间应不短于24～48小时，以防止一旦有效拮抗作用消失时，再度出现呼吸抑制。纳洛酮可能诱发戒断症状，部分患者可出现谵妄、躁动，特别是在大剂量使用纳洛酮后表现更为明显，应给予重视和加强护理。

（三）戒断症状的治疗

1.急性戒断症状的脱毒治疗

急性戒断症状的脱毒治疗分为同类药物替代治疗和非同类药物对症治疗，旨在有效控制戒断症状，平稳度过急性戒断期，为进一步的后续治疗奠定基础。

（1）替代递减治疗：主要包括美沙酮替代递减治疗和丁丙诺啡替代递减治疗。

1）美沙酮替代递减治疗：美沙酮属人工合成的阿片μ-受体纯激动剂，具有镇痛、镇静和呼吸抑制等作用，可有效控制阿片类戒断症状。美沙酮口服吸收良好，用药后30分钟可在血液中测到，达峰时间为2～4小时，峰浓度可维持2～6小时，单次用药可有效控制戒断症状12～24小时以上。美沙酮替代递减治疗的原则为"有效控制症状、逐日递减、先快后慢、只减不加、停药坚决"。

具体用药方法：①明确阿片类物质戒断程度诊断；②首次剂量为20～40 mg/d（口服），4小时后若症状控制不理想可酌情增加5～10 mg，直至有效控制戒断症状及不出现过量表现（如嗜睡等）。除特殊情况外，脱毒治疗第一天总剂量原则上不超过60 mg/d；③有效控制戒断症状后维持原剂量1～2天；④之后逐日递减前1天剂量的20%，减至5～10 mg/d时，改为每1～3天减1 mg，直至停药。递减速度和疗程可根据个体情况制定，通常可在21日内完成。美沙酮停药后

24～72 小时可出现轻度戒断症状,可使用中枢 α_2-受体激动剂(如洛非西定)和中药戒毒药缓解。

2)丁丙诺啡(复方丁丙诺啡)替代递减治疗:丁丙诺啡是阿片 μ-受体的部分激动剂,舌下及注射给药有效,脱毒治疗用其舌下含片。

该药用于阿片类物质戒断状态时具有以下特点:可理想控制戒断症状,作用具"顶限效应",用药安全;有效控制戒断症状作用时间可达 24 小时以上;递减停药过程中戒断症状较轻,停药容易。丁丙诺啡脱毒治疗过程包括诱导期与减量期两个阶段。如体内仍有外源性阿片类物质时可催促出戒断症状。诱导期首次给药时间一般于末次使用海洛因 12～24 小时以上,开始出现轻度戒断症状时。首次剂量为 4 mg,根据情况可在 2～4 小时后再增加 4 mg,随后 2～3 天可逐步增加剂量到 12～16 mg/d,稳定治疗至少 2 天后进入减量期。减量期可根据患者具体情况采取不同的递减方案。一般来说,慢速递减比快速递减戒断症状轻,因此只要患者无迫切要求,应尽量减缓递减速度。丁丙诺啡(复方丁丙诺啡)递减停药时间通常为 10～14 天,如从 8～16 mg/d 的稳定剂量,按照每 2～3 天减少 2 mg 的速度逐渐递减直至停药。

(2)非替代治疗:主要指使用可控制和缓解阿片类物质戒断症状药物的治疗,常用药物包括中枢 α_2-受体激动剂(可乐定、洛非西定)和某些中药及成药等非阿片类药物。此类药物对缓解哈欠、流泪、出汗、呕吐、心慌、鸡皮征等症状有效,对焦虑不安、肌肉痛、骨痛效果略差,故临床上多用于轻中度阿片类物质使用相关障碍患者。非替代治疗的特点为用药时间短(一般不超过 10 天),用药剂量大(多用到极量),药物不良反应大,目前临床上已较少使用。

2.稽延性戒断症状的治疗

稽延性戒断症状的治疗主要为对症治疗,具体方法如下。

(1)睡眠和情绪障碍:对于失眠、焦虑、抑郁等症状可在医师指导下酌情使用小剂量镇静催眠及抗抑郁药,应避免大剂量苯二氮䓬类药物,以防止其产生依赖。

(2)全身乏力、四肢关节和肌肉疼痛:可对症治疗或使用具有缓解戒断症状的中成药。

(四)药物维持治疗

对于戒毒治疗后反复复发的阿片依赖个体,应进行社区药物维持治疗。主要方法包括美沙酮维持治疗、丁丙诺啡(复方丁丙诺啡)维持治疗。药物维持治疗并非是单纯服用替代药物,而是包括患者管理、医疗干预、心理/行为干预和社会支持等的综合干预方法。

药物维持治疗是针对阿片类物质使用相关障碍患者的有效治疗方法之一,在不同的国家/文化背景境下,均能达到以下效果:可以减少/消除阿片类物质的使用;可以减少 HIV/AIDS 的蔓延和传播;可以减少与阿片类物质使用相关的违法犯罪行为;可以逐步恢复阿片类物质使用相关障碍患者的社会和职业功能;可以降低阿片类物质使用相关障碍患者的死亡率。

1.美沙酮维持治疗

美沙酮维持治疗指使用合法药物美沙酮替代非法阿片类物质并长期维持的治疗方法,包括引入期和维持期。

(1)引入期:一般为 5～7 天,以有效控制戒断症状和调整美沙酮到适宜剂量(如达到耐受水平和降低渴求感)为主要目的。用药原则为"低剂量开始,小剂量增加"。确定首剂量应考虑的因素包括患者身体状况、对阿片类物质的耐受程度和共用的药物种类等。美沙酮的首次剂量为 20～40 mg,首日剂量一般不超过 40 mg;次日后若戒断症状不能控制可每天增加 5～10 mg,直到戒断症状完全控制,渴求感明显降低。

(2)维持期:开始于引入期完成后,在美沙酮剂量稳定的基础上,有计划地进行系统和综合性的康复治疗,帮助患者逐渐恢复个人、家庭、职业和社会功能。美沙酮维持治疗的推荐剂量通常为 60~120 mg/d,遵循个体化原则。维持期长短因人而异,至少应在 1 年以上,绝大部分患者通常需要长期甚至终生维持用药。

(3)注意事项:美沙酮维持治疗具有用药剂量大和用药时间长的特点,故临床上应注意以下几个方面。

禁忌证:包括支气管哮喘、支气管肺炎、活动期肝炎及癫痫等。

药物相互作用:美沙酮可与数百种药物产生相互作用。常见的如抗真菌药(氟康唑、酮康唑)、抗生素(红霉素、克拉霉素、利福平)等可增加美沙酮的血药浓度;抗病毒药(洛匹那韦、奈非那韦、奈韦拉平)等可降低美沙酮的血药浓度。

特殊情况:美沙酮代谢的个体差异极大,少数快速代谢型个体(如美沙酮 160 mg/d 仍不能有效控制戒断症状),应将一日剂量应分两次服用,以防止中毒风险增高和控制戒断症状不足 24 小时。对主动要求维持剂量在 40 mg/d 左右的患者,多会同时合并使用海洛因,以达到既不出现戒断症状,又可获得欣快感的状态,对此类患者应提高剂量至足剂量。

个体化用药与最佳剂量:美沙酮维持剂量的个体差异极大,须遵循个体化原则。最佳剂量的判断标准通常为能理想控制戒断症状,充分抑制渴求感;尿液非法阿片类物质检测阴性,治疗依从性良好;不影响患者正常生活和不出现过量反应。

漏服及其处理:美沙酮维持治疗是一个长期的过程,漏服现象难于避免,故须弄清原因,及时调整剂量。处理方法包括以下几点。①漏服 1~2 天,可维持原剂量;②连续漏服 3 天,美沙酮剂量低于 30 mg/d 者,维持原剂量,高于 30 mg/d 者,剂量减半,可快速递增剂量(10 mg/d),每 2~3 天评估患者 1 次,直至理想控制症状;③漏服 4 天以上则应重新引入,观察反应后可快速递增剂量,每 2~3 天评估患者 1 次,直至理想控制症状。

2.丁丙诺啡(复方丁丙诺啡)维持治疗

丁丙诺啡(复方丁丙诺啡)维持治疗通常分为诱导期、稳定期和维持期。

(1)诱导期:首次给药应在末次海洛因使用 12 小时后或末次使用美沙酮 24~48 小时后,即海洛因使用者《临床阿片类药物戒断量表(clinical opiate withdrawal scale,COWS)》评分在 8~10 分,美沙酮使用者 COWS 评分在 12~14 分。诱导原则是等待和观察,即无论患者使用海洛因还是美沙酮,均应在患者出现轻中度、可观察到的戒断症状时首次给药。推荐起始剂量为 2~4 mg,观察 1 小时后依戒断症状控制情况可增加 2~4 mg,第一天剂量一般不超过 12 mg。诱导期开始后应尽快调整丁丙诺啡到合适剂量。一旦开始丁丙诺啡治疗,应持续给药,直到患者感觉舒适。

(2)稳定期:指患者已停止阿片类物质使用,渴求感降低,且没有明显不良反应的时期。该期应根据患者对丁丙诺啡的反应调整到最佳维持剂量。第一周末时的最佳剂量应为 12~24 mg/d。

(3)维持期:指患者用药剂量稳定,生活正常,治疗依从性良好和各项功能恢复正常的时期。维持剂量强调个体化用药,应足以维持到下一个预定服药期(如果是 24 小时,则开出维持 24 小时的量;如果是 48 小时,则开出维持 48 小时的剂量)。丁丙诺啡维持治疗剂量范围在 8~24 mg/d,最大不超过 32 mg/d(国外),推荐日剂量为 4~16 mg。可每天 1 次用药,也可间隔 1~3 日用药。

(4)注意事项:与美沙酮维持治疗相同,临床上应该注意的几个方面具体如下。

禁忌证:对丁丙诺啡或其复方过敏者;严重呼吸功能或肝功能损害者;孕期及哺乳期患者。

药物相互作用:丁丙诺啡与其他药物之间可能存在有严重的相互作用,特别在与苯二氮䓬类药物、其他镇静药、阿片类拮抗剂和阿片类激动剂等合用时必须慎重。

漏服及其处理:①隔天1次或每周3次服药方案的患者遗漏了某个"服药日",而在第二天(非服药日)前来服药,应提供更低剂量的丁丙诺啡以求顺利过渡,直到另一个服药日。②错过治疗不足1周的患者在经医师评估,并确定没有阿片类物质、酒精或苯二氮䓬类药物急性中毒迹象的,可以继续丁丙诺啡维持治疗。③连续错过1周以上治疗的患者应重新进行诱导。

其他注意事项:颅脑损伤及呼吸抑制患者、老弱患者慎用。丁丙诺啡久用可产生依赖性,戒断症状于停药3天后出现,可持续15天以上。丁丙诺啡过量反应类似吗啡,在给药后约3小时发生,程度比吗啡轻,并不随剂量增加而加重,但持续时间长,需大剂量纳洛酮(10 mg)才能逆转其呼吸抑制作用。

3.维持治疗药物的互换与停药

(1)美沙酮替换到丁丙诺啡(复方丁丙诺啡)的替换条件包括患者不能耐受美沙酮的不良反应;患者不能很好地适应美沙酮门诊的服药方式,希望延长服药间隔;患者希望将丁丙诺啡(复方丁丙诺啡)作为一种过渡性的脱毒药物。

替换方法为递减美沙酮剂量到30 mg/d以下;停止使用美沙酮24小时以上,患者出现轻中度戒断症状时;首剂量丁丙诺啡2 mg,观察2小时不出现戒断症状;重复给药至24小时,剂量达8 mg;第一周末剂量达到12~24 mg/d;调整剂量至最佳剂量并维持。

(2)丁丙诺啡替换到美沙酮的替换条件包括丁丙诺啡不能有效遏制患者使用海洛因,可能更适合接受高剂量美沙酮的治疗者;更易接受或者习惯于使用美沙酮的患者。

替换方法为停止使用丁丙诺啡(复方丁丙诺啡)24小时以上,出现轻中度戒断症时;美沙酮首次剂量20~40 mg,首日剂量一般不超过40 mg;次日后若戒断症状不能控制可每天增加5~10 mg,直到戒断症状完全控制,渴求感明显降低;调整剂量至最佳剂量并维持。

(3)递减停药。①美沙酮递减停药:逐日递减美沙酮剂量,1~10 mg/d,先快后慢,直至停药;递减以不出现明显戒断症状为原则,必要时可辅助中枢α_2受体激动剂(可乐定、洛非西定)等药物控制戒断症状;递减时间通常为30天左右。②丁丙诺啡(丁复方丙诺啡)递减停药:逐日递减,以不出现明显戒断症状为原则;递减时间通常为2周。

(五)药物防复发治疗

复发指完成脱毒治疗并停止使用阿片类物质一段时间后又重新回到既往寻找和反复使用阿片类物质的状态。与复发相关的因素主要有物质触发,即再次用药获得奖赏而触发;情景触发,即由既往使用物质形成的条件反射(看到同伴、用具、场所等)所触发;应激触发,即由负性或正性情绪改变触发。这些因素均可唤起者对既往使用阿片类物质的记忆,诱发强烈的渴求感、觅药和用药行为,进而导致复发。药物防复发治疗的机制,一是通过阻断阿片类物质的正性强化作用,抑制患者因反复用药而复发;二是通过缓解应激反应和治疗相关精神障碍即共病,避免患者再次使用阿片类物质。

1.纳曲酮防复发治疗

纳曲酮具有可逆性阻断阿片类物质的作用,可防止机体对吗啡、海洛因和其他阿片类物质产生躯体依赖,本身无阿片样作用,无耐受性,停药后不产生戒断症状,无滥用潜在危险。

(1)适应证:适用于完成脱毒后的阿片类物质使用相关障碍患者康复期的辅助治疗,特别是用于防止或减少复发。使用纳曲酮前,患者必须具备以下条件。①停止使用阿片类物质(海洛

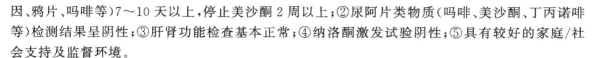

因、鸦片、吗啡等)7~10天以上,停止美沙酮2周以上;②尿阿片类物质(吗啡、美沙酮、丁丙诺啡等)检测结果呈阴性;③肝肾功能检查基本正常;④纳洛酮激发试验阴性;⑤具有较好的家庭/社会支持及监督环境。

(2)禁忌证:①正在接受阿片类镇痛药治疗的患者;②正在接受美沙酮或丁丙诺啡维持治疗的患者;③阿片类物质急性戒断期的患者;④纳洛酮催促试验失败或尿阿片类物质检测阳性患者;⑤纳曲酮过敏史患者;⑥急性肝炎或肝功衰竭患者。

(3)用药方法:盐酸纳曲酮片首剂量25 mg,若无戒断症状出现则次日后每天给予50 mg。也可采用逐渐增加剂量的诱导方案,即第一天2.5~5.0 mg;第二天5~15 mg;第三天15~30 mg;第四天30~40 mg;第五天40~50 mg。3~5天完成诱导后转入维持剂量。维持期纳曲酮服药方法可分为每天服用50 mg和每周服用350 mg(如周一100 mg,周三100 mg,周五150 mg)法,用药时间长短依患者具体情况确定,原则上只要存在复发的可能,即可服用盐酸纳曲酮预防复发。建议服用盐酸纳曲酮时间至少半年以上。

(4)纳曲酮维持治疗的注意事项:①大剂量的阿片类物质可以反转纳曲酮的作用,同样存在阿片类物质过量的风险;②服用纳曲酮治疗患者镇痛可选用局部麻醉、苯二氮䓬类、非阿片类镇痛药和全身麻醉;③若使用阿片类药物镇痛时,其用量较通常剂量大很多,可能出现呼吸抑制;④纳曲酮及其代谢产物主要通过肾脏排除,肾功能损伤患者慎用。

2.精神科药物对症治疗

抑郁、焦虑、失眠、乏力、渴求等症状严重者可使用抗抑郁药物,如曲唑酮、米氮平、文拉法辛等。应避免长期大剂量使用苯二氮䓬类药物,以防止产生新的依赖。

(六)心理社会干预

心理、社会干预主要是针对影响阿片类物质使用相关障碍患者的心理、社会因素,包括对个体心理、行为及家庭、社会环境多个方面的干预,是治疗的重要环节。

1.动机强化治疗

动机强化治疗是采用相应的治疗策略,以强化患者做出改变自己物质使用障碍行为动机为目标的治疗方式,有助于提高治疗效果,可以单独使用或者与其他治疗联合使用。

2.认知行为治疗

认知行为治疗是通过识别和改变患者的不合理认知,来减少或消除不良的情绪或物质滥用等适应不良行为。主要包括预防复发、应对技能训练等,以有效预防复发。

3.行为疗法

行为疗法应用行为医学的理论(如经典条件反射、学习理论、强化作用、操作条件反射等),帮助患者消除或建立某种行为,从而达到治疗目的,包括使用行为强化治疗、线索暴露疗法、社区强化等,以提高治疗依从性,增加治疗效果。

4.家庭治疗

家庭治疗是指通过改善吸毒人员人际关系,特别是家庭成员间的关系,促进家庭成员间的感情交流,提高治疗支持程度。

5.社会干预

社会干预即政府或非政府组织在社会事务中的干预行为,通过动员社会资源来帮助物质使用障碍者适应社会,保持操守状态,是康复过程中的重要环节。

六、疾病管理

使用阿片类物质绝大多数都会导致依赖,极少数人短期内或在特殊的情况下可停留在偶尔使用而未形成依赖。一旦形成依赖,阿片类物质依赖者的生活模式变成以毒品为中心,其生活态度和价值观与主流社会严重背离,出现各种躯体并发症和精神问题,家庭社会功能严重受损,人格衰退,说谎、欺骗,从事违法犯罪行为。虽然其病程和预后受个体的特征、环境、使用毒品模式、毒品种类等因素的影响,但总的来说,阿片类物质依赖呈慢性复发性病程,预后不良。

阿片类物质使用所致障碍者治疗后复吸率很高,我国调查发现海洛因依赖者复吸率高达80%以上,大多数患者有多次戒毒治疗史。吸毒者因静脉注射毒品易感染艾滋病、肝炎等恶性传染病。吸毒者因毒品过量中毒或自杀的死亡率很高,因从事违法犯罪行为被监禁者比例较大。美国一项关于非法药物依赖者的 25 年随访研究显示,50%在吸毒-戒毒-吸毒中循环,一直持续或间断使用毒品,25%因违法犯罪进监狱,仅有 25%的患者完全摆脱了对毒品的依赖。

阿片类物质使用所致障碍者戒毒治疗后各种躯体、心理和家庭社会原因均可导致复吸。常见的复吸原因有心理依赖性、负性情绪、稽延性戒断症状、不正确的认知、戒断动机不强、躯体因素、家庭问题、应激事件、经济状态、不良群体影响、维持旧的生活方式等。而家庭社会支持好、有正当职业、生活规律、戒断动机强者、能有效应对各种应激、保持良好情绪状态者的复吸可能性相对较小。

(翟秀芝)

第三节 尼古丁使用所致障碍

烟草致依赖的主要化学成分为尼古丁,尼古丁使用所致障碍是我国精神活性物质使用障碍中最常见的一种。据世界卫生组织统计,全球每年吸烟相关死亡人数为 600 万,其中吸烟者约500 万人,不吸烟但时常接触吸烟人群约 60 万人。烟草造成的死亡人数可占成人总死亡人数的1/10。尼古丁使用所致障碍作为一种常见的慢性疾病,多见于长期吸烟人群。吸烟是导致肺癌、慢性支气管炎、肺纤维化等众多疾病的危险元素之一。

一、概述

(一)相关概念

尼古丁使用所致障碍是一种慢性且复发率很高的精神系统疾病,特点是无法克制对尼古丁的渴望,无法控制强迫连续使用尼古丁,并且已经产生较为严重的戒断症状,如成瘾后突然戒断,可出现唾液增加、头痛、易激惹、失眠血压下降等戒断症状。

(二)流行病学

据 2018 年中国成人烟草调查统计,我国 15 岁及以上吸烟人数占全国总人数的 26.6%,其中,男性吸烟率高达 50.5%,女性吸烟率为 2.1%,农村吸烟率达 28.9%,城市吸烟率达 25.1%,吸烟率总体呈现下降趋势。公众逐渐认识到吸烟的危害,有 86.0%的公众认为吸烟可引发各种重大疾病。另外,有高达90.9%的人对在公共场所进行全面禁烟给予支持态度。但是,我国成年吸烟人群戒烟意识较差,上述调查统计显示,我国戒烟率与前几年相比变动较小。我国15岁及以上人群戒烟率为20.1%;每天吸烟人群的戒烟率占15.6%。计划在未来半年内戒烟的吸烟人群占16.1%,打算在30天内进行戒烟的人群仅有5.6%。在过去近半年的吸烟人群中,曾经进行过戒烟的吸烟者达19.8%。在众多戒烟者中有38.7%的人担心吸烟可能引发其他疾病,有26.6%戒烟者深受其害并对健康已有影响,有14.9%戒烟者戒烟因亲人反对吸烟,以上这些原因位于戒烟原因的前3位。如何成功戒烟将成为备受瞩目的问题。

烟草依赖者戒烟初期会出现嗜睡口渴、喉痒咳嗽、烦躁焦虑等症状,自行戒烟难以达到满意效果。烟草依赖者通常采取喝水戒烟法、模拟戒烟法、冥想戒烟法、零食戒烟法等自行戒烟方法。目前这些方法只能使较少的人成功戒烟,大多数人难以凭自制力抵制烟草的诱惑。

2017年世界卫生组织发布的烟草简报显示,全世界每年有700多万人死于烟草使用,其中有600多万人属于直接烟草使用者,89万人属于接触二手烟的非吸烟者。吸烟是导致全球早死和残疾的第二大危险因素。

二、病因与发病机制

(一)尼古丁的药理作用

尼古丁是烟草中的依赖性成分。研究证明,尼古丁符合高依赖性物质的所有标准,依赖者通过改变吸烟量、频度、吸进呼吸道的深度等来维持体内尼古丁的水平。当依赖形成后突然戒断时,会出现唾液分泌增加、头痛、失眠、易激惹等戒断症状,使吸烟者难以摆脱尼古丁的控制。

尼古丁通过作用于脑的尼古丁乙酰胆碱受体(nicotinic acetylcholine receptors,nAChRs)发挥生理及行为作用。nAChRs位于细胞膜上,可作为阳离子(如钠、钾、钙)的通道,尼古丁作用于nAChRs,使阳离子内流,导致神经细胞的兴奋性增加。在外周,尼古丁受体分布在肌肉和自主神经末梢上。

尼古丁同样作用于中脑边缘系统,产生强化效应。尼古丁对全部自主神经节具有特殊作用,小剂量能兴奋肾上腺髓质,使之释放肾上腺素,并通过兴奋颈动脉体及主动脉化学感受器,反射性引起呼吸兴奋、血压升高,增加心血管负担。大剂量表现为神经节细胞先兴奋,而后迅速转为抑制。尼古丁对中枢神经系统的作用也同样是先兴奋后抑制。

(二)社会文化因素

社会、家庭、同伴因素的影响及文化背景与本病的发生有密切联系。

(三)心理因素

吸食者的个性、烟草的心理强化作用与烟草的依赖相关。

三、临床表现

尼古丁使用(主要为吸烟方式)所致障碍主要表现为尼古丁有害性使用、依赖、过量中毒和戒断。

(一)依赖

尼古丁依赖是由反复或持续性使用尼古丁所致的难以控制的吸烟行为,常伴随主观上对吸烟的强烈渴望或渴求(心理依赖),也可出现躯体性依赖,包括对尼古丁耐受性增强、因减少或停止使用尼古丁出现戒断症状、或需反复使用尼古丁以减轻戒断症状。症状持续至少 12 个月,如果每天或几乎每天吸烟,满 1 个月即可诊断。

(二)过量中毒

尼古丁过量中毒主要表现为坐立不安、精神运动性激越、焦虑、冷汗、头痛、失眠、心悸、皮肤感觉麻木、恶心呕吐、腹部绞痛、意识混乱、内容怪异的梦、口唇烧灼感、唾液增多等,症状持续时间短且随着尼古丁从体内的清除而逐渐减轻,最常见于尚不耐受的新使用者,或见于那些大剂量使用的个体。

(三)戒断

尼古丁戒断是减少或停止吸烟后常出现以下主要临床表现:烦躁或抑郁心境、失眠、情绪易激惹、沮丧、愤怒、焦虑、注意集中的困难、坐立不安、心动过缓、食欲增加、体重增加,以及对香烟(或其他含尼古丁产品)的渴求,也可出现一些躯体症状,如咳嗽、口腔溃疡的增多。通常会在停止使用后的 2 小时内出现,24~48 小时达到顶峰,并在几天到几周内消退。一般出现 4 项(或更多)体征或症状即可做出诊断。

四、临床评估与诊断

(一)临床评估

1.病史询问

病史询问主要包括是否吸烟、开始吸烟年龄、年限、种类(如可燃香烟或电子烟)、每天吸烟量、戒烟史、戒断症状史、吸烟相关躯体疾病等。

2.评估工具

尼古丁使用所致障碍者可使用以下工具评估依赖、戒断与渴求。

(1)尼古丁依赖检验量表(fagerstrom test of nicotine dependence,FTND):吸烟者可通过此表检验尼古丁依赖程度。分值所代表的依赖水平为 0~2 分,很低;3~4 分,低;5 分,中度;6~7 分,高;8~10 分,很高。FTND≥6 时,被认为是区分尼古丁高度依赖的标准。

(2)明尼苏达烟草戒断症状量表。

(3)渴求评估的视觉类比量表。

(4)吸烟渴求简短问卷。

(二)诊断要点

尼古丁使用所致障碍的诊断要点包括强烈的吸烟渴求,明知吸烟有害健康仍继续吸烟,想戒烟却戒不了,出现耐受性增加和戒断症状。呼吸中的一氧化氮和血液、唾液或尿液中的尼古丁及其代谢物可替宁可作为是否吸烟及吸烟程度的生物标志物。

(三)鉴别诊断

与其他精神活性物质所致精神障碍的鉴别诊断:不论何种精神活性物质,通过药理作用,对心理均产生较强的影响,如改变情绪、心境、行为,甚至意识状态。成瘾性较强的精神活性物质如海洛因只要在足够的剂量和使用时间,多能产生躯体依赖和/或冲动性的用药渴求,在易感人群中,则更为突出,尿液物质检测可发现海洛因成分,而烟草所致精神障碍的患者明确有长期大量吸烟史,尿液物质检测可发现尼古丁成分。

五、治疗

(一)治疗原则

尼古丁使用所致障碍的治疗方法多种多样,形式各异,在选择治疗方案时可根据吸烟者个体的心理特点和躯体依赖程度,采取不同手段。主要包括药物治疗和非药物治疗两方面。

(二)药物治疗

目前,常用的治疗方法及我国国家药品监督管理局批准使用的一线戒烟药物如下。

1.尼古丁替代疗法

尼古丁替代疗法可使用的药物包括尼古丁透皮贴剂、尼古丁咀嚼胶、尼古丁舌下片(非处方药)。尼古丁替代疗法通过提供尼古丁减少吸烟的欲望或缓解戒断症状,可以将戒烟率提高1倍。使用尼古丁替代疗法制剂应不少于8周,建议12周。

2.盐酸安非他酮缓释片

盐酸安非他酮缓释片是一种具有多巴胺能和去甲肾上腺素能的抗抑郁药。在戒烟日之前1~2周开始治疗,前3天每天1次,每次150 mg;4~7天每天2次,每次150 mg;第八天至治疗12周结束每天1次或每天2次,每次150 mg。常见不良反应包括口干、失眠和头痛等。

3.酒石酸伐尼克兰片

酒石酸伐尼克兰片是一种选择性的尼古丁乙酰胆碱受体的部分激动剂。戒烟日之前1~2周开始治疗,前3日每天1次,每次0.5 mg;4~7天每天2次,每次0.5 mg;第八日至治疗12周结束每天2次,每次1 mg。常见不良反应包括失眠、味觉不灵、恶心、胃肠胀气以及便秘等。

(三)非药物治疗

非药物治疗主要有5A干预、5R干预、ABC干预模式,以及筛查、简短干预和转诊治疗。

1.5A干预

5A干预的具体内容如下。

(1)询问(ask):向所有的吸烟者询问他们在过去的吸烟情况。

(2)建议(advise):对个人和团体提供恰当的建议,建议每个吸烟者尽早戒烟。

(3)评估(assess):评估这些吸烟者尝试戒烟的意愿。

(4)帮助(assist):通过提供咨询服务和/或使用药物来帮助这些吸烟者。

(5)安排(arrange):安排随访、复吸预防或重新戒烟。

2.5R干预

5R干预主要用于戒烟动机较低的吸烟者,以增强其戒烟动机。5R步骤包括以下5个方面。

(1)相关性(relevance):鼓励患者找出与需要戒烟个人相关问题。

(2)风险(risk):找出继续吸烟相关的危害与风险。

(3)奖励(reward):要求患者找出戒烟的益处。

(4)阻碍(roadblock):要求患者找出戒烟过程可能遇到的阻碍。

(5)重复(repetition):重复评估戒烟动机,如果没有动机,重复上述干预措施。

3.ABC干预模式

ABC干预模式包括询问(ask)并记录每个人的吸烟状况;提供简要建议(brief advice),以帮助每位吸烟者戒烟;强烈鼓励每位吸烟者使用戒烟支持(cessation support)并为他们提供帮助。

为每位愿意接受戒烟支持的患者转诊至戒烟中心或提供戒烟支持。

4.简短干预和转诊治疗

简短干预和转诊治疗的主要步骤为自我报告工具和/或生物标志物筛查；通常5～30分钟，以患者为中心、以强化为基础的简短干预；根据患者准备程度，转诊至戒烟专科治疗。

（四）心理治疗

1.认知行为治疗

认知行为治疗的主要目的在于改变导致适应不良行为的认知方式；改变导致吸烟的行为方式；帮助患者应付急性或慢性渴求；促进患者社会技能、强化患者不吸烟行为。

2.群体治疗

群体治疗使患者有机会发现他们之间共同的问题、制订出切实可行的治疗方案；能促进他们相互理解，让他们学会如何正确表达自己的情感、意愿，使他们有机会共同交流戒烟成功的经验和失败的教训；也可以在治疗期间相互监督、相互支持，促进他们与医师保持接触，有助于预防复吸、促进康复。

3.家庭治疗

家庭治疗强调人际间、家庭成员间的不良关系是导致吸烟成瘾、治疗后复吸的主要原因。有效的家庭治疗技术能打破否认，打破对治疗的阻抗，促进家庭成员间的感情交流。

（五）预防复吸

预防复吸包括处理复吸相关的高风险情境，处理戒断症状，阻止"偶吸"行为转变为"复吸"行为，管理体重等。

随访可提高戒烟率。可采取面对面或使用电子邮件、短信、微信等方式进行随访。

六、疾病管理

尼古丁使用所致障碍的患者若能够早发现、早诊断和早治疗，综合使用有效的干预手段并积极治疗，多数情况预后较好，但具体缓解程度要视不同患者的具体情况而定。药物治疗的周期是3个月，出院后需要定期规律复诊，如果精神症状异常应随时复诊。尼古丁使用所致障碍患者无须特殊饮食调理，戒烟期间可以吃一些糖果、瓜子等小零食来分散注意力，帮助戒烟，此外多吃一些蔬菜水果保持营养丰富、膳食均衡即可。

任何成瘾性疾病，复发往往不可避免，似乎患者在循环吸烟-戒烟-再复吸的循环中，但患者从貌似重蹈覆辙的循环中明白了导致复发的社会、心理原因，学到了如何应付这些问题，加上社会、心理的支持、干预，还是有不少患者从这些循环中返回到主流社会中，只要患者还有戒烟动机，家属永远不要放弃对这些患者的信心，要一直鼓励患者。

尼古丁使用所致障碍的预防关键是戒烟，吸烟是不良习惯，不仅对自己的健康有害，还会影响家人的健康，因此戒烟和避免吸烟是最重要的措施。父母要给孩子树立好的榜样，在家里尽量不要吸烟，避免孩子在较小年龄接触烟草；应认识并了解烟草的危害，减少对烟草的好奇心与依赖；应注意培养健全的人格，增强自制力，从而提升抵抗烟草的能力；家长应关注孩子的生活，遏止青少年去酒吧、网吧等场所，减少烟草的接触机会；已经吸烟者应主动戒烟或者寻求医师的帮助，避免发生尼古丁使用所致障碍。

（闫金凯）

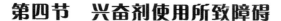

第四节　兴奋剂使用所致障碍

兴奋性物质包括可卡因、苯丙胺及苯丙胺类物质。苯丙胺类物质有不同的剂型,粉状剂型可以鼻吸、注射或者溶解于饮料中使用;片剂的处方药一般口服;冰毒在容器中或铝箔上吸入使用,可以快速产生类似于注射的快感。在我国,可卡因的滥用情况远远不如西方国家,但苯丙胺类药物(amphetamine-type stimulants,ATS)在我国的滥用情况有明显增加的趋势。因此,本节主要讨论苯丙胺、甲基苯丙胺或甲卡西酮等苯丙胺类兴奋剂使用所致相关障碍。

一、概述

(一)相关概念

苯丙胺类兴奋剂是指苯丙胺及其同类化合物。常见的包括苯丙胺、甲基苯丙胺(俗称冰毒)、3,4-亚甲二氧基甲基苯丙胺(俗称摇头丸)、甲卡西酮(浴盐、丧尸药)、麻黄碱、伪麻黄碱和哌甲酯等,其中最常被非法使用的有甲基苯丙胺和3,4-亚甲二氧基甲基苯丙胺等。苯丙胺类兴奋剂具有兴奋中枢神经系统的药理作用,可引起短暂精神异常,包括急性中毒、有害性使用、依赖和戒断综合征及各种精神障碍等。

根据苯丙胺类兴奋剂化学结构不同及药理、毒理学特性可分为以下4类。

(1)兴奋型苯丙胺类:代表药有甲基苯丙胺、哌甲酯、甲卡西酮等。

(2)致幻型苯丙胺类:代表药有二甲氧甲苯丙胺、溴基二甲氧苯丙胺和麦司卡林等。

(3)食欲型苯丙胺类:包括维洛沙秦、苯二甲吗啉,二乙胺苯丙酮等。

(4)混合型苯丙胺类:包括亚甲二氧基甲基苯丙胺和亚甲二氧基乙基苯丙胺。

(二)流行病学

在我国,物质使用所致障碍是日益严重的公共卫生问题,近年来国际和国内大中城市的苯丙胺类兴奋剂滥用情况十分严峻。《2017年中国毒品形势报告》数据显示,在2017年新发现的53.1万名吸毒人员中,滥用冰毒等苯丙胺类兴奋剂人员占73.2%。联合国毒品和犯罪问题办事处对全球各个国家和地区调查显示,2021年全球有超过2.96亿人使用毒品,比10年前高出23%;全球因滥用药物患病人数达到3 950万,10年来激增45%,且滥用人群更趋低龄化、女性化。既往我国以海洛因为主要滥用物质,但近年来我国苯丙胺类兴奋剂滥用比例逐年增高,临床上因苯丙胺类兴奋剂的滥用而导致各种生理心理及精神障碍者屡见报道。苯丙胺类兴奋剂使用可以产生幻觉、妄想等精神病性症状,造成认知功能损害,同时其心理依赖性较强,复吸率高。苯丙胺类兴奋剂滥用不仅给个人生理及心理带来极大痛苦,而且给家庭及社会带来沉重负担。

二、病因与发病机制

(一)苯丙胺类物质的药理作用与病理基础

苯丙胺类兴奋剂与儿茶酚胺递质结构相似,其进入血液后迅速在体内分布并极易通过血-脑屏障进入脑组织。口服、静脉注射、烟吸均能进入脑内发挥强烈的中枢兴奋作用。以苯丙胺为代表的苯丙胺类兴奋剂具有相似的化学结构和药理作用,其毒性作用实际上是药理学作用的加剧。

其主要药理、毒理学作用有以下几方面。

1.对中枢神经系统的影响

苯丙胺类兴奋剂具有强烈的中枢神经兴奋作用和致欣快作用。研究表明,它们大多主要作用于儿茶酚胺神经细胞的突触前膜,通过促进突触前膜内神经递质(如去甲肾上腺素、多巴胺和5-HT 等)的释放、阻止递质再摄取、抑制单胺氧化酶的活性而间接发挥药理或毒性作用。

(1)去甲肾上腺素受体系统:苯丙胺类兴奋剂的化学结构与儿茶酚胺类似,可促使去甲肾上腺素释放及抑制其再摄取,从而增加其作用强度和作用时间,造成中枢神经的兴奋作用。

(2)多巴胺受体系统:苯丙胺类兴奋剂可直接或间接作用于多巴胺系统,引起多巴胺释放、抑制多巴胺降解酶及促使神经细胞内的小泡释放神经递质,造成突触间隙内多巴胺浓度上升,使得多巴胺神经细胞的活性增强,从而产生兴奋、欣快、刻板行为、行为敏感及成瘾等表现。长期大剂量滥用时,由于堆积于神经末梢的多巴胺缺乏相应的转化酶,破坏多巴胺神经末梢,及神经细胞内的小泡神经递质耗竭,导致精神症状及慢性神经系统损害。有研究发现,滥用冰毒可导致大脑纹状体内多巴胺含量长时间减少,酪氨酸羟化酶活性下降,多巴胺的再摄取被抑制,并认为冰毒所致的多巴胺神经毒性与大脑特定区域能量代谢的紊乱有密切关系。

(3)5-羟色胺受体系统:苯丙胺类兴奋剂对 5-HT 的回收产生抑制作用,造成血清素等神经递质的急速消耗,使滥用者出现抑郁、焦虑、注意力不集中、记忆障碍及睡眠障碍等症状。长期滥用将导致 5-HT 能系统发生退化和消失,产生严重脑功能损害。

(4)谷氨酸受体系统:越来越多的研究证据表明,谷氨酸神经传导系统在苯丙胺类兴奋剂致病过程中起主要的作用。长期给予苯丙胺可以调控 NMDA 受体的表现,而这种改变可能是苯丙胺造成慢性神经损害的致病机制之一。

2.对周围神经系统的影响

苯丙胺类兴奋剂刺激交感神经 α 及 β 受体从而对外周交感神经产生拟交感兴奋作用。对心血管系统产生兴奋作用可使血压增高、心率加快等;肌肉过度兴奋与收缩所致的外周性产热导致体温升高,甚至恶性高热;作用于瞳孔括约肌,可使瞳孔扩大等。

3.其他作用

苯丙胺类兴奋剂刺激延髓呼吸中枢,使呼吸频率和呼吸深度增加;抑制摄食中枢,导致食欲下降。另外,研究还发现苯丙胺类兴奋剂具有免疫损伤作用,并被认为可能直接或间接参与HIV 感染及发病的病理过程。

(二)苯丙胺类物质的成瘾机制

苯丙胺类兴奋剂的犒赏作用和成瘾性与中脑边缘系统(犒赏中枢)的多巴胺通路相关,使用钙通道阻滞剂伊拉地平可以阻滞该通路,降低苯丙胺的精神兴奋作用,并能明显减少由苯丙胺类兴奋剂所致的主观正性体验和渴求。大量动物实验和流行病学研究表明,苯丙胺类兴奋剂具有很强的正性强化作用,其特点是即使偶尔或一次单剂量使用即可产生"急性强化效应",注射使用后很快出现思维活跃、精力充沛、能力增强感等,并体验到难以言表的快感,即称为腾云驾雾感或全身电流般传导的快感,这与苯丙胺促进多巴胺、去甲肾上腺素释放并由此导致欣快、增加精力和提高社交能力的毒理学作用有关。因此滥用潜力很大。使用数小时后,滥用者出现全身乏力、精神压抑、倦怠沮丧而进入所谓的沮丧期,以上的正性和负性体验期使得滥用者陷入反复使用的恶性循环中,这也是形成精神依赖的重要原因之一。

三、临床表现

(一)急性中毒

苯丙胺类兴奋剂使用所致急性中毒通常是短期大量使用苯丙胺类兴奋剂后所出现的一种中毒状态,临床表现与所使用的苯丙胺类兴奋剂药理作用及其剂量密切相关。

1.躯体症状

大量滥用苯丙胺类药物可引起恶心、呕吐、口渴、出汗、发热,头痛、瞳孔扩大,部分患者可出现咬牙、共济失调,血压升高、心率加快或减慢,严重者出现心律失常、循环衰竭,出血或凝血功能障碍,惊厥、昏迷甚至死亡。

2.精神症状

精神症状的临床特征以类躁狂状态多见,表现为明显的兴奋话多、欣快、激越、失眠、动作增多、性欲亢进、冲动甚至攻击行为。症状较严重者可出现谵妄状态,表现为意识模糊、幻觉、思维松散、逻辑性差、判断能力下降、妄想、注意力涣散、刻板动作或言语等。

(二)有害性使用

有害性使用是指因使用苯丙胺类兴奋剂造成了躯体或心理(精神)上有临床意义的损害,常由急性中毒、对身体的直接或间接损害所致,患者知道自己的使用模式会造成损害,仍然继续使用。

1.躯体损害

躯体损害包括因使用苯丙胺类兴奋剂直接导致的躯体问题,如头痛、高血压、上消化道溃疡甚至出血等;或导致既往疾病的加重;或间接导致的躯体问题,如牙齿损害、静脉使用导致的皮肤损伤、脓肿、溃疡、蜂窝组织炎、坏死性血管炎等,以及因不恰当的注射或性行为导致的人类免疫缺陷性病毒感染和丙型肝炎病毒感染等。

2.精神损害

精神损害包括失眠、情绪易激惹、焦虑、抑郁及原有的性格特征更加突出等;或者使原有的精神症状复发或加重等。

(三)依赖综合征

反复或持续使用苯丙胺类兴奋剂导致的一组异常生理、行为和认知综合征。患者对苯丙胺类兴奋剂使用极大优先于其他活动,出现对苯丙胺类兴奋剂使用失控及强烈的心理渴求。表现为精神依赖及躯体依赖,躯体依赖症状的严重程度与滥用苯丙胺类兴奋剂的种类和程度相关。

1.躯体依赖

躯体依赖是指个体反复使用苯丙胺类兴奋剂所导致的一种机体病理性适应状态,机体需要一定血药浓度的成瘾物质才能维持其正常功能,包括耐受性增加和戒断综合征。耐受性增加主要表现为使用同样剂量的苯丙胺类兴奋剂时出现药效减弱。因此,需通过增加使用剂量与频率,或者改变使用方式,如由吸入改为注射,来达到想要的效果。戒断症状表现详见下述戒断综合征。

2.精神(心理)依赖

精神(心理)依赖表现为对苯丙胺类兴奋剂强烈的心理渴求和对苯丙胺类兴奋剂失控性使用,难以控制使用时间与剂量,可有强迫性觅药行为,精神依赖是依赖综合征的核心特征。

（四）戒断综合征

长期反复大剂量使用苯丙胺类兴奋剂会导致机体出现适应性改变，一旦停止或减少使用剂量后，个体通常在 4～24 个小时内会出现一系列与苯丙胺类兴奋剂药理作用相反的心理、生理症状群。苯丙胺类兴奋剂戒断综合征以精神症状为主，躯体症状相对较轻。主要包括食欲增加、头晕、昏沉感、嗜睡、睡眠增多或失眠、生动而不愉快的梦、疲乏、注意力不集中、焦虑、抑郁、动力缺乏、精神运动性迟滞或激越、多疑等。苯丙胺类兴奋剂戒断症状一般持续 1～2 周。

（五）谵妄状态

苯丙胺类兴奋剂所致谵妄状态多与急性中毒有关，多在不良躯体状况基础上发生。主要表现为意识障碍，如意识模糊、清晰度下降，感知觉障碍及行为紊乱，如生动的幻觉、错觉、精神运动性兴奋、刻板动作等。自主神经功能亢进，如大汗、心动过速、震颤等。患者常有记忆障碍，恢复后对谵妄时的表现存在遗忘或部分遗忘。如患者无严重躯体疾病，停用苯丙胺类兴奋剂并及时处理，症状持续时间一般较短，预后良好。

（六）精神病性症状

长期或大量使用苯丙胺类兴奋剂可导致类似偏执型精神分裂症的症状。常见的症状包括幻听、幻视、关系妄想、被害妄想、嫉妒妄想、内心被揭露感、怪异或不寻常思维内容、思维中断、言语紊乱、行为紊乱或紧张症等，也有报道出现虚无妄想、冒充者综合征等罕见症状。患者在精神症状的影响下可出现明显的兴奋激越及冲动攻击行为。病程一般较短暂，持续时间大多不超过 1 个月，最长不超过 6 个月。

（七）苯丙胺类兴奋剂所致的其他精神障碍

1.心境障碍

在苯丙胺类兴奋剂使用的各阶段均可出现。急性较大剂量使用苯丙胺类兴奋剂可导致心境高涨，患者主观体验到头脑灵活、精力充沛和愉快感，兴奋、话多、活动增加、易激惹、性欲亢进，严重者类似躁狂发作。在急性戒断期可出现倦怠、乏力、沮丧、情绪低落、快感缺失等，类似抑郁发作，患者为摆脱抑郁情绪往往再次寻求使用苯丙胺类兴奋剂。多数患者在戒断后或慢性使用过程中会出现不同程度的抑郁，症状包括烦躁、易怒、悲观、少语少动、疲劳感、嗜睡等，严重者可出现自杀念头或企图。少数患者可表现双相障碍，并可合并精神病性症状。随着戒断时间的延长及给予相应治疗后，上述心境障碍的症状一般会逐渐缓解或康复。

2.焦虑障碍

在苯丙胺类兴奋剂使用时或戒断期间均可出现惊恐障碍，表现为突然出现的心慌、胸闷、心悸、呼吸短促、出汗、紧张、恐惧、乏力等，严重者出现濒死感，持续时间多为数分钟到数十分钟不等，很少超过一小时。也可出现类似于广泛性焦虑障碍的症状，表现为过分紧张、坐立不安、心神不定等，害怕或担心日常生活事件或活动，明知无意义但无法摆脱，为此苦恼，常伴情绪低落与睡眠障碍。症状表现类似于原发性焦虑障碍，有使用苯丙胺类兴奋剂的客观证据。

3.性功能障碍

性功能障碍与苯丙胺类兴奋剂使用密切相关，可发生在使用苯丙胺类兴奋剂的不同时期。男性性功能障碍表现包括性欲障碍（性欲增强或降低）、勃起障碍（或持续障碍）和射精障碍（射精延迟）等；女性主要表现性欲障碍（性欲增强或降低），如性高潮障碍、性兴趣/唤起障碍等。一般来说，使用早期可导致性功能亢进，慢性使用常常导致性功能降低。

4.睡眠障碍

睡眠障碍可发生在苯丙胺类兴奋剂使用不同时期,急性中毒时表现为失眠,对睡眠的需求减少,睡眠潜伏期和连续性紊乱,快眼动睡眠与慢波睡眠减少。戒断期睡眠障碍很常见,主要表现为困倦、入睡困难、睡眠效率低,夜间觉醒次数增加,睡眠时间减少,次日自觉精力不足等。抑郁焦虑情绪会加重睡眠障碍或互为因果。

5.认知功能障碍

普通人偶尔使用苯丙胺类兴奋剂可增强某些方面认知,如注意力更加集中、警觉性增强、工作效率提高,这是部分患者最初使用苯丙胺类兴奋剂的原因。但随着使用剂量与频率增加,可导致认知功能障碍,如在急性中毒及谵妄时,患者意识清晰度下降、定向障碍,可出现幻觉、错觉、妄想等感知觉与思维障碍。长期滥用苯丙胺类兴奋剂可导致持久认知功能损害,主要表现为执行功能、注意力、控制力及学习记忆功能损害。苯丙胺类兴奋剂所致认知损害与高危行为、治疗依从性差和复吸密切相关。目前认为苯丙胺类兴奋剂所致认知功能在持续戒断及治疗后可部分改善或康复。

(八)苯丙胺类兴奋剂所致的常见躯体并发症

长期使用苯丙胺类兴奋剂可导致许多躯体并发症,其中以心血管系统、神经系统、运动系统并发症较常见。

1.心血管系统

苯丙胺类兴奋剂对外周交感神经产生拟交感兴奋作用,可导致心动过速、心律失常、心肌缺血及急性高血压、心力衰竭甚至猝死。血管的急剧收缩和血压的升高会引起缺血性和出血性脑卒中。

2.神经系统

苯丙胺类兴奋剂有较强的神经毒性,长期使用会出现多巴胺功能缺陷相关的障碍,如肌张力障碍、肌阵挛、共济失调、不自主运动等各类运动障碍。

3.消化系统

苯丙胺类兴奋剂可抑制摄食中枢,导致食欲下降、营养不良、代谢紊乱等。慢性苯丙胺类兴奋剂滥用者常出现口干、牙周疾病、龋齿、牙齿磨损等,俗称"冰毒口腔"。

4.内分泌系统

苯丙胺类兴奋剂可直接或间接影响内分泌系统导致血糖升高,慢性患者可导致糖耐量异常或并发糖尿病、甲状腺功能亢进。

5.运动系统

苯丙胺类兴奋剂的中枢兴奋作用可表现为头颈部肌肉紧张、磨牙、肢体活动增加。大剂量使用可导致刻板样动作、震颤、抽搐,肌肉过度收缩、高热等会损伤肌细胞膜,引起横纹肌溶解。

6.其他

苯丙胺类兴奋剂急性中毒时可导致恶性高热。苯丙胺类兴奋剂的性兴奋作用增加 HIV、乙型肝炎和丙型肝炎、梅毒等性传播疾病的风险。有研究发现苯丙胺类兴奋剂具有免疫损伤作用,直接或间接参与 HIV 感染及发病过程。

四、临床评估与诊断

(一)临床评估

全面评估及确定症状是诊断的基础。评估内容包括病史采集、体格检查、精神检查、相关辅助检查等。

1.病史采集

病史采集对于诊断苯丙胺类兴奋剂相关障碍至关重要,需要通过对患者及其他知情者的访谈来获得详细的病史资料。访谈前,尽量了解关于患者所有相关可查阅到的资料。在访谈中,需要掌握良好的沟通技巧,首要任务是建立良好的医患关系以获得患者信任与配合,访谈过程中要充分尊重患者、表达共情,积极倾听并关注患者非言语行为,灵活运用开放性和封闭式提问等访谈策略,保证评估过程的安全性和隐私性,以增加患者的依从性。与其他知情人访谈或获取相应客观检测指标有助于核实信息的正确性。访谈重点内容如下。

(1)目前使用苯丙胺类兴奋剂情况,包括是否还使用其他成瘾性物质;若使用,是何种物质,使用的剂量和频度如何。特别要了解入院前1周所有的情况。

(2)目前有哪些临床症状,构成何种综合征。

(3)患者这些临床表现与苯丙胺类兴奋剂使用时间、剂量的关系如何。

(4)是否存在可能影响临床表现的其他因素,如躯体与精神疾病、应激源、其他成瘾物质使用等。

(5)患者是否有苯丙胺类兴奋剂使用相关障碍不能解释的精神症状。

(6)风险评估,如有无自杀、冲动攻击等风险。

(7)如果患者不合作,重要的是判断精神障碍与苯丙胺类兴奋剂使用的关系,以及对自杀、冲动、攻击行为进行风险评估。

2.体格检查

详细的体格检查可以全面评估患者的躯体情况,尤其要注意意识状态、生命体征、感染相关的体征、急性中毒和慢性苯丙胺类兴奋剂使用相关躯体并发症等。

3.精神检查

精神检查包括对一般情况、感知与思维异常、情感活动和意志行为、认知功能等的完整评估。特别要注意对患者进行包括冲动、攻击、自杀等方面的风险评估。评估同时应进行相应的详细记录。

4.辅助检查

辅助检查包括苯丙胺类兴奋剂生物学检测、实验室检查、影像学检查和相关心理学量表评估等。

(二)诊断要点

参照国际疾病分类第十版中使用精神活性物质所致的精神和行为障碍的诊断标准,在全面检查评估基础上,根据患者苯丙胺类兴奋剂使用史及相关临床表现,结合体格检查和精神科检查,以及实验室检查等结果进行诊断。诊断要点如下。

1.苯丙胺类兴奋剂急性中毒

一般是急性大量使用苯丙胺类兴奋剂所致的生理、心理精神症状群,急性中毒往往和剂量密切相关,是一种短暂现象,临床表现主要与其药理作用密切相关。生理方面表现有瞳孔散大、血压和心率增加,精神方面表现为精神运动性激越、兴奋、欣快、思维混乱、偏执,过分警觉、焦虑、紧张、刻板行为等。严重者可出现中毒性谵妄状态。

2.苯丙胺类兴奋剂有害性使用

过去12个月或者至少1个月因使用苯丙胺类兴奋剂造成了临床上躯体或精神健康的显著损害,患者常知道这种使用模式造成健康伤害,常由急性中毒、对身体器官或系统的直接或间接损害所致。

3.苯丙胺类兴奋剂依赖综合征

过去12个月或至少持续1个月的慢性、反复或持续的物质使用,典型特征为反复或失控性持续使用苯丙胺类兴奋剂。患者往往连续数天使用苯丙胺类兴奋剂以追求药物兴奋快感,直至药效减弱,此时出现情绪低落、极度疲劳的耗竭状态,患者不得不停止使用数天,如此重复循环,苯丙胺类兴奋剂使用处于失控状态,伴发系列躯体与精神健康问题,影响其家庭、职业和社会功能。

4.苯丙胺类兴奋剂戒断综合征

停止或减少苯丙胺类兴奋剂使用后出现的一组症状或体征,可表现为极度的疲劳与情绪抑郁及食欲增加等,伴有快感缺失与渴求使用苯丙胺类兴奋剂,常需要数天的休息与恢复,严重者出现自杀观念与行为。

5.苯丙胺类兴奋剂所致精神障碍

使用苯丙胺类兴奋剂期间或之后不久,出现的精神病性综合征(如幻觉、妄想、兴奋或木僵、抑郁、躁狂等)。只要不再继续使用更多的药物,上述症状多数持续时间较短,大多数典型病例在1月内部分缓解。如果肯定患者没有继续使用苯丙胺类兴奋剂,但症状长期持续存在,则应考虑与其他精神疾病,如精神分裂症共病问题。

(三)诊断步骤

在全面病史采集并明确患者有成瘾物质使用史的基础上,通过对精神症状进行分析,提出诊断假设,鉴别诊断与明确诊断及随访与验证诊断5个基本步骤来明确诊断。当患者同时存在苯丙胺类兴奋剂使用障碍与精神症状时,要注重苯丙胺类兴奋剂所致精神障碍与原发的精神障碍的鉴别诊断,重点通过分析精神障碍是否"独立"于苯丙胺类兴奋剂使用,确定是否同时存在其他原发的精神障碍。

(四)鉴别诊断

苯丙胺类兴奋剂使用相关障碍临床表现复杂,在不同的发生、发展阶段具有不同的临床特征。苯丙胺类兴奋剂急性中毒与戒断过程中可出现各种精神症状,需要与精神疾病相鉴别;苯丙胺类兴奋剂所致精神障碍的临床症状与精神分裂症、抑郁症、双相障碍等精神障碍类似,需要通过全面分析进行鉴别诊断。

1.急性中毒与原发精神障碍的鉴别诊断

在苯丙胺类兴奋剂急性中毒过程中,可出现兴奋、激越、抑郁、精神病性症状等类似于其他非药物所致精神障碍,如精神分裂症、双相障碍、焦虑抑郁障碍的症状。鉴别要点:后者缺乏苯丙胺类兴奋剂使用史;前者是在苯丙胺类兴奋剂使用过程中、使用后不久出现,并具有苯丙胺类兴奋剂中毒的其他特征性症状,如鲜明、生动、恐怖的视幻觉,关系妄想、被害妄想等,而且精神症状持续时间较短,随着药物代谢,症状缓解或痊愈。

2.苯丙胺类兴奋剂所致精神障碍与原发精神障碍的鉴别诊断

前者与苯丙胺类兴奋剂使用关系密切;而后者无苯丙胺类兴奋剂使用史,具有其相应精神障碍的临床与病程特点。部分患者可能存在共病的情况,鉴别诊断的重点在于精神障碍是否"独立"于苯丙胺类兴奋剂使用,即是否属于"共病",详见下述与精神疾病共病的鉴别诊断。

3.与其他成瘾物质使用相关障碍的鉴别诊断

药物滥用者常伴有多种成瘾物质使用,虽然发展到依赖状态的患者具有类似的行为特征,但不同成瘾物质具有不同的药理特征,患者使用后的生理与心理体验不同,戒断后特征性症状也有所差异。可以通过患者的病史及尿或者血液毒品及代谢产物检测来进行鉴别诊断。临床上一般根据目前主要使用的成瘾物质来进行诊断,但如果患者目前同时满足多种成瘾物质依赖诊断标准,可同时诊断多种药物依赖。

4.与精神疾病共病的鉴别诊断

与其他物质依赖类似,苯丙胺类兴奋剂使用者共患其他精神疾病比例较高,当患者同时存在苯丙胺类兴奋剂使用与精神症状时,需要对二者的关系进行综合分析,与其他原发的精神障碍鉴别,区分二者是否是相互独立的疾病即共病。鉴别的关键是分析精神疾病是否独立于苯丙胺类兴奋剂使用。

(1)苯丙胺类兴奋剂使用的方式:苯丙胺类兴奋剂所致相关精神障碍一般发生在大量使用或者慢性使用者,因此患者除了存在精神症状外,还具有苯丙胺类兴奋剂依赖的临床特征。

(2)苯丙胺类兴奋剂使用与精神障碍的关系:重点确定精神症状是否与苯丙胺类兴奋剂使用密切相关。如精神症状出现在急性中毒或戒断期,精神障碍与苯丙胺类兴奋剂使用存在消长关系,苯丙胺类兴奋剂使用所致精神障碍可能性大。从发生时间来看,苯丙胺类兴奋剂所致精神障碍是在成瘾物质使用之时或者不久后发生,如果在成瘾物质使用之前就已经存在精神障碍,共病可能性大。从精神障碍持续时间来看,苯丙胺类兴奋剂所致精神障碍持续时间一般较短,ICD-10描述大多数患者在1～6月内缓解或痊愈,DSM-5描述精神障碍一般在停止苯丙胺类兴奋剂使用后1月内缓解,但人格与认知功能损害可能持续存在,而其他非药物所致精神障碍具有其各自的病程特点。

五、治疗

苯丙胺类兴奋剂依赖(成瘾)与其他物质依赖类似,是一种慢性、复发性脑病,具有复杂的生物、心理和社会学因素。成瘾前可能就有社会、家庭、心理问题,成瘾后又导致患者躯体、心理、家庭、社会一系列不良后果。戒断后,许多医学、心理社会因素都可导致复发。成瘾的治疗与康复是一个长期的过程,需采取生物、心理、社会综合干预模式,治疗不仅仅针对成瘾物质使用问题,应树立以患者为中心全病程治疗的理念。对治疗效果的评估也需要从成瘾物质滥用、躯体及精神健康、家庭社会功能、法律问题等方面全面评估,而不是仅采用复吸率来评估成瘾治疗效果。

(一)治疗概述

1.治疗目标与基本原则

对于苯丙胺类兴奋剂依赖的患者,应根据个体化评估结果及其自身与家庭社会资源确定治疗目标。成瘾治疗的主要目标包括以下几个方面。

(1)控制或停止使用苯丙胺类兴奋剂。

(2)防止、减少复发。

（3）改善躯体与精神健康。

（4）改善家庭及社会功能，促进回归社会。

（5）减少相关危害。

治疗的基本原则包括个体化、综合性治疗措施；足够的治疗时间，对大多数患者来说至少需要 3 个月的治疗时间；重视心理行为治疗；积极治疗共患的精神、躯体障碍。

2.治疗的核心内容

完整的治疗应当包括急性脱毒、康复、预防复发与回归社会 3 个阶段。研究发现，治疗并非需要自愿才有效，来自家庭、就业或司法系统的压力都能增加患者治疗参与率，提高治疗效果。定期监测成瘾物质使用可帮助患者保持戒断状态，并为调整治疗方案提供依据。另外，需要对艾滋病和其他传染病进行评估与干预。需要强调的是，康复是一个长期的过程，与慢性精神障碍、躯体疾病一样，复发往往不可避免，应采用慢性疾病治疗理念对成瘾者进行长期治疗与康复。

不论患者处于何种治疗阶段及治疗环境，采用何种治疗模式，治疗均包括以下核心内容：治疗评估、治疗计划及包含 3 种基本干预方法（药物治疗、心理行为治疗和社会干预）的综合治疗措施等。只有包括这些核心要素的治疗才能获得最佳治疗效果。

3.疗效评价

成瘾治疗是一个长期、综合和系统的治疗，治疗几乎涉及患者生活的所有方面，如躯体、心理、个人家庭和社会支持系统等。治疗过程是帮助患者恢复或重建多方面功能的过程，在治疗过程中患者每个方面改善和进步都是疗效的体现，而不是仅关注患者是否使用成瘾物质，即是否复发，而应该采取多方面综合评价方法，包括躯体健康状况、认知/行为改变、成瘾物质使用情况、法律相关问题、职业功能、家庭功能和社会功能状况。

（二）急性中毒的治疗

1.一般处理

（1）将患者置于安静环境中，严密监测生命体征变化，建立静脉通道，保持呼吸道通畅，维持水电解质平衡。

（2）服药时间不超过 4 小时，可以催吐洗胃或使用活性炭，促进排泄。在没有严重并发症时可以酸化尿液加速排泄，口服氯化铵 0.5 g，每 3～4 小时 1 次。但如果出现高热、横纹肌溶解、严重酸中毒等严重并发症时则不能酸化尿液。

（3）应当尽量避免使用约束躯体的方法来控制激越，因使用约束增加高热与横纹肌溶解的危险，导致严重并发症的发生。

2.躯体并发症

（1）高热：高热后会出现一系列的并发症，导致代谢紊乱和脏器损害，高热所致的死亡率较高，因此要积极快速降温、严密心电监护，保护脑细胞，可适当使用镇静药物防止患者躁动不安而加重病情。补液维持机体的水、电解质平衡及纠正代谢性酸中毒和高钾低钠血症，预防器官功能衰竭。在早期可以碱化尿液，防止肌红蛋白对肾脏的损害，监测尿量。可以使用肌肉松弛剂丹曲林治疗高热。

（2）横纹肌溶解：临床表现为肌肉疼痛、压痛和肿胀等。如果尿隐血实验阳性而镜检无明显红细胞，血清肌酶高于正常值 5 倍，则提示横纹肌溶解，确诊有赖于肌红蛋白测定。治疗上主要是保护肾功能，监测出入水量，大量补液，碱化尿液和使用抗氧化剂来保护肾小管细胞。如果发生急性肾衰，则需要透析治疗。

（3）急性冠脉综合征：苯丙胺类兴奋剂使用可导致心率增加、心动过速、心悸、血压升高，有时会导致心肌梗死或中风，因胸痛被诊断为急性冠脉综合征者常见，除了避免使用β肾上腺素能阻滞剂与拉贝洛尔外，治疗与非药物所致的该综合征相似。治疗主要措施是让患者绝对卧床休息12～24个小时，禁食至胸痛消失。建立静脉通道，吸氧，持续心电监护及血氧监测，准备除颤仪。解除疼痛，使用吗啡2～4 mg静脉注射，注意低血压和呼吸抑制。抗血小板治疗，无禁忌证者立即给予阿司匹林300 mg口服，此后改为100 mg/d维持。心肌营养治疗，给予葡萄糖-胰岛素-钾溶液中加入ATP和辅酶A营养心肌。条件有限者，尽早转至心血管专科诊断、治疗。

（4）高血压：应监测患者血压，当出现血压升高时应对症处理，禁止使用β肾上腺素能阻滞剂如普萘洛尔或艾司洛尔，因有加重血管收缩与血压升高的风险。常用的血压控制药物如钙通道阻滞剂、血管紧张素转换酶抑制剂及血管紧张素受体拮抗剂等可以使用。根据患者的实际情况和不同类型降压药物的不良反应来选择合适的药物，原则上是从小剂量开始使用，逐渐增加至合适剂量，必要时两药联合使用降压。如果经过处理降压效果不理想，可以使用硝普钠等药。

（5）抽搐发作：立即让患者平卧，头偏向一侧，取下义齿，将压舌板置于患者一侧上、下臼齿之间；清除呼吸道分泌物，吸氧，建立有效静脉通道，进行心电、血压和血氧饱和度的监测。保持环境安静，避免声光刺激。缓慢静脉注射地西泮5～20 mg，每分钟注射量<2 mg或者劳拉西泮2～8 mg静脉注射，或肌注苯巴比妥钠0.1～0.2 g等。

3.精神症状

（1）激越或焦虑：首选口服苯二氮䓬类药物。效果不佳可使用小剂量第二代抗精神病药如奥氮平、利培酮、齐拉西酮等，严重者可肌注氟哌啶醇或齐拉西酮。

（2）精神病性症状：患者急性中毒出现幻觉或者被害妄想，关系妄想等精神病性症状时，可以使用奥氮平5～20 mg/d，或利培酮2～4 mg/d、帕利哌酮3～6 mg/d、阿立哌唑5～20 mg/d口服。尽量使用最小有效剂量，幻觉或妄想消失后应逐渐停止使用。

（3）谵妄状态：保持安静环境，密切监测生命体征，兴奋躁动明显者首选氯硝西泮或地西泮等苯二氮䓬类药物，症状严重者可肌注氟哌啶醇或齐拉西酮。如果躁动不明显则可使用第二代抗精神病药口服，如奥氮平5～10 mg/d或者利培酮2～4 mg/d、帕利哌酮3 mg/d口服。一旦症状消失，可停止使用抗精神病药。

（三）有害性使用和依赖综合征的治疗

治疗以心理、社会干预措施为主。目前尚无确切疗效的减轻苯丙胺类兴奋剂心理依赖的药物，亦无确切的抗复发治疗药物。

（四）戒断综合征的治疗

1.处理原则

一般来说，患者的躯体戒断反应较轻，一般无须特殊处理，也无须住院治疗，除非存在严重的躯体并发症或者严重的抑郁、焦虑情绪，需要积极处理。

2.抑郁焦虑和睡眠障碍

在戒断期，患者出现较重的抑郁、焦虑时需要积极处理，可使用抗抑郁药物如5-羟色胺再摄取抑制剂氟西汀20～40 mg/d或帕罗西汀20～40 mg/d或舍曲林50～150 mg/d口服；也可使用去甲肾上腺素和5-羟色胺再摄取抑制剂文拉法辛75～150 mg/d或去甲肾上腺素和特异性5-羟色胺再摄取抑制剂米氮平15～30 mg/d口服。三环类抗抑郁药如丙米嗪则应从小剂量25 mg/d开始，逐渐加量至100～150 mg/d口服。失眠较严重患者可以使用苯二氮䓬类药物如地西泮 2.5～5.0 mg 或者氯硝西泮 1～2 mg,睡前口服,但使用时间不宜过长。也可以考虑使用曲唑酮、米氮平、喹硫平等,从小剂量开始,应注意不良反应。

3.谵妄

对谵妄患者应进行详细的躯体状况检查和相应的辅助检查,排除其他原因如中枢神经系统感染、颅内出血、滥用其他成瘾物质或酒精等所致,如谵妄是其他躯体疾病所致,应以积极治疗原发疾病为主。将患者置于安静环境,密切监测生命体征,对于谵妄的兴奋躁动及精神症状的药物治疗与急性中毒时谵妄状态的处理类似,具体可参见前述相关内容。

(五)精神病性障碍的治疗。

一般需使用抗精神病药物进行治疗。用药前必须排除禁忌证,进行常规体格和神经系统检查及血常规、血生化(包含肝、肾功能)和心电图检查。对于合作患者,给药方法以口服为主,对于幻觉、妄想等精神病性症状,优先考虑第二代抗精神病药物,如奥氮平 5～20 mg/d、喹硫平 400～600 mg/d、利培酮 2～4 mg/d 或帕利哌酮 3～12 mg/d 等。通常采用逐渐加量法,从小剂量起始,1～2 周内逐步加至有效治疗剂量,药物剂量一般应小于治疗精神分裂症等原发的精神疾病所使用的剂量。对于兴奋躁动较严重、不合作或不肯服药的患者,常采用注射给药,注射给药应短期应用,并采用深部肌肉注射。通常使用氟哌啶醇 5～10 mg 肌内注射,必要时 2～3 次/天或者齐拉西酮 10～20 mg 肌内注射,每隔 2 小时可注射 10 mg 或每隔 4 小时可注射 20 mg,最高 40 mg/d。出现肌张力障碍等锥体外系反应可注射东莨菪碱 0.3 mg。

对抗精神病药物治疗的持续时间尚无一致意见,一般认为,精神症状持续短暂者不宜长期使用抗精神病药,幻觉妄想等精神症状消失后可逐渐停用药物。对于精神症状持续存在及反复出现者,可以适当延长抗精神病药物使用时间,如 3～6 个月。治疗过程中应注意药物不良反应如锥体外系反应、肝肾功能损害等。考虑患者的合作性与方便性,可考虑使用长效注射剂如帕利哌酮长效制剂,每月 75～100 mg 治疗。具有严重的心血管疾病、肝脏疾病、肾脏疾病以及有严重的全身感染时禁用,甲状腺功能减退和肾上腺皮质功能减退、重症肌无力、闭角型青光眼、既往同种药物过敏史也禁用。白细胞过低、老年人、孕妇和哺乳期妇女等应慎用抗精神病药物。

(六)其他精神障碍的治疗。

1.心境障碍:双相情感障碍需使用心境稳定剂治疗,心境稳定剂主要包括锂盐(碳酸锂)和某些抗癫痫药,如丙戊酸盐、卡马西平等。碳酸锂是最常用的心境稳定剂。碳酸锂治疗窗小,临床使用中需要防止锂中毒。抑郁障碍时应使用抗抑郁药物治疗,抗抑郁药物可从如下 4 类中选择。①选择性 5-羟色胺再摄取抑制剂;②去甲肾上腺素和 5-羟色胺再摄取抑制剂;③去甲肾上腺素和特异性 5-羟色胺再摄取抑制剂;④三环类抗抑郁药等。因不良反应较多,目前较少使用三环类抗抑郁药。

2.焦虑障碍

焦虑障碍可使用抗焦虑药物治疗,苯二氮䓬类为应用最广的抗焦虑药物,其他还有 $5-HT_{1A}$ 受体部分激动剂丁螺环酮和坦度螺酮、β 肾上腺素受体阻滞剂如普萘洛尔等。多数抗抑郁药以及部分抗精神病药(小剂量使用)均有抗焦虑作用。目前多首选具有抗焦虑作用的抗抑郁药,如帕罗西汀 20～40 mg/d、艾司西酞普兰 10～20 mg/d、舍曲林 50～200 mg/d 等,早使用初期可以合并使用苯二氮䓬类药,在 2 周左右逐渐停止使用苯二氮䓬类药物,以防止苯二氮䓬类药物依赖。严重焦虑者可以合并使用小剂量抗精神病药物,如奥氮平 5～10 mg/d 等。

3.睡眠障碍

可使用镇静催眠药物治疗失眠,常见镇静催眠药物包括如苯二氮䓬类药物、非苯二氮䓬类镇静催眠药如唑吡坦等,具有镇静催眠作用的抗抑郁药物如曲唑酮和米氮平等,以及褪黑素受体激动剂阿戈美拉汀等。苯二氮䓬类药物和唑吡坦等镇静催眠药均具有依赖性,不宜长期使用。养成良好的睡眠卫生及心理治疗等非药物治疗也是治疗睡眠障碍的重要方法。

(七)物理治疗

物理治疗手段包括经颅磁刺激,经颅直流电刺激,深部脑刺激以及针刺治疗等。目前有研究发现上述物理治疗对改善成瘾者情绪、睡眠障碍及降低心理渴求、改善认知功能等具有积极作用。

(八)心理、社会干预

目前缺乏针对苯丙胺类兴奋剂依赖者的药物治疗,心理、社会治疗是治疗苯丙胺类兴奋剂的最主要方法。心理、社会干预主要是针对影响患者苯丙胺类兴奋剂使用的心理社会因素,包括对个体心理、行为及家庭、社会环境两个方面的干预。治疗早期主要以增加患者治疗动机、提高患者自信心与自我效能为主,治疗中、后期主要目的是矫正患者苯丙胺类兴奋剂依赖导致的各种心理、社会问题,帮助患者学习各种心理、社会技能、建立健康的生活方式及预防复发。

1.心理、社会干预的基本原则和治疗计划

心理、社会干预的基本原则包括治疗前应确定尊重、理解、关爱患者的基本态度;注意治疗环境的安全及保密原则;初始阶段建立良好的治疗关系,与患者共同制定治疗计划,包括评估问题及确定治疗需求,与患者讨论并确定具体治疗目标,为实现治疗目标可能采用的具体干预内容与措施等。治疗计划需要获得患者的认可,在实施过程中才会得到患者配合与支持。

2.心理、社会干预的主要方法

(1)动机强化治疗:采用一定的治疗策略帮助患者建立并增强治疗动机,动机强化应贯穿成瘾治疗的全过程。动机强化治疗以患者为中心,强调改变是患者自己的责任,激发患者的内在潜能。动机性交谈是动机强化治疗的主要技术,通过反馈、责任、建议、提供改变菜单、共情、增强自我效能感等步骤来帮助患者认识到问题,主要运用开放式问题、回映性倾听、引发关注点、支持肯定、总结等基本技术解决患者的矛盾心理,促使其改变药物滥用行为。

(2)认知行为干预:是通过识别和改变患者的不合理认知,来减少或消除不良的情绪或药物滥用行为。认知行为干预主要包括行为的自我管理或自我控制、应对技能训练、线索暴露、行为列联管理及配偶行为治疗等。预防复发治疗是药物依赖治疗中最常用的认知行为干预手段,目的是帮助患者识别复发的高危情景,保持对复发的警惕性,加强自我控制及学习应对各种复发高危情景的技巧,以预防药物依赖复发。

(3)正念防复吸治疗(mindfulness-based relapse prevention,MBRP):主要从以下3个心理层面干预以减少复吸行为。①通过提高觉知能力帮助患者识别渴求及对高危情境的不良反应而选择更合理反应方式;②提高患者注意控制能力,改善患者执行控制力,减少自动化的觅药行为;③帮助患者接纳自己负性情绪与不舒服状况,更好地管理自我情绪与行为,从而达到降低渴求、预防复吸的目的。MBRP主要以团体形式进行,主要内容包括正式正念冥想练习及日常生活中的非正式的正念冥想,还有家庭练习及每天记录追踪表等。

(4)家庭治疗:家庭治疗是以患者的家庭为治疗单位,可包括对核心家庭成员、患者配偶(婚姻治疗)、兄弟姐妹等所有家庭成员及主要社会支持人员,家庭治疗的目标是帮助解决患者家庭

问题及帮助患者康复。家庭治疗的包括结构式家庭治疗、行为主义家庭治疗、心理动力性家庭治疗、系统式家庭治疗等。

（5）社会干预：社会干预包括改变家庭、社会环境，为患者的康复提供支持性环境，主要针对家庭、社区或文化等方面的问题，动员各种资源来影响与患者药物使用相关的认知、行为及社会环境，帮助患者保持长期戒断，建立健康的家庭、社会生活方式。社会干预主要包括后续服务、自助与互助组织等。

（九）其他干预与康复措施

其他干预与康复措施包括预防苯丙胺类兴奋剂使用的健康宣教、对高危人群及早期依赖者的简要干预和对康复者及家庭成员的干预等。其他康复措施还包括运动治疗、认知康复训练等。随着科学技术的发展，一些新型干预方法，如网络远程咨询、手机 APP、基于虚拟现实技术的心理行为干预等正在兴起，但其疗效尚需进一步研究。

六、疾病管理

兴奋剂使用时间短，使用剂量小，精神症状少，人格完整，认知损害程度轻的患者预后较好；兴奋剂使用时间长，使用剂量大，精神症状丰富，人格有缺陷，认知损害程度重的患者，由于治疗依从性差，预后通常不理想。

由于青少年及女性逐渐成为兴奋剂滥用的主要群体，针对这些高危人群应采取相应的预防措施，进行相关宣教知识的普及、增加社会支持、树立健康的人生观等；加强对娱乐场所的监管，倡导健康的娱乐方式。针对已经成瘾的滥用者主要帮助依赖人员找出复吸的危险因素，如渴求、戒断症状、某些条件刺激、不良的社会环境及人际关系等，使他们掌握应对不良环境及心理应激的方法，同时结合药物、心理社会治疗，达到预防复吸的目的。

（孙　宁）

第五节　大麻使用所致障碍

大麻及衍生物指所有从大麻植物中获取的产品，包括开花顶端、大麻酯、大麻油、浓缩提取物等。多数国家规定持有、使用或售卖大麻制品为违法，但一些西方国家已将医用大麻合法化，乌拉圭、加拿大政府、美国部分州还通过了非医疗性使用大麻合法化。大麻是全世界滥用最广泛的毒品，长期吸食大麻可引起心肺功能损害、抑制雄性动物精子生成及"无动机综合征"、大麻性精神病如偏执狂等。

一、概述

（一）相关概念

大麻的主要精神活性成分为大麻素，大约 100 种，其中 2 种成分研究较为广泛，即大麻二酚和四氢大麻酚，其中四氢大麻酚具有精神活性，而大麻二酚不具精神活性。大麻制品通常有 3 种形式：大麻烟（大麻植物干品）、大麻脂制品、大麻油，他们所含的四氢大麻酚含量依次升高，大麻烟中含量 0.5%～5.0%，大麻酯中可含 20%，而大麻油中含量可以高达 60%。

大麻滥用者常将大麻制品或大麻提取物以吸烟方式使用。大麻的精神效应是一个复杂的问题。低剂量使用可使患者出现精神或躯体的松弛感、欣快、警惕性增高、食欲增加;高剂量使用时,会出现偏执、焦虑或惊恐、非现实感和人格解体、幻觉(幻听或幻视)。大麻中毒时有两个特征性生理征兆:脉搏加快和结膜变红。血压可能降低,尤其在站立时,也可能见到肌无力、震颤、腱反射增加等。

大麻的戒断症状多数出现在戒断后的 2~3 日,持续时间长短不一。常见的症状表现为渴求、焦虑不安、失眠、食欲下降、疲倦、记忆力下降等;少数可出现震颤、胃肠功能紊乱、性欲改变、抑郁等。其中毒和戒断症状相对较轻,目前无特殊治疗手段。

(二)流行病学

据联合国《2014 世界毒品报告》,2012 年全世界有 1.25 亿~2.27 亿人吸食大麻,占世界 15~64 岁总人口的 2.7%~4.9%。我国新疆地区也不乏滥用者。而据《2018 年世界毒品报告》,2016 年度全球有 1.92 亿人使用过大麻。

二、病因与发病机制

大麻通常被称为诱导性毒品,即吸食大麻后会增加接触其他毒品的机会,如海洛因、冰毒等。美国国家药物滥用研究所认为,其原因在于青少年大脑尚处于发育阶段,而大麻的使用在一定程度上对大脑奖赏通路造成影响,使大脑对其他毒品的作用更敏感。此外,吸食大麻者周围往往存在使用或者出售其他毒品的人员,使得青少年尝试其他毒品的机会增加。大麻合并酒精使用还可以导致大麻的主要化学成分四氢大麻酚浓度增加,从而导致主观感受增强。因此,临床上多见大麻滥用者同时合并酒精或者其他成瘾物质滥用。当大麻合并蛋糕、饼干等食物一起食用时还会导致大麻的吸收增加。

大麻是通过作用于受体而发挥其药理学作用的,目前已经克隆两种大麻受体,即 CB1 和 CB2,前者主要分布在中枢神经系统内,与快感、学习记忆、注意、感觉以及协调运动有关的脑区均发现丰富的 CB1 受体;后者主要位于外周的免疫组织内。CB1 主要位于轴突终末,直接抑制包括乙酰胆碱、去甲肾上腺素、多巴胺、5-羟色胺、谷氨酸以及酪氨酸等神经递质的释放。

三、临床表现

(一)急性精神作用

吸食大麻后会感到欣快、时间和空间变形、正常体验变得强烈,有些人会出现性欲增强。初次使用可能不适。大剂量使用可出现幻觉、谵妄等。

(二)致依赖作用

较其他成瘾物质而言,大麻的成瘾性相对较低。在经常使用大麻的人群中,约有 20% 达到依赖程度。多数成瘾者戒断后会表现焦虑、情绪低落等症状。

(三)慢性精神作用

人格改变最为常见,长期使用大麻者表现呆板、迟钝、不修边幅,可有记忆力、计算力、判断力下降等认知损害。

(四)躯体作用

大麻可扩张血管、提高心率,心血管疾病患者使用大麻可能出现严重不良反应。急性使用大麻可出现口干、结膜充血、眼压降低、手脚忽冷忽热、食欲增加等。长期使用大麻烟可致暴露部位

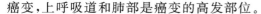

癌变,上呼吸道和肺部是癌变的高发部位。

大麻使用的常见损害包括急性损害和慢性损害。

1.急性损害

(1)急性中毒:表现意识、认知、知觉、情绪或者行为障碍。

(2)惊恐发作:见于少数第一次使用者。

(3)增加车祸危险 1.3～2.0 倍。

(4)诱发年轻人的心脏病发作。

(5)影响胎儿发育。

2.慢性损害

(1)依赖(危险率:成人 1∶10,青少年或者每天使用 3 次以及上者 1∶6)。

(2)青少年期使用大麻,剂量依赖性增加成人发生精神病性障碍的概率。

(3)增加辍学、认知功能损害、非法使用其他毒品、抑郁、自杀企图、急慢性支气管损伤、心肌梗死、卒中、睾丸癌症的可能。

四、临床评估与诊断

(一)临床评估

(1)建立良好的医患关系,多方面获得真实、重要的临床信息,保护隐私。

(2)进行系统全面的临床评估与分析,包括大麻使用史、使用模式、不良后果、治疗经过等。

(3)进行系统精神检查与体查,进行必要的辅助检查,确定主要临床问题。

(4)评估结果与临床问题进行系统分析,重点关注其症状特点及与大麻使用的关系,包括鉴别大麻使用所致障碍与其他精神障碍共病。

(5)对患者进行纵向评估与随访,确定最后诊断。

(二)诊断要点

大麻所致障碍包括急性中毒、有害使用、依赖综合征、戒断状态及精神病性障碍等,本节介绍依赖综合征和精神病性障碍。

1.依赖综合征

有长期(如>12 个月)大麻使用史,对大麻使用有强烈的渴求、冲动,明知有害还继续使用,忽视正常快乐与兴趣,导致社会、心理、职业功能受损。

2.精神病性障碍

在使用大麻期间或之后立即出现的一类精神现象。其特点为生动的幻觉、妄想或牵连观念、精神运动性兴奋以及异常情感表现,但不存在严重的意识障碍。典型病例在 1 个月内至少部分缓解,而在 6 个月痊愈。

(三)鉴别诊断

部分患者使用大麻后表现为情感高涨、或出现幻觉、妄想等精神病症状,容易与躁狂发作、精神分裂症混淆,鉴别主要依靠药物滥用史、尿液毒品检测等。大麻使用者常共病于其他精神障碍,共病增加物质使用障碍与精神障碍诊断的复杂性,给临床工作带来更大的挑战。物质滥用筛查主要包括生物样本检测和量表筛查两个方面。

目前常用的尿液检测是胶体金免疫层析法,这是一种将胶体金颗粒与包括抗原、抗体在内的许多蛋白质标记形成免疫复合物的技术。海洛因、苯丙胺、氯胺酮、大麻、可卡因试剂盒已经得到广泛应用。

在做出共病诊断前需尽可能多方面收集信息,确定精神障碍与物质使用的关系,在下述情况时应考虑共病的鉴别与诊断。

(1)患者所用成瘾物质时间、类型及用量不能解释患者的精神症状,或者二者无明显关系。

(2)患者在成瘾物质使用之前就存在精神障碍或戒断后很长时间(如超过1~6个月)后精神症状持续存在。

(3)患者在使用成瘾物质期间出现精神症状,但该成瘾物质类型几乎不会引起该类症状等。

五、治疗

(一)药物治疗

对于大麻滥用或者依赖,目前还没有公认的或经证实有效的药物。大麻过量中毒、戒断给予对症处理。对有焦虑、抑郁症状者,可给予选择性 5-羟色胺再摄取抑制剂等,若伴睡眠障碍可给予米氮平、曲唑酮等。

对有躁动激越者,可给予氟哌啶醇 $5\sim10$ mg 肌内注射。若有幻觉、妄想等精神病性症状,可给予奥氮平、喹硫平等,在幻觉、妄想消失后应逐渐停用抗精神病药。

(二)心理治疗

由于缺乏治疗药物,心理治疗显得尤其重要,包括认知行为治疗、动机强化治疗、列联管理等,详见本章第一节。

六、疾病管理

大麻使用所致障碍的疾病康复管理是一个长期的过程,需要患者、家属、社会共同参与,多种治疗方法和康复技术同时应用,以帮助患者达到身心的康复,摆脱对大麻的依赖。

(一)建立良好的康复环境

根据慢性疾病的治疗原则,成瘾的治疗模式已经从阶段性医疗向持续性医疗转变。持续性医疗模式包括一系列的医疗和社会服务,包括住院治疗、门诊治疗、日间住院、中途宿舍和自助治疗等,以帮助患者建立良好的康复环境。

对于大麻使用所致障碍的患者,需要尽可能"干净"的康复环境,应断绝和其他吸毒人员的联系,远离既往使用物质的场所,消除获得大麻的渠道,当家人也在吸毒时,应同时进行戒毒治疗。

良好的康复环境还包括社会对于大麻使用障碍患者的支持和帮助,如减少歧视和病耻感,提供就业、生活帮助、加强媒体宣传和减少公众的误解等。

(二)维持良好的医患关系

大麻使用障碍患者的康复过程中,需要克服生理和心理渴求,稳定的治疗动机是非常重要的支持性因素。在治疗初期患者进入治疗,本身就是治疗动机的体现。在治疗的维持阶段,由于对疾病认识不足、盲目自信等原因,治疗动机有可能逐渐减弱,从而增加复发的风险。良好的医患关系,是建立治疗动机的基础。不断强化治疗动机,鼓励、支持患者、家属主动参与治疗。在容忍失败的基础上,形成良好的医患同盟,给予希望是治疗成功的关键。

在治疗、康复过程中,复发往往不可避免,其常与自身、外部环境关系密切,与患者充分讨论,找出与复发相关的因素进行干预,能有效减少复发,促进社会功能。治疗者要克服自身的负性情绪、职业倦怠,永远给患者、家属希望,相信患者的康复潜力。

(三)强化无缝连接的治疗理念

根据治疗阶段的不同,治疗方式有脱毒、社会心理康复、回归社会等;治疗场所分为社会、强制隔离、自愿戒毒;治疗内容包括成瘾治疗和共病精神障碍、传染性疾病的治疗等,这些治疗方式、场所、内容需要有机整合,需要多学科的参与,形成无缝连接的机制。

(四)形成社区康复服务体系

大麻使用障碍患者需要社区提供切实有效的服务,帮助他们恢复社会功能,重返社会生活。国内开展了主要的几种社区管理形式,包括基层精神卫生专科、职业康复、随访服务、家庭看护和家庭教育等,同时以"社区为基础、量体裁衣式、尊重患者、整合服务、主动的个案管理等"为原则,更好地帮助患者保持长期戒断,建立健康的家庭社会生活方式。

(五)鼓励、支持互助团体活动

大麻使用障碍患者一旦脱离了医疗环境的保护,面对压力和渴求,复发风险增加,而各种互助团体的支持能够弥补患者出院后康复的空白。互助团体可以随时给患者提供支持,是患者终生的康复基地,尤其在我国目前还缺乏其他康复措施的情况下,互助团体对患者的康复发挥重要的作用。

(杨　闯)

第八章

冲动控制障碍

第一节 间歇性暴怒障碍

间歇性暴怒障碍(intermittent explosive disorder,IED)是一种以情绪和行为控制问题为特征,个体处于无法控制的攻击性行为状态的障碍,且该障碍可以造成违背社会规范及侵犯他人权益的后果。间歇性暴怒障碍患者的社会功能有中度和重度妨碍的大约有 30%,由于该病大多数人不能识别,总就诊率 5%,只有少数社会功能严重受损的人才就诊,需要引起社会重视。

一、概述

(一)相关概念

间歇性暴怒障碍的特征是反复短暂的言语或身体攻击或财产破坏,代表无法控制攻击性冲动,爆发的强度或攻击程度与挑衅或诱发的心理社会应激源严重不成比例。这些症状不能用另一种精神、行为或神经发育障碍更好地解释,也不是慢性愤怒和易激惹模式的一部分(例如,在对立违抗性障碍中)。行为模式的严重程度足以导致个人、家庭、社会、教育、职业或其他重要功能领域的严重损害。

(二)流行病学

间歇性暴怒障碍常始于青少年早期,常常是抑郁、焦虑和物质滥用的先兆。大约有 82% 的间歇性暴怒障碍者伴有上述某一种心理问题,但只有 28.8% 的患者在接受治疗。在美国,间歇性暴怒障碍 1 年的患病率约为 2.7%,在具有高中或高中以下教育背景的个体中更常见。

间歇性暴怒障碍的大多数患者是年轻人,之前经常有交通肇事、违纪违法或性冲动。他们对酒精很敏感。此种障碍的诊断较受争议,因为许多临床医师认为该病只是其他疾病的一种症状,而不是独立的疾病。美国 DSM-Ⅳ 对此病进行了详细的描述和诊断分类,此后广泛接受,其实此病并不少见。

广东省深圳市曾报道间歇性暴怒障碍的患病率男性 3.62%,女性 2.24%。平均发病年龄为 (15.1±7.2)岁,平均病程为(14.1±8.2)年。

二、病因与发病机制

(一)生物学因素

1.遗传因素

(1)染色体异常:性染色体异常患者的暴力和攻击行为增加,例如,有研究表明 47XYY 和

47XXY 与反社会行为有关。

（2）双生子研究：对双生子的研究发现，愤怒和寻找刺激行为有遗传倾向。犯罪父亲的寄养子与非犯罪父亲的寄养子相比，犯罪父亲的寄养子更可能具有反社会行为。

2.神经递质异常

研究结果提示，中枢神经系统的 5-HT 浓度降低与攻击行为密切相关。有学者对暴力犯罪者与非暴力犯罪者的比较发现，暴力犯罪者脑脊液中的 5-HT 的中枢代谢产物 5-羟吲哚醋酸的浓度较非暴力犯罪者的浓度明显低。

（二）社会-心理学因素

影响间歇性暴怒障碍的社会-心理学因素繁多，不良的家庭环境、家庭暴力、父母亲有精神障碍、社区环境中犯罪人员多、严重的环境污染、不健康的生活环境等都是导致间歇性暴怒障碍发生的原因。大多数 IED 患者的成长家庭里，都有暴力性行为、言语辱骂和殴打。早年耳濡目染的这些暴力环境，使得这些孩子在长大后更可能会有相同的表现。

三、临床表现

间歇性暴怒障碍的平均发病年龄在 10～16 岁之间。发病年龄通常早于常见的同时发生的疾病，如抑郁症、焦虑或恐惧相关障碍、饮食失调和物质使用引起的疾病。间歇性暴怒障碍往往表现出多年的持续病程。一般来说，攻击性行为往往会随着时间的推移而减少，间歇性暴怒障碍的患病率也相应减少。

间歇性暴怒障碍临床表现为患者不断出现无法克制的攻击冲动，引发严重的攻击行为或者造成财产损坏。而患者表现出的过激攻击行为，与情境中的挑衅或者压力是不相符的。间歇性暴怒障碍患者在冲动行为暴发前常有紧张感，伴无法克制攻击的欲望，其平时常易感到紧张、提心吊胆、不安全和自卑，且总是需要被人喜欢和接纳，对拒绝和批评过分敏感。患者因习惯性地夸大日常处境中的潜在危险，而有回避某些活动的倾向。当间歇性暴怒障碍患者受到外界刺激会出现失控、失去理智甚至变态的暴力行为，冲动行为发生以后，患者对其冲动行为有明显的不安，后悔或者内疚感。

在间歇性暴怒障碍的早期，儿童通常表现出与言语爆发和对物体的攻击相关的脾气暴躁，但通常不会严重破坏物体或攻击他人。

在青春期，间歇性暴怒障碍的爆发往往升级为包括破坏物体或财产或对他人进行身体攻击。

四、诊断与鉴别诊断

（一）病史采集

1.体格检查

临床医师通过详尽的体格检查排除可能导致症状的相关身体问题或药物使用情况，具体方法包括实验室检查等。

2.心理评估

临床医师或心理健康专家通过访谈或心理咨询，借助量表等相关工具对患者的症状、想法、感受和行为模式进行评估。

（二）诊断要点

间歇性暴怒障碍的诊断需考虑个体长期的病史，而不能单靠一次的发作。患者除了反复发作的、无法控制的、短暂的言语或身体攻击行为外,其往往存在发育、社会等方面的问题,如酒精依赖、暴力、情绪不稳定、不稳定的人际关系、重复地失去工作、不止一次地不合法的行为等,综合考虑进行诊断。

而在 DSM-5 中,间歇性暴怒障碍的诊断应符合以下条件。

(1)反复发作的暴发性冲动行为,以失控的攻击性冲动为主要表现,具有下列表现之一:言语攻击(例如,发脾气、言辞障碍的长篇大论、争论或吵架)或对财产、动物或他人的躯体攻击,持续3个月,平均每周出现2次,躯体性攻击没有导致财产的损坏或损毁,没有使动物或其他个体的身体受伤;在12个月内有3次行为爆发破坏导致财产损坏或损毁,和/或导致动物或他人身体受伤的攻击。

(2)患者的发怒与其心理社会应激源程度不相符,即使轻微的刺激也可以导致患者发怒。

(3)反复发作的暴发性冲动行为不是有预谋的(例如,是以冲动和/或愤怒为特点),也不是为了达到某种目的(例如,金钱,权力,恐吓)。

(4)反复发作的暴发性冲动行为常导致个体明显的痛苦,或职业及人际功能的损害,或涉及财产损失或触犯法律。

(5)实际年龄至少6岁(或同等发育水平)。

(6)反复发作的暴发性冲动行为不是其他精神障碍所致(如抑郁症,双相障碍,破坏性心境失调障碍,精神病性障碍,反社会人格障碍,边缘性人格障碍);也不是由于躯体疾病引起(头部外伤,老年痴呆症);或某种物质的生理效应(滥用的药物或治疗的药物)。

此外,攻击性爆发,尤其是口头爆发很常见,尤其是当个体处于压力下时,这种情况本身并不代表存在精神障碍。无论行为的严重程度或后果如何,仅仅发生一次或两次间歇性暴怒都不足以进行诊断。只有当暴怒的强度或攻击性的程度与挑衅或诱发事件或情况严重不成比例,并且在较长时间内经常发生,出现持续的攻击行为模式时,才应考虑这种诊断。

(三)鉴别诊断

1.与注意缺陷与多动障碍的鉴别诊断

注意缺陷与多动障碍的主要表现是注意力不能持久集中、活动过多、行为冲动,可以影响儿童的学习成绩、同学关系等,一般不会出现严重的反社会行为。如果满足两者的全部诊断要求,则可以同时给出两种诊断。

2.与自闭症谱系障碍的鉴别诊断

一些自闭症谱系障碍患者可能会出现具有攻击性行为的爆发。这些爆发通常与自闭症谱系障碍的核心症状相关的特定触发因素有关。间歇性暴怒障碍患者不会表现出社交沟通困难的其他特征以及自闭症谱系障碍特征的限制或重复行为。

3.与行为障碍的鉴别诊断

间歇性暴怒障碍患者可能会因为他们的爆发而与他人和执法部门发生冲突,但这些事件并不构成行为-反社会障碍特征的更普遍的反社会行为模式(例如,违反规则、撒谎、盗窃)。此外,间歇性暴怒障碍的特征是冲动攻击,而行为障碍中的攻击性通常是有预谋和工具性的。

4.与人格障碍的鉴别诊断

由于反复发作的言语和身体攻击模式导致人际关系、职业和其他方面出现不良后果,一些间歇性暴怒障碍患者可能符合人格障碍的诊断要求,具有明显的去抑制特征。如果满足两者的全部诊断要求,则可以给出两种诊断。

5.与其他精神障碍的攻击行为的鉴别诊断

攻击发作如果是由于其他精神障碍如精神病性障碍、躁狂发作、品行障碍等所致,应同时存在相应障碍的典型临床症状。

6.与物质使用障碍的鉴别诊断

成瘾物质或其他药物作用下发生的暴力攻击行为有物质或药物使用史且攻击行为与物质或药物使用之间存在直接因果联系。

7.与其他器质性精神障碍的鉴别诊断

颅脑外伤、痴呆等导致的冲动性攻击行为有相应器质性疾病症状和体征。

8.与性格暴躁的鉴别

性格暴躁通常表现为在直接受到不利于己的刺激后暴跳如雷,例如在指责孩子犯错时配偶护短,批评自己态度粗暴而怒火冲天等。当然,性格暴躁的人有时也会在微小的精神刺激下大发脾气或者借故大发脾气,但这种情况大多是在不如意、不顺心即心情不好的情况下发生。性格暴躁也会在一定程度上影响人际关系,但还未达到明显损害社会功能的程度,事后通常也无后悔感。间歇性暴怒障碍的暴怒情绪和冲动性言语或行为则常由小事引起或无端发生,小事通常并非直接针对患者,只是不符合患者本人的愿望和意向,常给人一种小事大作和很霸道的感觉,且事后有明显的后悔感和社会功能的明显受损。

五、治疗

(一)治疗原则

对于 IED,既可采用药物治疗,也可采用心理治疗(行为矫正),或将两者结合使用,会带来更好的治疗效果。团体咨询和管理愤怒会很有帮助。放松技术可有效地缓解愤怒情绪。

IED 患者可服用抗抑郁和抗焦虑药物、心境稳定剂和小剂量非典型抗精神病药物等。

(二)药物治疗

间歇性暴怒障碍尚无特效的药物治疗,因此单用药物治疗是无效的,药物治疗只能作为辅助治疗主要是用于缓解其伴随症状。药物治疗主要包括心境稳定剂锂盐、丙戊酸盐、卡马西平等,部分抗精神病药如奥氮平、氯氮平、喹硫平等,部分抗抑郁药和抗焦虑药也能对间歇性暴怒障碍有效,可根据患者的症状特点、个体情况、年龄、是否伴有其他疾病等情况合理选择使用。也有使用 β-受体阻滞剂治疗间歇性暴怒障碍有效的报道。

(三)心理治疗

1.行为治疗

行为治疗的方法主要包括阳性强化疗法和消退疗法,利用操作性条件反射的原理,改变间歇性暴怒障碍患者的行为方式,逐渐减少不良行为。

2.问题解决技巧

有学者认为间歇性暴怒障碍患者存在认知缺陷,因此可通过训练其交流技巧、解决问题的技巧、冲动和情绪控制的技巧等方面,来帮助他们提高各种能力。

3.家庭治疗

家庭治疗的目的是通过各种治疗改变家庭成员之间的关系和家庭功能,继而改变间歇性暴怒障碍患者的行为。研究显示,家庭治疗比其他方法更为有效,特别是对应激性较高的家庭更为实用。家庭治疗以整个家庭为一个治疗对象,找出家庭成员之间的关系特征和处理问题的方法,

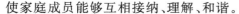

使家庭成员能够互相接纳、理解、和谐。

4.社交技能训练

训练的焦点是针对间歇性暴怒障碍患者各种影响人际互动的言语和非言语行为。训练策略包括提供指令治疗者示范、由儿童进行练习、矫正反馈及对于适当行为的社交性强化等,并且这种训练要求与父母、同伴或兄弟姊妹之间进行互动。

六、疾病管理

间歇性暴怒障碍发病年龄小,病程长,有一定的家族聚集性,父母有问题,子女问题可能性大;可能与子女长期与情绪不稳定及行为冲动的父母生活在一起,受环境因素和行为模式的学习的影响,导致子女的情绪不稳定和冲动行为的增加;疾病可能存在一定的遗传。

间歇性暴怒障碍的病程通常较长,建议患者应当坚持治疗以避免复发;练习放松技巧,如使用深呼吸、意象放松或瑜伽帮助保持冷静;发展新的思维方式(认知重构);学习改善沟通的方法;避免能改变情绪的药物。

(闫金凯)

第二节　偷　窃　狂

从心理学角度来讲,偷窃狂是一种精神障碍,属于冲动控制障碍的范畴之内。冲动控制障碍的表现即为"一组少见的、无清楚的合理动机而反复出现的精神障碍",通常患者的行为是违反普遍意义上社会行为规范的,乃至时常会触犯相关的法律法规。偷窃狂患者一般除了强迫性偷窃以外,没有其他的精神异常,更没有智能方面的缺陷,并且患病原因与患者的智力水平、文化水平、家庭经济情况没有必然的关系,因患者中不乏高智商、高学历、高收入的个体。而对于这一部分人,如果不能通过治疗将他们拉回正常的社会群体的话,他们的前途就必定会面临牢狱之灾。所以对于他们的治疗便显得必要且急切的。

一、概述

(一)相关概念

偷窃狂的特征是在没有明显动机的情况下反复无法控制偷窃物品的强烈冲动(例如,物品不是为个人使用或金钱利益而获得的)。在偷窃之前会感到相当大的压力,但在偷窃行为期间和之后,则会有愉悦、兴奋、解脱或满足感。这类精神障碍的患者偷窃的目的不是为了表达愤怒、报复,也不是因为妄想与幻觉的影响,且并不是因为品行障碍、躁症或反社会性人格的因素。

偷窃狂患者多是因为公检法部门转介或治疗其他疾病时发现。偷窃狂患者共病心境障碍、焦虑障碍、进食障碍的概率较高,也常有性功能障碍。如果偷窃发生在反社会品行障碍或躁狂发作的情况下,不应单独诊断偷窃狂。

(二)流行病学

偷窃狂的患病率尚无准确的数据。有研究估计,在一般人群中患病率为0.6%左右,在有偷窃行为的个体中只有不到5%属于偷窃狂,由于患有此病的人多半羞于开口,且大多数有偷窃行为的人没有被发现,因此患病率可能更高。有数据显示,女性患病率高于男性,原因可能是女性有更多机会接受精神科专业评估和诊断,不论是自愿或被迫,而男性多半直接被送入监狱,接受评估和诊断的机会较低。第一次诊断,男性多半在 50 岁,女性多半在 35 岁,常与发病的时间间隔 10 年以上。

有相关统计表明,在偷窃狂人群中,女性患者喜欢偷日用品,例如,毛巾、肥皂、食物,男性喜欢偷电子产品,例如,电子游戏机、手机,也就是说,偷窃狂偷的东西虽然不用,但偷的东西还是他们喜欢的,这些东西没得到时想得到,得到后心满意足,就不再去关注它。有 2/3 的患者选择将偷来的物品囤积,剩下的选择送朋友、丢弃,罕见又偷偷放回原处的。

2/3 的偷窃狂患者在行窃过程中被抓到过,被抓到的后果是社交蒙羞,情感痛苦,可能被店家罚款,被单位辞退。如果偷的金额较大,还可能被拘留或被送入监狱。偷窃狂被拘留或被送入监狱的概率为 20%。

偷窃狂偷到东西后的快感是短暂的,更多的是内疚和抑郁,其抑郁严重度与抑郁症相同,有 1/3 的偷窃狂患者企图自杀。如果盗窃伴发精神分裂症,因为自知力减退,事后可无明显的内疚和抑郁。

二、病因与发病机制

偷窃狂目前没有确定的病因。

(一)生物学因素

1.器质性病变

生理学上有报告指出,强迫性的偷窃行为,可能因为一些器质性的原因造成,如肿瘤、癫痫、痴呆或药物作用造成。

2.神经生化因素

(1)多巴胺亢进:当多巴胺亢进时,激动伏隔核多巴胺 D_3 受体,激活了中脑腹侧被盖部-纹状体腹侧(伏隔核)-额叶眶部-纹状体腹侧(伏隔核)-丘脑-额叶眶部环路,引起要偷的催促感和追求犒赏的行为。多巴胺增加引起偷窃狂的证据具体包括以下几个方面。①多巴胺激动剂(如普拉克索)能引起偷窃狂;②5-HT 和 NE 双回收阻断剂(文拉法辛、度洛西汀)高剂量时增加多巴胺能,已有引起偷窃狂的报告;③偷窃狂与物质使用障碍的共患率高,这两者都是为了追求升高多巴胺引起的快感;④躁狂症多巴胺升高,可见到入店行窃率增加;⑤注意缺陷多动障碍的额叶皮质多巴胺不足,引起注意力不集中,此时皮质-纹状体 NE 通路功能减退,引起纹状体多巴胺脱抑制性亢进,导致多动和冲动,其中纹状体腹侧(伏隔核)多巴胺亢进,就可能引起偷窃狂。

(2)5-HT 不足:5-HT 通过激动多巴胺神经元突触前膜上的 $5-HT_{2A}$ 受体,抑制多巴胺释放,当 5-HT 不足时,激动 $5-HT_{2A}$ 受体不足,引起多巴胺脱抑制性释放增加,当伏隔核的多巴胺脱抑制释放增加时,激动 D_3 受体,引起偷窃狂。

(二)社会-心理学因素

心理动力学上,大部分的研究指出,这些病患多半有不愉快或失常的童年,而这种强迫性的偷窃行为是为重拾童年时的失落感,所以这样的行为象征性的满足潜意识的冲动、希望,或冲突,而这些冲动或希望,可能是关于性或者被虐待的事件,而偷窃的行为,则是为避免自我迷恋的形象分裂。

而现象学的理论上,则认为偷窃狂是其他已知疾病的变异型,如有人认为他是情感型疾病的一种不寻常的表现,因为抗抑郁剂可以治疗;也有人认为与强迫症类似,因为它们都会对这种无法抗拒的冲动有自我不认同的反应,也会有行动时的轻松感。也有人发现,他们常合并有进食异常,特别是暴食症。

三、临床表现

偷窃狂又称病理性偷窃,其特征是持续的、反复发作的偷窃行为,偷窃的目的不在于获得经济利益,偷窃的物品也不是为了个人使用,也不是为了表达愤怒和报复,往往偷窃不需要或没有价值的物品。患者在偷窃及相关行动前具有强烈的、无法控制的冲动,伴有不断增加的紧迫感和紧张情绪,以及偷窃及相关行动后的轻松和愉悦感。

偷窃狂患者在进行偷盗行为的时候,脑海中并非是想着将这部分偷来的财产进行销赃,因为直接让他们得到满足的,仅仅是这个偷窃行为本身。就好比一个人每次坐车的时候,买完票就下车了。但他们的这个行为的确是侵犯了他人的财产权,即使他们最终将财产进行了归还抑或是最终没将这部分的财产占为己有,他们在现行的法律下面都算犯罪行为。但是透过这些行为背后,我们也应该看到其中所蕴含的心理学知识。这种偷窃狂不仅仅是罪犯,也是患者。因为盗窃成瘾的人在心理学家看来的确是有着心理障碍的,而从精神病学的观点观察,偷窃狂更是一种特殊的冲动控制障碍。

要判断一个人究竟是单纯的盗窃犯还是偷窃狂患者,我们往往要从偷窃狂的特点入手,具体包括以下几点。

一是反复出现偷窃的冲动,而且这种偷窃冲动的出现是患者本身不能控制的。这一点就直接将其与一般的偷窃犯分开了。对于一般的偷窃犯来说,他们偷窃时候的冲动是因为金钱欲望的驱使,而并非是偷盗行为的本身。他们并非是内心深处寻求这种刺激的冒险,而是一种迫不得已的"风险投资"。但是许多的偷窃犯在多次的偷窃之后也形成了一种类似的心理状态,所以由偷窃犯转换成偷窃狂的人也不在少数。

二是偷窃狂患者偷窃物品一般既不是因为自己需要,也不是因为物品具有一定价值,他们对偷窃物品的选择几乎是随机的,没有明显的选择标准。而且偷来的物品往往会被他们自己藏匿起来,或者偷偷地归还原主,也有可能遗弃。

三是与一般的偷窃行为不同,偷窃狂患者的偷窃行为一定是没有预谋的,都是一时冲动而进行的。他们没有什么明确的目的,一般既不是为了求财,也不是为了报复或者表达愤怒的情绪,更不是受到幻觉、妄想的影响。而一般的盗窃犯则会进行充分的预算,盗窃对于他们来说是目的而非是结果。

四是偷窃狂患者在偷窃之前会变得非常紧张,当紧张达到一定强度的时候,就会无法克制地去作案,并且在行窃过程中有满足感,使自己心情愉快或者放松。偷窃狂患者追求的正是这个过程,这种刺激和放松可以满足变态的心理需要。而一般的盗窃罪的满足感只有在最后将被害人的财产纳入囊中的时候才会产生。作案中的成就感只是其偷盗行为的衍生产物。

当然,上述的特点也不是绝对的。有研究表示,一些偷窃狂患者起初的确怀有一种报复心理,试图通过偷东西来表达自己的愤怒、实施报复,但是接下来反复的偷窃冲动乃至偷窃行为,就与愤怒和报复关联不多了,"习惯"的影响占到绝对比重。

而这类患者就诊的原因,多是因为法院转介或治疗其他疾病时发现他们会有冲动与强迫的偷窃史,偷窃的原因不是为个人所得,而是为了自身压力的减轻。有些人在偷窃时会有愉快的感觉,他们没有事先计划,也不会想到违法,只是一个冲动的行为,但他们知道这样的行为是错的,也会有罪恶与羞耻感,因此很少会对别人说。也有部分人为了抑制冲动行为,所以会避免一些可能让他偷窃的地方,甚至完全不逛街,导致社交孤立。偷窃狂的患者以后合并情感型精神病、焦虑症与进食异常的机会大,也常有性功能障碍。

四、诊断与鉴别诊断

(一)病史采集

偷窃狂常与其他精神障碍共病,注意从其他精神障碍患者中筛查,例如,针对因心境障碍、物质使用障碍、焦虑障碍、进食障碍、冲动控制障碍、品行障碍、强迫症接受精神科评估的患者,如果病史中存在与偷窃相关的线索,应考虑到偷窃狂的可能性,并开展必要的筛查。

非常重要的一点是,偷窃狂患者通常并不愿意讨论其偷窃行为,害怕及抗拒被抓捕,并为自己的行为感到内疚。未诊断的偷窃狂可能是致命的:一项针对107名曾自杀未遂的偷窃狂患者的研究中,92%的患者将自己的自杀未遂直接归咎于偷窃狂。

其他精神障碍也可能出现偷窃行为,须加以鉴别。并非所有的反复偷窃都归因于偷窃狂。除一般的非病理性的偷窃行为外,潜在的排除/鉴别诊断包括双相障碍、边缘型人格障碍、反社会型人格障碍及进食障碍等。

开始治疗后,可使用偷窃狂症状评估量表评估疗效。该量表是一个包含11个条目的自评量表,可评估患者的偷窃狂症状在过去一周内的严重度。

(二)诊断要点

1.ICD-11

在ICD-11中,偷窃狂的诊断要求包括以下几个方面。

(1)诊断基本要求:①患者具有反复未能控制偷窃物品的强烈冲动。②患者缺乏盗窃物品的明显动机(例如,物品不是为个人使用或金钱利益而获得的)。③在盗窃或企图盗窃之前,患者会经历紧张或激动。④患者在偷窃行为期间和之后立即体验到快乐、兴奋、解脱或满足。⑤盗窃或企图盗窃行为不能以智力发育障碍、另一种精神障碍(例如,躁狂发作)或物质中毒等原因更好地解释。

(2)其他临床特征:①一些患有偷窃狂的人在偷窃行为中出现健忘症或经历其他分离症状,并且可能难以记住他们在偷窃之前和之后的情感状态。②在偷窃狂患者中,偷窃可能是对情绪低落、焦虑、无聊、孤独或其他负面情感状态的反应。③偷窃物品后,许多患有偷窃狂的人会因为偷窃而感到内疚或羞耻,但这些感觉并不能阻止这种行为的再次发生。患有偷窃狂的人可能希望获得他们偷走的物品,并且这些物品具有实际用途,但他们不需要这些物品(例如,他们可能拥有同一物品的倍数,他们有足够的钱财来购买被盗物品)。④偷窃狂个体中情绪障碍、焦虑或恐惧相关障碍、其他冲动控制障碍、物质使用障碍和强迫症的合并发生率高于一般人群。

(3)阈值:偷窃行为很常见,大多数偷窃的人这样做是因为他们需要或想要他们负担不起的东西,作为一种恶作剧的行为,或者作为愤怒、报复的表达。偷窃狂的诊断要求是患者不需要或有能力购买被盗物品,但无法抗拒偷窃的冲动。由于药物使用或赌博的财务影响而偷窃以获取金钱利益的个人不应被诊断为偷窃狂。

2.DSM-5

在DSM-5中,偷窃狂的诊断标准主要强调以下几点。

(1)反复的、不可抵抗的去偷自己不需要的或不需要其金钱价值的东西。

(2)偷前紧张感迅速增加。

(3)偷时紧张感消退,伴有愉快感和满足感。

(4)偷窃不是为了表达愤怒或报复,也不是对幻觉或妄想的反应。

(5)偷窃不能为躁狂、反社会性人格障碍和品行障碍所解释。

其中(1)反映了不是为利而偷,(2)的紧张感是要偷的催促感尚未被执行所致,(3)的原译是"偷时紧张感消退",实际应理解为"偷到手时紧张感消退",因为只有偷到手了,这种要偷的催促感才算完成,紧张感才消退。(4)是要排除青少年通过偷窃让对方损失,来表达他的愤怒或报复。

(三)鉴别诊断

1.与注意缺陷与多动障碍的鉴别诊断

患有注意力缺陷多动障碍的人,尤其是儿童和青少年,可能会冲动地偷窃。但患有注意力缺陷多动障碍的人在偷窃之前不会表现出紧张或激动,偷窃完成后也不会表现出满足或紧张缓解。

2.与双相Ⅰ型障碍的鉴别诊断

偷窃可能与双相Ⅰ型障碍患者的躁狂或混合发作有关。在这种情况下,一旦情绪发作结束,偷窃就不会继续,而在患有偷窃狂的个体中,偷窃并不完全与情绪发作有关。

3.与囤积障碍的鉴别诊断

一些患有囤积障碍的人偷东西是过度积累模式的一部分,而患有偷窃狂的人可能会囤积被盗的物品。

4.与精神活性物质(包括药物)的影响的鉴别诊断

在物质中毒期间可能发生偷窃事件。服用处方多巴胺激动剂的人,如帕金森病,可能会表现出重复的偷窃行为,发病与药物的使用相对应。如果中毒、酒精、药物或药物的去抑制作用可以更好地解释偷窃,则不应诊断为偷窃狂。

5.与行为障碍和具有突出反社会特征的人格障碍的鉴别诊断

患有行为不合群障碍和具有突出反社会特征的人格障碍的人可能会盗窃,这是更普遍的反社会行为模式的一部分,并且通常出于可识别的动机,如个人利益或报复,而不是缓解紧张症状。患有偷窃狂的人除了偷窃之外不会表现出反社会行为。

6.与痴呆和继发性人格改变中去抑制的鉴别诊断

一些患有痴呆症或第二性人格改变的人可能会偷东西,作为由于脑损伤而去抑制冲动控制的更普遍模式的一部分。在这种情况下,不应单独诊断为偷窃狂。

7.与认知或智力功能损害相关的疾病的鉴别诊断

一些患有痴呆症、智力发育障碍或与其他疾病相关的认知或智力障碍的人可能会由于判断力受损而偷东西,而不会表现出偷窃狂的其他特征。

8.与普通偷窃行为的鉴别诊断

此类鉴别诊断多在精神疾病司法鉴定案例中涉及,在临床涉及并不多。主要是根据偷窃狂典型的临床特征,偷窃狂患者有持续的、反复发作的偷窃行为,同时有难以控制的强烈偷窃欲望和浓厚兴趣,自己也试图努力自控,但不能停止偷窃,存在偷窃行动前的紧张感和行动后的轻松感和满足感,并专注于思考或想象偷窃行为或有关情境。最关键的鉴别点在于,偷窃狂患者的偷窃行为并非是为了给个人带来收益,往往偷窃一些不需要的或没有价值的物品,而一般偷窃行为尽管偷窃时也存在紧张情绪,但是不像偷窃狂患者的偷窃欲望强烈而难以控制,一般偷窃行为的目的是为了个人利益或其他现实动机。

五、治疗

(一)治疗原则

一个多世纪以来,偷窃狂的病因仍不清楚。因此,人们提出了各种各样的治疗策略,其中包括精神分析导向的心理治疗、行为治疗和药物治疗。

(二)药物治疗

偷窃狂与强迫症、病理性赌博和拔毛癖等在症状学、分类和生物学发病机制等方面上具有很多相似性,就说明对同组某一疾病有效果的药物也适用于同组的其他疾病。因此,抗抑郁药,主要是选择性 5-羟色胺再摄取抑制剂,在其他冲动控制障碍有效果,在偷窃狂治疗中一样显示出较好的疗效。

SSRIs 的使用是基于这样一个基本原理,即这些疾病的生物学病因主要与脑突触中的血清素水平比较低有关,并且这种治疗模式的治疗效果将适用于偷窃狂和绝大部分的其他共患精神疾病。研究证据发现,5-羟色胺能系统参与了一系列与强迫症谱系障碍相关的疾病。Marazziti 等学者因此专门去研究这些疾病患者的血小板和帕罗西汀结合情况。研究结果表明,突触前 5-羟色胺转运体水平存在明显异常。

迄今为止,尚无有关偷窃狂的精神药理学治疗的对照研究。这可能是因为这种病例比较罕见,而且也很难获得足够大的样本。目前这方面知识主要来自病例报告或从相对较少的病例中收集的材料。在这方面,需要强调的是,缺乏长期随访数据(此类数据对于评估偷窃狂等疾病的治疗效果尤其重要,尤其是如偷窃狂在某些情况下的发病是突然性),并且治疗效果的阳性病例比阴性治疗经历更容易被报告,这些都会影响到研究结果的可靠性。

1.选择性 5-羟色胺再摄取抑制剂

最近的一些病例报告表明,SSRIs 在治疗强迫症谱系障碍,特别是偷窃狂方面也有效。氟西汀作为 SSRIs 的五朵金花之一,无论是作为单一药物,还是与其他药物联合使用,通常被认为具有较好的效果。根据目前最多的偷窃狂药物的个案系列报道,患者使用氟西汀单药治疗,表现出良好的反应和症状的持久缓解。氟西汀和丙咪嗪,氟西汀和锂联合使用均起到了一定的疗效。

2.情绪稳定剂

在文献中的 4 项案例报道中,锂盐作为偷窃狂的唯一治疗药物。在一项试验中获得了良好的缓解,而在其余三项试验中没有效果。锂与氟西汀的联合使用对 2 名患者的病情显著改善,另 1 名患者的病情则没有改善。

3.阿片类拮抗剂

阿片受体拮抗剂被认为有助于减轻冲动相关症状,而这些症状是冲动控制障碍的核心因素,因此,他们经常被滥用。这一特性也被用于治疗冲动控制障碍,特别是偷窃狂。最常用的药物是纳曲酮,一种长效竞争性拮抗剂。纳曲酮主要作用于 μ 受体,但也拮抗 κ 受体和 λ 受体。这一组的其他药物,如纳美芬,也可能被证明是有用的,但需要进行更多的测试。

4.其他药物

据研究报道,氯硝西泮和阿普唑仑在治疗偷窃狂方面取得了部分成功。苯二氮䓬类药物在作为其他治疗方式的佐剂时,至少在治疗开始时能有效缓解紧张状态(未发表的观察结果)。

（三）心理治疗

1.精神分析和心理动力学方法

有多种动力学理论去解释偷窃狂。社会学理论表明偷窃狂是现代社会中的消费主义和商品丰富的结果，如琳琅满目的商品经常诱人消费，有时诱人犯罪。心理动力学理论从几个方面对此现象进行解释。精神分析学家将该综合征解释为当在进行偷窃行为时，无意识的自我防御对焦虑、被禁止的本能或愿望、未解决的冲突或被禁止的性欲、对阉割的恐惧和性唤起、性满足的反应。

偷窃行为本身、被盗物品和被盗窃受害者具有象征性意义，如专偷女性内衣裤的偷窃者，这往往投射出此人有很强的性压抑，也就是说他通过偷窃女性内衣裤去唤起被禁止的性欲；儿童偷窃狂患者经常会去偷窃糖果、花花绿绿的文具用品，装饰用品，这往往意味着这类东西在家是无法得到满足的。

有些学者认为偷窃狂是"一种神经质的犯罪表现"，如有些研究认为偷窃狂是性冲动的象征或手淫的象征性替代。阿德勒坚持认为偷窃狂是"一个年轻人在同龄人面前表现出的英雄方式"，或是一种"狡猾地试图赶上更强的人"，正如犯罪是懦夫对英雄主义的模仿一样。那么根据阿德勒的观点，这意味着偷窃狂患者内心不自信、自卑、甚至充满自我贬低，她/他的偷窃行为正是她/他需要在别人面前去呈现出的果敢的、敢为他人不敢为的英雄形象。

对偷窃狂的心理分析和动态治疗方法为长期的心理分析或心理动力学治疗提供了理论基础，这也是几十年来首选的主要治疗方法。偷窃狂和其他许多精神障碍一样，要从心理动力学的角度来看待的，而不是一种生物医学疾病。不过仅仅从心理动力学角度去看，也很可能会阻碍其他方法的发展，特别是在生物学领域。

2.行为和认知干预

认知行为疗法已在很大程度上取代了心理分析和动态疗法用于治疗偷窃狂。在文献报道的许多案例中，有几种行为策略被认为是有用的，其中包括以下几点。

第一，确立新的认知模式以替代与偷窃狂行为相联系的错误认知。使患者真正看到偷窃狂行为的危害性，并时时提醒自己，以压制内心的偷窃冲动和约束自己的偷窃行为。

第二，通过各种活动不断磨炼意志，提高自控能力。当出现偷窃冲动和偷窃行为时用毅力强行中止。

第三，通过厌恶疗法抑制和消除偷窃冲动和偷窃行为。当出现偷窃欲望和冲动时，立即拉弹预先套在手腕上的一根橡皮圈，使之产生不易忍受的疼痛刺激（要防止弹伤），并计算拉弹次数，直至偷窃欲望和冲动消失。以后再次出现偷窃欲望和冲动时，则再次拉弹橡皮圈；如果拉弹次数逐渐减少，偷窃欲望冲动和偷窃行为则可望消除。

第四，努力培养有益于身心健康的活动兴趣。如打球、看影视剧、阅读小说等，以逐渐抑制偷窃冲动和取代偷窃行为。

国外学者的1个治疗案例报道，有2名对抗抑郁药治疗和洞察力导向心理治疗没有效果的偷窃狂来访者受益于想象脱敏：患者按照治疗师的指导语去想象一个偷窃过程，并当治疗师告知偷窃行为会导致严重后果时，仍然去保持放松。国外学者主张，提供替代性的满足来源，而不是厌恶性治疗，更有可能帮助患者治疗共患的抑郁症以及通过盗窃才能实现的兴奋和愉悦需求。

在某些情况下，需要采取隐蔽敏感、暴露和反应预防等组合策略。尽管这些认知行为治疗方法尚未在偷窃狂中进行系统研究，但从强迫症谱系障碍的临床实践表明，当与药物结合使用时，比单独用药治疗更具优势。

（四）物理治疗

有文献报道，电休克治疗也被用于治疗偷窃狂，主要是偷窃狂合并抑郁症的使用。因此，一般来说，ECT 的使用应该是在对治疗有抵抗症状和伴有抑郁症的患者。

六、疾病管理

偷窃狂是一种慢性疾病，一般在青春期后期开始出现，可能持续很多年，自动复原的机会与长期预后并不清楚。

预防形成偷窃狂的关键在于人们在遇到心理冲突时，尤其是内心承受能力较差的人在遇到心理冲突时，一定要及时地做好心理疏导，使自己的心理冲突能够得到及时的化解。偷窃狂的行为后果常不为社会所容，然而从个体发展的层面而言，给予他们安全、专业的环境释放压抑的消极情绪有助于预防其陷入心理与行为的恶性循环，能帮助他们转移心理能量到有利于自身发展的事情上，使患者得到自我开放、正视问题，明确问题方向并做出积极改善。

（张春艳）

第三节　纵　火　狂

纵火狂是一类以为了获得愉快、满足或缓解紧张而反复纵火为主要表现的心理障碍，该行为无明显的动机。但该类人对灭火器及其他灭火设备、与着火有关的事物以及召唤消防队有异常的兴趣。该类患者多为男性青少年，尤其是社交技巧差和学习困难的青少年，反复出现纵火冲动，付诸行动。

一、概述

（一）相关概念

纵火狂的特征是反复无法控制强烈的纵火冲动，导致在没有明显动机（例如，金钱利益、报复、破坏、政治声明、吸引注意或认可）的情况下，多次放火或企图纵火焚烧财产或其他物体。在放火之前，患者的紧张感或激动感增加，对火灾和相关刺激（例如，观看火灾、建筑火灾、对消防设备的迷恋）持续着迷或全神贯注，以及在放火期间和之后立即目睹其影响的愉悦感、兴奋感、解脱感或满足感，或参与其善后工作。智力障碍、另一种精神和行为障碍或物质中毒并不能更好地解释这种行为。

（二）流行病学

纵火狂的患病率和性别比例目前尚不清楚，针对一些有纵火行为的男性开展的研究发现他们的行为可追溯到儿童与青少年期，多半的纵火行为与金钱、犯罪及报复有关，并不符合纵火狂概念和诊断。另外，这些有纵火行为的人，常合并有抑郁障碍、人格异常、酒精与药物滥用等。纵火狂在西方儿童青少年人群中的发生率为 2.4%～3.4%，男孩多于女孩，高峰年龄段为 12～14 岁。

二、病因与发病机制

纵火狂的病因尚不清楚。生物学研究发现此类患者存在 5-HT 和 DA 代谢产物浓度低下，与抑郁障碍有一些类似发现，有学者认为此病可能是情感性障碍家族中的一员。弗洛伊德认为纵火的行为代表的是一种等同于同性恋本质的自慰行为，Lewis 等则认为这种重复的放火行为的动机是报复，也有些人认为它是一些社交技巧缺失的人所具有的原始的沟通的方式。

(一)生物学因素

1.个体因素

个体因素如个体的气质类型、可能的神经生物学倾向。纵火狂的青少年往往有犯罪的历史，有反社会的特质，有逃学、离家出走等行为。童年和青少年个体通常与注意缺陷多动障碍和适应障碍有关。患者可能是希望寻求家长的注意，也可能是潜意识中对过去发生的事情进行报复。

2.神经生物学因素

一些染色体异常疾病可能在纵火狂中比例较高。

(二)社会-心理学因素

纵火狂产生的原因有多种，从社会心理因素方面来分析，纵火狂的发生与早期受父母排斥，同父母严重隔离有关。众所周知，养育方式可影响正常人格的发展，儿童时期的不合理教养可导致孩子人格的病态发展。父母对孩子关心不够、经常争吵、分居或离异，态度粗暴、过分苛求等，都会对孩子人格发展带来不良影响，使孩子性格偏离正常，变得孤僻不合理，容易冲动或具有攻击性，或者是情绪不稳定，伴有焦虑、抑郁心境。这些由于父母教养方式而造成的人格特征是纵火狂产生的潜在原因。

1.环境因素

父母忽视、童年期虐待，多数纵火狂家庭中父亲的角色是缺失的。环境因素中也包括患者有看其他人用放火等不当行为作为一种缓解压力的方式的早期经历。

2.家庭破裂

家庭破裂且父母都重新组建家庭的青少年往往得不到足够的关注，试图通过纵火来寻求家长的注意。

3.校园暴力

遭受校园暴力的青少年为了发泄、报复、威胁，开始会选择纵火来达成他的目标，进而成为一种习惯。

此外，认知存在障碍者可出现无意识或是有意识的纵火行为。长期处于较大压力生活下的人群容易导致四维出现异常，可能会通过纵火来释放自己的压力。教育水平较低者无法正确意识到纵火的危害发生纵火狂的可能性比普通人群要高。

三、临床表现

纵火狂又称病理性纵火，是个体在没有明确动机的情况下，对财产或其他物体故意采取纵火行为或具有纵火企图，并持续关注与火和燃烧相关情境为特征的精神障碍。患者在纵火及相关行动前具有强烈的、无法控制的冲动，伴有不断增加的紧迫感和紧张情绪，以及纵火及相关行动后的轻松和愉悦感。

纵火狂被作为一种疾病进行描述也已经有 100 年左右的历史，患者在纵火前会有压力与情绪兴奋,对于火与纵火后的结果,有强烈的兴趣、冲动、好奇心,吸引力和紧张情绪;当纵火时,会有愉快、满足与轻松感,而对于目睹火警现场与参与救火,一样会有这种感觉;其纵火行为并不是为了金钱、改善其个人生活、政治目的、隐瞒犯罪行为、表达愤怒与报复,或因为妄想及幻觉所造成,也不是因为智力低下、精神疾病、精神活性物质滥用等造成的判断力失常所致。

大部分纵火都不是因为纵火狂所为,所以评估时需仔细追查其动机与原因,患者多半在儿童与青少年期就有纵火或一些与火有关的活动,纵火常会有事先准备,多半会出现在其纵火地区的附近。

四、诊断与鉴别诊断

(一)诊断要点

在 ICD-11 中,纵火狂的诊断要求包括以下几个方面。

1.诊断基本要求

(1)反复未能控制纵火的强烈冲动,导致多次纵火或企图纵火焚烧财产或其他物体。

(2)纵火或企图纵火缺乏明显动机(例如,金钱收益、报复、破坏、政治声明、吸引认可)。

(3)对火和相关刺激(例如,观看火灾、建筑火灾、对消防设备着迷)持续着迷或全神贯注。

(4)个体在纵火或试图纵火之前会经历紧张或激动感。

(5)个人在纵火、目睹火灾或参与救火的行为期间和之后立即体验到快乐、兴奋、解脱或满足。

(6)纵火的行为或企图不能以智力发育障碍、另一种精神障碍(如躁狂发作)或物质中毒更好的解释。

2.其他临床特征

纵火狂患者放火的冲动可能涉及一个仔细的计划阶段,以确定如何在伴随紧张或激动感的情况下实施纵火,而在其他情况下,放火可以在没有计划的情况下随机发生。在这两种情况下,纵火狂患者都缺乏对纵火冲动的控制。

在纵火狂患者中,火灾可能是对抑郁情绪、焦虑、无聊、孤独或其他负面情感状态的反应。许多纵火狂患者表现出社交技能障碍和学习困难史。此外,纵火狂患者,尤其是女性,经常报告遭受创伤(包括性虐待和自残)的病史。

(二)辅助检查

1.常规体格检查

纵火狂患者应首先进行常规体格检查,尤其着重检查神经系统有无异常体征。观察了解患者是否存在幻觉妄想,有无智能、记忆和人格方面的改变,是否存在心境的高涨、易激惹或悲观、绝望,有无消极自杀倾向等,自制力如何。

2.脑电图、颅脑 CT、颅脑 MRI 检查

纵火狂属于精神系统疾病,应检查大脑是否存在器质性异常。

3.心理检查

主要为了解患者是否存在精神方面的障碍,所以患者填写心理问卷应如实填写,此外还可做人格测验,如明尼苏达多相个性调查表和艾森克人格问卷。

(1)明尼苏达多相个性调查表(minnesota multiphasic personality inventory,MMPI):是迄今应用极广、颇富权威的一种纸-笔式人格测验。该问卷的制定方法是分别对正常人和精神障碍

患者进行预测,以确定在哪些条目上不同人有显著不同的反应模式,因此该测验最常用于鉴别精神疾病。MMPI 有 566 个自我报告形式的题目,其中 16 个为重复题目,(主要用于检验被试反映的一致性,看作答是否认真),实际上只 550 题。题目的内容范围很广,包括身体各方面的情况,精神状态以及家庭、婚姻、宗教、政治、法律、社会等问题的态度。MMPI 有 10 个临床量表包括疑病、抑郁、癔症、精神病态、男性化-女性化、妄想狂、精神衰弱、精神分裂、轻躁狂、社会内向,其中男性化-女性化及社会内向量表只能说明人格的趋向,与疾病无关,从上述 10 个量表中可得到 10 个分数,代表 10 种个性物质。MMPI 有 4 个效度量表,用于鉴别不同的应试态度和反应倾向。如果在这些量表上出现异常分数,意味着其余量表分数的有效性值得怀疑,包括说谎分数、诈病分数、校正分数、疑问分数。MMPI 适用于 16 岁以上的成人,被试应具有小学毕业以上的文化水平,被试可以根据测试指导语的要求完成测试,测试无时间限制,但应尽快完成。可个别施测也可团体施测。大样本可采用计算机记分的方法,需要特殊的工具作答,小样本可借助 14 张模板记分,具体方法如下。先计算疑问量表的原始分,超过 22 分或 30 分无效;再分别计算各量表的原始分;对 5 个量表加 K 分校正;查表把原始分转化为 T 分或计算 T 分;画出剖析图。我国标准 60 以上为异常,便视为可能有病理性异常表现或某种心理偏离现象。

(2)艾森克人格问卷:由英国心理学家编制的一种自陈量表,是在《艾森克人格调查表》基础上发展而成。20 世纪 40 年代末开始制订,1952 年首次发表,1975 年正式命名。有成人问卷和儿童问卷两种格式。包括内外倾向量表(E),情绪性量表(N),心理变态量表(P,又称精神质)和效度量表(L)四个分量表。有男女常模。P、E、N 量表得分随年龄增加而下降,L 则上升。精神障碍患者的 P、N 分数都较高,L 分数极高,有良好的信度和效度。中国的修订本仍分儿童和成人两式,但项目数量分别由原版的 97 和 107 变为 88 及 88 项。因量表题目少,使用方便,是目前医学、司法、教育和心理咨询等领域应用最为广泛的问卷之一。量表的结果是根据受测者在各量表上获得的总分(粗分),据常模换算出标准分 T 分,便可分析受测者的个性特点。各量表 T 分在 43.3～56.7 分之间为中间型,T 分在 38.5～43.3 分或 56.7～61.5 分之间为倾向型,T 分在 38.5 分以下或 61.5 分以上为典型。

(三)鉴别诊断

纵火狂的概念明确说明,个体纵火的目的并非为了获得经济利益、政治目的、隐瞒犯罪行为、表达愤怒与报复等,因此,诊断纵火狂之前应详细询问病史,充分了解个体纵火前后的情况,挖掘到底是否存在上述动机,如果存在任何一种现实动机都不应诊断为纵火狂。还要进行精神状况的详细评估,明确个体是否存在其他精神障碍,是否满足精神分裂症、精神发育迟滞、抑郁症、精神活性物质滥用所致精神障碍等诊断标准,判断纵火行为是否与此精神障碍有关,如果与某种精神障碍有关,也不应诊断为纵火狂。

1.与注意缺陷与多动障碍的鉴别诊断

患有注意力缺陷多动障碍的人,特别是儿童和青少年,可能会冲动地纵火。但患有注意力缺陷多动障碍的人没有表现出纵火狂特有的对火灾后的结果,有强烈的兴趣、冲动、好奇心,吸引力和紧张情绪,当纵火时,会有愉快、满足与轻松感的诊断特征。

2.与双相 I 型障碍和精神分裂症或其他原发性精神病的鉴别诊断

在极少数情况下,纵火可能与双相 I 型障碍患者的躁狂或混合发作有关。在这种情况下,一旦躁狂或混合发作结束,纵火就不会继续。

3.与为了获得钱财或达到报复、政治目的的纵火行为的鉴别诊断

为了获得钱财或达到报复、政治目的的纵火行为,其目的是清晰的,具有明确的指向性。纵火狂的纵火行为仅仅在于自我的心理满足。

4.与边缘型和分裂型人格障碍的鉴别诊断

边缘型和分裂型人格障碍患者偶尔也会有纵火行为,但这种纵火行为或者继发于愿望和行动受挫等精神刺激,或者继发于目的不明确的冲动或暴怒,也不会产生愉悦感、满足感和解脱感。纵火狂的纵火行为则来自内心驱动的强烈欲望和浓厚兴趣,行为实施过程或实施后会产生愉悦感、满足感和解脱感。

5.与痴呆和继发性人格改变中去抑制的鉴别诊断

一些患有痴呆症或第二性人格改变的人可能会放火,作为由于脑损伤而去抑制冲动控制的更普遍模式的一部分。在这种情况下,不应单独诊断为纵火狂。

6.与认知或智力功能损害相关的疾病的鉴别诊断

一些患有痴呆症、智力发育障碍或与其他疾病相关的认知或智力障碍的人可能会因判断力受损而放火,而不会表现出纵火狂的其他特征。

7.与精神分裂症或其他原发性精神病的鉴别诊断

精神分裂症患者典型的纵火行为是在妄想观念或命令性幻听支配下所为。

五、治疗

纵火狂目前尚无清楚有效的治疗,心理分析式的心理治疗常因为否认、缺乏病识感,且常合并药物滥用,所以效果有限。行为治疗,如正向回馈与处罚,目前也都没有清楚的效果。药物的治疗,目前也没有资料。

纵火狂患者的年龄不同、严重程度不同,治疗也有所不同,主要包括认知行为治疗、药物治疗、心理治疗以及其他干预疗法。

(一)治疗原则

行为治疗和精神分析适用于有自知力的和有治疗要求的纵火狂患者。教育训练、环境安排和调整、危机干预等社会干预措施对纵火狂患者的中长期康复有积极作用。药物短期使用对控制纵火狂患者的焦虑、抑郁和冲动行为有效。

(二)药物治疗

1.抗抑郁药

可以选择 5-羟色胺再摄取抑制剂、氯米帕明等,降低患者的冲动行为。

2.抗焦虑药

常用药物包括氯氮卓、地西泮等,对减轻焦虑、紧张、恐惧等症状有良好的效果,同时还有较好的镇静睡眠作用。

3.抗躁狂药

可以选择丙戊酸镁、卡马西平等抗躁狂药,抑制患者的冲动行为。

(三)心理治疗

1.认知行为治疗

对于儿童青少年,治疗上最常用的是认知行为治疗。认知行为治疗可以帮助患者找到在哪些情景下、哪些因素会导致冲动行为,然后给予持续的治疗会有助于康复。此外,认知行为治疗

中加入冲动行为的预防也很重要。

2.厌恶疗法

可通过厌恶疗法抑制和消除纵火狂的纵火欲望和行为。当出现纵火欲望时,立即拉弹预先套在手腕上的一根橡皮圈,产生不易忍受的疼痛刺激(要防止弹伤),并计算拉弹次数,直至纵火欲望消失。以后若再次出现纵火欲望,则再次拉弹橡皮圈;如果拉弹次数逐渐减少,纵火欲望和行为则可望消除。

3.社会干预

社会干预治疗可帮助患者逐渐朝预期的目标变化,主要包括教育训练、危机干预等。

4.其他治疗

其他的治疗包括消防安全和预防教育、养育技巧培训、行为矫正、问题解决、放松训练等。

六、疾病管理

纵火狂病程常是慢性且突发性,常是在纵火被抓后,才会接受评估,预后目前并不清楚。

患有纵火狂的青少年和儿童的康复预后取决于其所涉及的环境或个人因素,关键在于增强父母对心理卫生知识的了解,提高父母的素质和修养。纵火狂在成人中治愈率普遍较差且复发率较高,通常是由于患者缺乏合作,因此在患者还年轻且预后较好时及早干预很重要。

（闫金凯）

第九章

精神分裂症或其他原发性精神病性障碍

第一节 精神分裂症

精神分裂症是一组病因未明的严重精神疾病。多起病于青壮年,常有知觉、思维、情感和行为等方面的障碍,一般无意识及智能障碍。精神分裂症是我国及全世界重点防治的精神疾病,致残率较高。精神分裂症的治疗率低、依从性差、复发率高、住院率高与致残率高是导致精神分裂症患者与家庭贫困和因病返贫的主要原因。此外,在疾病症状期有可能出现危害财产及人身安全的异常行为,给社会安全带来不良影响。

一、概述

(一)相关概念

精神分裂症的特点是多种精神状态的紊乱,包括思维(如妄想、思维形式的紊乱)、感知(如幻觉)、自我体验(如感觉、冲动、思想或行为受外力控制的体验)、认知(如注意力、语言记忆和社会认知受损)、意志力(如丧失动机)、情感(如迟钝的情绪表达)和行为(如出现怪异或无目的、不可预测或不适当的情绪反应,干扰行为组织的行为)。精神运动障碍,包括紧张症,可能存在。持续性妄想、持续性幻觉、思维障碍和影响、被动或控制的经历被认为是核心症状。症状必须持续至少 1 个月,才能确诊精神分裂症。这些症状不是另一种健康状况(如脑瘤)的表现,也不是由于某种物质或药物对中枢神经系统(如皮质类固醇)的影响,包括戒断(如戒酒)。

(二)流行病学

目前国际上比较公认的数据显示,精神分裂症的终生患病率在 7‰ 左右,年发病率在 0.152‰ 左右。不同国家和地区患病率差异较大,这种差异除地域、种族、文化等因素之外,诊断标准不同也是重要原因。1993 年我国 7 个地区的流行病学调查资料显示,精神分裂症的终生患病率为 6.55‰,与 1982 年的调查结果 5.69‰ 相比略有增加。根据 2017 年发表的中国精神障碍调查报告显示,精神分裂症及其他精神病性障碍的发病率为 6.1‰,该结果根据的是调查 30 日内全体抽样人群患病的情况。男性发病率略高于女性。发病高峰集中在青春期末和成年早期这一年龄段,男性发病较女性早。男性首次发病年龄主要在 16~25 岁,女性首次发病年龄主要在 18~30 岁。精神分裂症见于各种社会文化和各个社会阶层中。患病率与家庭经济水平呈负相关。低社会阶层人群患病率高,无职业人群患病率高于有职业人群。精神分裂症患者有较高的自杀风险,约20％以上的患者有自杀企图,约5％最终死于自杀。世界卫生组织公布的数据显示,在全球范围内,精神分裂症是导致男性残疾的第五大原因,也是导致女性残疾的第六大原因。

二、病因与发病机制

精神分裂症的病因及发病机制尚未完全阐明,目前主要的观点包括大脑神经发育障碍导致脑内存在微小的病理变化是发病的基础,遗传和环境因素在精神分裂症的发病过程中起到重要作用。了解病因和发病机制的研究进展对深入理解该病的临床表现和指导治疗都具有重要意义。

(一)神经发育障碍因素

目前认为精神分裂症是存在神经发育障碍的大脑疾病。神经发育障碍病因学观点认为,在脑内神经元及神经通路发育和成熟过程中出现的紊乱,可能引起大脑神经环路的病理改变,进而导致发病。从神经发育障碍角度解释精神分裂症在青春期晚期或成年早期出现症状的原因,第一个可能性是发育早期的病变直到发育的后期无法代偿时才表现出来症状。第二个可能性是发育的病变能影响神经通路形成或调控过程,如前额叶皮质突触兴奋性-抑制性的精细调节过程,而这一过程在发育早期对全脑功能影响不明显,直到青春期的晚期需要达到精确的平衡时,才显示失衡与发病。而这种神经发育障碍的原因可能是遗传因素和母亲孕期及发育早期环境因素的影响所致。

(二)遗传因素

在人类基因组中有100多个遗传区域与精神分裂症有关,以往研究证明遗传学因素是精神分裂症发病的确切危险因素。目前认为该病是一种复杂的多基因遗传疾病,其遗传度为70％～85％。遗传流行病学研究发现,精神分裂症患者亲属患病的风险远远高于正常人群。全基因组遗传连锁分析研究表明,精神分裂症并不是单基因遗传病,而可能是由多个微效或中效基因共同作用,并在很大程度上受到环境因素影响的结果。已经报道的与精神分裂症相关连锁区域包括6p24-p22,6q13-q26,10p15-p11,13q32,22q12-q13,1q32-q41,5q31,6q25.2,8p21,8p23.3,10q22等,前5个区域得到了不同样本的重复验证,其中6号染色体与精神分裂症关系尤其密切。在多项大样本分析中被初步证实与精神分裂症可能相关而备受关注的易感基因主要有多巴胺受体基因 $DRD2$,$NRG1$,$DISC1$,$DTNPB1$ 和锌指蛋白804(ZNF804A)等。精神分裂症的表观遗传学研究也显示DNA甲基化、组蛋白修饰和MicroRNA等均可能与精神分裂症的发病有关。

(三)环境因素

环境因素可能通过以下机制影响精神分裂症的发病:①影响发育程序和成年大脑的功能性环路;②影响神经内分泌和神经递质功能;③影响人际交往的模式,从而影响其精神病理的危险性;④情感和认知处理过程。研究表明环境因素与遗传因素共同参与精神分裂症的发病,单独的环境因素或遗传因素对于精神分裂症的发病的影响都是微小的。

关于精神分裂症的环境和基因的关系,主要有3种可能的范式:一是环境和基因之间的相互作用,比如 $CHRNA5$-$A3$-$B4$ 基因中发生的DNA序列变异就与大量吸烟有关,在 $CHRNA5$-$A3$-$B4$ 基因簇中有一个变异可能会反映出吸烟的暴露量与精神分裂症患病风险之间的剂量依赖关系(不是一种直接关系);二是易感基因先于暴露环境因素;三是表观遗传效应。而遗传与环境因素是如何相互作用导致精神分裂症的问题目前尚未阐明。

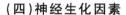

(四)神经生化因素

中枢神经系统生化研究发现某些神经递质在调节和保持正常精神活动方面起着重要作用,而许多抗精神病药物的治疗作用也与某些中枢神经递质浓度或受体功能密切相关,因此提出了精神分裂症的多种神经递质假说,其中影响最大的是多巴胺假说。近年来谷氨酸假说、γ-氨基丁酸假说和5-羟色胺假说也受到广泛的关注和重视。多巴胺假说认为,边缘系统高多巴胺能状态引起阳性症状,而前额叶低多巴胺能状态导致认知功能缺陷和阴性症状;谷氨酸假说认为脑内谷氨酸功能不足导致阴性症状,前额叶皮质 NMDA 受体功能低下,而皮质-边缘通路的皮质 γ-氨基丁酸能神经对边缘系统抑制功能不足,从而导致边缘系统多巴胺脱抑制性兴奋引起阳性症状;5-羟色胺假说则认为前额叶皮质 5-羟色胺功能不足所致大脑皮质无法对皮质下进行适度抑制,从而出现皮质下多巴胺能神经元功能的亢进;γ-氨基丁酸假说认为由于神经发育障碍,GABA中间神经元受损致大脑皮质的兴奋性神经元和边缘系统抑制的降低,导致脱抑制性兴奋引发阳性症状。但大脑是一个整体,各种神经元之间存在着复杂的兴奋和抑制性神经环路交互关系,因此不能用单一的神经递质假说解释病因全貌。

(五)神经影像学发现及神经病理学相关因素

精神分裂症患者在结构性影像学和功能影像学研究中与正常人群大脑相比,都显示存在很多神经缺陷。神经影像学研究技术方法学繁多,其中结构性影像学研究结果可重复性更高。基于体素的形态学测量(voxe-based morphometry,VBM)分析技术可以定量测定灰质和白质的体积和密度,最大程度上避免了人为因素的影响,结果更加客观。对先前发表的 MRI-VBM 研究结果总结分析显示,慢性精神分裂症的最主要表现是颞上回灰质减少(约占研究的 81%),其次为额下回、额叶内侧、颞叶内侧及岛叶的灰质减少(占研究的 50%~70%)。某些脑区,如基底节灰质密度增加患者(约占研究的 31%)。首发精神分裂症患者(或高危人群)的 MRI-VBM 研究中较为一致的发现是扣带回前部和右顶叶的灰质减少(占 15%~25%),其次为额下回和额叶内侧的灰质减少;而首发患者2~3 年随访研究提示,额叶-颞叶的灰质呈进行性减少,逐渐与慢性精神分裂症患者的研究结果趋于一致。无论首发还是慢性患者,额叶和颞叶的白质减少均较为明显。

神经影像学和神经病理学研究结果支持精神分裂是神经发育障碍性脑疾病的观点,也佐证了精神分裂症患者随着病程迁延出现不可逆的脑损伤导致不同程度精神衰退的病理过程。因此提出了早期发现、早期干预的重要性,另一方面也提出坚持长期服药预防复发是防止精神衰退的关键。

(六)感染和免疫学因素

妊娠早期和中期母亲孕期的感染暴露(流感病毒,弓形虫,单纯疱疹病毒、麻疹病毒、风疹病毒等)一直被认为可能是引起后代在成年期后发生精神分裂症的重要危险因素。多数学者认为,不同病原体的感染可能都是通过类似的免疫反应机制引发精神分裂症的,如感染导致母体内细胞因子浓度增加,而细胞因子又通过胎盘进入胎儿体内,通过血-脑屏障进入胎儿大脑,刺激小胶质细胞和星形胶质细胞产生大量细胞因子、氧自由基和兴奋性谷氨酸,构成神经细胞毒性损伤,通过影响神经发育或变性损伤,从而引起与精神分裂症有关的神经通路发育障碍等。

精神分裂症患者的血浆或脑脊液中,检测到 IL-1、IL-2、IL-6、IL-8 等多种炎性因子以及干扰素浓度偏高,表明精神分裂症患者存在中枢神经系统免疫学异常。有证据表明中枢神经系统和免疫系统之间存在着复杂的网络调控机制,细胞因子可能在这种网络中发挥重要的作用。精神分裂症患者体液免疫和细胞免疫中均有细胞因子处于激活状态,这种过度激活可能引起免疫功能紊乱,甚至能引起自身免疫性疾病。

三、临床表现

精神分裂症的临床表现错综复杂,除意识障碍、智能障碍不常见外,可出现各种精神症状。精神分裂症的自然病程可分为4个阶段:病前阶段、前驱期、急性期和慢性残留期。后3个阶段的特点是特殊的症状表现和功能缺陷。

(一)前驱期症状

患者在出现明显的精神病性症状之前就已经开始出现不寻常的行为方式和态度。由于这种变化较缓慢,可能持续几个月甚至数年。主要的前驱期症状包括注意力减退、动力和动机下降、精力缺乏、抑郁、睡眠障碍、焦虑、社交退缩、猜疑、角色功能受损和易激惹等。在前驱期已经开始不同程度地影响患者的学习、工作和生活。了解前驱期症状,有利于早期识别和早期治疗,对改善预后非常重要。

(二)急性期症状

急性期是患者症状的充分展现期,表现可涉及心理过程的各个方面,具体如下。

1.感知觉障碍

精神分裂症患者最突出的感知觉障碍是幻觉,言语性幻听最常见。幻听内容可以是争论性的或评论性的,也可以是命令性的。患者行为常受幻听支配,或与声音对话,或发怒、恐惧,或大笑,或自语自笑,或侧耳倾听。其他类型的幻觉如幻视、幻触、幻味、幻嗅等相对少见。

2.思维障碍

思维障碍是精神分裂症最主要、最本质的症状,往往因此导致患者认知、情感、意志和行为等精神活动的不协调与脱离现实,即所谓"精神分裂"。

(1)思维形式障碍:又称联想障碍。主要表现为思维联想过程缺乏连贯性和逻辑性,这是精神分裂症患者最具特征性的症状之一。与患者交谈时,多有难以理解和无法深入的感觉。患者语量可能不少,但让人抓不到要点(思维散漫)。病情严重者,言语支离破碎,根本无法交谈(思维破裂)。有的患者可在无外界因素影响下思维突然出现停顿、空白(思维中断),或感到思维被抽走(思维被夺)。有的患者可涌现大量思维并伴有明显的不自主感、强制感(思维云集或强制性思维),有时患者会感到某种不属于自己的、别人或外界强行塞入的思想(思维插入)。有的患者会对事物做一些不必要的、过度具体化的描述(病理性赘述),或者使用具体的词句或行为来表达某些抽象概念,这种概念只有患者本人才能理解(病理性象征性思维)。有时患者创造新的不存在的单词或符号来表示特殊的意义(词语新作)。有时患者逻辑推理荒谬离奇(逻辑倒错性思维),或者中心思想无法捉摸,缺乏实效的空洞议论(诡辩症)。有时患者终日沉湎于毫无现实意义的幻想,不与外界接触(内向性思维)。有时患者脑中出现2种相反的、矛盾对立的观点,无法判断对错,影响行为取舍(矛盾思维)。而有的患者则表现为语量缺乏,缺乏主动言语,对问题只能在表面上产生反应,缺乏进一步的联想(思维贫乏)。

(2)思维内容障碍:主要表现为妄想。精神分裂症的妄想特点是荒谬离奇、易于泛化。最多见的妄想是被害妄想与关系妄想。涉及的对象可从最初某个人逐渐扩展到同事、朋友、亲人,直至陌生人。严重时患者甚至认为报纸、杂志、电视的内容都与自己有关。有的患者感到自己的思维、情感、行为都是受人或受外界控制的,即被动体验,这往往是精神分裂症的典型症状。其他多见的妄想还有释义性妄想、嫉妒或钟情妄想、非血统妄想等。妄想可以突然出现,与患者的既往经历、现实处境以及当时的心理活动无关(原发性妄想),也可以逐渐形成,或是继发于幻觉、内感性不适(继发性妄想)。

3.情感障碍

精神分裂症主要表现为情感迟钝或平淡、淡漠,患者情感体验的丧失,外在情感表现以及内心情感体验与外界环境不协调。患者情感体验的丧失最早涉及较细腻的情感,如对亲人的体贴,对朋友的关心、同情等。患者逐渐对周围事物的情感反应变得迟钝,对生活、学习或工作的兴趣减少。患者情感日益淡漠,对一切无动于衷,丧失了与周围环境的情感联系。在外界情感表现上,患者谈话时面部表情很少或几乎没有变化,缺乏相应的手势和肢体姿势,讲话语调单调,眼神茫然。患者在谈及自己不幸遭遇或妄想内容时,缺乏相应的情感体验。

4.意志和行为障碍

精神分裂症患者活动缺乏主动性,变得孤僻、被动、退缩(意志减退)。患者可以连续坐数小时而没有任何自发活动。患者难以坚持工作或学习,严重时甚至不知料理个人卫生。患者往往对自己的前途毫不关心、没有任何打算。有的患者吃一些不能吃的东西,如喝尿,吃粪便、泥土、石块等(意向倒错)。有时患者可出现愚蠢、幼稚的作态行为或突然的、无目的的性冲动行为。有的患者表现为紧张综合征,包括紧张性木僵和紧张性兴奋两种状态,木僵时表现为缄默、随意运动减少或缺失,兴奋时以突然出现冲动行为为特征,即紧张性兴奋。紧张性兴奋和紧张性木僵可交替出现,是精神分裂症紧张型的典型表现。

(三)慢性残留期症状

随着病情迁延,精神分裂症进入慢性期。此期患者主要表现为某些片段的幻觉、妄想,以及思维贫乏、情感淡漠、意志活动减退或缺乏、社会行为退缩等,临床上呈现为不同程度的残疾状态。病情的不断加重最终可导致患者丧失社会功能,需要长期住院或反复入院治疗。

(四)临床症状群分型

20 世纪 80 年代初,Crow 将精神分裂症按阳性症状和阴性症状进行分型。阳性症状指精神功能的亢进或异常表现,包括幻觉、妄想、思维形式障碍、行为紊乱。阴性症状指精神功能的减退或缺失,主要包括言语贫乏、情感平淡、意志活动缺乏等。以阳性症状为主的精神分裂症被称为 Ⅰ 型精神分裂症,以阴性症状为主的精神分裂症被称为 Ⅱ 型精神分裂症。精神分裂急性期以幻觉、妄想和联想障碍等阳性症状为主;慢性期以思维贫乏、情感淡漠、意志缺乏等阴性症状为主。1982 年,Andreasen 制定了阴性症状评定量表和阳性症状评定量表。1992 年,Stanley 等制定了阴性和阳性症状评定量表,对阴性、阳性症状的定量化评定和研究提供了较好的工具。

近年来,在阳性症状群和阴性症状群的基础上,又有学者提出精神分裂症的情感症状、攻击敌意和认知缺损症状。以上五维症状群的描述在加深对精神分裂症的认识以及探讨药物治疗的靶症状方面具有一定价值。

(五)临床亚型

传统上根据临床现象学将精神分裂症划分为以下 6 个亚型。

1.偏执型精神分裂症

偏执型精神分裂症最常见。患者主要临床表现以相对稳定的妄想为主,内容荒谬离奇,多伴有幻觉(特别是幻听),言语、情感、意志、行为障碍不突出。多在青壮年期起病,较少出现显著的人格改变和衰退,但幻觉妄想症状可长期保留。此类型患者预后多较好,特别是抗精神病药应用以来,治疗效果较佳。

2.紧张型精神分裂症

紧张型精神分裂症以明显的紧张性木僵或紧张性兴奋为主,两者可交替出现。患者表现呆板,或被动性顺从,或违拗。紧张型目前在临床上有减少趋势,预后一般较好。

3.青春型精神分裂症

此类患者主要是青春期发病,多急性起病。患者主要表现为精神活动的全面紊乱或解体;思维松散、破裂,可伴有片段的幻觉、妄想;情感不协调,喜怒无常;动作行为怪异、不可预测、缺乏目的,有时进食不可吃的食物。此型预后不佳。

4.单纯型精神分裂症

此类患者主要表现是退缩、懒散。早期多表现类似"神经衰弱"的症状,如主观的疲劳感、失眠、工作效率下降等,逐渐出现日益加重的孤僻退缩、懒散、思维贫乏、情感淡漠、生活毫无目的。此类患者起病缓慢,由于缺乏阳性症状,故不易引起周围人的注意,往往患病多年后才就诊。此类患者治疗困难,预后较差。

5.未分化型精神分裂症

未分化型精神分裂症又称未定型或混合型。如果患者的临床表现同时具备1种以上亚型的特点,又没有明显的分型特征,则归为此型。

6.精神分裂症后抑郁

此类患者主要为精神分裂症好转后出现的抑郁状态。

四、诊断与鉴别诊断

(一)评估

评估的目的在于明确精神分裂症的相关症状及其严重程度,以及是否存在共病;掌握患者的症状表现、持续时间、病程特点以及风险,了解症状对患者社会功能的影响,探询可能的社会、心理或躯体危险因素,从而为诊断和制定治疗方案提供依据。相关评估包括以下几个方面。①系统的精神检查、体格检查和神经系统检查、物理及实验室检查;②临床特征评估。常用的评估精神病性临床特征的工具包括阳性和阴性症状量表、简明精神病性症状量表;③冲动风险评估;④自杀风险评估;⑤社会功能评估,可以选择个人和社会功能量表;⑥依从性评估;⑦社会支持及预后评估。

精神分裂症患者在发病期一般认识不到自己有病,很少独自去医疗单位就诊,多由家属、单位同事或其他有关人员陪同就诊。医护人员接诊后,首先向陪诊人员详细了解病史及其他相关信息,然后再与患者交谈,做详细的精神检查。根据病史、精神检查、体格检查和神经系统检查,再做必要的脑电图、影像学和血生化检查以及神经认知评估,综合分析,最后做出诊断。

(二)诊断要点

目前,精神分裂症临床诊断仍然主要依据症状表现和病史情况,缺乏客观诊断指标。国内临床和科研中使用的诊断标准来自两个分类系统,分别是ICD-11与DSM-5。国内临床中目前主要使用《国际疾病分类》中的诊断标准,而科研中常用DSM-5诊断标准。

ICD-11诊断标准为至少有下列2项,其中必须符合1～4项中的1项(根据患者的报告,或者根据临床医师、其他知情者的观察),在1个月或1个月以上时间段中的大部分时间持续存在。

(1)持续的妄想:如夸大妄想,关系妄想,被害妄想。

(2)持续的幻觉:最常见的是听幻觉,也可能是其他任何知觉的形式。

(3)思维紊乱:即思维形式障碍,如词不达意、联想松弛、言语不连贯、语词新作。当情况严重时,其言语可能破裂以至于无法被理解(词语杂拌)。

（4）被动体验：即被影响或被控制体验，如感觉个人的想法并非由其自身产生，思维被外力强行插入或抽走，或思维被播散。如果这些情况被赋予妄想性的解释可考虑其满足第一项标准。

（5）阴性症状：如情感反应平淡，思维贫乏或言语贫乏，意志缺乏，社交缺乏或兴趣缺失。必须排除这些症状继发于心境障碍、物质滥用或药物的情况。

（6）明显的行为紊乱：它可以出现在任何形式无目的的活动中，如出乎意料或不恰当的情绪反应，奇怪的无目的行为。

（7）精神运动性紊乱：如紧张性不安或激越、作态、蜡样屈曲、违拗、缄默或木僵。

这些症状不是另一种障碍或疾病的临床表现，这种障碍或疾病（如脑瘤等）没有被归属于精神和行为障碍，而且这些症状也不是由于物质或药物（如皮质类固醇）作用于中枢神经系统后的效果，包括戒断反应（如酒精戒断）。

（三）鉴别诊断

1.与正常人的鉴别诊断

一般人群中可能会出现精神病样症状或不寻常的主观体验，但在性质上它们通常是短暂存在且不伴有精神分裂症的其他症状或心理社会功能衰退。在精神分裂症中，这些症状是持久的，伴随着确诊所需的其他症状，并且通常伴有认知功能障碍和其他心理社会问题（与正常的界限）。

2.与分裂情感性障碍的鉴别诊断

精神分裂症的情感症状可能存在，但不会同时出现，或者仅有几天情感症状特别突出，符合抑郁或躁狂发作的定义要求。相反，分裂情感性障碍的精神病症状符合精神分裂症的要求，同时，或几日内处于中度或重度的抑郁，或一次躁狂发作，或一次混合发作。

3.与急性短暂性精神病性障碍的鉴别诊断

精神分裂症的精神病症状持续至少1个月。与此相比，急性短暂性精神性障碍的症状往往在时间上、严重程度和类型上快速变化，使得妄想或幻觉的内容和焦点常常切换，甚至每天变化。如此迅速的切换在精神分裂症中是不寻常的。阴性症状可能存在于精神分裂症，但不出现在急性短暂性精神性障碍中。急性短暂性精神病性障碍的持续时间不会超过3个月，并且大多数情况是持续几日到1个月，这相对精神分裂症典型的长病程而言要短得多。

4.与妄想型障碍的鉴别诊断

精神分裂症和妄想型障碍都是以持续的妄想为特征的。如果其他特征的存在符合精神分裂症的定义标准，如持续的幻觉、思维紊乱、被动体验、被影响或被控制体验、阴性症状、紊乱或异常的精神运动性行为，这时应该诊断为精神分裂症而不是妄想型障碍。但是，如果幻觉与妄想的内容一致且并非持续存在，如按一般的频率出现1个月或更长，这时更符合妄想型障碍的诊断，而不是精神分裂症。妄想型障碍相对于精神分裂症而言倾向于晚发且有相对完整的人格，并且在社交和职业功能上保持相对完好。

5.与分裂型障碍的鉴别诊断

分裂型障碍的特点是持久的异常言语、感知、信念和行为模式，这种特征类似于一种弱化形式的精神分裂症的症状。精神分裂症与分裂型障碍的区别点在于整个症状群的严重程度，如果症状严重程度达到精神分裂症的标准要求则应诊断为精神分裂症。

6.与脑器质性及躯体疾病所致的精神障碍的鉴别诊断

此类患者可出现精神病性症状，如幻觉或妄想，但症状发生于脑器质性疾病或躯体疾病之后，详细的病史采集、体格检查和实验室检查可有阳性发现。

7.与精神活性物质所致精神障碍的鉴别诊断

此类患者可出现幻觉、妄想等症状,但症状的发生与精神活性物质的使用相关,详细的病史采集、体格检查、实验室检查可以发现相关信息,帮助诊断。

8.与心境障碍的鉴别诊断

心境障碍以情感高涨或低落,伴有相应的认知和行为改变为主要临床表现。一些心境障碍患者可能出现幻觉、妄想等精神病性症状。精神病性症状常常与患者的心境状态协调,受情绪状态影响。而精神分裂症患者思维障碍是最本质的症状,主要表现为感知觉、情感活动和意志行为活动的不协调,思维联想过程缺乏连贯性和逻辑性,妄想往往荒谬离奇、易于泛化、情感活动主要表现为情感迟钝或平淡,患者的行为活动缺乏主动性,被动、退缩等,易于鉴别。

五、治疗

精神分裂症的治疗是一个复杂的问题,应采取综合措施治疗,目前抗精神病药治疗、电抽搐治疗、心理社会综合康复等是主要的治疗手段。对于慢性期患者,除药物系统治疗控制症状和预防复发外,更应当重视康复措施,促进患者社会功能恢复,最终回归社会。

(一)治疗原则

根据中国精神分裂症防治指南,精神分裂症患者抗精神病药物的治疗原则包括以下几点。

(1)一旦确定精神分裂症的诊断,尽早开始抗精神病药物治疗,根据评估,权衡疗效和安全性,选择适宜于患者个体化的抗精神病药单一用药治疗。

(2)急性发作病例,包括复发和病情恶化的患者,根据既往用药情况继续使用原有效药物,剂量低于有效治疗剂量者,可增加至治疗剂量继续观察;如果已达治疗剂量仍无效者,酌情加量或考虑换用另一种化学结构的非典型药物或典型药物。疗效不佳者也可以考虑使用氯氮平,但应该定期监测白细胞与中性粒细胞数量。

(3)定期评价疗效,指导治疗方案。定期评定药物不良反应,并对症处理。

(二)急性期治疗

1.治疗目标

急性期的治疗目标包括防止疾病进展,预防风险性行为;控制急性期症状;尽快恢复功能的最佳水平。

2.治疗策略

急性期的治疗策略包括以下几点。

(1)早发现、早治疗,急性期患者临床症状以阳性症状、激越冲动、认知功能受损为主要表现,宜采取积极的药物治疗,争取缓解症状,预防病情的不稳定性。

(2)积极按照治疗分期进行长期治疗,争取提高临床缓解患者的比例。

(3)根据病情、家庭照料情况和医疗条件选择治疗场所,包括住院、门诊、社区和家庭病床治疗。

(4)根据经济情况,尽可能选用疗效确切、不良反应轻、便于长期治疗的抗精神病药物。

(5)积极进行家庭教育,争取家属重视、建立良好的医患联盟,配合对患者的长期治疗。

(6)定期对患者进行心理治疗、康复和职业训练。

(7)尽早建立治疗联盟,治疗联盟是精神分裂症患者、家属、精神科医师(有些还包括心理治疗师、精神康复师)及社区卫生支持系统间建立的,以康复和回归社会为共同目标的有机组织,有助于建立良好的医患关系和提高治疗依从性。

3.药物治疗

(1)药物治疗的基本原则：①一旦确定诊断,尽早治疗;②如果为复发患者,应根据既往用药情况继续使用原来有效的药物;③应从小剂量开始逐渐增加剂量到有效推荐剂量,当治疗剂量不足时,应首先尝试增加剂量后符合足量足疗程治疗的原则;④足量足疗程治疗后疗效欠佳时,可考虑换用其他化学结构和机制不同的另一种抗精神病药物,如仍然疗效不佳也可考虑用氯氮平治疗;⑤尽量单一用药、个体化用药;⑥定期评价疗效和不良反应,指导治疗方案;⑦选择药物时应特别注重药物的不良反应。

(2)常用药物：第一代抗精神病药物是指主要作用于中枢 D_2 受体的抗精神病药物,包括氯丙嗪、奋乃静、氟奋乃静及其长效制剂、三氟拉嗪、氟哌啶醇及其长效制剂、五氟利多、舒必利等,其治疗精神分裂症阳性症状有效。第一代抗精神病药物的主要不足包括对患者的认知损害与阴性症状疗效有限,约有 30% 的患者其阳性症状不能有效缓解;锥体外系不良反应和迟发性运动障碍风险较高等,导致患者的治疗依从性差。

第二代抗精神病药物包括一系列药理机制或化学结构不同的化合物,如氯氮平、利培酮、奥氮平、喹硫平、齐拉西酮、阿立哌唑、氨磺必利、帕利哌酮、布南色林、哌罗匹隆和鲁拉西酮等。第二代抗精神病药物可有效改善阳性症状、部分阴性症状与认知损害,治疗中断率低于第一代抗精神病药物。第二代抗精神病药物的常见不良反应包括以下几点。①锥体外系不良反应较少,但利培酮、氨磺必利和帕利哌酮等药物仍存在与药物剂量相关的锥体外系症状,长期服药应注意发生迟发性运动障碍;②过度镇静:氯氮平和喹硫平多见,可将每天剂量的大部分在睡前服用,避免或减轻白天的过度镇静;③直立性低血压:多见于低效价药物快速加量或剂量偏大时,此时应让患者平卧,头低位,监测血压;④流涎:睡眠时常见,以氯氮平最多见,建议患者侧卧位,以便于口涎流出,防止吸入气管,必要时减量或换药;⑤催乳素水平升高:以利培酮、氨磺必利和帕利哌酮多见。可根据病情,药物减量、换用其他药物或联合低剂量阿立哌唑;⑥代谢综合征:包括体重增加、高血糖、高血脂和高血压。以氯氮平和奥氮平多见。不少体重增加患者食欲增加,建议患者适当节制饮食,酌情增加活动;⑦心电图改变:根据患者情况监测心电图,尤其是高剂量齐拉西酮和氨磺必利治疗时其他少见的严重不良反应。⑧其他少见的严重不良反应:患者可出现神经阻滞剂恶性综合征,故应尽量避免联合大剂量抗精神病药治疗;诱发癫痫发作和血液系统改变,以高剂量氯氮平多见,应掌握氯氮平治疗的适应证,治疗中应进行监测。

此外,长效剂型抗精神病药物也在预防复发方面起到了重要作用。口服长效抗精神病药五氟利多(每周 1 次),抗精神病药长效针剂包括氟奋乃静癸酸酯注射液、癸酸氟哌啶醇注射液、棕榈酸帕利哌酮注射液、阿立哌唑长效注射剂、利培酮长效注射剂等。长效针剂和口服药物的选择各有利弊,应根据个体化用药原则选药。

4.物理治疗

(1)改良电抽搐治疗:改良电抽搐治疗主要适用于伴有抑郁、自伤、自杀、拒食、违拗、紧张木僵、极度兴奋躁动、冲动伤人者,以及药物疗效欠佳或对药物治疗不能耐受者。改良电抽搐治疗安全性好,起效快,但疗效不够持久,控制症状后仍需抗精神病药维持治疗。治疗前应有详细的体格检查以及血常规、血生化和心电图等检查,排除治疗禁忌,并获取家属和患者的知情同意。

(2)重复经颅磁刺激治疗:重复经颅磁刺激治疗适用于幻听、阴性症状和睡眠障碍等,虽然相对安全,但疗效尚不确切。

5.心理治疗

心理治疗方法包括支持性心理治疗、认知行为心理治疗、认知矫正治疗、家庭治疗、心理健康教育等。虽然在急性期提供结构化的心理治疗可能不是最佳选择,但那些促进患者对医师信任和主动参与的心理治疗可能有利于随后的药物治疗和疾病康复。在急性期,家庭成员的反馈以及对他们的心理教育和支持可能会极大地影响他们之后照料患者、参与家庭心理治疗的兴趣,对改善服药依从性将起到积极作用。心理治疗的系统开展将对患者的治疗和康复起到重要的作用。

(三)巩固期(稳定期)治疗

1.治疗目标

(1)维持急性期所用的药物治疗至少 6 个月,防止已缓解的症状复发,并使阴性症状获得进一步改善。

(2)对患者减少应激,提供支持,降低复发的可能性。

(3)提高患者适应日常生活的能力。

(4)进一步缓解症状和巩固临床痊愈,促进恢复。

(5)监测药物不良反应(如迟发性运动障碍、闭经、溢乳、体重增加、糖脂代谢异常、心肝肾功能损害等),根据疗效与最小不良反应调整药物剂量,提高诊疗依从性。

2.治疗策略

此期治疗策略仍以药物治疗为主,以急性期原有效药物、原有效剂量坚持巩固治疗,促进阴性症状进一步改善,疗程至少 6 个月。治疗场所建议在门诊或社区进行治疗,积极开展家庭教育、心理治疗及康复治疗。

(四)维持期(康复期)治疗

1.治疗目标

(1)维持症状缓解,预防复发。

(2)促进患者的功能水平和生活质量持续改善。

(3)监测与处理药物持续治疗中的不良反应。

(4)确立院外患者病情和诱发因素的监护人。

(5)提供心理干预,提高药物治疗效果和依从性,改善预后。

2.治疗策略

(1)根据个体及所用的药物情况,确定是否减少剂量,把握预防复发所需剂量。

(2)疗效稳定,无特殊不良反应,尽可能不换用药物。

(3)疗程视患者个体情况而定,5 年内有 2 次或 2 次以上发作者应终生维持治疗。治疗场所主要在门诊随访和社区随访。

(4)加强心理治疗。

抗精神病药维持治疗对于减少患者复发或再住院具有积极的作用。如症状充分控制并持续稳定超过 6 个月以上,可考虑抗精神病药缓慢减量维持治疗。维持治疗的剂量通常比急性期和巩固期的治疗剂量低。维持治疗的时间根据复发次数不同而不同,第一次发作一般推荐维持治疗 3～5 年,第二次或多次复发者维持治疗时间应更长,甚至需要终生服药。在临床实际中这方面并不乐观,大多数患者都需终生服药。其中对发病年龄小的男性患者,因更容易复发和衰退,尽早沟通好终生服药的理念尤为关键。

(五)精神康复

1.认知矫正

认知功能缺陷主要表现在学习和社会功能。大多数精神分裂症患者在信息处理过程中都存在问题,信息处理过程的缺陷也易导致患者对应激耐受性差,易于诱发疾病发作。认知矫正包括认知增强治疗、神经心理教育式矫正治疗、社会认知训练、计算机辅助认知功能康复等。

2.社会技能训练

对缓解的患者,应当鼓励其参加社会活动和从事力所能及的工作。对有退缩表现的慢性精神分裂症患者,通过独立生活和社交技能训练可进行日常生活能力、人际交往技能的训练和职业劳动能力训练,使患者尽可能保留一部分社会生活功能,减轻残疾程度。

3.职业康复

日间治疗、庇护性就业、职业俱乐部、过渡性就业、支持性就业等。

六、疾病管理

精神分裂症表现为连续病程或间断发作。反复发作或不断恶化者可出现人格改变、社会功能下降,临床上呈现为不同程度的残疾状态。病情的不断加重最终可导致患者丧失社会功能,需要长期住院或反复入院治疗,给患者的生活带来极大的痛苦。此外,精神分裂症患者遭受意外伤害的概率也高于常人,平均寿命较正常人缩短10~25年。一般认为,1/3 的患者预后相对较好,1/3 的患者存在部分功能衰退,1/3 的患者严重功能衰退而导致丧失社会功能。绝大多数患者需要长期坚持服药维持治疗,预防复发。

随着新型抗精神病药的出现,精神分裂症的预后明显改善。首次发作的精神分裂症患者中,经过抗精神病药治疗后,至少 75% 可以达到临床治愈,但是若不维持治疗,患者仍会复发。有研究表明,首次发作的精神分裂症患者,如不采用抗精神病药系统治疗,5 年内的复发率超过 80%。

其他影响预后的因素包括性别、发病形式、未治疗间期、既往经济状况和社会适应状况。一般来说,女性、发病年龄晚、急性起病、未治疗间期较短、家庭支持好、服药依从性好、既往经济状况和社会适应好者预后好;相反,起病早、隐匿性起病、阴性症状为主、未治疗间期较长、服药不规律、家庭经济不好、既往社会适应差、家庭支持欠缺者预后差。

由于病因不明,精神分裂症的预防仍是一个难题。但可从相关因素着手,努力提高公众心理健康水平,特别对高危人群进行重点关注,减少心理应激,进行精神卫生知识的宣传和普及。早期发现前驱期超高危人群,给予积极的干预和随访,对早期患者做到早发现、早诊断、早治疗,中晚期患者综合治疗,延缓疾病进程,促进康复,减少功能残疾。

（贾　妍）

第二节　分裂情感性障碍

分裂情感性障碍是指分裂症状和情感症状同时存在又同样突出,常有反复发作的精神疾病。分裂性症状为幻觉、妄想及思维障碍等精神病性症状,情感症状为躁狂发作或抑郁发作症状。

一、概述

（一）相关概念

分裂情感性障碍是一种发作性疾病，即在同一病程中，同时或在相隔几天内，符合精神分裂症和躁狂、混合、中度或重度抑郁症发作的诊断要求。精神分裂症的突出症状（如妄想、幻觉、思维紊乱、影响、被动和控制的体验）伴中度或重度抑郁症发作的典型症状（如情绪低落、兴趣丧失、精力减退）、躁狂症发作（如以欣快、易怒或膨胀为特征的极端情绪状态；活动增加或精力增加的主观体验）或混合发作。分裂情感性障碍可能出现精神运动障碍，包括紧张症。症状必须持续了至少1个月。症状不是其他疾病（如脑瘤）的表现，也不是由于某种物质或药物对中枢神经系统的影响（如皮质类固醇），包括戒断（如酒精戒断）。

（二）流行病学

分裂情感性障碍发病率较低，芬兰的一项研究发现，使用 DSM-Ⅳ 的诊断标准，一般人群中，分裂情感性障碍的终生患病率为0.32％，这一数据明显偏高。其他各国对该病的患病率报告差距悬殊，在 0.3/10 万～5.7/10 万之间，均不超过精神分裂症患病率的1/4。分裂情感障碍躁狂型和混合型男女发病率类似，抑郁型女性发病率高于男性。抑郁型分裂情感障碍常见于老年人，双相型分裂情感障碍常见于年轻人。和精神分裂症一样，女性发病年龄晚于男性。

二、病因与发病机制

（一）家族研究

分裂情感性障碍因精神分裂症和情感性障碍同时遗传致病的可能性较小，约为0.01％。分裂情感性障碍患者的一级亲属中，出现分裂情感性障碍先证者的比例很小。但一级亲属发生精神障碍的比例大于精神分裂症和情感性障碍一级亲属的预计比例。且一级亲属的情感性障碍比例较高。Maj 等研究发现，不管先证者为精神分裂症或分裂情感性障碍，家族中精神分裂症的患病风险相同。Tsuang 等得出同样结论，家族成员的患病风险，分裂情感性障碍介于精神分裂症和情感性障碍之间。

（二）生物学研究

现有的各种生物学研究有一些发现，包括激素、生理生化检测等。Meltzer 等回顾这类研究结果，发现分裂情感性障碍和情感性障碍有一些相似之处，如 5-HT 再摄取减少，快速眼动睡眠潜伏期缩短及生长激素对可乐定反应迟钝等。Krishnan 等回顾地塞米松抑制试验研究，所有的结果均显示分裂情感性障碍的脱抑制率介于精神分裂症和情感性障碍之间。Wahby 等通过地塞米松抑制试验和促甲状腺激素释放激素、催乳素抑制试验，发现分裂情感性障碍患者的反应更接近于精神分裂症，与情感性障碍相差较大。

三、临床表现

患者有显著的精神分裂症的症状（如妄想、幻觉、思维形式障碍、被影响体验、被动体验、被控制体验），同时伴有典型的心境发作症状，如抑郁发作（抑郁心境、兴趣缺乏、精力减退等）、躁狂发作（心境高涨、言语增多、躯体和思维活动速度增快等）或混合发作。在疾病同一次发作中，患者的精神分裂症症状和情感性症状在临床上都很突出，难分主次。明显而确定的精神分裂症症状和情感性症状同时出现或只差几天。

分裂情感性障碍反复发作的患者,尤其是具有典型躁狂发作而非抑郁发作者,通常急性起病,症状鲜明,虽然常伴有广泛的行为紊乱,但一般在数周内即可完全缓解,仅极少数发展为慢性残余症状状态。分裂情感性障碍,具有典型抑郁发作者,症状表现通常不如躁狂发作鲜明,但持续时间一般较长;预后较差。大部分患者可完全缓解,少数患者逐渐演变成精神分裂症性残余状态。

分裂情感性障碍可分为分裂情感性障碍,首次发作;分裂情感性障碍,多次发作;分裂情感性障碍,持续发作。根据症状状况可分为分裂情感性障碍当前存在症状;分裂情感性障碍,部分缓解;分裂情感性障碍,完全缓解。

分裂情感性障碍,首次发作是指患者第一次(当前或最近一次发作)表现出分裂情感性障碍的症状,症状及其持续时间符合分裂情感性障碍的诊断要求。其急性期是指当前或者在过去1个月内满足分裂情感性障碍症状和持续时间的诊断要求;既往没有精神分裂症或分裂情感性障碍发作;如果疾病发作时间超过1年,则结合临床状态,考虑使用"持续发作"。分裂情感性障碍,首次发作,部分缓解是指不满足分裂情感性障碍的诊断要求至少已1个月时间,但临床上仍存在明显的精神症状,可伴有或不伴有功能损害;既往没有精神分裂症或分裂情感性障碍发作。分裂情感性障碍,首次发作,完全缓解则为不满足分裂情感性障碍的诊断要求至少已1个月时间,并且临床上没有明显的精神症状;既往没有精神分裂症或分裂情感性障碍发作。

分裂情感性障碍,多次发作是指至少存在两次疾病发作,每次疾病发作时患者的症状及其持续时间均满足分裂情感性障碍或精神分裂症的诊断要求,疾病发作之间的部分缓解期或完全缓解期至少持续3个月,并且本次或最近一次发作诊断为分裂情感性障碍。分裂情感性障碍,多次发作的急性期是指当前或者在过去1个月内满足分裂情感性障碍症状和持续时间的诊断要求。至少有两次发作,分裂情感性障碍,多次发作,部分缓解是指不满足分裂情感性障碍诊断要求至少已1个月时间,但临床上仍存在明显精神症状,可伴或不伴有功能损害;至少有两次发作,疾病发作之间的部分或完全缓解期至少持续3个月。分裂情感性障碍,多次发作,完全缓解则为不满足分裂情感性障碍诊断要求至少已1个月时间,并且临床上没有明显的精神症状;至少有两次发作,疾病发作之间的部分或完全缓解期至少持续3个月。

分裂情感性障碍,持续发作是指满足分裂情感性精神障碍所有定义要求的症状,在至少1年的时间内几乎存在于所有病程中,相对于整个病程而言,亚阈值症状的时期非常短暂。其急性期为满足分裂情感性障碍所有定义要求,目前存在症状或在过去一个月内持续存在。分裂情感性障碍,持续发作,部分缓解是满足分裂情感性障碍所有定义要求,在症状和持续时间方面都是连续的;症状已经改善,至少1个月未满足该疾病的诊断要求,但仍然存在一些临床症状,这些症状可能与功能障碍相关,也可能与功能障碍无关;部分缓解可能是对药物或其他治疗的反应。分裂情感性障碍,持续发作,完全缓解则为症状已改善,无明显症状;缓解可能是对药物或其他治疗的反应。

四、诊断与鉴别诊断

(一)临床评估

分裂情感性障碍目前尚无特异性辅助实验室检查,主要根据病史、临床表现进行评估。评估的目的在于明确分裂情感性障碍的相关症状、严重程度及风险,为诊断和制订治疗干预方案提供依据。具体评估方法详见本章第一节。

(二)诊断要点

(1)同时或前后相差数天满足精神分裂症的定义要求和中度或重度抑郁发作,或狂躁发作,或心境障碍混合发作标准。由于症状上的重叠,如果有些症状,如阴性症状、激越、烦躁不安在精神分裂症和心境障碍发作时都可能出现,则不能算作满足上述两个必要症状之一的精神分裂症标准。

(2)同时具备精神病性症状和情感症状,持续时间至少4周。

(3)这些症状不是另一种障碍或疾病的临床表现,这种障碍或疾病(如脑瘤等)没有被归属于精神和行为障碍,而且这些症状也不是由于物质或药物(如皮质类固醇)作用于中枢神经系统后的效果,包括戒断反应(如酒精戒断)。

(三)鉴别诊断

1.与正常的鉴别诊断

精神病样症状或不寻常的主观体验也可能出现在普通人群,但这些情况在性质上通常是短暂存在的,不会伴发精神分裂症的其他症状或出现心理社会功能退化。在分裂情感障碍中,这些症状是持续的,还存在诊断需要的其他必备要素,并且常伴有认知功能损害及其他心理社会问题。

2.与急性短暂性精神病性障碍的鉴别诊断

在分裂情感性障碍的诊断中,完全明确的精神病性症状至少持续1个月。与之相比,在急性短暂性精神病性障碍中,精神分裂症或一次抑郁、躁狂或混合情感性发作的定义标准是不满足的。而且这些症状在急性短暂性精神病性障碍中倾向于随着时间的变化在程度和类型上变化多端,如幻觉、妄想的内容和对象上常常多变,甚至每天变化。阴性症状可能会出现在分裂情感性障碍中,但不会出现在急性短暂性精神病性障碍中。急性短暂性精神病性障碍的持续时间不会超过3个月,并且大多数情况是持续几日到1个月,而分裂情感性障碍的典型病程要长得多。

3.与伴抑郁和/或躁狂症状的精神分裂症的鉴别诊断

从分裂情感性障碍中,精神病性症状符合精神分裂症的定义标准,同时或前后相差几日内出现中度或重度的抑郁发作、躁狂或混合发作,持续时间至少4周。相反,在精神分裂症中,如伴有情绪症状,持续时间则不足4周,严重程度也未达到中度或重度抑郁、狂躁,或混合发作。

4.与精神病性症状的情感障碍的鉴别诊断

从分裂情感性障碍出现到重度抑郁发作、躁狂发作或混合发作期间,其精神病性症状完全达到精神分裂症所定义的症状标准和持续时间标准。而在伴有精神病特征的抑郁障碍或伴有精神病特征的双相情感障碍中,其精神病性症状可与情感症状同时出现,但不满足精神分裂症定义的标准要求(如仅有幻觉而没有任何其他精神病性症状)。

5.与器质性精神障碍的鉴别诊断

这类疾病的表现可类似于分裂情感性障碍,但由于具有特殊的器质性病因,故鉴别不难。兴奋性药物如可卡因、安非他明、哌甲酯等使用不当时,患者在"欣快期"可出现偏执症状和情感高涨,撤药后出现抑郁。由于没有意识障碍,这2种状态与分裂情感性障碍的表现更加相似。使用过量可引起类似分裂情感性障碍症状的药物还有苯环利定(苯环己哌啶)、左旋多巴、皮质类固醇等。因此,对非典型患者,尤其表现为急性发作的患者,需要排除药物毒性的可能。

6.与精神活性物质或非成瘾性物质所致精神障碍的鉴别诊断

此类患者可出现幻觉、妄想等症状,也可出现情感性症状,但症状的发生与精神活性物质或非成瘾物质(如酒精、药物等)的使用密切相关,详细的病史采集、体格检查、实验室检查可有助于鉴别诊断。

五、治疗

该病的治疗原则与精神分裂症一致,分裂情感性障碍的治疗是在使用抗精神病药治疗精神病性症状的基础上,根据情感症状的类型,合并使用情感稳定剂或抗抑郁药,抗精神病药优选第二代药物。此外,还可使用心理治疗。分裂情感性障碍的预后比精神分裂症的预后好,比情感障碍的预后差。

分裂情感性障碍患者以躁狂为主时,治疗应首选第二代抗精神病药治疗,单一使用,剂量充分,疗程足够(4～6周)。若疗效欠佳,可合并心境稳定药。也可选择第一代抗精神病药合并心境稳定药。需特别注意药物之间的相互作用,如氟哌啶醇与碳酸锂合用时,会增加血锂浓度,导致明显的神经系统中毒症状;与卡马西平合用时,氟哌啶醇因卡马西平的肝酶诱导作用,使血浆氟哌啶醇浓度降低,导致症状控制不满意。也可在上述治疗的基础上,合并苯二氮䓬类镇静催眠药。如患者兴奋难以控制可电抽搐治疗。治疗需要长期维持,以第二代抗精神病药和心境稳定药为主。具体疗程根据患者的症状特点、发作次数等综合判定。锂盐无效或无法耐受时,可换丙戊酸盐和卡马西平治疗,但疗效尚不确定。

分裂情感性障碍患者以抑郁为主时,治疗通常选择抗精神病药和抗抑郁药联合使用,但要考虑抗抑郁药有可能会加重精神病性症状。第二代抗精神病药具有对情感症状的治疗作用,建议单一使用第二代抗精神病药,在精神病性症状得到有效控制之后,若抑郁症状仍较突出,且排除了抗精神病药的不良反应所致,可联合抗抑郁药治疗。联合 SSRIs 类抗抑郁药时应注意该类药物的肝酶抑制作用,适当降低合用抗精神病药的剂量,以免出现因药物浓度过高而产生的不良反应。若出现严重的自杀行为和木僵可首选电休克治疗。治疗需要长期维持,以抗精神病药为主。

有证据表明电休克治疗对分裂情感性障碍效果较好。分裂情感性障碍抑郁型对电休克治疗的疗效优于三环类抗抑郁药和抗精神病药联合的疗效。如果药物治疗无效时,可考虑使用电休克治疗。此外,该型患者的自杀风险与情感性障碍相同。

分裂情感性障碍的维持治疗应按照精神分裂症的维持治疗原则与方法(详见本章第一节)。

六、疾病管理

分裂情感性障碍的预后介于情感性障碍和精神分裂症之间,预后不及情感性障碍,但较精神分裂症好。预后好的因素有起病前有明显诱因和病前社会适应能力良好。预后差的因素有存在与情感不协调的分裂症状、间歇期有残留症状、慢性病程和精神分裂症的家族史。

分裂情感性障碍患者发病时缺乏自制力,容易伤人和自伤,自杀率较高。一旦疑似患有该疾病,应尽早去精神卫生机构进行专业诊断和及时治疗。指导患者及家属持续随访诊疗,巩固维持用药,以减少复发。注意保护患者安全,防止发生意外。接受长期药物治疗的患者应注意定期检测血常规、肝肾功能、血糖、血脂、甲状腺功能等,必要时进行血药浓度监测,及时给予干预,以避免发生严重不良反应。对于育龄期患者给予生育抚养后代方面的健康指导。

(伍　星)

第三节 分裂型障碍

分裂型障碍是一种持续地言语、感知、信念和行为模式异常,这些症状类似于精神分裂症的表现,但在疾病的任何时期均无明确和特征性的精神分裂症性表现。

一、概述

分裂型障碍的特征是行为、外表和语言方面有一种持久的古怪模式(即人的功能至少有几年的特点),伴随着认知和感知扭曲,不寻常的信仰,以及对人际关系的不适感,而且这种不适感往往会降低人际关系的处理能力。症状可能包括拘束或不适当的情感和快感缺失。可能会出现偏执想法、牵连观念或其他精神病症状,包括任何形式的幻觉,但其强度或持续时间不足以满足精神分裂症、分裂情感障碍或妄想障碍的诊断要求。这些症状会导致个人、家庭、社会、教育、职业或其他重要功能领域的痛苦或损害。

二、病因与发病机制

分裂型障碍常在没有任何外界刺激的情况下产生。分裂型障碍在精神分裂症患者的亲属中更为多见,有研究认为它是精神分裂症"遗传谱"的一部分,但其确切的病因、病理及发病机制尚不清楚。

三、临床表现

分裂型障碍以类似于精神分裂症的古怪行为以及异常思维和情感为特征。分裂型障碍的症状包含阴性分裂型症状和阳性分裂型症状。阴性分裂型症状可包括情感的受限和不协调、愉悦感缺乏、孤僻倾向等。阳性分裂型症状可包括怪异行为、古怪念头、强制性思维、偏执信念、牵连观念等。偶见类似精神病性的思维障碍与知觉障碍短暂性发作,患者可出现明显错觉、听幻觉或其他幻觉,但强度和持续时间不满足精神分裂症、分裂情感性障碍、妄想性障碍的诊断需求。这些症状可导致对人际关系感到不适,且常有人际交往能力的减退,或使患者的个人、家庭、社交、学业、执业或其他重要功能领域受损。分裂型障碍呈慢性病程,病情波动,偶尔可发展成精神分裂症,无明确的起病,病程演变往往类似于人格障碍。

四、诊断与鉴别诊断

(一)临床评估

分裂型障碍目前尚无特异性辅助实验室检查,需详细了解患者的病史、家族史、社会功能,结合临床访谈及观察进行综合评估。具体评估方法可参见本章第一节的评估。

(二)诊断要点

1.症状表现

(1)情感不恰当或受限制,如患者表现出冷酷和淡漠。

(2)古怪、离奇或独特的行为或外表,与文化或亚文化规范不符。

（3）人际关系差，倾向于社交退缩。

（4）不寻常的信念，奇幻性思维或偏执思维影响着患者的行为并与文化或亚文化规范不符，但不满足妄想定义的要求。

（5）不寻常的扭曲的知觉体验，如体相错觉、人格解体、现实解体，或幻觉。

（6）猜疑或偏执观念。

（7）偶发的短暂的精神病发作伴有严重的错觉，幻听或其他幻觉和妄想样观念。

（8）模糊、赘述、隐喻性的、过分破碎或思维刻板的奇怪言语，无严重的言语破裂。

（9）无内在阻力的强迫性穷思竭虑，常有体相障碍、性或攻击性的内容。

2.病程和排除标准

（1）从未符合精神分裂症、分裂情感性精神障碍或妄想性障碍的诊断标准，短暂的妄想包括自我体验的妄想，幻觉或思维形式障碍可能出现，但不会持续超过 1 个月。

（2）症状应连续或间歇呈现至少 2 年时间。

（3）症状导致痛苦或对个人、家庭社交、学习工作或其他重要功能领域造成损害。

（4）这些症状不是另一种障碍或疾病的临床表现，这种障碍或疾病（如脑瘤等）没有被归属于精神和行为障碍，而且这些症状也不是由于物质或药物（如皮质类固醇）作用于中枢神经系统后的效果，包括戒断反应（如酒精戒断）。

分裂型障碍通常发生于青春后期或成年早期，隐匿起病。这种障碍可能持续多年，期间症状的表现及强度会出现波动，但极少进展为精神分裂症。在精神分裂症患者的生物学亲属中更常见，被认为是精神分裂症谱系障碍。如果个体感觉到精神痛苦并伴有心理社会功能损害，同时一级亲属中有人被诊断为精神分裂症谱性障碍，则该个体被诊断为分裂型障碍的可能性增大，但这并不是分裂型障碍诊断的必要条件。

（三）鉴别诊断

1.与正常人偶发的不寻常信念的鉴别诊断

分裂型障碍的症状和人们所表现出的过分的、奇怪或不寻常的行为和信念相似，但又未达到诊断障碍的程度，此时鉴别起来并不容易，特别是在有些人表现出来的怪异行为、描述的精神病特征或不寻常的主观体验并未伴有任何明显功能损害的时候。分裂型障碍应该只有在患者由于他的症状体验到痛苦或对个人、家庭、社交、学习、工作或其他重要功能领域造成损害的情况下才能诊断。

2.与精神分裂症的鉴别诊断

患者也可能在一段延长期里呈现知觉扭曲，不寻常的信念，奇怪或离题的言语，社交退缩和其他分裂型障碍的症状。但精神分裂症的诊断需要存在精神病性症状至少 1 个月，而分裂型障碍仅要求出现精神病样症状，并不需要符合精神分裂症诊断要求中的严重程度和持续时间。进一步来说，分裂型障碍中所出现的异常的言语、感受、信仰及行为往往不易随时间改变，甚至持续数年。而精神分裂症的症状则在前驱期和残余期都是一直在进展的。

3.与孤独症谱系障碍的鉴别诊断

人际困难也会出现在分裂型障碍中，可能某些特征上和孤独症谱系障碍类似，如较弱的社交交流能力或社交退缩。但是，分裂型障碍不会在行为、兴趣或活动上表现出受限、重复而且刻板的模式。

4.与人格障碍的鉴别诊断

人格障碍也被定义为一种个人在理解和体验自己或其他人乃至整个世界时存在一贯的异常,从而导致其在情绪和行为表达上出现一种适应不良的模式,并进一步导致其在功能上特别是在人际关系上出现明显的问题。如果分裂型障碍患者的功能和人际关系的紊乱是完全由于分裂型障碍的症状所导致,则不应该同时再诊断为人格障碍。但是如果额外的人格特征被认定产生了显著的人际功能的问题,此时两个诊断可同时存在。

5.与阿斯伯格综合征的鉴别诊断

阿斯伯格综合征主要以社会交往困难,局限而异常的兴趣行为模式为特征,发病于童年期,很少有猜疑敏感等精神病性症状。

五、治疗

(一)治疗原则

分裂型障碍的治疗常使用抗精神病药物和心理治疗,但是效果均欠佳,目前尚无其他特殊有效的治疗方法。

(二)药物治疗

分裂性障碍的常用药物及其适应证、禁忌证、剂量及疗程、不良反应及处理见表 9-1。

表 9-1 分裂性障碍的常用药物

药名	适应证	禁忌证	剂量和疗程	不良反应和处理
利培酮	精神病性阳性症状、阴性症状、情感症状和认知功能	已知对本品过敏,哺乳期妇女	起始剂量 1 mg/d,逐渐加量至 2~6 mg/d,分 2 次服用,维持剂量 2 mg/d	失眠、焦虑、激越、头痛、头晕、口干,也可见困倦、体重增加,锥体外系反应等。如有必要对症处理
喹硫平	精神病性阳性症状及阴性控状,对情感症状亦有疗效	对本品过敏者及哺乳期妇女禁用	起始剂量为 50 mg/d,逐渐加量,最高剂量不超过 750 mg/d,1 日 2 次口服,饭前或饭后服用	常见不良反应为镇静、头晕、口干、便秘、直立性低血压,肝酶异常,轻微体重增加等
奥氮平	精神病性阳性症状及阴性控状,对情感症状亦有疗效	对本品过敏者禁用;有闭角型青光眼患者禁用	建议起始剂量为 5~10 mg/d,治疗剂量为 5~20 mg/d,宜晚上顿服。维持剂量 5 mg/d	常见明显不良反应为嗜睡和体重增加,其他不良反应包括头晕、食欲增强、水肿、直立性低血压以及轻度而短暂的抗胆碱能作用,包括便秘和口干等。如有必要对症处理
阿立哌唑	对改善精神病性阳性症状和阴性症状都有显著效果	对本品过敏者及哺乳期妇女禁用	起始剂量 5 mg/d,每天 1 次,逐渐递增剂量,治疗剂量为10~30 mg/d	常见不良反应有头痛、焦虑、失眠、恶心、呕吐、便秘、静坐不能、震颤、皮疹、鼻炎、视力模糊等

(三)心理治疗

一般情况下药物治疗疗效并不显著,可配合心理治疗提高疗效。支持性心理治疗、心理分析、认知行为治疗、集体心理治疗均可用以改善患者的认知障碍,修复人际关系,恢复适应能力。

六、疾病管理

分裂型障碍无明确的起病,通常不会主动求医。一般是在家属察觉其异常时带其到医院就诊。对分裂型障碍患者应有足够的耐心与包容,让其觉得有安全感。与患者接触时需注意患者的接受程度,避免激惹患者。防止出现自伤或伤人行为。可配合心理治疗,改善患者的社会适应能力。

(王　芬)

第四节　急性短暂性精神病性障碍

急性短暂性精神病性障碍(acute and transient psychotic disorder,ATPD)是一类以精神病性症状的急性发作为特征的精神疾病,于1992年被正式引入ICD-10诊断系统。该病常发病于成年的早中期,在长期的随访过程中被修正为其他精神障碍的比例逐渐增加,多被修正为双相障碍或精神分裂症,而维持急性短暂性精神病性障碍诊断的比例则随着随访时间的延长而逐渐下降。急性短暂性精神病性障碍的诊断稳定性也因此受到质疑,主要的原因可能是由于急性短暂性精神病性障碍患者的症状存在波动性、部分症状早期不典型或后期才出现,以及目前的标准化诊断标准有效性有限等因素。患者常急性起病,存在冲动、攻击、自伤和/或自杀等企图或紊乱行为,对患者本人、家属、社会均存在潜在的不安全风险。

一、概述

急性短暂性精神病性障碍是指一组起病急骤,以精神病性症状为主的短暂精神障碍。起病急、病情发展迅速,通常在2周内从非精神病状态变成明显的精神异常状态,症状鲜明、丰富、多变,缓解也较快。虽然患者可时常出现明显的情绪变化和情感性症状,但本病中没有任何一种满足ICD-11中躁狂发作或抑郁发作的标准。该组疾病不应具有器质性病因,如脑震荡、癫痫或痴呆。患者常出现困惑、先占观念以及不注意当前情况的谈话,但如果这些症状十分明显或持久从而提示谵妄或痴呆等器质性病因时,应推迟诊断直到经过调查或观察而澄清这一问题。同样,如存在明显的药物或酒精中毒,也不应诊断为本病。如果近期酒精或大麻的用量仅轻度增加,且没有严重中毒或定向障碍的证据,则不应排除诊断为上述某种急性精神病性障碍的可能性。重要的是注意48小时和2周的标准并非指严重度和障碍达到顶峰的时间,而是指精神症状变得明显并至少妨碍了日常生活和工作的某些方面所需时间。急性和爆发性起病者此后均可达到障碍的顶峰,只要在指定时间内症状和障碍明显,通常导致患者寻求某种帮助或求助于医疗机构即可诊断。表现为焦虑、抑郁、社会退缩或轻度异常行为的前驱期不应包括在此时期。

二、病因与发病机制

急性短暂性精神病性障碍的病因和发病机制尚未明确。流行病学研究发现,遗传因素、女性、社会经济地位低下、居住于农村、应激、产后3个月内等因素可能与该病的发生有关。其他因素包括病毒感染、自身免疫应答失调、营养不良等,也可能参与该病的发病过程。

三、临床表现

(一)症状

症状变化,具有"多形性"是急性短暂性精神病性障碍临床表现的基本特点,但类似于精神分裂症,主要症状为幻觉、妄想、思维紊乱、行为紊乱等。

1.幻觉

幻听中最有诊断价值的是言语性幻听,反复、多次听到报道性、评论性或命令性等性质的人语声,听到的人语声是真切的,不是"好像听到",也不是想象;是坚信的,不是怀疑的。例如,听到有人对自己的行为作实况转播式的报道,听到有两人一褒一贬地对自己品头论足,听到有人命令自己做这做那等。此外也可有幻视、幻嗅、幻味、幻触等,但这些幻觉通常只有伴随妄想一起出现时才有诊断价值。

2.妄想

最常见的是被害妄想和关系妄想。被害妄想是坚信自己被人以某种方法迫害或伤害,例如荒诞地坚信所有人都在迫害或伤害自己等;关系妄想是坚信与自己毫无关系的事情都是针对自己的,都在刺激自己,例如,坚信被人跟踪、坚信周围人都在指手画脚议论自己等。此外,坚信自己的思想、行动和感情都受到外力影响或由外力支配的控制妄想,坚信自己配偶不忠而跟踪盯梢、偷看微信私聊的嫉妒妄想等也不少见。

3.思维紊乱

思维散漫,思维活动松弛且内容散乱无序,用言语表达时看似侃侃而谈,但言语结构散乱;段与段之间散漫无序,句与句之间互不相关,甚至词与词或字与字之间不能组成完整句子,语无伦次、离题、不连贯,使人无法听懂和理解。

4.行为紊乱

行为奇特、举动怪异。如傻笑,莫名其妙地手舞足蹈,津津有味地吃各种脏东西,把枕头当作自己孩子喂水、喂食等。

5.反应性症状

如果急性短暂性精神病性障碍由强烈的精神刺激应激源引起,还会伴有反应性症状,这些反应性症状主要为抑郁、躁狂等情感症状,但易为人理解。

(1)抑郁症状:心境低落、沮丧、悔恨、绝望,但愿意向人倾诉,倾诉后自己感觉心境有所好转,严重时也可出现自杀行为。

(2)躁狂症状:情绪亢奋、欣快,言语增多并有夸大特点,也可出现伤人、毁物行为。

(二)分型

急性短暂性精神病性障碍根据病程可分为急性短暂性精神病性障碍,首次发作;急性短暂性精神病性障碍,多次发作。根据症状状况可分为急性短暂性精神病性障碍,当前存在症状;急性短暂性精神病性障碍,部分缓解;急性短暂性精神病性障碍,完全缓解。

急性短暂性精神病性障碍发病期间社会功能受损,治疗康复后社会功能可恢复达到原有的水平,预后良好,一般不会有导致人格缺陷的后遗症,通常也不会复发。

四、诊断与鉴别诊断

(一)临床评估

当疑诊急性短暂性精神病性障碍时,尤其是首发患者,需要进行仔细的评估,具体包括以下几个方面。

(1)需评估患者的躯体健康状况,完善相关临床实验室检查。

(2)评估物质或药物使用史,以及相关物质或药物对中枢神经系统(如皮质类固醇)的作用,包括戒断反应(如酒精戒断反应)。

(3)全面的精神科评估。主要包括患者的主诉、现病史,如起病时间、主要症状、伴随症状和这些症状的发展变化情况,以及已有的诊治经过。

(4)风险评估:当接诊患者时,安全性评估应当作为所有评估的第一步,贯穿于从接诊患者到治疗结束的始终,并做好相应的风险防范措施。

(5)既往史(既往躯体疾病和精神疾病病史,尤其与本次疾病可能相关的疾病及诊治经过)、过敏史及药物不良反应史、心理社会因素(尤其与本次疾病发展可能相关的因素)、家族史等评估。

(二)诊断要点

1.必要特征

(1)急性出现是精神病性症状,包括妄想、幻觉和思维过程紊乱,发作之前没有前驱表现,在2周内从非精神病状态发展到明显的精神病状态。精神运动性紊乱(如紧张症样的表现)也可能出现。

(2)症状变化迅速,不论是在性质上还是在强度上。这种变化可能每隔1日就有发生,甚至可能在1日内发生。

(3)在精神病发作的时候不会出现阴性症状,如情感平淡、失语或言语贫乏、意志缺乏、社交隔离、兴趣缺失。

(4)症状的持续一般不超过3个月,大多数情况只持续几日到1个月。

(5)这些症状并非那些不属于精神和行为障碍的其他障碍或疾病(如脑肿瘤)的一个显著特征,而且这些症状并非由物质使用或是作用于中枢神经系统药物(如皮质类固醇)以及戒断反应(如酒精戒断)所引起。

2.其他特征

(1)社交及职业功能通常随着发病而明显受损,但随着症状缓解,患者的社会功能能够恢复到病前水平。

(2)常伴其他症状,如情感症状,短暂的思维混乱或意识模糊,或注意力集中困难。

(3)起病前常常会有急性应激事件,但这并不是诊断的必要条件。

(4)如果症状持续时间超过3个月,则应根据患者的症状特点考虑其他诊断(如精神分裂症,分裂情感性障碍,妄想性障碍)。

(三)鉴别诊断

1.与正常的鉴别诊断

孤立的、不寻常的主观体验,如幻觉妄想的类似体验,也有报道发生在普通人身上。但是在急性短暂性精神病性障碍中,这些症状是迅速发展成完全的精神病性症状的,它们通常是多形态的,在性质和强度上变化多端(如表现为症状的出现和消失相对迅速连贯,或表现出一种变化多端的特征,如妄想信念的内容关注点或性质随时间发生变化),并通常在几周内完全缓解。

2.与精神分裂症和分裂情感性障碍的鉴别诊断

在精神分裂症和分裂情感性障碍中的精神病性症状,在达到完全精神病性的程度和形式后,持续至少1个月,并趋向于稳定(如存在为期数月的同一种妄想)。相比之下,这些症状在急性短暂性精神病性障碍中倾向于在程度和类型上随时间快速地波动(如在幻觉妄想的对象或内容上常常变换,这种变化甚至在1日内出现)。阴性症状可能在精神分裂症和分裂情感性障碍中出现,但绝不会在急性短暂性精神病性障碍中出现。与病程相对较长的精神分裂症和分裂情感性障碍不同,急性短暂性精神病性障碍不会持续超过3个月,并且常常仅持续几日到1个月。最后,相对于精神分裂症在发病前常有一段适应不良的时期,急性短暂性精神病性障碍症状进展迅速常不伴有发病前适应不良的情况。

3.与抑郁症和双相障碍的鉴别诊断

抑郁症和双相障碍是以显著的情绪紊乱为特征的,躁狂情绪至少持续4天,抑郁情绪需持续2周以上,通常持续时间会更长。尽管情绪症状也可能出现在急性短暂性精神病性障碍中,但一般是短暂的,且不满足抑郁、躁狂或混合发作的症状标准和持续时间标准。

4.与急性应激障碍和分离性障碍的鉴别诊断

与急性短暂性精神病性障碍相似,急性应激反应和一些分离性障碍也是急性起病,常常有应对一个应激事件的生活体验,并在数日到数月内得到解决。相对来说,急性短暂性精神病性障碍包括的精神病性症状如幻觉或妄想,并不会出现在急性应激反应和分离性障碍中。

5.与谵妄的鉴别诊断

尽管急性短暂性精神病性障碍患者会出现短暂的思维混乱或意识模糊,或注意力集中困难,但其觉醒度及意识仍然处于相对正常水平。处于谵妄状态时,患者会出现波动性的意识模糊(如注意力指向、集中、维持及转移能力受损)及觉醒度下降(如环境定向受损)。

6.与躯体疾病原因引起的精神病性症状急性发作的鉴别诊断

躯体疾病如肝性脑病、肺性脑病、药物中毒等情况可引起幻觉、妄想与兴奋行为紊乱等精神病性症状,患者同时有躯体疾病症状表现帮助鉴别。

五、治疗

(一)治疗原则

急性短暂性精神病性障碍的治疗以对症治疗、快速改善患者症状、促进患者康复为原则。本病的药物选择原则、疗程与精神分裂症急性期的治疗相似,应结合个体情况综合考虑。以抗精神病药物治疗为主,且剂量不宜过大,以能控制症状为目标。药物治疗的疗程不宜过长,一旦精神症状得到有效控制可逐渐减量直至停药。但需告知家属密切观察停药后的病情变化,做好精神心理健康宣教,必要时定期随访。心理治疗有助于患者学会如何更好地处理应激,提高应对技巧。

(二)药物治疗

急性短暂性精神病性障碍的药物治疗以抗精神病药物治疗为主,常用的抗精神病药物包括第一代抗精神病药物,如氯丙嗪、氟哌啶醇等;第二代抗精神病药物,如利培酮、奥氮平、喹硫平、阿立哌唑、帕利哌酮、齐拉西酮等。值得注意的是,由于各种药物均存在不同程度的不良反应,且

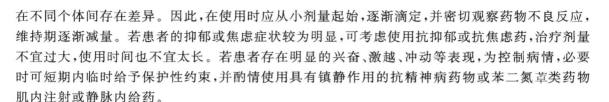

在不同个体间存在差异。因此,在使用时应从小剂量起始,逐渐滴定,并密切观察药物不良反应,维持期逐渐减量。若患者的抑郁或焦虑症状较为明显,可考虑使用抗抑郁或抗焦虑药,治疗剂量不宜过大,使用时间也不宜太长。若患者存在明显的兴奋、激越、冲动等表现,为控制病情,必要时可短期内临时给予保护性约束,并酌情使用具有镇静作用的抗精神病药物或苯二氮䓬类药物肌内注射或静脉内给药。

(三)心理治疗

医师应当认真听取患者对精神刺激应激源出现的看法和性质以及对症状表现的叙述,倾听一定要专注、耐心,要有共感,以拉近心理距离,消除患者的紧张和顾虑,使其伴有的消极情绪得以疏泄并得到心理慰藉,搞清发病细节和可能存在的认知偏误。然后运用心理咨询的认知调整技术和认知行为治疗调整患者认知上可能存在的偏误,使其重新恢复正常的认知模式,重新评估精神刺激应激源以及症状表现,从而重新建立正常的心理活动和行为。

(四)物理治疗

若药物治疗不能很好地控制急性短暂性精神病性障碍的急性症状时,可考虑联合电抽搐治疗。

六、疾病管理

尽管急性短暂性精神病性障碍预后较好,但由于其病因尚未明确,且存在复发的风险,因此,急性短暂性精神病性障碍的疾病管理仍需要实施随访管理,即在疾病发作期由精神卫生专业机构对患者进行系统治疗,在疾病缓解间歇期由社区卫生服务机构对患者进行长程的随访观察。

（王　芹）

第五节　妄想性障碍

妄想性障碍又称偏执性障碍,旧称偏执状态、偏执狂、偏执性精神病。这是一种以持久、系统、固定的妄想为突出临床表现的精神病性障碍,一般没有幻觉,即使有也是短暂和不突出的。在不涉及妄想的情况下,患者无明显的其他心理过程的异常。本病发展缓慢,多不为周围人所察觉,逐渐发展为一种或一整套比较固定、相互关联的妄想。内容具有一定的现实性并不荒谬,可表现为被害、嫉妒、诉讼、钟情、夸大、疑病等。妄想多持久,有时持续终生。很少出现幻觉,也不出现精神分裂症的典型症状如被控制感、思维被广播等。

一、概述

(一)相关概念

妄想性障碍的特点是,在没有抑郁症、躁狂症或混合型情绪发作的情况下,出现一种妄想或一组相关的妄想,通常持续至少3个月,往往更长。妄想的内容因人而异,但在个人内部通常是稳定的,尽管它们可能随着时间推移而演变。精神分裂症的其他特征性症状(即清晰而持续的幻觉、消极症状、思维紊乱或影响、被动或控制的经历)并不存在,但与妄想有关的各种形式的感知障碍(如幻觉、错觉、对人的误认)仍与诊断一致。除了与妄想或妄想系统直接相关的行动和态度外,情感、语言和行为通常不受影响。这些症状不是另一种疾病(如脑瘤)的表现,也不是由于某种物质或药物对中枢神经系统的影响（如皮质类固醇），包括戒断作用（如酒精戒断）所致。

（二）流行病学

妄想性障碍较少见，患病率为 0.01%～0.03%，多在 30 岁以后起病，以女性居多，起病通常较缓慢，病程迁延，多不被周围人所察觉，常不主动就医。

二、病因与发病机制

妄想性障碍的病因和发病机制尚不明确。遗传和环境因素的相互作用，包括不健全的人格特征和一些不良的精神心理应激因素可能参与该病的发病过程。社会孤立、有感觉缺陷、经济地位较低、移民、高龄、家族史阳性，以及一些器质性因素（如伴有意识丧失的头部创伤、发病前药物滥用）等可能是妄想性障碍发生的危险因素。

三、临床表现

（一）症状

妄想性障碍主要是钟情妄想、嫉妒妄想、夸大妄想、被害妄想、疑病妄想和混合妄想等。其中钟情妄想和嫉妒妄想最为常见。出现某一内容妄想时也可伴有与此妄想内容紧密联系的其他妄想，例如，嫉妒妄想可伴有配偶企图迫害或杀害自己的被害妄想等。

1.钟情妄想

坚信自己被人所爱，且只爱自己一人，对方通常有一定社会地位或知名度，虽已婚，但坚信对方真正爱的是自己，只是因种种原因无法向自己表示爱意而已。其实对方并不相识，即使相识对方也毫无此意，但对方常常会被纠缠得十分尴尬，甚至诉诸患者的工作机构管理层或家属，最后直至公安部门。即使如此，仍坚持自己的被爱信念，有的则可能转为怨愤，甚至到处造谣惑众，极力诋毁对方。

2.嫉妒妄想

坚信配偶有外遇或恋人另有所爱而想方设法寻找证据，为此不是监视观察、跟踪盯梢、偷看配偶微信聊天或电子邮件，就是直截了当责问配偶，让其坦白招认，如不如愿，便吵骂甚至拷打，有时还会以死相胁。患者常常伴有焦虑、痛心、愤怒等强烈情绪和动武毁物等失控行为，因而容易酿成惨祸。但对于"插足"的第三者究竟是何人，往往不加细究。

3.夸大妄想

坚信自己能力超群、聪明绝顶、天赋非凡，甚至坚信自己已经取得了重大的成果等。

4.被害妄想

坚信自己被人欺骗、骚扰、诽谤或迫害，甚至坚信有人想投毒、下药或使用利刃、枪械杀害自己等。

5.疑病妄想

坚信自己患有某种或几种严重的躯体疾病甚至不治之症，心急如焚。

6.混合妄想

有多种妄想，但无一种妄想占主导地位。

妄想性障碍有时也可伴有与某种妄想内容相关且一致的幻觉，例如，出现被害妄想时，有时也会伴有听到有人要杀死自己的人语声（言语性幻听）等，且持续时间较长，该妄想出现期间，内容相关的幻觉可持续存在；妄想障碍在发病全程中也可能出现抑郁症状，或者出现躁狂或轻躁狂症状，但这些症状对妄想症状而言，在发病全程中持续时间短暂。

(二)分型

妄想障碍可分为妄想障碍,当前存在症状;妄想障碍,部分缓解;妄想障碍,完全缓解。

患者在出现妄想期间自知力缺乏和社会功能受损,无妄想期间犹如常人,也无明显社会功能损害。

四、诊断与鉴别诊断

(一)临床评估

由于妄想性障碍患者常缺乏自知力,在进行评估时应注意以下几点。

(1)当讨论触及患者的妄想症状时,检查者应保持理解的态度和对患者所关心事物的兴趣和耐心,这样可以减轻患者的不信任和回避,以便于进一步揭示妄想的内容。

(2)需要评估患者对妄想内容涉及的对象可能造成的危险和愤怒程度,并制订相应的防范计划。

(3)除精神科常规的症状评估外,对妄想性障碍的评估还需要注意收集相关的阴性依据,以排除其他可能的精神障碍。

(二)诊断要点

1.必要特征

(1)形成一种妄想或一系列妄想持续至少 3 个月(通常更长),在此期间不伴有抑郁或躁狂发作。

(2)不同个体的妄想内容不同,尽管妄想的内容会随着时间而发展,但在同一个体中则表现出显著的稳定性。常见的妄想形式包括被害妄想、躯体相关妄想(如在医学检查正常的情况下认为器官腐烂或功能异常)、夸大妄想(如认为其极为重要)、嫉妒妄想和钟情妄想(认为别人通常是一个著名的或地位很高的陌生人对其情有独钟)。

(3)不存在明显和持续的幻觉、阴性症状或被影响体验、被动体验或被控制感。但有些病例还可以出现与妄想内容相关的幻觉,如妄想被寄生虫或昆虫叮咬时会出现触幻觉。

(4)除了与妄想体系直接相关的反应和态度外,情绪、言语和行为不受明显影响。

(5)这些症状不是另一种障碍或疾病的临床表现,这种障碍或疾病(如脑肿瘤等)没有被归属于精神和行为障碍,而且这些症状也不是由于物质或药物(如皮质类固醇)作用于中枢神经系统后的效果,包括戒断反应(如酒精戒断)。

2.其他特征

(1)可能伴有一些与妄想内容直接相关的动作,如跟踪钟情妄想的钟情对象。

(2)通常比伴妄想症状的其他精神病性障碍起病晚且症状更稳定。

(3)妄想性障碍同时(或在很接近的时间里)出现在情感或情境相关的两个人身上。这种情况常涉及共享或诱导的妄想性障碍或感应性精神病。通常在这种情况下,一个人接受了另一个人的妄想性信念,并且当两人分开时,不是主导地位的那人的妄想可能会缓解。

(三)鉴别诊断

1.与正常人的鉴别诊断

一些连续的妄想性观念、弱化的妄想性观念、超价观念以及不寻常或奇怪的信念也可以出现在一般人群中。这样的信念可能在人们面对逆境的时候更容易出现。虽然一般人的信念可能也自然地带上些妄想的性质,但妄想性障碍的患者可能表现出更多的心理上的压力,更多的先占观念,同时坚信不疑的程度更高。妄想性障碍影响患者的社会功能。

2.与精神分裂症的鉴别诊断

精神分裂症和妄想性障碍都可能是以持续的妄想为特征。如果还出现其他的特征满足精神分裂症的诊断标准(如持续的幻觉,思维混乱,阴性症状,精神运动性异常或紊乱,被影响被动体验和被控制感),此时应该诊断为精神分裂症而不是妄想性障碍。然而,当幻觉与妄想的内容一致且并不是持续存在时(如1个月或更久时间才出现一次的频率),更倾向于诊断为妄想性障碍而不是精神分裂症。妄想性障碍起病年龄通常比精神分裂症要晚,并与其之前的人格特征有关,而且患者的社会和职业功能很少衰退和受损。

3.与情感障碍的鉴别诊断

伴有精神病性特征的抑郁障碍和双相障碍可以表现为在情感症状发作的时候出现妄想。尽管情感症状特别是抑郁也可以出现在妄想性障碍中,但在诊断妄想性障碍时,要求患者的妄想并非基于任何情感障碍。

4.与痴呆的鉴别诊断

妄想特别是被害妄想,也可能是痴呆的症状,尤其是在老年人群中。这样的妄想有别于妄想性障碍,它们发生在痴呆的病程中,根据定义是由于躯体情况或长期的药物使用所致。相反,妄想性障碍的妄想必须出现于痴呆发生之前。如果痴呆在明确诊断为妄想性障碍之后发生,两个诊断可以同时存在。

5.与谵妄的鉴别诊断

妄想也可能是谵妄的一个显著特征,但在谵妄中,一些患者会有一种波动性的意识混浊(如注意力指向、集中、维持和转移能力减退)和模糊(如环境定向力减弱)。相对的,在妄想性障碍中,患者常保持有平时程度的警觉性和清晰的意识。

6.与强迫障碍、疑病症、神经性厌食等的鉴别诊断

许多ICD-11精神和行为障碍(如强迫障碍、疑病症、神经性厌食等)可能涉及反复出现先占观念,这些信念明显是错误的或其他人无法接受的(如仪式性地洗手来防止心爱的人受到伤害,相信身体的一部分是有缺陷的,相信自己得了严重的躯体疾病,相信体重过重),并在符合其他障碍临床特征的背景下达到妄想的程度。如果这些信念完全是这些障碍中某种症状的相关表现,且完全符合其临床特征时,就不应该额外再诊断为妄想性障碍。

7.与偏执型人格障碍的鉴别诊断

偏执型人格障碍以猜疑和偏执为主要特征,但其并未达到妄想的程度,开始于童年、少年或成年早期。

8.与中毒或躯体疾病所致精神障碍的鉴别诊断

中毒或躯体疾病所致精神障碍的患者可出现偏执,但均为继发于中毒或躯体疾病之后,详细的病史采集、体格检查和实验室检查可有阳性发现。

9.与心因性妄想症的鉴别诊断

心因性妄想症多因剧烈或长期不良的社会心理因素所致,妄想的内容与不良的社会心理因素密切相关,具有现实性和易暴露的特点。在不良的社会-心理因素消除后,症状可很快消失。

五、治疗

(一)治疗原则

由于妄想性障碍的患者常不主动就医,依从性比较差。因此,在治疗方面,应以提高患者的

疾病自知力、促进患者接受系统治疗为首要原则,对于能够配合治疗的患者,可按照相应的药物和/或心理治疗规范进行系统的治疗,而对于有敌意、攻击、自杀隐患等风险的患者,则应酌情进行适当的监管和住院治疗。

(二)药物治疗

使用抗精神病药物对症减轻或者消除妄想性障碍患者的妄想;对伴有焦虑、抑郁等情绪症状的患者,可酌情使用抗焦虑、抗抑郁药物;对服药依从性较差的患者,则可以考虑使用长效抗精神病药制剂进行对症治疗,具体用药剂量和疗程,需根据患者病情及疗效反应而定。

(三)心理治疗

心理治疗有相当难度,原因是患者对谁都不信任,难以取得患者的真正合作。如果患者伴有焦虑和失眠等症状,则可先说服患者治疗这些症状,使患者感到这些症状确实需要矫正,从而取得患者的信任和配合。然后在此基础上认真听取患者对妄想内容的叙述,一则使其伴有的消极情绪进一步得到疏泄,二则搞清妄想的内容和细节,以便对症施治。

妄想性障碍的心理治疗要求医师在倾听时要有共感,以拉近心理距离,消除其顾虑和紧张,使其和盘托出并得到慰藉,但不能支持妄想内容,以避免进一步强化其妄想观念,同时也不能与患者争论,不要轻易反驳,以免患者存有戒心。在取得患者进一步的信任和合作后,可机智、婉转地对患者的妄想诉述进行合情合理的分析,心平气和地让患者通过分析了解自己的荒谬。分析时不能站在对立的立场上,只能站在不偏不倚的公正立场上,站在为患者着想的立场上,否则同样会失去患者的信任和合作而前功尽弃。这种分析应该在不出现妄想的间隙期进行,或者在患者接受药物治疗使妄想症状缓解后进行,但即使这样,常常也难以立时奏效,然而只要有耐心,以朋友之心与之坦诚相待,久而久之,便会慢慢淡化患者的妄想观念。有可能的话,嫉妒妄想和钟情妄想指向的人也要积极配合,嫉妒妄想患者的配偶除必要的工作时间外,要尽量陪伴患者;钟情妄想患者的对象则尽量用行动证明自己无意于患者,既不要对患者热情有加,使患者形成错觉,也不要怒目相向甚至动辄指责患者、挖苦患者。

六、疾病管理

对于妄想性障碍的疾病管理,目前尚缺乏有效的实践经验。但由于该病病程多呈持续性,甚至有可能终身不愈。因此,仍建议精神卫生专业机构、社区及地方相关职能部门对该类患者,尤其是存在潜在社会安全风险的患者实施长病程管理,进行长期甚至终身的随访观察。

(王　芹)

第十章

喂食或进食障碍

第一节　神经性厌食

神经性厌食(anorexia nervosa,AN),又称厌食症,是由心理因素引起的一类慢性喂食或进食障碍,指个体强烈害怕体重增加、有意造成并维持体重明显低于正常标准为特征的喂食或进食障碍。AN主要特征为以强烈地害怕体重增加和发胖为特点的对体重和体形的极度关注,极端追求苗条,体重明显减轻,常低于正常标准体重的85%,导致营养不良、代谢和内分泌紊乱,女性出现闭经、男性出现性功能障碍,严重者可因极度营养不良而出现恶病质、机体衰竭,进而危及生命。

一、概述

(一)相关概念

神经性厌食是一种以患者不现实地恐惧自身体重增加、自愿节食、显著体像障碍为特征的精神障碍。患者常强迫性地节食减肥以致身体健康受到损害;常伴有体像障碍,甚至在极度消瘦的情况下仍坚持认为自己太胖。严重者可因营养极度不良引发恶病质而致死。神经性厌食的命名来源于两个拉丁单词anorexia nervosa,意思是神经性地不能进食。

神经性厌食多见于青少年女性,患者常因担心发胖而故意节食,以致体重显著下降;多伴有营养不良、代谢和内分泌紊乱;女性患者常出现青春期发育停滞或闭经;可有间歇发作的暴饮暴食。患者对自己的身体形象产生不正常认识,担心发胖;自愿禁食、引吐、服用泻药等药物、体育锻炼等方法过度追求减轻体重。临床上主要分为2类:限制型患者主要靠禁食和锻炼;暴食-清除型患者为间歇出现暴食,然后又用各种方法降低体重。

(二)流行病学

文献报道,成人神经性厌食症终生患病率约为0.6%,其中女性神经性厌食症的终生患病率约为0.9%,男性约为0.3%,女性高于男性。白种人比黑种人多见,社会地位和经济水平较高的群体多见。神经性厌食症平均起病年龄是17岁,发病的两个高峰年龄段分别是13～14岁及17～18岁,40岁以上首次起病的女性极少见。

二、病因与发病机制

神经性厌食的病因与发病机制未明,目前认为可能与下列因素有关。

(一)生物学因素

遗传因素在发病过程中起重要作用,双生子研究发现,神经性厌食遗传率为33%～84%,单卵和双卵双生子的神经性厌食共患率分别为55%和5%。另有研究表明,神经性厌食也可能存在神经内分泌如下丘脑-垂体-肾上腺皮质轴功能亢进、神经递质如去甲肾上腺素和5-羟色胺功能异常。神经生化学研究提示,神经性厌食患者存在血浆和脑脊液中瘦素水平异常。脑影像学研究也提示该类患者存在脑室扩大、单侧颞叶血流灌注低等特点,但由于多数患者在体重恢复后可以复原,有学者认为,脑影像学改变可能是继发于体重丢失的结果。

(二)社会-心理学因素

1.社会环境因素

进食障碍的患病率因地域、经济发展水平、性别而差异明显,发达国家高于发展中国家,城市高于农村,女性高于男性。20世纪以来神经性厌食患病率明显上升,这可能与社会观念变化有关,如社会上推崇体型苗条、骨感审美;社会应激和学习工作压力大也在一定程度上降低食欲,部分促发本症发生。家庭因素如父母对子女过度保护和过度操控、儿童期受虐待、不稳定的家庭环境等,也在一定程度上影响了患者的进食行为与习惯。

2.心理因素

神经性厌食患者常有追求完美、过度依赖、以自我为中心或自我评价低等性格特征,难以表达负性情绪或难以处理与周围人的关系等,缺乏积极充实的生活态度和价值观,部分患者表现为不成熟、自我控制能力差、社会融入程度差等。不排除部分患者在反抗父母控制或性心理发育过程中逐渐形成的行为习惯。

三、临床表现

(一)核心症状

1.进食行为或态度异常

患者有意限制进食,进食量远小于常人,并严格限制食谱,只进食低能量食物。患者对进食持否定或紧张态度,回避与他人同桌进餐;同时又对食物兴趣增强,喜欢研究食物的成分及烹调方法;30%～50%的神经性厌食患者可有间歇性暴饮暴食或呕吐行为,呈少食或禁食和贪食相交替。

2.过度关注体型体重

患者常常表现为过度关注体型体重,对"肥胖"有着强烈的恐惧,存在异乎寻常地害怕发胖的超价观念。常有体像障碍,即使已明显消瘦,仍自觉过胖或部分躯体过胖。否认伴发的不良躯体状况。

3.过度减重

患者常采用过度运动、致吐、导泻、服用食欲抑制药、腹泻药或利尿剂、藏匿或抛弃食物的方法减轻体重。

4.体重减轻

此类患者体重较以往或常人减少25%以上,严重者可达消瘦程度。

(二)相关症状

神经性厌食患者存在心理和行为障碍,他们极端追求苗条,导致体重过低、营养不良,继而产生全身生理功能紊乱及躯体并发症。

1.心理和行为障碍

患者追求病理性苗条造成低体重,常采用的方法有故意限制进食甚至禁食,尤其排斥淀粉、蛋白质等高能量食物,进食后抠吐或呕吐,过度锻炼运动,滥用泻药、减肥药等。患者存在明显的认知歪曲,包括体像认知歪曲,即对自己体形和体重有不正确的认知;否认饥饿感和疲劳感;否认愤怒、压抑等不良情绪;否认病情的严重性。此外,患者可伴有抑郁心境、焦虑情绪、情绪不稳定、社交退缩、易激惹、失眠、性兴趣减退或缺乏、强迫症状等精神症状。

2.营养不良

患者体重明显减轻,比正常平均体重减轻 15％以上,或 Quetelet 体重指数(体重千克数/身高米数的平方)为 17.5 或更低,或在青春期前不能达到所期望的躯体增长标准,并有发育延迟或停止。营养不良症状至少持续 3 个月。

3.生理障碍

神经性厌食患者的营养不良导致全身生理功能紊乱,产生的躯体并发症可累及全身每一个器官、系统,患者多主诉畏寒、便秘、胃胀、恶心、呕吐、嗳气等胃肠道症状,有疲乏无力、眩晕、晕厥、心慌、心悸、气短、胸痛、头昏眼花等不适,常有停经(未口服避孕药)、性欲减低、不孕、睡眠质量下降、早醒等症状。最严重的急性并发症如电解质紊乱、心律失常等,严重的慢性并发症如骨质疏松、肾衰竭等。

(三)并发症

神经性厌食的一部分并发症与饥饿所致营养不良有关,患者营养不良导致全身生理功能紊乱,产生的躯体并发症可累及全身每一个器官、系统;另一部分并发症与患者的行为问题有关,如呕吐或服用泻药等,导致胃肠道、心脏及水电解质等方面的紊乱。主要并发症如下。

1.消化系统

(1)口腔:反复呕吐的厌食症患者可出现牙齿舌侧的釉质和牙质的腐蚀。

(2)腮腺:伴暴食行为的厌食症患者由于过度咀嚼和频繁的呕吐使唾液腺分泌增加,引起唾液腺、腮腺肿大,易被误诊为腮腺炎。

(3)食管:通过呕吐来降低体重的患者可出现食管的并发症,如食管炎、食管糜烂和溃疡。自发性食管破裂多是在患者大量进食后呕吐时出现。呕吐患者由于胃酸反流导致食管黏膜炎症,患者常有胃灼热、反酸、反胃、吞咽困难、胸痛、上腹部疼痛、胃胀、多涎,严重者食管出血、溃疡,出现血性呕吐物。反流的胃液还可侵蚀咽部、声带和气管而引起慢性咽炎、慢性声带炎和气管炎。

(4)胃部:胃部并发症非常常见。长期节食影响消化系统的功能和消化酶的分泌,导致胃缩小、胃蠕动减慢、胃排空延迟。胃排空减慢导致患者进食后有腹部不适、腹痛或饱胀感。16％的厌食症患者有消化道溃疡。

(5)结肠:由于食物摄入量不足及滥用泻药或利尿药导致便秘。患者常用的刺激性泻药如番泻叶、酚酞、甘油栓、开塞露、复方芦荟胶囊等,作用机制是刺激肠管蠕动,阻止肠液被吸收,增加水电解质分泌,润滑肠壁,软化大便。但部分药物中含有蒽醌的化学成分,长期使用后,在结肠黏膜下有黑色素沉着,容易形成结肠黑色病变;长期服用后亦可损害直肠肌丛,使直肠肌疲软无力,出现顽固性便秘。

(6)肝:蛋白质缺乏的患者中可见肝功能异常、可逆转的肝大。1/3 的厌食症住院患者表现血清蛋白降低及血脂水平升高、乳酸脱氢酶升高、碱性磷酸酶升高。厌食症患者常出现的严重低血糖为参与糖原合成的脂肪不足,从而使肝糖原储备耗竭所致。

2.内分泌改变

(1)闭经:闭经是神经性厌食的常见症状,低体重时血浆黄体生成素和尿促卵泡激素的基础水平降低,分泌峰值降低,从而导致卵巢释放的血清雌激素水平降低。患者表现月经停止,青春期早期患者可表现为性发育停止、不来月经或第二性征减退,子宫萎缩变小,无性欲,生育困难,妊娠期和分娩期并发症发生率高。

(2)甲状腺功能减退:患者表现生命体征下降、皮肤干燥、便秘、怕冷、踝反射延迟、头发干燥、稀疏、脆弱、睫毛和眉毛脱落(尤以眉梢为甚)、皮肤苍白、有非凹陷性水肿;内分泌检查提示有"低T_3综合征",而促甲状腺激素正常。这些症状随着体重的增加一般是可逆的,不必要补充外源性甲状腺素。

(3)肾上腺皮质激素分泌增加:疾病早期,由于肾上腺皮质激素分泌增加,患者虽然营养状况下降,但却精力充沛甚至欣快,睡眠少;随着身体状况恶化,出现虚弱无力症状;肾上腺皮质激素增加会导致患者情绪不稳定、烦躁易怒;由于肾上腺皮质激素对雌激素合成的抑制作用,雄性激素分泌相对增多,女性患者出现细毳毛,分布于面部、颌下、腹部及腰背部。这些症状都是可逆的,当患者体重恢复后,可逐渐消失。

3.心血管系统

87%的厌食症患者在疾病过程中可能出现心血管系统的异常,包括心动过缓、心动过速、低血压、室性期前收缩、心力衰竭及心电图的多种变化。其中心动过缓、低血压是最常见的症状。心律失常一般是由于电解质紊乱所致,如低血钾、低血镁或酸碱平衡失调等。厌食症患者最常见的死因是继发于心律失常的心搏骤停。

4.血液系统

厌食症患者由于营养不良导致造血物质缺乏,如铁缺乏导致缺铁性贫血,叶酸、维生素B_{12}缺乏导致巨幼细胞贫血,常同时存在以上2种贫血。表现为皮肤苍白、无力、畏冷、头晕耳鸣、记忆力衰退、思维不集中,贫血严重时可有低热和基础代谢率增高。全血检查除红细胞计数下降外,白细胞计数、血小板计数也会下降,患者抵抗力下降、皮肤出现瘀斑等。

5.泌尿系统

厌食症患者中有70%会出现肾功能异常,包括肾小球滤过率降低、肾浓缩功能降低、血尿素氮水平升高、尿量增多、夜尿增多、电解质异常、下肢及面部等部位凹陷性水肿、胸腔积液及腹水,以及低钾性肾病。

6.代谢情况

基础代谢率下降,一般下降20%~40%,故畏寒甚剧、体温低,多在36℃以下;低血糖,空腹血糖可降低(<3.5 mmol/L),少数长期饥饿患者会出现低血糖昏迷,甚至猝死;胆固醇水平增高;高胡萝卜素血症,血清胡萝卜素和维生素A水平升高。

7.电解质紊乱

呕吐、滥用泻药或利尿药的厌食症患者中电解质异常更常见,最常见的电解质异常是低钾血症、低钠血症、低氯血症及低氯性代谢性碱中毒。呕吐和滥用泻药可导致低钾血症和代谢性碱中毒,泻药滥用可导致代谢性酸中毒和低钠血症。

再喂养综合征(refeeding syndrome,RFS)是指机体经过长期饥饿或营养不良,重新摄入营养物质导致以低磷血症为特征的电解质代谢紊乱及由此而产生的一系列症状。RFS的发病机制是再进食使得磷急速转移进入细胞参与糖和蛋白质合成过程中的磷酸化作用,从而使血磷降低,引起心肌功能紊乱和神经系统并发症及由此而产生的一系列症状。低磷血症是 RFS 的主要病理生理特征,低钾血症是 RFS 致死的主要原因,同时还有低镁血症、维生素 B_1 缺乏等表现。因此,营养不良患者在再进食初的几天里需要监测血浆磷水平。一旦发现血磷降低,应立即采用口服方法补充。

8.骨骼系统

厌食症患者的骨成熟受阻,体重下降出现闭经时患者的骨发育停止。青春期前及青春期早期的患者容易出现生长发育迟缓、身材矮小或骨骼发育停止。厌食症患者可出现骨质疏松和病理性骨折,有患者表现严重的脊椎骨折,易发生骨质疏松的部位是腰椎和髋部。

四、诊断与鉴别诊断

(一)临床评估

1.躯体风险评估

神经性厌食最严重的后果是死亡,原因多为营养不良导致的多器官衰竭、再喂养过程中的并发症以及自杀,故须监测患者的躯体风险,判断高风险的存在,及时提供医疗干预。

常规评估包括一般状态、身体质量指数[body mass index,BMI;BMI=体重(kg)/身高^2(m^2)]、血压、心率、肌力、实验室指标(血常规、尿常规、电解质、肝肾功能、心电图)。

躯体高风险评估:快速评估躯体风险的指标包括 BMI、血压、心率、肌力。ICD-11 神经性厌食诊断标准中新增的限定词"神经性厌食,伴危险的低体重",对体重的限定为 BMI<14。此外,血压低于 10.7/6.7 kPa(80/50 mmHg)、心率<40 次/分、体重每周下降超过 1 kg、卧位坐起或蹲起时需辅助等都可被视作躯体高风险的指征。

再喂养风险评估:存在以下情况之一则为高风险。①体重最近 6 个月下降超过 15%;②近 10 天几乎没有进食;③BMI<12;④血压<10.7/6.7 kPa(80/50 mmHg);⑤心率<50 次/分钟;⑥血钾<2.5 mmol/L;⑦血磷<0.97 mmol/L,治疗初期须高度警惕再喂养综合征的发生。

2.一般精神病理评估

神经性厌食常与一些精神疾病共病,需要进一步评估是否伴发抑郁障碍、焦虑障碍和强迫障碍等。

3.进食障碍的精神病理评估

目前可在临床应用的测查工具为进食障碍检查问卷(第六版)和进食障碍调查量表(第一版)。进食障碍检查问卷(第六版)是一个自评问卷,共 28 个条目,用于评估对进食的限制行为、对体重体形和进食的关注,以及暴食、清除行为和过度运动等症状的严重程度。进食障碍调查量表(第一版)从认知行为以及心理方面对厌食或贪食行为进行评定,共有 64 个条目,分为瘦身倾向、不满体形、贪食、完美主义、人际不信任、恐惧成熟、内感受意识和无效感 8 个分量表。

(二)诊断要点

1.诊断标准

随着循证医学的发展,近年来在 DSM-5 和 ICD-11 中均对神经性厌食的诊断标准做出了重要的修订。目前,诊断神经性厌食的必要条件包括以下 3 条。

(1)由患者自己造成的显著低体重,即低于正常体重范围的最低值(ICD-11 中成人为 BMI<18.5)或低于儿童/青少年体重的最低预期值(ICD-11 规定为 BMI 低于与其年龄相对应的 BMI 百分位的第五个百分点)。

（2）尽管 BMI 低于正常体重范围的最低值,仍然强烈害怕体重增加或害怕变胖或有持续的妨碍体重增加的行为。

（3）对自己的体重或体形有体验障碍,对体重或体形的自我评价不恰当,或对目前低体重的严重性持续缺乏认识。

2.辅助检查

（1）内分泌异常:雌激素及黄体酮水平均低,促肾上腺皮质激素释放激素水平升高,皮质醇升高,瘦素水平明显降低,血小板单胺氧化酶活性下降,提示存在 5-羟色胺能系统功能障碍。

（2）代谢异常:神经性厌食患者体内血浆天冬酰胺、谷氨酸、甘氨酸、蛋氨酸、苯丙氨酸和组氨酸水平明显升高,而精氨酸和半胱氨酸水平下降。

（3）免疫因子异常:血浆中肿瘤坏死因子 α 与可溶性 TNF 受体 Ⅱ 水平明显升高。

（4）影像学检查:神经性厌食患者头部 MRI 检查发现脑容积减少,尤以灰质为甚,这种灰质容积的减少被认为是不可逆的。

（三）鉴别诊断

神经性厌食需与可导致消瘦和营养不良的躯体疾病、与存在食欲减退和消瘦的抑郁发作、摄入不足的回避/限制性摄食障碍鉴别。

1.与躯体疾病的鉴别诊断

神经性厌食需要与某些躯体疾病引起的体重减轻相鉴别,但躯体疾病患者很少有怕胖的超价观念及体像障碍,进一步的躯体检查也可帮助鉴别。

2.与抑郁障碍的鉴别诊断

神经性厌食患者常会伴发轻度至中度抑郁,部分神经性厌食患者病前先有抑郁情绪,这些均需要与抑郁障碍鉴别。抑郁障碍患者没有对体重增加的过分恐惧,其体重减轻通常不导致营养不良;神经性厌食伴发的抑郁属于神经性厌食症状的一部分,无须另做诊断。

3.与焦虑障碍的鉴别诊断

患者对进食、体重增加感到焦虑不安,回避社交,但这些均为神经性厌食症状的一部分,不另做诊断。只有当神经性厌食病前存在上述焦虑内容以外的焦虑症状,即病前符合焦虑障碍诊断且与神经性厌食无关,才考虑焦虑障碍诊断。

4.与强迫障碍的鉴别诊断

患者可对食物、体重、体形存在强迫性思维,并有强迫性运动、强迫性暴食、催吐等强迫行为,但这些均为神经性厌食症状的一部分,不另做诊断,尤其营养越差,强迫症状越严重。只有当神经性厌食病前存在上述强迫内容以外的强迫症状,即病前符合强迫障碍诊断且与神经性厌食无关,才考虑强迫障碍诊断。

5.与神经性贪食的鉴别诊断

部分神经性贪食患者可有间歇性暴食、催吐等清除性行为,这时需要同 AN 鉴别,神经性厌食患者为低体重,而神经性贪食患者的体重基本正常。

五、治疗

（一）治疗原则

（1）神经性厌食的治疗需要由精神科医师和护士、内科和儿科医师、营养学家、心理学家、社工等多学科专业人员之间密切合作,也需要与患者和家庭紧密合作。

（2）由于患者往往不认为自己的症状是病，不愿意治疗，因此治疗中激发和维持患者的治疗动机很重要。

（3）治疗开始前需要对患者进行临床评估，以选择营养、药物治疗方案，并提供心理支持。医师在整个治疗过程中应鼓励患者主动配合治疗；采取客观、诚实的态度，得到患者的信任；安排亲属参与治疗计划。

（4）神经性厌食的治疗是在维护躯体功能正常的基础上突出心理治疗，采用营养治疗、躯体治疗、心理治疗与药物治疗相结合的综合性治疗，治疗方案个体化。

（5）少数病例需采取强制性住院治疗。当患者的精神症状或躯体状况对生命造成威胁，如持续或严重的自杀意念、严重的躯体并发症（如明显水肿、严重电解质紊乱等）而患者又拒绝住院治疗，必须首先考虑强制性治疗。

（二）药物治疗

当神经性厌食患者的体重非常低时，以及在再喂养的早期阶段，除非必要，否则最好尽量避免药物治疗。

1.抗抑郁药

抗抑郁药对神经性厌食患者的疗效并不肯定，不宜用于单独治疗神经性厌食。如果神经性厌食患者在体重恢复正常后仍有贪食、抑郁、焦虑或强迫症状，则可以考虑应用 SSRIs。其中应用报道较多的 SSRIs 是氟西汀、西酞普兰，青少年患者可选用舍曲林、氟伏沙明。

2.非典型抗精神病药

对于具有类妄想信念如体像障碍等症状的患者，可选用利培酮、奥氮平、喹硫平、阿立哌唑等非典型抗精神病药，宜从低剂量开始使用。

3.其他药物

抗焦虑药、抗癫痫药、促胃动力药、锌剂也可对症使用。闭经超过 6 个月的患者需咨询妇科医师，必要时采用雌激素序贯疗法治疗 1 个疗程，而后停药观察。营养治疗是闭经患者最根本的治疗。

（三）心理治疗

家庭治疗、认知行为治疗和精神动力性心理治疗是 AN 循证有效的心理治疗方法。

1.家庭治疗

家庭治疗是治疗神经性厌食循证证据最多的心理治疗方法。对于起病较早（≤18 岁）、病期较短（≤3 年）的青少年 AN 患者比较适合。

（1）家庭治疗的原理：是以"家庭"为治疗对象的一种心理治疗方法，它以整个家庭为对象来规划和进行治疗，把焦点放在家庭成员之间的关系上，而不是过分关注个体的内在心理构造和心理状态。家庭治疗的理论认为，个体的心理行为问题或症状的产生、发展和维持与家庭成员之间的互动模式和家庭结构有着非常密切的关系；通过改变家庭成员之间功能不良的互动模式和家庭结构，可以达到改变个体心理行为问题或症状的目的。该理论的早期代表人物是 Minuchin，他认为神经性厌食与 3 个因素有关，即患者本身具有生理易感性；患者的家庭模式存在缠结、过度保护、僵化、缺乏冲突解决的能力 4 种互动特征；患有 AN 的患者在避免家庭冲突中起到重要作用。

（2）治疗目标：通过改变家庭成员之间功能不良的互动模式和家庭结构，从而达到改变个体的问题行为或改善症状的目的。

(3)治疗设置:家庭治疗需要邀请家庭成员共同参与治疗,通常每次治疗60～90分钟,6～10次为1个疗程,治疗间隔开始可以每周1次,随着治疗进展,可逐渐延长间隔至每2周1次,后期可以每个月1次,甚至每2个月1次。

(4)治疗过程:家庭治疗的过程大致分为初次访谈(家庭评估)、治疗的早期阶段、中期阶段和结束阶段,每个阶段有着各自的目的和任务。家庭评估的目标是明确个人问题是否与家庭系统有关,大致分为4步,包括拓展家庭带来的主诉问题,将个人问题转化为家庭关系问题;着重探索维持问题的家庭互动模式;结构化地、有重点地探索原生家庭;探索相关的改变方式。

2.认知行为治疗

认知行为治疗是治疗神经性厌食有效的治疗方式,国外已有进食障碍的认知行为治疗手册。适合年龄较大的患者。

(1)认知行为治疗原理:强调并运用认知模型诠释患者歪曲的、适应不良的、功能障碍性的思维,认为患者对事件的负性评价,即负性自动思维影响了患者的情绪和行为,思维、情绪、行为之间的关系是相互影响、相互强化的。对进食障碍患者而言,引起厌食、贪食、暴食、导泻或催吐等紊乱行为的原因是由于患者存在功能障碍性思维,过分看重自身的体形、体重,自我评价非常低,缺乏掌控感和认同感,为此感到十分痛苦,为补偿自我的低自尊、低认同感,患者企图通过控制进食、获得理想的体重和体形来获得成就感、价值感、认同感、掌控感等,在问题行为的基础上,造成患者躯体诸多的变化,患者的愿望显然很难实现,由此形成恶性循环。

(2)治疗目标:①初期目标,在于建立健康、规则的进食习惯,改善饮食结构,增加体重,增加对治疗的依从性,改善家庭成员对疾病的认知。②中期目标,改善对体形、体重、自我价值等方面的负性认知,进一步规范巩固健康的饮食模式。③后期目标,处理其他方面的心理社会问题,包括人际关系问题(如家庭关系)、婚恋问题、学习工作方面的问题等,处理抑郁、焦虑等共病,巩固疗效,预防复发。

(3)治疗设置:神经性贪食、暴食障碍的认知行为治疗通常需要20次左右的访谈,AN则需要40次左右的访谈,每次访谈时间为50～60分钟,每周1～2次,可采取个体治疗或小组治疗的形式,通常认为个体治疗的形式更优。

(4)治疗过程:应尽量按照进食障碍认知行为治疗操作手册或指南进行规范化治疗,通常分成6个步骤,包括收集信息,充分评估,完成治疗设置;动机激发和心理教育;建立治疗关系;行为改变策略;认知重建;复发预防,结束治疗。

3.精神动力性心理治疗

精神动力性心理治疗对进食障碍总体是有效的,无论是神经性厌食还是神经性贪食,有效率类似。适合有心理学头脑、能够体察自己的情感、能够通过领悟使症状得到缓解、能建立工作联盟的患者。

(1)精神动力性心理治疗的原理:是由经典的精神分析治疗发展而来,通过言语交谈,探索患者的内心情感,也探索患者内心世界和人际交流中的行为,将患者过去的体验与现在的症状联系起来进行理解,从而改变患者现在的行为模式,以此达到治疗目的。有学者总结了神经性厌食的心理动力学解释,包括绝望地试图变得独特;攻击由父母的期望培养出的假性自体;要求有新生的真实自体;攻击等同于自己身体的敌对的母性内射;防御贪婪和欲望;试图使他人感到贪婪和无助;是一种防御,以阻止来自父母的、未经消化的投射进入患者体内;试图使父母意识到孩子的痛苦而不只关注他们自身的状态。

（2）治疗目标：治疗师可运用精神分析技术，如分析阻抗、移情、反移情、梦等，对患者潜意识的心理冲突和不成熟防御方式表示理解并进行调整，从而缓解症状，促进患者人格的成熟。对进食障碍的精神动力性心理治疗中不同方法的治疗目标略有差异，如自我取向个体治疗的目标是建立自我力量和自主性、对阻碍进食的情绪产生内省力。焦点式心理动力性治疗将治疗目标分为 3 个阶段，第一阶段聚焦于治疗联盟、厌食前的行为、自我协调的信念，第二阶段聚焦于人际关系、人际关系与厌食行为之间的联系，第三阶段则聚焦于日常生活、对治疗结束的预期及分离。

（3）治疗设置：一般治疗师和患者的座位形成约 60°的斜角，每周 1～2 次，每次 45～50 分钟，持续数月至数年，一般全程治疗不多于 500 次。建立稳固的治疗联盟是治疗成败的关键，治疗师需做到节制和中立，必须共情性、不带评判地聆听患者的生活叙事，同时鼓励患者自由联想，即尽量自由地、无拘无束地讲，不要在乎所说的是否正确或是否合乎逻辑，不要有任何隐瞒。

（4）治疗过程：主要包括 3 个阶段，即评估、治疗和结束阶段。评估阶段需要治疗师创造出安全的治疗氛围，动力性地聆听患者，从而判断患者是否适合进行精神动力性心理治疗，并对患者做出心理动力学诊断。在治疗阶段，治疗师需要与患者建立良好的治疗联盟，识别和利用移情和反移情，并对患者的防御机制和阻抗做出识别和解释。在这个过程中，对梦的分析是一个重要和有效的途径。在结束阶段，治疗师需要找到合适的结束时间，对治疗进行回顾，并在此阶段再次利用移情和反移情识别和处理此阶段特有的问题。

（四）营养治疗

目的是纠正患者的营养不良、恢复正常的饮食习惯。这是 AN 最主要的、最紧急的、最基本的治疗。一般遵循经口进食、起始少量、逐渐增加的原则。每周体重增加 0.5～1.0 kg 为宜，目标体重通常取正常体重低限，如 BMI 为 18.5 或 19，对儿童青少年应用 BMI 百分数更为准确。营养治疗中，肠内营养仅用于严重抢救生命的患者短期治疗。

（五）躯体治疗

造成躯体症状的原因有营养不良、营养不良的病理生理后果、导致体重降低的行为、自伤行为和医源性原因等。产生的躯体症状可涉及全身各系统，对于严重的躯体症状应有针对性地给予相应的治疗。可请内科医师、儿科医师、营养学家协助治疗。

六、疾病管理

神经性厌食病程以慢性和复发性为特征。本病的预后与发病年龄、病程迁延时间、患者个性特征、家庭环境等因素密切相关。对于发病年龄小、病程短、不伴有人格问题、家庭支持良好的患者、否认体相障碍的非典型性神经性厌食患者，预后相对较好。发病年龄大、病程迁延反复、体重过低、伴有人格问题、家庭冲突严重以及有暴食、呕吐、使用泻药的神经性厌食患者，预后较差。资料显示，有 40%～50% 的患者预后良好；约 30% 的患者仅躯体症状改善，仍有进食和心理问题；约 20% 的患者病程反复。5%～10% 的患者死于极度营养不良或其他并发症，或情绪障碍所致的自杀。

因神经性厌食常于青少年时期起病，尤其应重视早期纳入家庭内的照料者，主要是父母作为治疗康复的重要资源，对照料者提供足够的教育、指导、支持，以有效应对患者对治疗的抵抗。另外，学校也是疾病管理中的重要资源，学校对神经性厌食的重视、对患者的及时发现和督促接受治疗都能有效促进患者寻求专业治疗，早期实现康复目标。

（孙　宁）

第二节　神经性贪食

神经性贪食(bulimia nervosa,BN),又名贪食症,是以反复发作性暴食,并伴随防止体重增加的补偿行为及对自身体重和体形过分关注为主要特征的一类进食障碍。患者暴食后可因罪恶感或腹痛、恶心等躯体不适终止暴食发作,常伴有内疚感、抑郁或自我厌恶,这也使得 BN 患者比 AN 患者更容易接受治疗。30%～80%的 BN 患者有 AN 病史,与 AN 者不同的是其体重正常或轻微超重。

一、概述

(一)相关概念

神经性贪食的特点是频繁、反复发作的暴饮暴食(例如,在至少 1 个月的时间内,每周一次或更多)。暴饮暴食发作是一个明显的时期,在此期间,个人体验到对饮食的主观失控,饮食明显多于或不同于平常,并感到无法停止进食或限制食物的种类或数量。暴饮暴食伴随着反复不适当的代偿行为,旨在防止体重增加(如自我诱导呕吐,滥用泻药或灌肠,剧烈运动)。个人对体形或体重斤斤计较,强烈影响自我评价。对暴饮暴食的模式有明显的困扰,并有不适当的补偿行为,或在个人、家庭、社会、教育、职业或其他重要功能领域有明显的损害。个人不符合神经性厌食症的诊断要求。

(二)流行病学

神经性贪食较神经性厌食更为普遍。BN 在年轻女性(<30 岁)多见,并多在青春期和成年初期起病,估计神经性贪食在年轻女性中的发病率为 2%～4%。像神经性厌食一样,神经性贪食在女性中的发病率显著高于男性,但在青少年中的起病时间常常比神经性厌食晚,平均起病年龄通常在 16～18 岁。大约 20%的女大学生在大学期间的某一时间都经历过短暂的易饿症状。在工业化国家 BN 的患病率较 AN 高,年轻女性 BN 的发病率是 3%～6%,女性的终身患病率为 2%～4%,男性不超过 1%,女性与男性 BN 的比例约为 10∶1。BN 患者体重正常或轻微超重,30%～80%的 BN 患者有 AN 史,有时可有肥胖史。

二、病因与发病机制

BN 是一种现代病,其病因及发病机制目前尚不清楚,但多数研究认为,BN 的发病与生物、社会-心理学因素有关。

(一)生物学因素

家系调查表明遗传因素在 AN 的发病中起一定的作用,不过,有资料表明 BN 的遗传倾向不如 AN 明显,遗传在 BN 发病中究竟占了多大的比例,目前仍不能确定。

神经性贪食可能与 5-羟色胺和去甲肾上腺素有关。其中,5-HT 不足与 BN 的关系最为密切。由于一些具有呕吐症状的神经性贪食患者的血浆内啡肽水平升高,呕吐后幸福的感受可能因升高的内啡肽水平而产生。该障碍的直系亲属的神经性贪食发生率也较高。

(二)社会-心理学因素

1.心理和人格因素

BN 的发病与心理和人格因素有关,如完美主义、自我概念损害、情感不稳定、冲动控制能力差,对发育和成熟过程适应能力较差,包括对青春期、婚姻、妊娠以及与家庭成员和父母的关系问题、遇到的性问题等,因此,BN 可以是处理这些过程中所遇到的应激事件的一种方式。BN 患者较 AN 患者更善于交际、更愤怒和更冲动,缺少和 AN 患者相当的超我控制和自我力量。

2.社会文化因素

社会文化因素在 BN 发病过程中起着重要作用。工业化导致社会能够生产充足的食物并将之作快食简装处理,这种诱惑与女性"苗条"的审美观之间发生了矛盾;社会的发展也导致了男女角色的改变,女性对自己体型的关注直接与个人的自尊、自我价值感有关;某些社会观点,如越苗条的女性就越有魅力,节食、苗条促进成功,使得女性对于自己的体型异常敏感。

3.家庭因素

家庭因素在进食障碍的发生与发展中所起的作用非常重要。例如,家庭内的控制和反控制,家庭关系紊乱,家庭观念的影响(贪食症患者的家庭易表现出可变性、激动情绪、矛盾和负性情感),父母养育问题(贪食症的父母情感更外露,家庭矛盾更明显,父母责骂和轻视女儿,家庭控制更直接),儿童期虐待(包括躯体、心理、性虐待及忽视)。

三、临床表现

BN 患者因心理障碍导致反复、持续的进食行为异常,从而导致生理障碍,即躯体并发症。患者短时间内大量进食,然后采用呕吐、导泻等方法将食物排出,故患者体重常处于正常范围或波动范围很大。

(一)行为障碍

BN 的行为特征主要为暴食-清除循环,即反复发作的暴食及暴食后的代偿性行为。

1.反复发作的暴食

暴食为冲动性进食行为,伴有进食时的失控感,表现为在有限的时间里(如任何 2 小时内)进食绝对超过大多数人在相似时间内、相似情况下会进食的食物,通常为平时进食量的 2~3 倍或以上;暴食行为反复发作。此外,暴食还具有以下特点。

(1)暴食发生:暴食常与负性情感、人际间应激源、饮食限制、与体重、体形和食物相关的消极感受、无聊感有关,常在没有感到身体饥饿时发生。暴食通常秘密进行或尽可能不引人注意,在某些案例中,暴食也可以是有计划的。

(2)暴食过程:暴食期间消耗食物的种类因人而异。与对某种特定的营养物的渴求相比,暴食似乎更多以消耗食物的数量为特征。暴食时,只是要吃大量食物而并不在乎味道,通常进食迅速,并伴有失控。

(3)暴食期间的情绪:个体在暴食时通常先有满足感,随着继续暴食进而出现罪恶感、极度痛苦,最后因罪恶感或躯体不适(如恶心、腹胀、腹痛)而终止暴食行为。患者吃完后会对自己再次未控制住暴食而深感内疚、自我厌恶,情绪也再度陷入抑郁、沮丧状态。

2.代偿性行为

暴食行为后患者继之以代偿性行为,以防止体重增加。常用的代偿性行为如用手指抠吐或自发呕吐、过度运动、禁食,以及滥用泻药、灌肠药、利尿药、减肥药(包括食欲抑制药、加速机体代

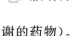

谢的药物）。

当进食清除后，又可产生暴食行为，再采取清除行为，这样反复恶性循环。BN 患者对体形和体重存在持续的不恰当的自我评价，这也使得暴食-清除循环持续。

（二）心理障碍

BN 患者对进食、体重和体形有先占观念，对体形和体重存在持续的不恰当的自我评价，关注自己的体重和外形，在意别人如何看自己，关注自己的性吸引力。患者对身体感到不满意，因而情感低落。与 AN 患者相比，多数 BN 患者更具有性吸引力，更能觉察自己的感受，更可能对贪食行为表现出羞耻。BN 患者共病心境障碍、焦虑障碍、物质滥用特别是酒精和兴奋药滥用等的比例较高。

（三）躯体障碍

BN 的躯体障碍可表现为开始轻微或一过性症状如疲乏、腹胀和便秘等，发展到慢性的、甚至威胁生命的障碍如低钾血症、肾脏功能和心功能损害等。暴食行为可导致一系列胃肠道症状，以恶心、腹痛、腹胀、消化不良和体重增加较为常见，而严重的并发症急性胃破裂较为少见。

BN 患者最常用的补偿性清除行为是自我诱导呕吐，可引起一系列严重躯体不适或躯体疾病：胃酸反流导致牙齿腐蚀或溃疡、食管与咽部损害；反复的呕吐可致腮腺和唾液腺肿胀、腮腺炎；自我诱导呕吐时，手指和牙齿及口腔黏膜摩擦或刺激可引起口或手损伤；频繁的呕吐导致 K^+、Cl^-、H^+ 丢失过多，引起低钾、低氯性碱中毒，甚至出现心律失常或肾脏损害；此外，继发性代谢紊乱还可表现为疲乏无力、抽搐和癫痫发作等。BN 的常见躯体并发症还有泻药依赖、慢性胰腺炎等。

（四）并发症

由于 BN 患者的暴食、呕吐、导泻等行为，使得 BN 患者较 AN 患者更容易出现胃肠道损害及电解质紊乱。BN 常见的躯体并发症如下。

1.消化系统

（1）急性胃扩张：短时间内大量进食会出现急性胃扩张，表现为上腹部饱胀、疼痛、恶心，严重时上腹部可见毫无蠕动的胃轮廓，局部有压痛，叩诊过度回响，有振水音。严重者可导致胃或食管穿孔、出血、纵隔积气或皮下气肿。立位腹部 X 线片、腹部 B 型超声检查可提示。

（2）反流性食管炎：很多患者会在暴食后呕吐，有的患者会发生自发性呕吐。呕吐时由于胃酸反流导致食管黏膜炎症，患者常有胃灼热、反酸、反胃、吞咽困难、胸痛、上腹部疼痛、胃胀、多涎；严重者食管出血、溃疡，出现血性呕吐物；长期少量出血可出现贫血症状。反流的胃液还可侵蚀咽部、声带和气管而引起慢性咽炎、慢性声带炎和气管炎。钡剂 X 线检查可见食管下端痉挛收缩，吞钡剂后见食管下端轻度缩窄，形态改变；胃镜检查可见胃炎、食管炎、胃食管糜烂、胃食管反流等征象。

（3）食管贲门黏膜撕裂综合征：患者在剧烈呕吐后可导致食管、贲门撕裂，甚至出现呕血和黑便。出血量与黏膜撕裂的位置、范围和程度有关，严重者可引起休克甚至死亡。实验室检查，大便隐血试验阳性；胃镜检查可见下端食管或贲门部黏膜纵行撕裂。

（4）胰腺炎：呕吐者胰腺炎发生率高。急性胰腺炎多在大量进食后突然发作，腹痛性质为持续性刀割样，腹痛以上腹为多，发热、呕吐。检查有腹部深压痛，严重者可出现肌紧张、压痛、反跳痛等腹膜刺激三联征。部分患者可出现慢性胰腺炎。实验室检查见血淀粉酶、尿淀粉酶升高。B 型超声可用于判断有无胰腺水肿、坏死。

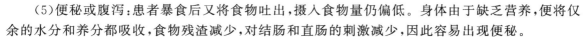

(5)便秘或腹泻:患者暴食后又将食物吐出,摄入食物量仍偏低。身体由于缺乏营养,便将仅余的水分和养分都吸收,食物残渣减少,对结肠和直肠的刺激减少,因此容易出现便秘。

2.皮肤和头面部

用手抠喉呕吐者,手背被牙齿咬伤,而出现瘢痕。呕吐患者更容易龋齿、牙齿过敏。腮腺、唾液腺肿大而表现面颊和颈部无痛性肿胀。

3.代谢系统

呕吐患者由于胃酸和钾离子的大量丢失,H^+、Cl^- 同时丧失,体内 HCO_3^- 浓度相对过高引起碱中毒。滥用泻药的患者易出现低钠血症、低镁血症和低磷血症,严重者可出现癫痫发作。血液检查可见血液浓缩,低血钾、低血氯和碱中毒,严重者可有尿素氮升高。

4.心脏系统

由于呕吐、导泻等行为导致脱水和水、电解质失衡,可诱发心脏功能异常。催吐药如依米丁可导致心脏传导阻滞和心律失常。患者表现为心悸、体位性眩晕、心脏传导阻滞和心律失常,甚至可能出现心肌病。

四、诊断与鉴别诊断

(一)临床评估

如果患者患有神经性贪食,建议进行躯体评估和精神状况评估,这是判断疾病严重程度、制定治疗计划的前提和基础。

1.躯体评估

评估患者是否因为反复暴食和清除行为产生全身多个系统并发症。对有清除行为的患者需查电解质和心电图,注意低钾血症的存在和 QT 间期延长等潜在的心律失常风险。清除行为频繁的患者应监测上述指标。

2.一般精神病理评估

神经性贪食常与一些精神障碍共病,需要进一步评估是否伴发抑郁障碍、焦虑障碍、创伤后应激障碍、酒精或物质滥用、人格障碍等。

3.进食障碍的精神病理评估

参见本章第一节神经性厌食。

(二)诊断要点

1.核心症状

(1)反复发作的暴饮暴食,常是强迫性节食继发的反复发作、不可控制的暴食,发作时食量为平时的数倍,且进食速度很快,多避开他人进食,所食之物也常为高热量食物。一旦暴食发作常有强烈失控感,难以自行停止进食或被他人劝阻,多至腹胀腹痛或精疲力尽后才结束进食。常伴有内疚、自责、羞耻感或焦虑抑郁情绪。

(2)反复出现不恰当的暴食后补偿行为,患者常于暴食后为预防体重增加采用多种手段,如进食后诱吐、服用利尿剂、导泻剂、减肥药等以减少吸收、增加排泄,并进一步减少食量或禁食、过度运动等。多数患者体重基本正常或略增加。

2.相关症状

神经性贪食症患者常伴有焦虑抑郁情绪,部分患者出现内疚、自责,甚至自杀观念和行为。严重者可现神经内分泌紊乱,反复呕吐还会导致牙釉质的改变、龋齿、反流性食管炎钾流失致心脏损害等。

神经性贪食症常易并发物质依赖和情绪障碍,并发边缘性人格障碍的发生率约为50%。神经性贪食往往影响患者的社会和职业功能。

3.诊断标准

持续存在的进食先占观念,对食物有不可抗拒的欲望;反复出现、难以克制的暴食,短时间内进食大量的食物。反复出现不适当的代偿行为以预防体重增加,如诱吐、导泻等。患者的自我评估过分地受体型和体重影响。暴食及不适当代偿行为发作可有规律或无规律,但常每周2次以上。

(三)鉴别诊断

1.与神经系统器质性病变的鉴别诊断

一些神经系统疾病或综合征,如癫痫等位性发作、中枢神经系统肿瘤等,也有发作性暴食等表现,通过神经系统体格检查和相应的检查可进行鉴别,如颞叶癫痫常有抽搐史和脑电图或CT的特殊改变。

2.与精神分裂症、抑郁障碍等伴有暴食的鉴别诊断

精神分裂症、抑郁障碍等精神障碍各自都有典型的症状表现,暴食只是这些精神障碍可能出现的临床表现,一般不难鉴别。如果神经性贪食症继发于抑郁障碍,同时抑郁障碍和神经性贪食症都很典型且符合各自的诊断标准,则应并列诊断。

3.与清除型神经性厌食症的鉴别诊断

清除型神经性厌食症也有神经性贪食症的暴食或催吐、服用泻药等类似代偿行为的清除行为,但清除型神经性厌食症的反复暴食和清除行为未必同时出现,即催吐或服用泻药等清除行为未必出现在暴食后,体重在正常体重的最低值以下。神经性贪食症的反复暴食和暴食后通过催吐或服用泻药等方式清除食物的代偿行为则同时出现,体重通常也在正常范围内。

4.与暴食障碍的鉴别诊断

与 BN 患者不同,暴食障碍患者无病理性怕胖,因此暴食后无代偿性行为以抵消体重的增加,因此患者常有肥胖。

五、治疗

(一)治疗原则

(1)BN 的治疗需要精神科、内科和心理科等多学科专业人员之间的密切合作。

(2)采用营养治疗、躯体治疗、药物治疗和心理治疗相结合的综合治疗,并根据个体特点采用个体化治疗方案。

(3)治疗除控制暴食行为、打破暴食-清除恶性循环链以外,需同时考虑合并的心境障碍、物质滥用及人格障碍等精神障碍的治疗。

(4)根据病情选择门诊治疗或住院治疗。当患者有持续或严重的自杀意念、严重的躯体并发症(如严重电解质紊乱、心律失常等)、严重的反复暴食-清除行为(如一天暴食、催吐数次)、在家有严重的人际冲突或与外界缺乏人际交往等,可首先考虑住院治疗。物质滥用者需要撤除服用的减肥药、泻药或利尿药等后首先考虑入院治疗。

(二)药物治疗

1.抗抑郁药

SSRIs 类药物对 BN 症状及伴有的抑郁、焦虑、强迫、冲动控制障碍有一定疗效,对心理治疗

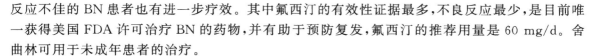

反应不佳的 BN 患者也有进一步疗效。其中氟西汀的有效性证据最多,不良反应最少,是目前唯一获得美国 FDA 许可治疗 BN 的药物,并有助于预防复发,氟西汀的推荐用量是 60 mg/d。舍曲林可用于未成年患者的治疗。

2.心境稳定药

抗癫痫药苯妥英钠和卡马西平也有轻微抗贪食作用;托吡酯(平均剂量为 100 mg/d)可明显减少暴食和清除等症状,也会减低体重,但对抑郁症状并无明显改善作用,不适用于体重正常或偏低的 BN 患者。

(三)心理治疗

认知行为治疗、人际心理治疗、精神动力性心理治疗、辩证行为治疗是 BN 的有效心理治疗方法。

1.认知行为治疗

治疗的原理、治疗设置和治疗过程详见 AN 的认知行为治疗部分。

治疗目标:①初期目标,建立健康的饮食规则,减少发作性贪食;减少极端减轻体重的行为,如引吐、导泻、滥用减肥药物或通便药物等。②中期目标,改善对体形、体重、自我控制能力等方面的负性认知,进一步规范巩固健康的饮食模式。③后期目标,处理其他方面的心理社会问题,改善情绪,解决现实生活中的问题,改善人际关系,巩固疗效,预防复发。

2.人际心理治疗

最初用于 BN 的个体心理治疗,与认知行为治疗的长期效果相当。

(1)人际心理治疗的原理:人际心理治疗是一种短程、限时和操作性强的心理治疗方法,该疗法认为贪食症状是多种原因造成的,通常表现在社会及人际背景中,人际关系的困扰通过各个方面影响 ED 的症状。治疗的焦点在人际关系上,把贪食症状和情绪及人际关系联系起来,通过适当的人际关系调整和改善,改变患者对人际关系的期望及帮助其改善社会支持网络,以便能更好地处理他们当前的问题。

(2)治疗目标:识别导致 ED 发生、发展和持续的人际关系问题,并加以改善,从而减轻乃至消除 ED 的症状。需要注意的是,人际心理治疗焦点始终停留在患者生活的人际关系背景上,一旦治疗目标已经确立,治疗师在每次会谈中都要指向这些治疗目标。

(3)治疗设置:人际心理治疗 ED 的典型过程是在 4~5 个月内持续 16~20 次会谈,每次治疗 50 分钟,每周 1 次。和许多其他治疗方法相似,人际心理治疗中的重点是建立一个积极的治疗联盟。治疗立场是温暖的、支持性的和共情的。治疗师应多给患者积极支持、耐心解释和唤醒希望。

(4)治疗过程:分为 3 个不同的阶段,即初始阶段确定人际关系的主要问题领域、中间阶段对目标问题领域进行工作、最后阶段是巩固工作成果并为将来自己进行工作做准备。

3.精神动力性心理治疗

当限时的心理教育和认知行为治疗对 BN 无效时,适合采用精神动力性心理治疗。治疗的原理、目标、治疗设置和治疗过程详见 AN 部分。

对 BN 患者的精神动力性理解,不同学派有着不同的理解。通常认为,他们的自我非常脆弱,超我松懈,在此基础上会导致不能延迟释放冲动,暴食行为和清除行为通常与冲动问题联系在一起。BN 患者不能满意地调节人际关系,所以将人际关系的冲突置换到食物上。患者通过暴食来象征性地破坏和吞并他人。在许多例子中,BN 患者具体显现了内射和投射的客体关系机制,摄入和清除食物可以直接反映出攻击性内射和投射,或将"坏的"内射。在许多案例中,这种分裂的过程由患者来进一步具体化。患者可将蛋白质看作是"好的"食物,因而将其保留而不是清除;而将糖类或垃圾食品看作是"坏的"食物,这些食物仅通过反刍被大量消耗。表面上,这种管理攻击性的策略是强制性通过呕吐的形式将坏的部分清除出去了,患者只留下了好的感觉;然而,剩下的"好的"感觉是不稳定的,因为它的基础是分裂、否认和攻击性投射的方式,而不是将好的和坏的部分整合在一起的方式。

4.辩证行为治疗

对于共病边缘性人格障碍、反复自伤或物质滥用的 BN 患者,辩证行为治疗是一种可能有效的治疗手段。研究发现,辩证行为治疗方法优于其他针对减少暴食和清除行为的治疗方法。

(1)辩证行为治疗的原理:辩证行为治疗是一项综合性治疗,其基本思想来自传统的认知行为理论,它强调必须在患者与治疗师之间建立一种开放而明确的合作关系,同时在治疗中应用大量自我监测之类的技巧。辩证行为治疗强调在"接受"与"改变"之间找到平衡,而"接受"的主要组成部分就是合理化认同,该策略的基本点就是让患者明白,在特定情况下,人们出现的一些行为反应是自然的,可以被理解的。治疗师的任务是寻找出行为反应的某种合理性,帮助患者承认或接受当时的行为反应。最后,治疗师应用问题行为解决策略再帮助患者纠正或解决这些行为。

(2)治疗目标:使患者发展出具有适应性的情绪调节技能,并能在日常生活中应用。

(3)治疗设置:可以采用个体、短程的治疗形式,每周 1 次,每次 45~50 分钟,持续 20 周;也可以采用团体治疗形式。

5.其他

在 BN 的治疗中,以支持、教育以及可能的家庭治疗为形式的家庭干预也是需要的。由于 BN 常常是维系家庭平衡的一部分,因此家庭治疗或是结合个别治疗的家庭干预,常常是必须的。以精神分析为取向的团体心理治疗也是一种有效的辅助治疗方法,能有效地减少贪食症状,但是脱落率较高。

(四)营养及躯体治疗

1.营养治疗

BN 患者一般都有与节食、暴食和清除的循环交替饮食模式相关的营养紊乱。大部分 BN 患者的体重是正常的,营养的再摄取就不再是治疗的重心。即使是对于正常体重患者而言,营养咨询同样是其他治疗方法的有效辅助手段。营养康复最初的着重点应在于帮助患者建立一套规范的饮食计划,这有助于减少与进食障碍相关的行为,如减少对食物的限制,减少禁食及由禁食引发的暴食和清除行为,增加食物种类,促进有别于强迫锻炼的健康运动模式的形成。

2.躯体治疗

对于 BN 的电解质及代谢紊乱需进行静脉补液支持性治疗,对于其他严重的躯体症状应给予相应的躯体对症治疗,可以请内科医师协助治疗。

在临床工作中为了获得最佳疗效多采用心理治疗合并药物治疗的综合性治疗措施。认知行为治疗单独使用或结合药物的治疗效果均优于单独采用药物治疗。

六、疾病管理

BN 是一种病程波动的慢性疾病。总体而言,BN 的预后较 AN 好。从短期来看,能参与治疗的 BN 患者超过 50％暴食和排泄行为有改善；然而，在改善期间患者并非是毫无症状，病情较轻的一些患者可获得长期缓解。部分患者需收住入院治疗；3 年随访时少于 1/3 的患者情况良好，超过 1/3 的患者症状有一些改善，并且大约 1/3 的患者结局较差，症状慢性化。在一些未治疗的 BN 患者中，自然缓解多发生在 1～2 年后。预后有赖于排泄后果的严重性，即患者是否有电解质紊乱，以及频繁呕吐导致食管炎、淀粉酶血症、唾液腺增生肿大和牙齿溃疡等并发症的程度。有边缘型、自恋型、表演型和反社会型人格障碍、冲动素质和低自尊者预后差。BN 死亡率低，呈慢性化发展，最常见的死亡原因是交通事故和自杀。

神经性贪食的预防首先应该调整饮食习惯，控制进食行为，改变对饮食的态度。重新树立信心，改变错误的想法。找到感到不开心、觉得压力很大的内在原因，对症下药，帮助患者解除心理障碍，使患者能够自我成长，正确对待挫折与困难。

（张春艳）

第三节　暴食障碍

暴食障碍（binge eating disorder，BED）是以反复发作性暴食为主要特征的一类进食障碍。暴食障碍与神经性贪食主要的区别在于无不恰当的补偿行为。该类患者易出现肥胖。暴食障碍是在 2000 年出版的 DSM-Ⅳ修订版中作为未加标明的进食障碍的一个暂时分类，直到 DSM-5，暴食障碍才成为一个独立的疾病，和神经性厌食、神经性贪食并列作为进食障碍的主要疾病分类。

一、概述

（一）相关概念

暴食障碍的特点是频繁、反复发作的暴饮暴食（例如在几个月内每周一次或更多）。暴食障碍发作是一段明显时期，在此期间，患者主观上对饮食失去控制，饮食明显多于或不同于平时，并感到无法停止进食或限制食物的种类或数量。暴食障碍是一种非常痛苦的体验，并经常伴随着如内疚或厌恶等负面情绪。然而，与贪食症不同的是，暴食障碍发作后并不经常出现旨在防止体重增加的不适当的补偿行为（如自我诱导呕吐、滥用泻药或灌肠剂、剧烈运动）。对暴食障碍的模式有明显的苦恼，或在个人、家庭、社会、教育、职业或其他重要的功能领域有明显的损害。

（二）流行病学

从 20 世纪 90 年代起，研究者开始注意到一类没有补偿行为，因而不满足神经性贪食症诊断标准，但又因为暴食感到强烈痛苦的个体，这些人患有暴食障碍。和其他进食障碍相比，暴食障碍对治疗的反应更好，复发率更低。暴食障碍的患病率明显高于神经性厌食和神经性贪食。暴食障碍在青少年、成年群体中较为常见，成人暴食障碍的终生患病率为 3.0％，女性和男性的比例为 3：2。有研究指出，符合暴食障碍诊断标准的群体中，有 25％以上的人报告曾经试图自杀。

满足暴食障碍诊断标准的个体经常出现在各种减肥项目中。例如，Brody、Walsh 和 Devlin 的研究发现，在一个提供给轻度肥胖患者的减肥项目中，大概有 18.8％的参与者满足暴食障碍的诊断标准。在其他参与者肥胖程度不等的减肥项目中，大概有 30％的参与者满足暴食障碍的诊断标准。不过,Hudson 及其同事认为,暴食障碍是一组与肥胖成因不同的因素造成的。目前的共识是,参与减肥项目的肥胖患者中约 20% 有暴食行为,准备接受减肥手术(针对严重病态肥胖的手术)的肥胖患者中约 50% 有暴食行为。Fairbum、Cooper、Doll、Norman 等学者找到了 48 名患有暴食障碍的患者,并且针对其中的 40 位进行了 5 年的追踪研究。其预后相对不错,5 年之后,大概只有 18% 的人仍满足暴食障碍的诊断标准。但是,这组被试者中体重达到肥胖的比例从 21% 提高到了 5 年后的 39%。

约半数的暴食障碍患者在暴食之前曾试图通过节食的方式减肥,而另一半则先是暴食,然后再试图节食。先暴食的个体通常受到暴食障碍的影响更严重,并且更可能出现其他障碍。暴食障碍患者有着与神经性厌食症和贪食症患者类似的一些对身材及体重的担忧,这是区分肥胖但没有暴食障碍的个体和暴食障碍患者的一个要素。大概 33% 的暴食障碍患者通过暴食缓解糟糕的情绪。这部分患者受到的心理困扰要严重于其余 67% 不用暴食调节情绪的暴食障碍患者。

二、病因与发病机制

暴食障碍的发病机制尚无确切原因,在临床观察中,可能与以下因素有关。

(一)生物学因素

1.遗传因素

遗传学方面的研究发现,孪生子同时患病率较高,单卵双生子同时患病率高于双卵双生子,在患有暴食障碍的家族成员中,药物依赖(尤其是酒精依赖)、情感障碍和单纯性肥胖的发病率较高,这些数据都提示暴食障碍的发病可能与遗传相关。

2.神经生物学因素

暴食障碍的生物学因素是复杂的、多因素的,暴食障碍患者通过进食缓解烦躁情绪,可能与奖赏系统(中脑边缘多巴胺通路)有关,奖赏通路包括伏隔核、前额区,特别是眶额皮质和皮质纹状体回路,在奖赏过程中起着重要作用。而神经递质调节中脑边缘奖赏系统。多巴胺、阿片受体激动剂、反向激动剂和拮抗剂如纳曲酮、纳洛酮、纳美芬等均已被发现影响进食行为和奖赏系统。多种外周激素调节奖赏系统,如神经肽 Y、胃饥饿素和瘦素。神经肽 Y 可促进进食并降低代谢率,胃饥饿素分泌增加可促进进食,而瘦素增加则抑制进食,这些因素被认为是食欲控制的机制,共同参与食物评价、消费和感官奖励过程相关的奖赏过程。下丘脑在调节食物摄取和体重的稳态系统中起着中心作用,其整合了来自周边的营养状态和食物供应的信号,并调节食物摄取和能量消耗。神经性厌食尤其是限制型患者胃饥饿素分泌减少,瘦素增加因此拒绝进食,暴食障碍患者则相反,胃饥饿素分泌增加而瘦素可能减少,因此产生暴食。在暴食障碍的动物模型中,选择性的阿片受体拮抗剂抑制食物消耗。奖赏系统的神经递质以及 5-HT、NE、谷氨酸和乙酰胆碱在稳态系统中起着核心作用。这些研究结果表明,阿片受体可能是一种有前途的治疗靶点,可据此开发更具选择性的阿片受体拮抗剂或反向激动剂的药物。最近研究者提出的生物-心理-社会模型也同样表明,患病或饥饿或超重与脑岛、皮质下腹侧纹状体和前额叶皮质的大脑奖赏反应增高或减少有关。在中脑边缘系统的纹状体的多巴胺功能增强的基础上,5-HT 功能增强使人产生饱腹感,导致厌食行为,5-HT 功能降低则产生饥饿感,导致贪食行为,即 SSRIs 治疗暴食障碍的理论基础。NE 的功能异常也可影响奖赏障碍,在神经性贪食患者治疗前 NE 含量降低,暴食行为缓解后 NE 含量增加,因此认为暴食障碍可能与 NE 含量减少有关。

3.神经影像学因素

尽管关于暴食行为及暴食障碍的神经影像学研究数量不多,但一些研究显示,相对于非暴食个体,暴食障碍患者在静息和活动状态下的额叶 β 波活动显著增加,暴食障碍患者还表现出对食物刺激的反应增强,其左侧前额叶皮质的局部血流量增加。功能性磁共振成像及单光子发射计算机断层成像的结果也表明,暴食障碍患者对高热量食物图片表现出更高的奖赏敏感性,且其内侧眶额叶皮质功能激活增加。研究者认为,这可能表明暴食障碍患者对食物的注意偏向更大、奖励敏感性升高,且与冲动性、强迫性密切相关的脑区神经活动和功能发生改变。

(二)社会-心理学因素

1.情绪认知因素

研究者很早就提出,情绪因素与暴食障碍的关系密切。最近的研究显示,67%～79%的暴食障碍患者至少患有 1 种精神障碍,其中最常见的是情感障碍和焦虑障碍。暴食障碍患者的情绪状态总体上较为糟糕(尤其是暴食发作之前),而抑郁是暴食障碍中最常见的负面情绪,且抑郁程度越高、暴食状况越严重;同时,与非暴食状态相比,暴食时的抑郁情绪评分似乎更高。除了抑郁以外,其他情绪在暴食中也起重要作用,比如愤怒/挫折。愤怒/挫折情绪多源于人际关系(如恼怒、怨恨、嫉妒等),研究发现,这些与人际关系相关的负性情绪很容易诱发暴食障碍。对暴食障碍患者的应激源和情绪状态的研究发现,与健康的同龄人相比,暴食个体报告出更多的应激事件、更低的消极情绪容忍度,且在情绪意识方面存在更大的困难(如述情障碍、内感受性知觉障碍等)。

但也有研究表明,暴食会暂时改善情绪,个体也可能会通过暴食来降低负面情绪。这意味着,暴食障碍不一定源于消极情绪经历,而可能与个体缺少适应性的消极情绪应对策略有关。进食障碍的情绪调节模型理论认为,暴食障碍患者存在情绪调节不良、情绪不耐受(即不能恰当的应对负性情绪状态),而负面情绪的增加会引发暴食,因而暴食可能被用作逃避消极情绪和减轻情绪压力的一种手段,暴食行为可以被看作是个体将注意力从情绪困扰或厌恶自我中转移到对周围环境(即食物)的狭隘结果。研究也提示,与对照组相比,暴食障碍患者倾向于采取不良情绪调节策略(如压抑)而更少采用积极的情绪重评策略,与其他类型的进食障碍相比,暴食障碍患者的情绪状态评价能力也显得更加糟糕。

2.人格特征

已有研究提示,个体的某些人格特质在暴食行为的发生发展中可能起着独特的作用。比如,与许多心理行为障碍(如物质滥用)类似,暴食障碍患者的冲动性普遍较强。有研究以处于治疗期的临床患者为对象,发现与正常对照组相比,饮食紊乱的个体更容易冲动,且暴食障碍患者的冲动控制能力下降。暴食障碍患者对各类奖赏刺激的敏感性升高,且在与食物相关的刺激上表现出更高的冲动性。存在暴食行为的肥胖儿童在停止-信号任务中表现出更长的停止-信号反应时,与正常儿童相比抑制控制能力较低。相关的研究提示,暴食障碍患者可能存在反应抑制缺陷,且神经影像学研究发现有暴食行为的个体存在对食物的特异性抑制缺陷。在决策任务中,暴食障碍个体倾向于选择即时的高收益奖励,表现出更加冲动的决策特点,而食物的奖赏价值会随着冲动水平的升高而增加。

3.家庭因素

社会生态理论认为各种嵌套的环境会影响个体进食行为,其中家庭是最为核心且对个体行为影响最大的环境。元分析显示,家庭中对体重相关的调侃会直接影响子女暴食行为,被父母调侃的儿童在青春期存在更多的暴食行为,且会产生抑郁、焦虑症状甚至自杀意念。研究还表明,父母对儿童情绪状态的反馈与儿童的暴食行为密切相关,当父母对子女的负性情绪采取忽视态度或反应迟缓时,儿童会报告出更多的暴食行为。由于儿童的情绪调节能力较弱,父母长期的情绪忽视会导致儿童采用不良的行为模式(如暴食)来应对负性情绪。

还有研究发现,母亲对学龄前儿童过多使用限制性喂养方式,会导致儿童出现饮食失调及进食障碍。由于儿童青少年习惯于模仿其他家庭成员的饮食模式,父母自身进食方式则显得尤为重要。对青少年的研究表明,父亲或母亲曾患有进食障碍或出现严重暴食行为的,其子女患相关进食障碍的风险显著高于饮食习惯正常的家庭子女。此外,儿童与父母的依恋关系对个体的暴食行为也有重要影响。研究发现,与具有安全依恋类型的个体相比,不安全依恋者具有更多的体重问题和进食问题,可能与他们同重要他人的情感疏离有关。

三、临床表现

BED 的基本特征是反复发作的暴食,伴有进食时的失控感。一次"暴食发作"是指在一段固定的时间内进食,食物量绝对大于大多数人在相似时间段内和相似场合下的进食量。失控的指征是一旦开始就不能克制进食或停止进食。个体在暴食时缺乏饱腹感或对饱腹失去正常反应,直到不舒服的饱腹感出现。暴食的特点同 BN。

BED 患者对体重、体形无不恰当的自我评价,无肥胖恐惧,因此暴食后无代偿性行为来消除暴食后体重增加,这些代偿性行为包括抠吐或自发呕吐、过度运动、禁食,以及滥用泻药、灌肠药、利尿药、减肥药等。这一点可以鉴别于 BN。

BED 患者容易出现消化系统并发症,长期暴食易导致肥胖。

(一)急性胃扩张

患者短时间内大量进食会出现急性胃扩张,表现为上腹部饱胀、疼痛、恶心,严重时上腹部可见毫无蠕动的胃轮廓。严重者可导致胃或食管穿孔、出血患者立位腹部 X 线片、腹部 B 型超声检查可提示。

(二)肥胖

患者反复暴食、无代偿性行为,故可导致体重增加、超重或肥胖,继而产生肥胖相关的并发症,如高血压、糖尿病、脂代谢异常(低密度脂蛋白浓度升高、高密度脂蛋白浓度降低,易发生心血管疾病);严重肥胖伴有通气不足、高碳酸血症、缺氧及嗜睡;极度肥胖症可出现充血性心力衰竭;肥胖症可促发多种躯体问题,如骨关节炎、皮肤过度伸展、摩擦糜烂和黑棘皮病等;肥胖症与多种肿瘤相关,男性肥胖者前列腺癌、结肠直肠癌高发,女性肥胖者胆囊癌、乳腺癌、子宫颈癌、子宫内膜癌及卵巢癌高发。

四、诊断与鉴别诊断

(一)临床评估

1.躯体评估

评估消化系统并发症,超重或肥胖的程度,以及肥胖相关并发症的严重程度。

2.一般精神病理评估

需要评估是否伴发特定恐惧症、社交恐惧、单相抑郁、双相障碍、创伤后应激障碍、酒精滥用或依赖、边缘性人格障碍等。

3.进食障碍的精神病理评估

参见本章第一节神经性厌食。

（二）诊断要点

1.诊断标准

（1）反复发作的暴食，暴食发作有以下2项特征。①在一段固定的时间内进食（例如，在任意2小时内），食物量大于大多数人在相似时间段内和相似场合下的进食量。②发作时感到无法控制进食（例如，感觉不能停止进食或无法控制进食品种和进食数量）。

（2）暴食发作与下列3项（或更多）有关。①进食比正常情况快得多。②进食时有不舒服的饱腹感。③在没有感到饥饿时进食大量食物。④因进食过多感到尴尬而单独进食。⑤进食之后感到厌恶自己、抑郁或非常内疚。

（3）对暴食感到显著的痛苦。

（4）在3个月平均每周至少出现1次暴食。

（5）暴食与神经性贪食中反复出现的不恰当的代偿行为无关，也并非仅仅出现在神经性贪食或神经性厌食的病程中。

2.辅助检查

基于DSM-5标准的半结构化访谈法是目前评估和诊断暴食障碍的主要方法，但近年来研究者也开发出多种自评量表进行测查，如进食障碍筛查问卷、进食障碍诊断量表、暴食量表等。其中，暴食量表由Gormally于1982年编制，被广泛使用于一般人群的暴食行为测查和暴食障碍患者的严重程度评估。暴食量表共16个条目，各条目3～4个选项，采用4级评分（0表示没有，3表示严重），分数越高代表暴食行为越严重，暴食量表总分≤17分表示无暴食行为，18～26分为有中度暴食，≥27分为严重暴食。研究显示，暴食量表在临床及非临床样本中均具有良好的信效度。

（三）鉴别诊断

1.与神经性贪食的鉴别诊断

BED和神经性贪食一样有反复的暴食，但在临床表现方面，神经性贪食中所见的反复不恰当的代偿行为在BED中没有。BED患者在暴食发作之间通常没有影响体重和体形的明显或持续的饮食限制行为，但他们可能经常尝试节食。在治疗反应方面，BED个体改善的比例更高。

2.与肥胖的鉴别诊断

BED与超重和肥胖有关，但有BED的肥胖个体对体重和体形的过度评价水平更高；这些个体在进食行为的试验研究中表现出消耗热量更多；并且功能损害更大、生活质量更差、主观痛苦更多及共病精神障碍的比例更高。此外，对BED的循证心理治疗长期疗效良好。

3.与双相障碍与抑郁障碍的鉴别诊断

食欲和体重增加可见于抑郁发作，也见于双相障碍。如果患者符合抑郁发作和暴食障碍2种障碍的全部诊断标准，则应给予2种障碍的诊断。如果符合双相障碍和暴食障碍2种障碍的全部诊断标准，则应给予2种诊断。

4.与边缘型人格障碍的鉴别诊断

暴食包括在作为边缘性人格障碍定义一部分的冲动行为诊断标准中。如果符合这2种障碍的全部诊断标准，则应给予2种诊断。

五、治疗

（一）治疗原则

BED的治疗包括心理治疗和药物治疗。心理治疗是暴食障碍的首选治疗，多种药物在短期内均可帮助暴食障碍患者有效减少暴食。暴食障碍的治疗目标是减少暴食、改变与进食障碍相关的病理心理、防止体重过度增加或适当减轻体重。

（二）药物治疗

多种药物在短期内均可帮助 BED 患者有效减少暴食，但不少药物可引起严重的不良反应。当 BED 患者对心理治疗的反应不佳或存在严重的精神科共病时，可考虑加用药物治疗，但应注意预防严重的不良反应。

1.抗抑郁药

一系列安慰剂对照研究表明 SSRIs 类药物（西酞普兰、氟西汀、氟伏沙明、舍曲林）和 TCAs 类药物（地昔帕明、丙米嗪）可显著减少 BED 患者的暴食频率。治 BED 抗抑郁药推荐使用最大剂量或接近最大剂量。研究显示，停药后患者的暴食常复发。总体来说，抗抑郁药对 BED 患者的体重减轻并没有显著疗效。此外，由于 SSRIs 类药物在其他精神障碍患者中有时会导致体重增加，尤其是长期使用这类药物者，所以在临床上应注意监测这一不良反应。

2.心境稳定药

有 3 项研究表明抗癫痫药托吡酯有助于暴食障碍患者抑制暴食，促进体重减轻。其不良反应有感觉异常、口干、认知问题、头痛、头晕、嗜睡、疲劳、消化不良。此外，唑尼沙胺有与托吡酯相似的疗效和不良反应。

（三）心理治疗

心理治疗是 BED 治疗中的重要干预方法。一系列随机对照试验及临床实践均显示认知行为治疗、人际心理治疗、辩证行为治疗和行为减重治疗对 BED 有一定的治疗效果。

1.认知行为治疗

大量证据支持个体或团体认知行为治疗对 BED 的行为和心理症状具有疗效。认知行为治疗是 BED 的心理治疗中研究得最多、疗效得到确定的一种心理治疗。50％的 BED 患者通过认知行为治疗能达到痊愈，同时存在的进食障碍特定的心理病理也能得到改善（如对体形体重的过度关注抑郁，心理社会功能等）。也有大量证据支持指导式自助认知行为治疗对 BED 的疗效，并可作为序贯治疗的起始步骤。

认知行为治疗的原理、治疗设置和治疗过程详见 AN 的认知行为治疗部分。治疗目标与 BN 有部分共同之处，具体包括以下几点。

（1）初期目标，建立健康的饮食规则，减少暴食，增加控制感。

（2）中期目标，改善对体形、体重自我控制能力等方面的负性认知，进一步规范巩固健康的饮食模式；对肥胖进行干预，以健康的方式减肥。

（3）后期目标，处理其他方面的心理社会问题，处理 BED 的促发因素，如负性情绪、负性应激生活事件等，改善人际关系，巩固疗效，预防复发。

2.人际心理治疗

相关研究表明，进食障碍患者在人际关系方面存在问题，且暴食障碍患者更易于卷入人际困扰中，表现出较明显的社交规避。人际心理治疗正是基于此而被应用于暴食障碍的治疗中，主要强调人际问题与行为之间的关系，旨在通过调整和改善人际关系来帮助个体改变不良行为模式、习得合宜的适应行为。研究发现，人际心理治疗可改善暴食障碍患者的抑郁情绪、人际压力，帮助患者重建社会支持系统，有助于患者修正对自身体型、体重的不正确评价，从而减少暴食行为的发生。

该治疗对 BED 可以考虑作为顽固的成年 BED 患者的替代治疗。无论是短程治疗还是长程治疗,人际心理治疗都与认知行为治疗有相似的疗效。人际心理治疗相比于认知行为治疗起效较慢,但在停止治疗后其效果维持时间较长。

3.辩证行为治疗

辩证行为治疗是一种新型的认知行为疗法,是在传统认知疗法基础上吸纳东方辩证思想并基于情绪调节模型而形成的治疗手段,主要治疗范围是由情绪紊乱而产生的不良适应行为。辩证行为治疗通过对患者进行技巧训练(如正念技巧、情绪调节技巧、压力应对技巧),帮助患者觉察自我情绪并学会调整情绪状态,降低负性情绪易感性、提升承受压力能力。研究证实,对于 BED 共病边缘性人格障碍、反复自伤或物质滥用的患者,辩证行为治疗是一种可能有效的治疗手段,且辩证行为治疗能显著减少暴食行为的出现,在一定程度上缓解暴食障碍患者的精神病性症状。

4.行为减重治疗

低或极低热量饮食的行为减重治疗可能有助于减轻体重,且通常可减轻暴食症状。大多数 BED 患者有超重或肥胖,所以行为减重治疗是最常用的治疗之一。行为减重治疗通过适当减少热量摄入和增加运动强度来减重。但是体重减轻往往不会保持,且减重后再增重可能会伴随暴食模式的复发。

六、疾病管理

BED 的纵向病程和结局的研究比较少,但这些研究却表明该病的诊断是不稳定的。观察性研究提示 BED 的病程通常是慢性的,平均病程为 14 年,比 BN(6 年)或 AN(6 年)的平均病程要长。值得注意的是,随访病例中伴发肥胖的比率有所增加(21%～39%),因此,伴发的肥胖可能是除了 BED 外评估健康结局的一个重要方面。

暴食障碍从 DSM-5 中被独立出来并且诊断标准放宽了之后,发病率将显著升高,更重要的是暴食障碍与神经性厌食和神经性贪食的结果不同,即体重不是降低而是增加,继而出现各种并发症,如高血压、高血脂和脂肪肝等躯体疾病,产生的医疗费用(降压、减肥等)也随之增加,因此越来越多的医师开始重视暴食障碍。而相当多的患者不认为暴食障碍是一种疾病,对该病的危害认识不足,因此不去接受治疗,即使意识到自己患有暴食障碍而去就诊,总体治愈率也较预期值低。暴食障碍患者 BMI 正常或超重,一般不存在生命危险,预后相对较好。然而目前研究不足之处在于研究时间较短,样本量较小,还有待进行更长时间和更大样本量的研究来验证已有结论。

(张春艳)

第四节　异　食　癖

异食癖也称为嗜异症,是指人在摄食过程中逐渐出现的一种异常嗜好,对通常不应取食的异物,如玻璃、煤渣、土块、砂石肥皂、纸张、火柴、纽扣、毛发、毛线等,进行难以控制的咀嚼与吞食。异食癖多见于儿童,他们对较小的物品就吞食到肚子里去,对于较大的物品或较硬的物品就用舌头舔食或放在嘴里咀嚼,他们对进食这些异物感到快乐,不吃就感到难受。

一、概述

（一）相关概念

异食癖的特点是经常食用非营养物质,如非食物的物体和材料(如黏土、土壤、粉笔、石膏、塑料、金属和纸张)或食物原料(如大量的盐或玉米粉),这种行为持续或严重到需要临床关注的程度,而这些人已经达到可以区分食用和非食用物质的发育年龄(大约 2 岁)。也就是说,该行为对健康造成损害,功能受损,或因摄入的物质或物品的频率、数量或性质而造成重大风险。

（二）流行病学

异食癖通常发病于儿童时期,以 5～10 岁的儿童最为常见,有调查显示 2～3 岁婴幼儿中有15％出现异食行为,发病率随年龄增长逐渐降低,很少能持续到成年。在有智力或发展障碍(是指心身成长和发展过程中产生的某种偏离或阻滞状态)的个体中,异食癖的患病率随疾病的严重程度而增加。

二、病因与发病机制

一般而言,异食癖行为与寄生虫病、微量元素缺乏密切相关,同时还与喂养方式、饮食习惯、家庭社会环境、精神心理因素等有关。对于发展障碍群体而言,异食癖可能还与他们本身的发展障碍,比如精神疾病有关,属于发育迟缓中的一种异常现象。

（一）生物学因素

有一些学者认为,异食癖可能是由体内缺少微量元素、肠道内有寄生虫引起,一些患有缺铁性贫血和锌缺乏的儿童确实有异食癖的表现,当他们贫血、锌缺乏得到改善后,异食症状也随之消失。有人测定患异食癖的孩子血液和头发中锌含量明显低于正常儿童,患儿对酸甜咸苦 4 种味觉敏感度也明显低于正常孩子。

人的味觉与舌乳头上皮内味蕾有关。缺锌使味觉灵敏度下降,是因为锌的缺乏阻碍了核酸和蛋白质的合成,造成细胞转换成灵敏度很高的味蕾受影响。正常唾液中的味觉素是一种含锌唾液蛋白,它为味蕾及口腔黏膜提供营养,故缺锌时味觉功能退化,还易患复发性口腔炎。另外,缺锌能引起舌黏膜增生和角化,阻塞舌乳头中的味蕾小孔,食物难以接触味蕾,使人难以品尝出各种食物的滋味。因此,幼儿在缺锌时就会出现异食癖和明显的厌食症。

（二）社会-心理学因素

1.心理因素

导致儿童异食癖的原因主要是心理因素,往往与失去母爱、营养失调等家庭环境的异常状态有关。孩子刚出生时对客观世界的了解最直接、最主要的途径就是嘴,因此碰到什么东西都会用嘴吮吸、咀嚼,稍大一点后,仍喜欢拿到什么东西就往嘴里塞。此时如果无人制止,任其发展,便养成了异食癖这种不良行为习惯。或者因为孩子在很小的时候缺乏照料,擅自摄取食物,日久成为习惯,变成不易解除的"条件反射"。此外,也可能受到家庭破裂、父母分离、缺少情感关怀、受虐待等心因性影响。

2.社会行为因素

从社会行为角度看,一些学者认为异食癖是后天习得的行为,具有获得关注或寻求注意的功能;还有一些学者提出异食癖行为是个体为了逃避不利的情境或事物而表现出的行为。

由于文化背景和民族习惯不同,世界上还存在少数地区有异食癖的生活习惯。如肯尼亚部分地区,有 70％以上的孕妇吃墙上的泥土。

三、临床表现

患者的临床表现为进食一种或多种非营养性、非食用性的物质,摄入的典型物质(见表 10-1)通常基于年龄和易得性而变化,这种情况至少持续 1 个月并严重到需要临床关注,个体通常没有对食物的厌恶。异食症可在其他方面发育正常的儿童中出现,也可见于孕期妇女,但更常见于智力障碍和广泛性发育障碍的患儿中。

表 10-1　异食癖群体食用的非营养物质

分类	举例
美术工具用品类	蜡笔、粉笔、胶水、马克笔、铅笔、钢笔等
灰末类、粉类	香烟末、发酵粉等
建筑材料类	泥土、玻璃、黏土、石头、石膏、涂料、木头等
纤维类	绳子、地毯、布料、枕头/充绵玩具、海绵、头发等
家居用品类	蜡烛、木炭、咖啡渣、卫生球、火柴等
昆虫类	活的或死的
金属类	螺钉、硬币、钉子、锈、螺丝等
纸类	书、一次性尿布、标签纸、厕所用纸等
塑料类	盛液体的塑料杯、塑料玩具等
橡胶类	泡沫橡胶、管子、电话线等
缝纫用品类	针、纽扣、线等
清洁用品类	肥皂、除臭剂、洁厕芳香剂、牙刷等
其他	冰、手指甲、排泄物等

本症患儿通常自觉或不自觉地嗜食一些不作为食物和营养品的物质,并引以为乐,常见幼儿喜食煤渣、土块、玩具上的油漆、泥土、墙灰、纸屑、沙子、毛发、肥皂、火柴、纽扣、衣服、被褥及毛巾等。年长儿童吞食黏土、污物、动物的粪便、石头、纸张等。一般先咬,随后吞食。对较小的物品能吞咽下去,较大的物品则舔吮或放在口中咀嚼。该行为具有顽固性、持续性的特点,即使阻止患者,仍然喜欢偷偷进食。

由于吞食的异物不同,异食癖患者可产生以下并发症。

(1)重金属中毒:患者进食油漆,金属等,可导致重金属中毒。

(2)胃肠道疾病:患者长期进食异物易导致腹泻、便秘等胃肠道并发症,异物堆积阻塞肠道可引起胃阻塞、肠梗阻或肠穿孔等症状。

(3)热量摄入过多:此类并发症多见于食淀粉癖。

(4)营养不良:异食癖患者长期食用非营养物质代替食物,易出现营养不良等并发症。

(5)行为及情感障碍:多数患者性格怪异,情绪痛苦,可能与异常行为、环境因素相关。

(6)其他:吃泥土的异食癖患者影响锌和钾的吸引。锌不足可引起色素沉积或肠病性肢端皮炎;钾不足可引起低钾,出现肌肉无力甚至软瘫或腹胀,肠麻痹以及心律失常。

缺铁性贫血是异食癖的病因,同时也是异食癖的并发症。由于摄取异物影响铁的吸收和铁的来源,异物进入消化道可引起肠黏膜损伤,导致慢性出血,而慢性出血又可使铁丢失,进一步加重缺铁性贫血,形成恶性循环。

四、诊断与鉴别诊断

(一)就医指征

发现异食行为,及早就医对治疗疾病,预防并发症极为重要。如患者出现持续食用非营养物质或食用的物质不应出现在其年龄水平,应及时就医;发现患者吞食油漆、石油、回形针等异物,应立即就医。可至精神科、心理科、消化科就诊,注意与精神分裂症、器质性精神病、孤独症相鉴别。

(二)诊断要点

1.诊断标准

(1)持续食用非营养物质至少1个月以上。

(2)食用的物质被认为是不应出现在其年龄水平。

(3)食用非营养物质的行为并不是患者所属文化习俗的一部分。

(4)如果异食行为仅发生在其他精神疾病(如智力障碍、广泛性发育障碍、精神分裂症)的病程中,则必须在临床上给予高度重视。

2.阈值

婴儿和非常年幼的儿童将非食物物体放入嘴里作为感官探索的手段是正常的,不应诊断为异食癖。

许多孕妇渴望或食用非营养物质(如粉笔或冰块)。此外,在某些群体中,食用非营养物质是一种文化认可的做法。只有当异食癖持续存在或潜在危险到需要特定的临床关注时,才应将其诊断为异食癖。

3.辅助检查

(1)查体:主要检查生长发育情况及一些体征表现,如身高、体重、智力发育水平等。

(2)血常规:可用于评估患者的贫血程度及感染情况。若血常规中红细胞计数和血红蛋白指标低于正常,则患者可能出现贫血;若患者白细胞相关指标异常,可能出现感染。

(3)肝肾功能:当患者进食泥土、污物等后可能引起细菌或寄生虫感染,严重者可累及肾脏和肝脏,该检查可用于评估肝肾功能是否受损及损伤情况。

(4)尿常规:可用于辅助评价肾功能情况。

(5)粪便常规:可用于辅助评价胃肠道受累情况,同时可用于检测、评估寄生虫感染情况。

(6)凝血功能:可用于评价中毒或肝功能受损情况。

(7)微量元素:用于检测患者体内微量元素含量水平,如铁、锌等微量元素的缺乏可引起异食行为。铅含量偏高时,提示患者可能进食了油漆等含铅物品,导致了铅中毒。

(8)X线、CT等检查用于评估消化道及腹腔情况。

(9)胃肠镜:可用于食管、胃、肠道的检查和治疗。

(10)精神相关疾病的量表:评估患者精神情况。

(11)毒性物质检测:检测是否存在重金属等有害物质中毒情况。

(三)鉴别诊断

异食癖诊断除典型的临床表现外,还须判断患者的进食行为与发育水平的关系,排除发育水平或文化特许的影响。如果症状出现在其他精神障碍或躯体疾病、怀孕的背景下,则须在严重到需要额外的临床关注时才能做出异食癖的诊断。

鉴别诊断需与做作性障碍和自伤自残行为鉴别。

1.与精神类疾病的鉴别诊断

精神分裂症、器质性精神病、孤独症等疾病均可伴有异食症状,但各有其特殊的精神症状,如精神分裂症的思维、感知、情绪障碍;器质性精神病的意识障碍和/或智力人格障碍;孤独症的社交能力严重损害等,各有其特殊的表现可以鉴别。

2.与重度精神发育迟滞的鉴别诊断

重度精神发育迟滞的患者除异食症状外,患儿的整个语言及运动功能均发育迟缓,智商低,此为鉴别点。

3.与钩虫病的鉴别诊断

钩虫病的患者除异食症状外,患儿有贫血、腹痛等其他钩虫病的征象,大便中可找到钩虫卵,可以此鉴别。此外,驱虫治疗后,体质改善,异食等症状消失。

五、治疗

(一)治疗原则

异食癖尚无特异性治疗措施,目前常用的治疗方法以心理治疗和原发病治疗为主,包括一般性治疗(改善环境,家庭指导、教育和训练等)、病因治疗(补铁/补锌)、行为治疗(正强化和负强化)、营养治疗和并发症(贫血、重金属中毒、肠梗阻等)治疗。多数患者经短期治疗之后,病情可以得到缓解少数患者可能需要长期持续治疗。

(二)药物治疗

对于锌缺乏引起的异食癖,当日常膳食补锌无法纠正锌缺乏时,可使用补锌药物,应口服给药,常用葡萄糖酸锌。药物治疗还可用于治疗因异食癖所引起的并发症。

(三)心理治疗

1.心理健康教育

通过心理健康教育让患者对异食行为有正确的认识,从而改正恶习,改善患者周围环境,营造良好的家庭氛围,给患者更多的关注。

2.行为治疗

行为治疗能有效改善患者的异食症状,常用的方法包括厌恶疗法、阳性强化法、行为塑造法和矫枉过正法等。

正强化法是根据操作性条件反射的原理而设计的一种行为治疗方法,是指对一个行为给予奖赏,以增加该行为发生的可能性。一般给予的奖赏有实物奖赏如食物、玩具等,社会奖赏如表扬、鼓励等,活动奖赏如游戏、看电视、去游乐场等。正强化法常被用于儿童异食癖的治疗。

3.认知疗法

从儿童的行为表现中,可以看出儿童对该事物的认知情况,一定的认知对应一定的行为。因此要改变错误的行为,首先要考虑改变其错误的认知。预防和治疗儿童异食癖,仅仅控制环境是不够的,特别是在儿童三四岁后,随着活动能力的增强和活动范围扩大,控制环境就更难了。这时,家长应向儿童进行认知教育,明确告诉孩子什么是不能吃的,并形象地描述吃了以后会有什么后果。

(四)病因治疗

针对具体病因行相应治疗。对于因锌、铁等微量元素缺乏引起的异食癖,可在日常饮食中增加富含锌、铁微量元素的食物,如红肉(牛肉、瘦猪肉、肝脏等),部分海产品(如牡蛎、鱼类)、禽类等。

(五)其他治疗

1.支持治疗

对于有营养不良等的患者,行必要的支持治疗。

2.对症治疗

针对贫血、铅中毒、肠梗阻、寄生虫感染等并发症进行相应治疗。

3.手术治疗

发生肠梗阻、肠穿孔等严重并发症时,医师应根据具体情况必要时可行相应手术治疗。

4.饮食调理

治疗时应加强饮食照顾,调制营养可口的食物,并可以给予食补,给患者多食山药、核桃、动物肝脏等。无特殊饮食禁忌,注意饮食营养均衡、可口、易消化,可适当增加患者饮食中富含锌、铁等微量元素的食物,如牛肉瘦猪肉、肝脏、牡蛎、鱼类、禽类等。

六、疾病管理

异食癖一般治疗效果较好,但对有严重并发症者,若不及时治疗,可能会导致死亡。多数情况下异食癖可随年龄增长逐渐缓解,病程一般持续数月,少数可继续到少年,严重者可持续到成年。有些患者会出现心理发育延迟,约有半数少年会出现抑郁、人格障碍和药物滥用。

异食癖目前尚无明确有效的预防方法,但监护儿童饮食习惯,避免儿童吞食异物,对该病的防治有益。

日常生活中应对异食癖患者采取必要的监护措施,密切关注患者的饮食习惯,控制异食行为,关注患者的心理状况。日常护理应做到控制环境,尽量杜绝引起异食欲望的物品;家属应多关注患者的心理状态,不可对其表现出歧视、厌恶等情绪,以免加重病情,应给予更多的情感关怀,倾听患者表达自己的情绪。此外,还可以通过日常观察确认患者是否仍存在异食行为,还可进行微量元素检测等检查。

(闫金凯)

第十一章

强迫及相关障碍

第一节 强 迫 症

强迫症(obsessive-compulsive disorder,OCD)是一种常见精神障碍,是以反复出现强迫观念和强迫行为为基本特征的精神障碍。患者表现为明知强迫思维和强迫行为没有现实意义、没有必要、多余;患者有强烈的摆脱欲望,但却无法控制,因而感到十分苦恼。这类疾病在精神障碍中以病因复杂、表现形式多样、病程迁延为突出特点。

一、概述

(一)相关概念

强迫症的特点是存在持续的痴迷或强迫,或最常见的是两者都存在。强迫症是重复和持续的想法、图像或冲动,是侵入性的、不想要的,通常与焦虑有关。个人试图忽略或抑制强迫症,或通过实施强迫来消除强迫。强迫症是一种重复性行为,包括重复的心理行为,个人觉得有必要根据严格的规则,对强迫做出反应,或者达到一种"完备性"的感觉。为了诊断强迫症,痴迷和强迫行为必须耗时(如每天耗费 1 小时以上),或导致个人、家庭、社会、教育、职业或其他重要功能领域的严重痛苦或严重伤害。

强迫思维是以刻板的形式反复进入患者意识领域的表象或意向,强迫行为则是反复出现的刻板行为或仪式动作。

(二)流行病学

强迫症患病率为 1.1%～1.8%,终生患病率为 0.8%～3.0%。国内报告的强迫症时点患病率为 0.1%～0.3%,终生患病率为 0.26%～0.32%。在成年强迫症的临床病例中男女比例相当,约为 1:1;但在儿童强迫症的临床病例中男孩较多见,约占 70%。

强迫症通常起病于青春期或成年早期,各国研究报道平均发病年龄为 19～35 岁,至少1/3 的患者在 15 岁以前起病。儿童强迫症的患病率为 2%～4%,多起病于 7.5～12.5 岁。56%～83% 的强迫症至少共患 1 种其他精神障碍,包括情感障碍、焦虑障碍、抽动障碍及其他强迫谱系障碍等。其中最常见的共患疾病是抑郁障碍和焦虑障碍。

二、病因与发病机制

(一)生物学因素

强迫症是一种多维度、多因素疾病,发病具有鲜明的生物-心理-社会模式特征。包含以下几个方面的因素。

1.遗传因素

家系研究发现强迫症先证者的一级亲属中患病率(平均为12%)明显高于普通人群;双生子研究提示强迫症单卵双生子同病率为65%~85%,双卵双生子同病率为15%~45%,提示强迫症至少部分与遗传有关。近年来的分子遗传学研究也发现了一些强迫症的风险基因,如5-HT转运体基因、*COMT*基因、多巴胺受体基因等。

2.神经影像学

多种影像学研究技术如磁共振弥散张量成像、功能磁共振成像、正电子发射断层扫描、单光子发射断层扫描等发现强迫症存在前额叶-纹状体-丘脑-皮质环路尤其是眶额皮质-纹状体-丘脑环路的结构和功能异常。直接或间接通路理论认为前额叶-纹状体环路的直接通路相对于间接通路的过度兴奋导致眶额皮质、腹侧纹状体和丘脑背内侧核的兴奋性增加,并产生强迫症症状。此外,一些研究也发现强迫症患者还存在其他脑区的结构及功能异常,如背外侧前额叶皮质、顶叶、颞叶、枕叶、岛叶、小脑、杏仁核等。因此除经典的皮质-纹状体-丘脑环路外,有学者提出强迫症还存在背外侧前额叶皮质-顶叶环路、边缘系统(包括海马和杏仁核等)环路等也与强迫症的病理机制有关。

3.神经生化因素

(1)5-羟色胺系统功能低下假说:是强迫症发病机制中最重要的假说之一。具有5-HT再摄取抑制作用的药物可有效治疗强迫症也是这一假说的有力佐证。

(2)多巴胺系统的异常:也是强迫症病因之一,尤其与强迫行为更为相关。

(3)其他:多方面研究证据表明强迫症患者的皮质-丘脑-纹状体-皮质环路谷氨酸递质传递存在异常。

4.神经内分泌因素

患者在基础或刺激状态下丘脑下部-垂体激素水平存在异常。

5.神经免疫因素

感染或免疫中介因素至少在部分强迫症患者亚群中起一定作用。

6.神经电生理学

强迫症对刺激的过度觉醒和过度专注有关,额叶皮质的过度兴奋所致。

(二)社会-心理学因素

1.人格特点

强迫症的人格特点是过分追求完美、犹豫不决、敏感、人际关系欠佳、情绪不稳。经常把自己活动的目标拘泥于自身,偏重于自我内省,特别关注自己的躯体和精神方面的不快、异常、疾病等感觉,并为此而忧虑和担心,以自我为中心,被自我内省所束缚。

2.家庭因素

存在不良的家庭环境,主要是对于父母控制的给予和需求之间的不恰当,如家庭成员间亲密程度低、缺乏承诺和责任、对立和矛盾冲突较多、家庭规范和约束力不够、自我控制力差。

3.诱发因素

相当一部分患者起病有一定的心理因素,尤其是急性起病的患者。即使是慢性发病的患者也常常可以追溯到来源于日常生活中的各种压力、挫折、躯体疾病等,而且多数在心理压力状态下会出现病情波动。女性主要的压力因素包括妊娠、流产、分娩和家庭冲突等。青少年起病者常

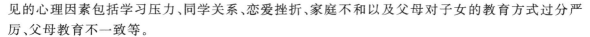

见的心理因素包括学习压力、同学关系、恋爱挫折、家庭不和以及父母对子女的教育方式过分严厉、父母教育不一致等。

4.心理学机制

精神分析理论认为强迫症是心理冲突与心理防御机制相互作用的结果,患者因对过去创伤的执着及情感需要无法得到满足而产生心理压抑,当他们遭遇生活事件后,被压抑的情感体验就会通过转移、置换等心理防御机制而转化成强迫症状。

行为主义学说认为某种特殊情境可引起焦虑,为了减轻焦虑,患者会产生逃避或回避反应,表现为强迫性仪式动作。如果借助于仪式动作或回避反应可使焦虑减轻,则通过操作性条件反射,使这类强迫行为得以重复出现,持续下去。

认知理论认为,患者常存在许多错误的信念,比如"想到什么行为,这个行为就可能被做出来""人应该完全控制自己的思想,如控制不住则说明无能"等。强迫症患者存在错误的初级评估,高估了威胁的可能性以及结果;错误的次级评估,低估了自己应对觉察到危险的能力。初级和次级评估又建立在错误的信念之上,错误的信念导致了患者的焦虑和痛苦。

人本主义学说认为强迫症患者是由于缺乏安全的需要,他们不信赖自己及外部世界,有一种对自身内部的冲动和情绪的恐惧,怕这种冲动和情绪会失去控制。为了便于控制自己的世界便压缩外部世界;为了避免恐惧,他们安排、规范自己的世界,使它变得可以预测并可以加以控制。

5.文化因素

不同的社会文化背景对强迫症既有直接的影响(如宗教对个体的影响),同时也有间接的影响(如文化通过认知模式这个媒介最终使不同文化背景的强迫症在症状内容方面出现了差异)。

三、临床表现和亚型

(一)临床表现

强迫障碍主要临床表现为强迫思维和强迫行为,伴或不伴自知力的损害。

1.强迫思维

强迫思维是反复的、持续的、侵入性的和不必要的想法、影像或冲动或意向,通常伴有明显的焦虑。个体常试图忽略或抵制强迫思维,或通过强迫行为来中和它们。其形式如下。

(1)强迫性穷思竭虑:又称思维反刍,思维反复纠缠在一些缺乏实际意义的问题上不能摆脱,如沉溺于"为什么把人称为人,而不把狗称为人"的问题中。

(2)强迫担心或怀疑:担心已经做过的事情没有做好、怀疑被传染上了某种疾病、说了粗话、因为自己说错话而被人误会等。

(3)强迫联想:患者见到一句话或一个词,或脑海中出现一个观念,脑子里便不由自主地联想起另一个观念或词句。

(4)强迫表象:患者脑中反复出现某种图案、线条、符号,视觉表象常比较固定、单一,没有意义且不受患者控制,挥之不去,在需要集中注意力时更加明显。

(5)强迫回忆:患者会反复回忆发生过的事。如果回忆在脑海里不断反复出现生动的视觉体验,则成为强迫表象。

(6)强迫性对立观念:反复思考2种对立的观念,如好与坏,美与丑。

2.强迫行为

强迫行为是反复出现的、刻板的行为或精神活动,患者往往感到重复行为或精神活动是为应对强迫思维而被迫执行的,以满足必须严格执行的规则,或达到"完善"的目标。常见的形式有外显的强迫行为和内隐的强迫行为。

(1)外显的强迫行为:可以观察到的外在的强迫行为。常见的表现形式如下。

强迫清洗:由于担心受到脏物、毒物或细菌的污染而反复洗手、洗澡或洗衣服。有的患者甚至还要求家人也必须按照他的要求清洗。

强迫检查:为减轻强迫怀疑引起的焦虑而采取反复检查,可继发于各种强迫观念。检查常无法消除怀疑,有时还可能使怀疑加剧。

强迫询问:为消除疑虑或穷思竭虑给患者带来的焦虑而反复要求他人不断地解释或保证。有的患者可表现为在自己头脑里反复进行自问自答以增强自信。

强迫性仪式动作:患者必须重复仪式性的动作来预防可怕的结果,这种行为少年、儿童比成人多见。这些仪式必须按照一定的顺序进行,一旦打断就得从头开始。这类动作也可能具有吉凶福祸的意义。

强迫性迟缓:虽然迟缓多数是由于强迫性仪式导致的,但也可能是较少见的、使人丧失能力的原始强迫性迟缓综合征的主要特征。患者可以花数小时来穿衣服或出门。尽管他们有强迫观念和动作,但这些患者可以几乎没有焦虑。

(2)内隐的强迫行为:又称精神性强迫行为或精神性仪式,虽然很常见,但常被忽略或被误认为是强迫思维。常见的有回忆、计数、祈祷、在头脑中形成一个特定的表象、注视一个物体并在脑中形成其准确的表象、默念一段文字或一个特定顺序的数字等,其表现形式可以与强迫思维中的强迫回忆、强迫表象等一样,但是其功能与外显的强迫行为一样,是为减少强迫观念而带来的焦虑或预防可能发生的不良后果。

3.自知力水平

既往认为强迫症患者应具有完整的自知力,即强迫症患者往往可以意识到自己的想法或怀疑并不是真实的,但是无法控制其想法或行为。但近年来研究认为强迫症患者也可能伴有不全或较差的自知力水平。根据 ICD-11 的诊断要点,强迫症患者的自知力水平可以分为以下几类。

(1)伴有一般或良好自知力:个体意识到强迫症的信念可能不是真的,或者可以接受它们可以不是真的。

(2)伴较差的自知力:个体意识到强迫症的信念可能是真的。

(3)缺乏自知力(或伴有妄想信念):在大部分或全部时间内,个体完全确信强迫症的信念是真的。

(二)临床亚型

强迫症临床症状多样,难以用单一的心理或生理机制来解释,越来越多的证据显示其可能是一种异质性综合征,由不同的亚型组成。目前强迫症的亚型划分并无统一标准。以下为主要的分类方式。

1.根据症状分类

根据 ICD-11 和 DSM-5 中有关强迫症的定义,可将强迫症状简单地划分为强迫思维和强迫行为两种类型。但是由于多数强迫症患者同时具有强迫思维和强迫行为,且两种症状本身存在功能上的内在联系,因此这种分类方法备受质疑。近年来学者们倾向于将强迫症视为一种多维的异质性疾病,根据症状因子分析的研究较为一致地得出了 3～5 个稳定的症状维度,包括污染(或清洁)、攻击(或检查)、囤积、对称(或排列)等维度,每个维度包含相应的强迫观念和行为。维度模式使得不仅可以评估每个患者症状的有无,还可以评估症状的严重程度以及患者存在的各种强迫症状,而不仅仅只限于某一种类型。

2.根据起病年龄分类

超过50%的成年强迫症患者承认自己的病情首先发生于儿童和青少年时期。相比于成年发病的强迫症,儿童期发病的强迫症被发现更多的与遗传因素有关,有学者提出根据强迫症的起病年龄可划分为早发型和晚发型,其中早发型被认为属于强迫症的一个发育缺陷亚型。

除上述分类方法外,也有学者根据目前或过去有无抽动障碍史将强迫症划分为伴抽动障碍与不伴抽动障碍2种亚型。

四、诊断与鉴别诊断

(一)临床评估

1.病史采集

需要对强迫症的发生、发展、既往治疗过程和心理基础等进行全面的评估,包括治疗史、既往史、共病评估、心理社会因素和安全性评估等。

2.症状筛选和症状记录

应详细地记录患者现在和过去的症状表现,记录症状的多样性和症状群,记录患者每天花费的时间,设法摆脱强迫的努力程度、抵抗行为,以及最终的效果等。同时,需要记录患者因强迫症状而主动回避的问题或情境。此外,应记录患者在工作、家庭和社会关系方面的影响,以及对情绪的影响等。

3.量表评估

(1)耶鲁-布朗强迫量表(yale-brown obsessive compulsive scale,Y-BOCS)。Y-BOCS 是由 Goodman 编制的针对强迫症各种症状表现和严重性的临床评估、半结构化、他评量表,有 10 个条目,包括症状检查表和严重性量表两个部分。严重性量表通过痛苦、频率、冲突、抵抗等维度来评估。每个条目均为 0~4 分,所有的条目合成总分(范围为 0~40)。症状检查表包括 62 种强迫思维和强迫行为,患者根据目前症状的有无进行选择。

根据 Y-BOCS 评分,可将强迫症分为轻度、中度、重度。轻度为 6~15 分(单纯强迫思维或强迫行为仅需要 6~9 分),症状已经对患者的生活、学习或职业开始造成一定程度的影响;中度为 16~25 分(单纯强迫思维或强迫行为仅需要 10~14 分),症状的频率或程度已经对生活、学习或工作造成显著影响,导致患者可能无法有效完成原本的角色功能;重度为 25 分以上(单纯的强迫思维或强迫行为,仅需要 15 分以上),症状非常严重,完全无法完成原有的角色功能,甚至无法生活自理。

治疗痊愈的定义为 Y-BOCS 评分 8 分以下、症状不再满足疾病的诊断标准、患者功能完整、没有或较少出现焦虑和抑郁症状。治疗有效的定义为 Y-BOCS 总分与基线比较的减分率≥25%或≥35%(不同研究标准不同)。

(2)其他量表评估:焦虑抑郁和生活质量、社会功能等。

(二)诊断要点

ICD-11 诊断强迫症的标准如下。

(1)要求存在强迫思维和/或强迫行为。

(2)强迫思维或强迫行为必须是耗时的(如每天出现 1 小时以上)。

（3）症状可引起明显的痛苦，或者导致个体、家庭、社交、教育、职业或其他重要功能方面的损害。

（4）这些症状并不是另一种健康疾病的临床表现（例如，基底节区缺血性脑卒中），且不是由于作用于中枢神经系统的物质或药物（例如，苯丙胺）及其戒断反应所致，且并不能被另一种精神障碍和行为障碍更好地解释。

（三）鉴别诊断

强迫症在临床中误诊和延迟诊断会严重影响对强迫症的治疗，强迫症又同时与不少精神障碍共病。因此，需要将强迫症与其他障碍相鉴别。

1.与精神分裂症的鉴别诊断

精神分裂症也可出现强迫症状，但患者不会因此而烦恼，且同时存在精神病性症状。当对强迫思维的抵抗程度可疑、强迫思维的内容难以理解或仪式行为特别怪异时，强迫症也可能会与精神分裂症混淆。这种情况下需要仔细访谈，排除精神分裂症的核心症状并仔细询问亲属关于患者其他方面的行为。

2.与焦虑及恐惧相关障碍的鉴别诊断

广泛性焦虑障碍的重复想法和担心主要聚焦在日常生活中不同方面的负性事件（例如，家庭，经济，工作）。社交焦虑障碍的症状主要出现在令其恐惧的社交情境中（如公共场合的演讲，发起谈话），担心的主要是别人的负性评价。认真询问病史和进行全面的精神状况检查，一般并不难区别。

3.与抑郁障碍的鉴别诊断

强迫症可间断伴有抑郁发作，抑郁障碍患者也可伴有强迫症状。鉴别诊断需要根据发病顺序、症状核心来区分。通常强迫症所伴发的抑郁会随着强迫症状的缓解而减轻。

4.与强迫型人格障碍的鉴别诊断

强迫型人格障碍是随着人格形成而发展出来的，症状程度较轻、社会功能影响不明显，患者的痛苦程度较轻。而强迫症临床症状表现较严重，通常有明确的病程界限，社会功能影响明显。但需要指出的是两者常共病。

5.与疑病症（健康焦虑障碍）及躯体痛苦障碍的鉴别诊断

强迫症患者的强迫思维也可能与健康有关，但其更倾向于关注潜在的污染而不是某个特定疾病的未被诊断的症状，并伴有其他与健康无关的强迫思维。

6.与惊恐障碍的鉴别诊断

在与强迫思维/行为相关的恐惧刺激下（或不允许实施强迫行为），有些强迫症患者会出现惊恐发作，如果反复的惊恐发作是强迫症临床表现的一部分，可以使用"伴有惊恐发作"的限定语。如果强迫症可以完全解释反复的惊恐发作，则不应附加惊恐障碍的诊断。但是，如果符合各自的诊断要求，两种疾病可同时诊断。

五、治疗

（一）治疗原则

强迫症的治疗原则包括创建治疗联盟，提高治疗依从性；定期评估患者疾病和共病；创建合适的治疗环境；协调患者医疗与其他社会机构的关系；药物和/或心理治疗的综合长期治疗；个体化原则；健康教育。

(二)药物治疗

药物治疗的原则是足量足疗程、选择适合药物,及时处理药物治疗的不良反应,停止治疗需要评估,每次治疗前需要再次充分评估,定期随访。建议急性期治疗10～12周,维持期1～2年。严重和难治性病例需要更长时间。

1.选择性5-羟色胺再摄取抑制剂

选择性5-羟色胺再摄取抑制剂类药物包括氟西汀、氟伏沙明、帕罗西汀、舍曲林,对强迫症的疗效与氯米帕明相当。由于这类药物对5-HT受体的作用具有较高的选择性,与氯米帕明相比药物不良反应较少,因而成为目前治疗强迫障碍的一线用药。治疗强迫症所需要的日剂量通常为治疗抑郁症剂量的2倍,宜晨间给药。在停用SSRIs后数周内病情容易复发,长期治疗有可能减少复发。

尽管所有的SSRIs显示出相近效果,但针对不同个体可能存在疗效差异,并且患者对每种药物的耐受性不同。各类SSRIs治疗强迫症的剂量见表11-1。

表11-1 SSRIs治疗强迫症的剂量

SSRIs	起始剂量和增加剂量(mg/d)	常用目标剂量(mg/d)	最大剂量(mg/d)
氟西汀	20	40～60	60
氟伏沙明	50	200	300
帕罗西汀	20	40～60	60
舍曲林	50	200	200

2.氯米帕明

氯米帕明是一种有强大的5-HT再摄取阻断作用的三环类抗抑郁药,大量研究显示该药对强迫症具有较好的疗效。氯米帕明首次治疗剂量可以从25 mg开始,以后逐日增加25 mg,1周内剂量达100～150 mg/d,日剂量可稳定在150～200 mg,对不良反应能耐受者治疗量可增加到250～300 mg/d。虽然该药具有较好的疗效,但由于不良反应较多而限制了它的临床应用,并不推荐作为强迫症治疗的首选。

其他抗抑郁药尚未获得FDA和CFDA的适应证批准。有随机对照试验等高质量证据支持的治疗药物有西酞普兰、艾司西酞普兰、文拉法辛和米氮平。

3.抗焦虑药

抗焦虑药可使症状短期缓解,如果需要较长时间进行抗焦虑治疗,应给予小剂量的三环类抗抑郁药或抗精神病药。

4.其他药物

非典型抗精神病药不推荐单独用于强迫症的治疗,但证据显示,这一类药物可以作为一线抗强迫药物的增效剂提高药物治疗的有效率。常见用于联合治疗强迫症的非典型抗精神病药包括阿立哌唑、利培酮等。

5.联合应用药物

强迫症的药物治疗主张单一用药原则,当足量足疗程的单药治疗方案效果不佳时,可以考虑联合用药。

根据研究证据,结合临床实践,权衡疗效和安全性,非典型抗精神病药是最常用且增效作用最确切的药物。SSRIs联合抗精神病药物可以增强疗效。报告有效率为40%～55%。常用药物包括氟哌啶醇、利培酮、喹硫平、奥氮平、阿立哌唑(这些抗精神病药物尚未获得 FDA 和 CFDA 的适应证批准)。疗程应达到 4～6 周。特别是对伴有抽动障碍及有冲动障碍或分裂样人格障碍的患者尤为适用。

从目前的文献证据和与抗精神病药联合 SSRIs 的方案相比,氯米帕明联用 SSRIs 在疗效上具有优势,但在安全性上有劣势,所以一般在抗精神病药的联合方案后推荐,并且氯米帕明剂量要小。

苯二氮䓬类药物也可用于 SSRIs 的联合用药治疗。

(三)心理治疗

心理治疗是强迫症治疗康复的重要方法和措施。强迫症的心理治疗有很多方法,其中认知行为治疗是一线的心理治疗,主要包括暴露和反应预防。治疗原理包括认识评价模型、识别闯入性想法、认知重构策略等。此外,强迫症的心理治疗方法还包括精神动力学治疗、家庭治疗等方法。

1.认知行为治疗

针对强迫症有效的认知行为治疗主要包括以下 3 种。

(1)暴露与反应预防治疗:该疗法鼓励患者主动地、长时间地面对那些引起焦虑、痛苦并诱发强迫行为的物体、想法或情境直至焦虑和痛苦情绪自发减少,这个过程也被称为习惯化。暴露包括现实暴露和想象暴露,被试者直接面对引起焦虑恐惧的刺激或想象身处令自己极度不适的焦虑恐惧之中。而反应预防则是预防(或阻止)原来用于缓解焦虑、恐惧等情绪的反应,包括回避、仪式化动作、仪式化思维等。

(2)认知疗法:是通过改变患者不良认知,从而矫正不良情绪和行为的一种治疗方法。该疗法的目标是帮助患者发现自己平时不能觉察的自动思维,通过学习对这些自动思维的知觉、监测技术,掌握用理性的思维评价来自自身或环境的各种刺激,有效阻断这些不合理思维引发的痛苦情绪和行为,并通过反复地训练这种新的认知图式达到治疗的目标。

(3)行为治疗:该理论认为强迫症是由于患者在面对诱发焦虑的环境下发展出相应的仪式性动作,而进一步通过操作性条件反射不断进行强化这一学习模式而固定下来的症状。行为治疗则试图打破强迫症这一恶性循环,其包括系统脱敏疗法、厌恶疗法和阳性强化法。

2.精神动力学治疗

精神动力学治疗是通过诠释、澄清、面质、镜映、共情、自由联想、释梦等技术,分析移情、反移情和阻抗(心理防御机制),在治疗关系中再现并修复原来病理性的关系模型,帮助患者更好地理解和接受自己,认识自己的情感冲突并寻找完备的解决途径。

3.家庭治疗

有研究认为强迫症相关行为是人际的、多重因素决定的、从家庭背景中引发的疾病。症状是家庭控制反馈系统的结果,是个体适应当前家庭情境的一种方式。有研究发现,将患者配偶或其家属纳入心理治疗中可降低患者的强迫症仪式行为,提高治疗信心。

4.基于东方文化的心理治疗

此类心理治疗方法包括中国道家认知疗法和森田疗法等,倡导天人合一的思维方式、顺应自然的行为原则、返璞归真的价值取向、崇俭抑奢的生活信条、柔弱不争的处世之道以及重生养生的人生追求等。

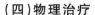

(四)物理治疗

30%～40%的强迫症患者采用药物治疗与心理治疗后均疗效不佳,可考虑尝试将物理治疗的方法用于强迫症的治疗。目前常用的物理治疗包括重复经颅磁刺激、改良电抽搐治疗、深部脑刺激和迷走神经刺激等。这些治疗方法尚缺乏足够的循证证据,且可能伴发严重的不良反应,因此尚不作为一线治疗方案推荐。

六、疾病管理

强迫症的起病通常并无明显诱因,且发展缓慢;也有少数患者突然发病,或症状突然加重。Black 等在自然病程研究中发现:24%～30%的患者为波动性病程,11%～14%是有完全缓解的间断性病程,54%～61%为持续进行性病程。药物治疗可以改善本病的预后,约 2/3 的患者在1 年后可有一定程度的改善。发病有诱发事件、社会和职业适应良好,且症状呈发作性者预后较好。有人格障碍、发病于童年者预后较差。

强迫症是生物学因素与社会-心理学因素共同作用的结果,为防止强迫症的发生,需要倡导提高人的精神健康水平使之能够抵御外界有害因素的侵袭。尤其要在青少年期做好预防和早期识别工作,及时恰当地疏泄青少年的心理压力。面向公众和基层全科医师的强迫症相关知识教育可以帮助缓解患者的病耻感,提高人群对强迫症及其表现的知晓率,增加就诊率。

尽管多数的研究发现强迫症患者的预后不容乐观,但长期的药物治疗或心理治疗还是给这类患者带来了不少希望。同时,强迫症患者生活质量的改善与其症状的改善并不完全一致,因此在强迫症的长程治疗中除了关注症状变化之外,更需关注改善其社会功能,如职业指导、技能训练等。

(谭乐富)

第二节　躯体变形障碍

躯体变形障碍(body dysmorphic disorder,BDD)是一种强迫相关障碍,其临床特征是患者对轻微的或自己想象出的外表缺陷予以过分关注,且这种先占观念无法用其他精神障碍来解释。该病多起于青春期,病程长,治疗不当时多转为慢性。虽然 BDD 较少出现典型的妄想症状,但其症状会对患者造成巨大的痛苦并不同程度的影响其社会功能。

一、概述

(一)相关概念

躯体变形障碍的特点是持续专注于 1 个或多个感知到的外观缺陷或瑕疵,而这些缺陷或瑕疵对他人来说是是不明显、无法注意到的,或者只是他人对此稍有察觉。个人经历了过度的自我意识,经常带有参照物的想法(即确信人们正在注意、评判或谈论自己所感知的缺陷或瑕疵)。为了回应他们的关注,个人从事重复和过度的行为,包括反复检查所感知的缺陷或瑕疵的外观或严重程度,过度地试图掩饰或改变所感知的缺陷,或明显回避增加被感知缺陷或瑕疵的痛苦的社交场合或触发因素。症状严重到足以导致个人、家庭、社会、教育、职业或其他重要功能领域的严重痛苦或伤害。

（二）流行病学

国外的流行病学资料显示,在普通人群中躯体变形障碍的终生患病率为1.7%～2.4%。在特殊人群中,如皮肤科和整形外科的患者,躯体变形障碍的患病率可达3.2%～53.6%。成人患者中,女性患病率(2.1%)略高于男性(1.6%)。躯体变形障碍大多起病于青春期或成年早期,但在确诊和获得恰当治疗之前可能经过10年或更长的时间。

BDD在普通人群中的患病率约为1.7%,其共病率超过20%。BDD共病精神障碍中抑郁障碍居首,BDD患者中抑郁障碍共病率为46.3%。瑞典女性BDD患者中抑郁障碍患病率为对照组10倍以上,焦虑障碍共病率是对照组的4倍。BDD与焦虑障碍呈显著相关,其中与社交焦虑障碍共病情况最为多见,共病率为14%。强迫症共病BDD的终身患重型病率约为原发性BDD的3倍(27.5%：10.4%)。研究显示32.5%的BDD患者曾共病进食障碍。此外,BDD常与双相障碍、物质滥用、人格障碍等共病。BDD与边缘型人格障碍共患率为55.8%,与双相障碍Ⅱ型共病率为42%,与物质滥用共病率为25%。

二、病因与发病机制

躯体变形障碍的发病机制尚未完全阐明,存在诸多假说,极有可能是生物、社会-心理学多重作用导致BDD发生。

（一）生物学因素

1.遗传因素

遗传是BDD,尤其是青少年BDD症状发生的重要因素。此外,BDD患者家族中精神疾病的患病率显著高于普通人群,包括强迫症、躯体形式障碍、进食障碍、BDD及精神分裂症,提示BDD与其他精神疾病具有相似的遗传基础。其中BDD与强迫症的遗传相关性较大,两者的强迫症状可能都与$SLC6A4$基因L型有关,值得注意的是,该基因与焦虑、抑郁亦有相关。

2.神经影像学

BDD常与重性抑郁障碍共病,80%者曾有自杀意念,且多由抑郁介导,这可能与患者边缘系统功能障碍有关,这也解释了BDD与广泛性焦虑障碍、社交焦虑障碍的高共病,但该假说的相关证据有限。前纹状体和皮质下神经回路缺陷可能导致了BDD的强迫症状,与强迫症的功能障碍脑区相似。

3.认知-行为模式

基于信息处理假说认为BDD症状可能与患者对外貌负性评价敏感、细节选择性关注及视觉加工障碍相关,该假说具有相关神经影像学证据支持。基于经典和操作性条件反射假说认为患者对于外貌的不良经历及对外表有正性增强的童年经历强化了患者对外貌的情绪反应,从而激起厌恶反应并泛化。条件反射假说认为BDD与进食障碍存在体象认知功能失调,补偿性行为、仪式性行为和回避行为可暂时性缓解负面情绪而得到强化。

（二）社会-心理学因素

环境因素包括童年期创伤及负性生活事件,这些创伤可能干扰了个体正常的心理发育,导致其在日后的生活中以消极的态度对待身体的某些部位。有些躯体创伤也可能导致一些没必要的对外表的过度关注。

三、临床表现和亚型

(一)临床表现

尽管躯体变形障碍患者外表正常或近似正常,他们仍主观上认为其外表的某些地方是丑陋的,如认为自己耳朵太低或发际线太高等。患者常因此苦恼,并花费大量的时间进行重复行为,如照镜子、检查自己、用化妆品进行伪装修饰等。患者常希望自己能和想象中的样子不同或是能对他们的外表满意,为此甚至到皮肤科治疗或进行整容手术,导致患者的生活质量和心理社会功能明显降低。

大多数躯体变形障碍患者抱怨面部或躯体的瑕疵,如皱纹、瘢痕、面型不对称等,身体任何部位都可以成为该症患者的关注点。患者最突出的特征就是频繁对镜观察自己,且很难控制这种行为,或因无法减轻痛苦而尽量回避照镜子。患者常特别关注别人的评价,或不断地询问他人关于自身某个部位是否正常的问题。因担心别人对自己"缺陷"部位的议论,患者会使用一切手段伪装自己的"缺陷"。患者会在重复行为上花费过多的时间,会避免社会交往,甚至由于痛苦不堪而出现自杀或伤人。

躯体变形障碍的患者自尊低下,自杀观念和自杀企图的发生率高,住院率高。有研究显示,79.5%的躯体变形障碍患者曾有过自杀念头,27.6%曾企图自杀,0.3%自杀成功。

(二)临床亚型

(1)躯体变形障碍伴一般或良好自知力:满足躯体变形障碍的所有定义要求。在大部分时间里,患者能够接受他或她的特定障碍信念可能不是真的可能性,并愿意接受对他或她经历的另一种解释。在有限时间内(如高度焦虑时),个体可能没有表现出洞察力。

(2)躯体变形障碍伴较差自知力或缺乏自知力:满足躯体变形障碍的所有定义要求。大部分时间或全部时间,患者都确信特定的障碍信念是真实的,不能接受对其经历的其他解释。患者表现出的洞察力缺乏并不因焦虑水平的变化而显著变化。

四、诊断与鉴别诊断

(一)临床评估

1.体格检查

躯体变形障碍的诊断建立在对患者认为存在缺陷或瑕疵部位的直接观察和体格检查的基础上。因此,在对躯体变形障碍患者进行症状严重度的评估之前,应首先进行必要的体格检查。

2.评估工具

(1)体象障碍评定量表是一个半结构式临床医师访谈量表,共 12 个项目。中文修订版具有良好的信效度,用于评估过去 1 周内躯体变形障碍症状的严重程度,每个项目评分范围从 0 分(无症状)~4 分(症状严重),总分 48 分,得分越高表明躯体变形障碍症状越严重。

(2)布朗信念评定量表:可用于评估躯体变形障碍相关信念的自知力水平,其中文版具有良好的信效度,共 7 个项目,分数越高表明自知力越差。

(二)诊断要点

1.基本(必要)特征

(1)持续的先占观念认为外表存在一处或多处缺陷或瑕疵,而这些在他人看来都是不能观察到的或者微不足道的。

（2）过分地因这些自认为的缺陷或瑕疵而感到害羞，可以有牵连观念。

（3）先占观念可以伴随以下任何1项：重复或过度行为，如反复检查外貌；过度关注或想要改变自认为的缺陷；患者持续地（每天至少1小时）认为外表存在1处或多处缺陷；患者试图掩饰或改变缺陷，甚至回避一些社交场合，以致患者的社交、职业或其他重要功能受到显著影响。

2.其他特征

（1）身体的任何部位都有可能成为躯体变形障碍患者认为存在缺陷或瑕疵的关注部位。

（2）患者伴有高自杀风险。

（3）诊断建立在对患者认为存在缺陷或瑕疵部位的直接观察和体格检查的基础上。

（4）在某些情况下，个体可能会持续先占性感受到其他人外貌上1个或几个缺陷或瑕疵。

3.阈值

身体形象问题在许多文化中都很常见，尤其是在青春期。躯体变形障碍与身体不满或身体形象问题的区别在于关注程度、相关反复行为的频率以及个人因这些症状而经历的痛苦或干扰程度。

（三）鉴别诊断

躯体变形障碍会和正常外表关注、广泛性焦虑障碍、社交焦虑障碍、神经性厌食症等疾病有相似之处，应当从多个方面进行详细检查进行鉴别诊断。

1.与正常外表关注的鉴别诊断

一般来说，正常人都会在意自己的外貌，尤其是处于成长期的青少年。但是躯体变形障碍患者不同于正常人的是存在先占观念的程度，会比正常人更频繁的重复自己的行为，并且此类症状会让患者自己觉得很痛苦，给患者的生活带来很大困扰，可以通过先占观念的程度轻重来与正常外表关注鉴别。

2.与广泛性焦虑障碍的鉴别诊断

广泛性焦虑障碍患者主要是反复担心日常生活中的事情可能会引起的不良影响。虽然某些患者可能会过度担心自己的外表，并且存在焦虑症，但是达不到妄想症的程度，也不会对某一件事重复多遍还不放心，这一点可以与躯体变形障碍区别。

3.与社交焦虑障碍的鉴别诊断

社交焦虑障碍的症状主要发生于让患者恐惧的一些环境，患者关心的问题是自己的一些行为是否会让别人给予自己不好的评论。但是躯体变形障碍患者会持续认为自己的外貌不会被他人接受、认可，甚至自认为是因为自己太丑所以会被他人拒绝。可以通过关注点的不同相鉴别。

4.与神经性厌食症的鉴别诊断

很少有躯体变形障碍患者会关注全身部位，比如说身体太过软弱，这一点需要与神经性厌食症区别。而且躯体变形障碍患者的先占观念不会局限于自身的体重，而会涉及全身各个部位。神经性厌食症患者认为体重较轻才是自己的理想，会有意限制自己的饮食，体重下降会非常明显，且低于正常标准，甚至出现严重的营养不良。

5.与疑病症（健康焦虑障碍）及躯体痛苦障碍的鉴别诊断

疑病症的特点是持续的先占观念或恐惧可能罹患有1个或多个严重的、进展性的或威胁生命的疾病。躯体痛苦障碍的特点是存在引起个体痛苦的躯体症状，且过度关注这些症状。与躯体变形障碍不同，这两种障碍的患者并不存在感觉自己那些有症状的身体部位存在缺陷或者瑕疵的先占观念。

6.与强迫症的鉴别诊断

躯体变形障碍和强迫症都以侵入性观念以及重复行为为特征,两者的共病率也很高,但强迫症具有症状源于自我又违反自己意愿,有意识自我强迫和反强迫并存且冲突强烈并力图克制的特点;躯体变形障碍不存在此特点。

五、治疗

(一)治疗原则

躯体变形障碍的治疗原则包括早期干预,有助于改善预后;长程治疗,症状缓解后患者应继续服药相对较长的时间,以减少复发的可能性。

(二)药物治疗

由于个体差异大,药物治疗躯体变形障碍不存在绝对的最好、最快、最有效,除常用非处方药外,应遵循个体化原则选择最合适的药物。

1.抗抑郁药

(1)SSRIs类药物:SSRIs类药物是治疗躯体变形障碍的一线药物,治疗效果好,且耐受性较好,但需要高剂量(与治疗强迫症相似)长疗程服药,且该药物本身需要6~9周的药物反应期。仍需要更多的研究确定最佳给药时间和持续时间。

开放研究显示,艾司西酞普兰治疗14周(1~3周为10 mg/d,4~6周为20 mg/d,之后为30 mg/d)后,躯体变形障碍患者的症状严重程度、先占观念、抑郁症状、个体社会功能及生活质量均有明显改善。且相比于安慰剂,艾司西酞普兰维持治疗可有效减少躯体变形障碍的复发。

(2)其他抗抑郁药:三环类抗抑郁药也有一定的效果,且氯米帕明的疗效优于地昔帕明。开放研究显示,文拉法辛对躯体变形障碍也有一定疗效。抗抑郁药物使用初期可增加青少年的自杀意念,应注意评估其自杀风险。

2.其他药物

可以选择非典型抗精神病药治疗躯体变形障碍。虽然研究提示非典型抗精神病药对躯体变形障碍妄想性症状的治疗与安慰剂并无明显差异,但在治疗难治性病例时SSRIs类药物联合应用非典型抗精神病药物(利培酮、喹硫平、奥氮平等)对治疗可能有增效作用,其中利培酮增效作用较为明显。

(三)心理治疗

躯体变形障碍患者并非每天都被疾病同等程度地困扰,而是在遇到压力时症状加重。因此,心理治疗对于此类患者的治疗目标包括教会患者应对压力、学会放松;如果外貌缺陷确实存在,则应通过调整认知而不是通过手术来维持正常生活。

在躯体变形障碍临床治疗中,心理治疗具有不可替代的作用。认知行为治疗可以改变潜藏在躯体变形障碍和适应行为不良模式下的特殊观念和假设。荟萃分析显示,认知行为治疗具有针对性,不能用非特异性疗法(如焦虑管理)所取代,认知行为治疗尤其对青少年躯体变形障碍患者疗效较好。认知行为治疗联合药物治疗躯体变形障碍的效果较为理想。

认知行为疗法有助于患者改变错误的思维方式,重建正确的、客观的思维模式,能让其减少消极想法,觉察到自己认为的各种缺陷是不符合现实的。通过治疗使患者察觉到自己所在意的瑕疵其实别人并不会注意。这种疗法关键在于鼓励患者了解他所认为的缺陷是无意义的,现实上别人并没有去评价他、拒绝他或者对他的外表感到厌恶。有研究表明认知行为疗法治疗躯体变形障碍是有效的。其他研究包括个体的 CBT 维持治疗（2 周的支持治疗）和团体认知行为疗法，与安慰剂比较对减轻症状有明显疗效。

（四）物理治疗

对于无法耐受长期使用精神药物治疗不良反应、药物治疗失败、多重共病的急性期躯体变形障碍患者，电休克治疗作为一个选择，可以较快速缓解患者症状。

六、疾病管理

躯体变形障碍通常为慢性病程，预后无性别及种族差异，发病初期症状越严重，病程越长，共病人格障碍等情况时预后更差。躯体变形障碍患者接受治疗后 1 年的完全缓解率为 9%～25%，部分缓解率为 21%～33%；治疗后 4 年的完全缓解率为 20.0%～58.2%，部分缓解率为 25%～56%。

目前还没有预防躯体变形障碍的方法。但是由于躯体变形障碍往往开始于青少年早期，尽早发现疾病并开始治疗可能有一些获益。躯体变形障碍治愈后的复发率差异较大，为 14%～42%。目前研究已经表明终止有效治疗时，84% 的患者复发。因此，长期持续治疗对于维持症状改善和延迟复发是必要和有效的。

（谭乐富）

第三节　疑　病　症

疑病症在 DSM-5 中被称为"疾病焦虑障碍"。在 ICD-10 以及 DSM-5 中，疑病症均被视为躯体形式障碍的 1 种亚型。ICD-11 认为疑病症的症状符合强迫相关障碍中的核心特征，即反复出现的认知及行为特征。此外，疑病症与"强迫及相关障碍"之间在任务相关的神经激活类型方面存在相似之处，因此将其归入"强迫及相关障碍"中。

一、概述

（一）相关概念

疑病症的特点是持续关注或担心可能患有 1 种或多种严重的、进行性的或危及生命的疾病。这种疑病症伴随着以下两种情况：重复和过度的与健康有关的行为，如反复检查身体是否有疾病的迹象，花大量时间寻找有关担心疾病的信息，反复寻求安慰保证（如安排多次医疗咨询）；与健康有关的适应不良的回避行为（如避免就医）。这些症状导致个人、家庭、社会、教育、职业或其他重要功能领域的严重痛苦或伤害。

（二）流行病学

疑病症较少见，根据我国 12 地区精神疾病流行病学调查其总的患病率仅为 0.15%。在某县医院门诊的调查中发现占神经症的 9.0%。在精神科门诊连续 500 例分析中在神经症中仅见 1 例，差异很大。国外社区调查数据显示，疑病症平均患病率为 4.2%（根据 DSM-Ⅲ 或 DSM-Ⅳ 或 ICD-10 诊断标准）。国外统计本病占住院患者总数的 1%，无性别差异，发病年龄男性多为 40 岁左右，女性多为 50 岁左右。

二、病因与发病机制

疑病症的发病机制目前尚不明确,生物学因素、社会-心理学因素、情绪障碍、人格特点、医源性诱因、躯体疾病均容易促发本病。目前生物遗传学机制以及社会-心理学机制为主流假说。

(一)生物学因素

1.遗传因素

目前关于生物遗传学的研究较少。在遗传学方面,一项纳入 72 例疑病症患者的一级亲属与 97 例正常对照亲属的研究中发现,两组被试疑病症的发生率相近。

2.神经生物学因素

相比于健康对照者,疑病症患者的血浆神经营养因子-3 和血小板 5-羟色胺水平降低,垂体体积更小。目前研究发现,焦虑水平较高的个体前扣带回皮质喙部的活动低下。但由于目前关于疑病症的神经生物学方面研究较少、样本量小,且多为横断面研究,因此疑病症的神经生物学机制仍在继续研究中。

3.躯体因素

处于青春期或更年期的人容易出现一些躯体感觉上的变化和自主神经不稳定的症状,如心悸、潮热、生殖器官的发育或萎缩等,对这类生理现象的不合理认知会促成疑病观念的产生。

(二)社会-心理学因素

不同的心理社会理论描述了患者发生疑病症的过程。其中认知行为模式认为,该障碍的核心特征是持续的过度担心自己的健康受到威胁,产生这种焦虑的原因是患者对正常的躯体感觉有异常强烈的感知,并将其曲解为严重躯体疾病,然后患者会寻求各种方式来确认自己的身体健康。精神动力学派认为疑病症是一类自恋型神经症,其发生与自我相关。

1.性格因素

疑病症患者常性格孤僻、固执、内向,常以自我为中心,内心敏感,比较脆弱,不喜欢参加社交活动,兴趣爱好狭窄。

2.社会因素

网络上一些信息或者事件的影响,也会导致患者出现焦虑不安,感觉自身安全受到威胁,从而导致疑病症。比如家里人或者朋友患了某种疾病,尤其是癌症,部分患者就会怀疑自己也会患此病,并出现相应的症状。

3.心理因素

如果对疾病缺乏正确的认识,就会导致当躯体出现不适症状时就会过度焦虑与紧张,怀疑自己患上某种疾病,并对所出现的症状有不合理的解释。

此外,女性如果对生理现象有着不合理的认识,也会引起疑病症。例如,更年期女性出现自主神经功能紊乱时会误认为自己患了重大的躯体疾病。

4.其他因素

除了上述原因之外,一些其他因素也会引起疑病症,如夫妻存在神经症或者人格障碍者,其子女因长期受到影响,患上疑病症的概率增加;患者长期接受过多的医学检查、过度的治疗,也可能引发疑病症的发生。

三、临床表现

疑病症是指持续存在带有强烈感情色彩的相信患有某种或多种严重躯体疾病,或者存在其他躯体疾病而害怕会诱发或演变为某种或多种严重躯体疾病,或者存在导致某种严重或多种躯体疾病高风险因素的优势观念(先占观念)。

疑病症通常不存在明显的躯体症状,但患者对自己的健康状况感到焦虑和警觉,唯恐由于疏忽和不重视而罹患某种严重的躯体疾病。如果有某种严重躯体疾病的家族史,则这种罹患某种严重躯体疾病的高风险因素会强化焦虑和警觉,使自己持续处在紧张、担心和恐惧的情绪状态之中。

疑病症有时也会有明显的躯体症状,但躯体症状通常比较轻微。大多为头、颈、胸和腹部等某一部位或全身的躯体不适,有时还会表现为明显地感到自己的血管在搏动(一般是感觉不到的)、血管中有异物在移动等。这种躯体不适有的其实只是感觉过敏的表现,有的即使是真实症状,也会被患者夸大和严重化,与相应的躯体疾病明显不相称。

在这种优势观念(先占观念)的支配下,患者对疑有某种严重躯体疾病的相应躯体部分及其功能常会特别关注和在乎,甚至会对躯体任何部位的轻微变化都特别留意,时时刻刻注意自己的心跳、呼吸、大小便、肤色、舌苔的变化,连梳头时脱落头发的数量和指甲中半月瓣的大小和斑点也极其关注,并常常会对这些变化作出疑病性解释。

患者会热衷于到处求医、反复检查,虽然适当的医学检查和医师的保证有时也能使疑病症患者放心很短一段时间,但并不足以消除其患有严重躯体疾病的优势观念(先占观念),患者仍会要求进行种种检查以证实其优势观念(先占观念)。患者有时也会回避医师,很少甚至拒绝去医院作检查,似乎既担心优势观念(先占观念)被医师否定甚至嘲讽,又害怕优势观念(先占观念)被证实甚至被确诊的躯体疾病比预想的还要严重。

疑病症可有尚可至良好的自知力,也可有较差的自知力甚至缺乏自知力。

四、诊断与鉴别诊断

(一)临床评估

若怀疑为疑病症患者,在诊断之前,临床医师需要完善相关检查,包括病史采集、体格检查、相关实验室以及物理检查,排除器质性疾病,尤其是评估患者是否处于某些躯体疾病早期阶段。目前尚缺乏对疑病症的有效评估工具。

健康先占观念诊断性访谈表是一种结构化的他评工具,可用于鉴别躯体焦虑障碍患者与其他症状障碍患者以及正常对照者,目前主要用于科学研究,很少用于临床诊断。

怀特利指数量表(7项条目)主要用于筛查疑病症患者,该量表包含经过验证的分量表分别评估疾病担忧(第二、四、六项条目)和疾病确信(第三、五、七项条目)情况。每个项目为二级评分,答"是"计1分,"否"计0分。

此外还可以使用14项和18项条目的简版健康焦虑量表以及29条目疾病态度量表。简版健康焦虑量表主要用于测量个体的健康焦虑,该量表共有18个条目,每一个条目由四个不同陈述组成,被试选择在过去的6个月最符合自己的选项。该量表包含患病可能性和负面结果2个分量表,按0~3级评分,总分0~54分,总分≥15分为存在健康焦虑,经研究该量表中文版具有良好的信度和效度。疾病态度量表中文版主要用于测量躯体形式障碍患者与疾病相关的信念、恐惧和态度,是国外使用较为成熟的问卷,包括 29 个条目,每个条目 5 级评分,其中 2 个条目为附加题目,不计入总分。中文版的研究结果显示量表在中国人群中具有良好的信度和效度,可以在临床和研究工作中使用。

(二)诊断要点

1.ICD-10

在 ICD-10 中,诊断需要满足以下两条。

(1)长期相信现有的症状隐含着至少 1 种严重躯体疾病,尽管反复检查不能找到其他充分的解释,或存在持续性的先占观念,认为有畸形或变形。

(2)总是拒绝接受多位不同医师关于其症状并不意味着躯体疾病或异常的忠告和保证。

2.ICD-11

在 ICD-11 中,疑病症的诊断标准包括以下几点。

(1)持续存在的先占观念或担心(每天至少 1 小时),认为自己患有 1 种或多种严重的、预后差或威胁生命的疾病。

(2)先占观念与对躯体体征或症状进行了灾难性的曲解有关,包括正常或普通的躯体感受(如担心紧张性头痛预示着脑肿瘤)。

(3)反复或过度地进行与身体健康有关的行为(如反复体检、安排多项医疗门诊等)或不恰当地回避证明其健康的相关行为(如回避医师门诊预约)。

(4)症状常引起明显痛苦,或导致个体、家庭、教育、职业或其他重要功能方面的损害。

3.辅助检查

本病尚无可以确诊的辅助检查方法,做检查的目的是为了排除其他躯体疾病。

疑病观念突出的患者,其罹患其他躯体疾病的机会也是存在的,且出于不良的生活方式及"保健"方式,其共病躯体疾病的可能性较一般人群高。疑病症主要的辅助检查包括以下几个方面。

(1)颅脑 CT、MRI:对于合并头痛的患者,排除脑器质性疾病,如脑肿瘤、脑血管疾病等。

(2)心脏彩超:对于合并心悸、胸闷的患者,排除心血管病,如心力衰竭、先天性心脏病等。

(三)鉴别诊断

1.与躯体疾病的鉴别诊断

疑病超价观念突出的患者,罹患其他躯体疾病的风险因其不良的生活方式等因素也是存在的。因此完善相关的体格检查、实验室以及物理检查进一步排除其他躯体疾病。

2.与妄想障碍的鉴别诊断

疑病症患者的信念与精神分裂症以及抑郁障碍的疑病妄想症状以及程度不同,疑病妄想常荒谬离奇、不可思议,比如认为内脏器官腐烂、自己的肝肾等器官不存在等,同时疑病妄想行为与情绪及所疑疾病不协调。

3.与强迫症的鉴别诊断

强迫症患者往往重复让医师证明没有患某种疾病,而疑病症患者往往要求医师证明他得了某种疾病,尽管证据不足,患者仍在继续收集数据。

4.与焦虑障碍的鉴别诊断

焦虑障碍患者的核心症状是不确定感和过分担心,并没有固定对象,往往伴有躯体症状,希望可以治疗;而疑病症患者常常对疾病相关知识更感兴趣,不断研究疾病,进一步证实自己患病,这一点在焦虑障碍患者中少见。

5.与躯体变形障碍的鉴别诊断

躯体变形障碍患者的特征是持续关注个人外表的缺陷或缺陷,而疑病症患者注意的重点是其患有 1 种或多种严重,进行性或危及生命的疾病的可能性。

6.与适应障碍的鉴别诊断

面临压力或者环境变化产生的一过性的疑病反应,最有效的检验方法就是随着时间推移,躯体疾病病情逐渐明朗化,若得到恰当的医疗照顾,患者的患病行为朝着正常化转归,否则可以发展为心身疾病或伴有躯体疾病的疑病症。

7.与精神分裂症的鉴别诊断

精神分裂症患者可有疑病症状,常表现妄想,但患者往往还会出现幻听、幻视等症状,且患者就诊不积极甚至拒绝做医学相关检查,而疑病症患者则反复要求检查,两者通过临床表现容易鉴别。

五、治疗

(一)治疗原则

疑病症的治疗原则包括早期识别患者,建立有效的医患治疗联盟进行早期干预;心理治疗为主,药物治疗为辅,二者相辅相成,既要综合治疗,也需对症处理;全病程管理;切忌不必要的反复检查和不恰当的解释,避免强化患者的疑病观念。

(二)药物治疗

疑病症患者常用的治疗药物主要是抗焦虑药和抗抑郁药,必要时部分患者可辅以小剂量抗精神病药物治疗。

1.抗抑郁药

主要适用于伴有抑郁、焦虑症状的患者。目前较为常用 SSRIs 或 SNRIs 类药物。临床研究发现,30%~50%的患者在使用 SSRIs 或 SNRIs 治疗 8~16 周后可得到有效改善。根据临床经验,用药原则为小剂量起始,逐渐加至治疗量,对抗抑郁药有反应的患者通常接受巩固治疗和维持治疗,至少持续 6 个月;治疗前病情严重的患者可进行为期数年(如至少 2 年)的维持治疗时间。

2.抗焦虑药

抗焦虑药主要适用于伴有焦虑、紧张、害怕、失眠以及伴有自主神经功能紊乱的患者。目前较为常用的抗焦虑药有苯二氮䓬类药物。考虑到这类药物不宜长期使用,临床使用中根据患者的病情变化,适时减药直至停药。

3.抗精神病药物

抗精神病药物主要适用于伴有精神病性症状的患者,目前较为常用的是第二代抗精神病药。使用原则遵循小剂量起始,逐渐加至治疗量,给予最低有效剂量进行治疗。

(三)心理治疗

解释是心理治疗最基本的方法,其他疗法都是建立在这一方法基础上的。患者由于对自己所患疾病的性质缺乏认识和了解,容易产生紧张和焦虑情绪,同时如患者不能理解和主动配合医师,则治疗不能取得良好的疗效。因此,向患者进行及时有效的解释是十分必要的。医师应详细地收集材料,运用通俗易懂的语言,向患者说明科学的道理,使其理解自己所患疾病的性质,从而帮助患者消除顾虑,树立战胜疾病的信心,主动与医师的治疗措施配合,为继续治疗创造良好的条件。需注意的是,医师不能强迫患者接受自己的意见,应避免与患者发生争辩;在患者不能接受医师意见时,可暂时转换谈话主题或不作出结论,不可操之过急。此外,还可动员患者家属、亲友和组织领导,甚至已治疗成功的患者共同来进行,以提高疗效。

疑病症患者往往存在认知障碍,在选用解释性心理治疗的基础上,可施以认知疗法,指导患者合理地进行思考,识别出自己的各种不合理的想法,客观、科学、冷静地看待问题,重新建立并强化新的合理的认知模式,来替代旧有的不合理的认知,使患者弄清楚促发与维持因素和症状之间的关系,对自己的身体健康状况有一个相对正确的评价,从而减轻或解除患者的心理紧张和痛苦。

用认知疗法治疗疑病症患者要遵循以下原则。

(1)详细了解患者的症状、思维、信念、情绪和行为等真实情况,以便分析病因、制订治疗计划。

(2)要向患者详细介绍认知疗法的过程、目标,使患者理解治疗的意义,调动患者积极参与治疗,尽量克服治疗过程中的阻抗现象。

(3)医师要与患者建立良好的医患关系,赢得患者的信赖。

(4)医师在治疗过程中,可根据患者的症状表现,提出多个合理化解释和建议,让患者有选择的余地,以便在整个治疗过程中调动患者的主动性,诱导患者逐步放弃错误的认知。不能只是对患者的错误认知反复纠正和简单干预。

(5)选择好需要首先治疗的靶症状,而不要指望将患者的所有症状一次性全部消除。

(6)疗程以 12~20 次为宜。当症状逐步得到改善时,要在治疗的过程中动态地掌握患者的情绪变化和可能会面临的困难或困惑,防止病情反复。

(7)调动患者家庭中的一切积极因素,及时解决家庭关系中可能存在的问题。

疑病症的心理治疗目前一线治疗方法主要是认知行为治疗,认知行为治疗是将认知疗法与行为疗法结合起来,其中认知组成部分主要采用认知重组等技术来解决其不合理的认知过程,行为组成部分主要是使用暴露和反应预防之类的技术来解决不合理行为。此外,森田疗法对疑病症患者有较好的疗效,通过让患者亲自进行体验,从而使不良的认知模式得到改善,达到提高患者自身心理素质、陶冶个人性情的目的。

在治疗疑病症时,治疗者应认识的是,患者每遇到一些情况,比如,治疗者指点患者的困难与弱点,或鼓励患者去面对现实的问题时,患者往往会退行而重现其疑病症状,又开始申诉身体不适。如此病情一好一坏,几经波折之后,才逐渐上升,渐次复原。

六、疾病管理

疑病症病程长短不一,长者可迁延数月或数年,预后较差;有明显诱因及得到及时治疗者,预后较好;急性起病者预后颇佳;一般病程在 2 年以上者,多演变为慢性迁延。疑病症尚不能根治,只能通过积极的治疗改善患者的症状,提高生活质量。疑病症如果治疗不及时、不规范,常反复发作。

疑病症的发生与患者的生理、心理、社会等诸多因素有关,因此,除了积极治疗之外,患者还要调整生活方式。通过合理饮食,适量运动,保持心情愉悦,积极的心理暗示等,辅助疑病症的治疗,预防疑病症的发生。家庭成员的关心、帮助、陪伴、鼓励,可以增加患者的信心,提高治疗的依从性,促进患者康复,减少复发。因此,家属可以多与患者沟通、交流,让患者感受到家里人的关怀,患者也要注意及时地向家里人表达自身的疑惑与心情。

(谭乐富)

第四节 囤 积 障 碍

囤积障碍(hoarding disorder,HD)是一类以持续的难以丢弃大量看似无用或没有价值的物品为主要表现的精神障碍,囤积性症状首先被认为是强迫性人格障碍的诊断标准或者强迫症的症状维度之一。在之后的研究中发现囤积症状与强迫症状之间的相关性很弱,近几年因其在情绪体验、认知行为特点以及神经生物学等方面与强迫症存在显著差异,因此将其从强迫症中独立出来。

一、概述

(一)相关概念

囤积障碍的特点是积累财物,导致生活空间变得杂乱无章,以至于其使用或安全受到影响。囤积是由于与囤积物品相关的重复性冲动或行为,以及由于感知到需要保存物品而难以丢弃物品和丢弃物品带来的痛苦。如果生活区没有被整理,这只是由于第三方的干预(如家庭成员、清洁工、当局)。聚敛可能是被动的(如积累收到的传单或邮件)或主动的(如过度获取免费、购买或偷窃的物品)。这些症状导致个人、家庭、社会、教育、职业或其他重要功能领域的严重困扰或损害。

(二)流行病学

囤积症状常于 11~15 岁首次出现,25 岁左右开始影响日常生活,35 岁左右可能显著影响心理社会功能,而临床研究中更多的受试者为 50 岁以上,这一现象提示,囤积障碍病程具有慢性迁延性的特点,且症状一旦开始逐渐加重。

男性和女性均可出现囤积障碍。部分流行病学研究报告男性的患病率明显高于女性。根据 DSM-5 疾病分类标准进行的流行病学调查显示囤积障碍的患病率约为 1.5%,有些研究结果显示囤积障碍可能影响 2.0%~5.8% 的人口,其中老年人群(55~94 岁)的患病率为中青年(34~44 岁)的 3 倍。国内目前缺少相应的流行病学调查,但是中国人群中的囤积症状以及囤积信念显著高于美国人群。Frost 等研究显示,囤积障碍与抑郁症(50.7%)共病率最高,其次分别为冲动控制障碍(28%)、强迫型人格障碍(29.5%)、回避型人格障碍(8.8%)、边缘型人格障碍(5.4%)。因为患者很少主动报告囤积症状,而在常规临床访谈也很少被问诊,因此共病通常为请求会诊的主要原因。

二、病因与发病机制

目前囤积障碍的病因学尚未明确,但证据显示多种因素与囤积障碍有关,包括遗传因素,神经认知功能损害,对财产的依附、信念、回避,人格因素,社会和环境因素等。

(一)生物学因素

1.遗传因素

囤积障碍的双生子研究发现,同卵双生子的难以丢弃及过度获取的同病率为 49%,高于异卵双生子 45%,其总体遗传度约为 51%,说明囤积障碍的发生有一定的遗传背景。另外一项关于1 987对双胞胎的研究发现,男性同卵双生子中囤积障碍的相关性比男性异卵双生子高,分别是0.44和0.17,但女性同卵双生子和异卵双生子的同病率未见明显差异。另一项研究发现,女性亲属更易出现囤积症状,这需要使用更大的双胞胎样本进行进一步研究。这些研究提示性别可能是囤积障碍的一个危险因素,也可能提示某种疾病遗传模型,但仍需进一步扩大样本量。

2.神经机制

在关于囤积障碍的脑机制方面,研究发现囤积障碍个体的腹内侧前额叶皮质、前扣带回皮质等脑区的活动异常。囤积障碍个体在前扣带回和相关的正面和中间区域中存在机能障碍。背侧前扣带回具有与内侧前额结构的连接,被认为具有参与决策,错误监控和奖励学习的功能。腹侧前扣带回,关于边缘结构的连接,被认为具有刺激赋予情感和动机性和经验的功能。功能磁共振成像数据表明,囤积障碍可能与中央前回和额上回的功能障碍、参与运动控制的脑区和复杂行为有关。

(二)社会-心理学因素

1.人格因素

对于囤积行为的人格因素,弗洛伊德和弗洛姆分别在自己的精神分析理论和人本主义精神分析理论中进行了解释。

弗洛伊德通过精神分析理论来划分人格发展阶段。他认为囤积行为是1~3岁幼儿肛门期时人格发展失败的结果。在肛门期,幼儿的主要性欲区从口腔转移到肛门。此时,外界对幼儿有所要求,对幼儿的大小便训练会引起幼儿的拒绝和反抗,可能导致肛门期的固着,并表现出"肛门期-滞留型"人格特质。有此类人格的个体倾向于收藏、占有和保存各种物品,进而产生囤积倾向和囤积行为。

弗洛姆的人本主义精神分析理论对囤积行为的人格根源做出了解释。他认为人格是人在一定处境下满足这些需要的方式以及一些相对稳定的情感倾向。一类是生产型人格,是成熟健康的人格;一类是非生产型人格,属于病态异化的人格,包括接受型、剥削型、囤积型和市场型。囤积型人格的个体对于自己之外的东西没有兴趣,安全感建立在囤积的基础上,把消费、花钱看作是威胁,目的是防止自己的钱财流失出去,提高对外界事物的警惕,防止自己的物品丢失。

囤积行为与人格存在相关性。已有研究发现,部分人格特质会预测囤积行为的产生,如完美主义。责任心和外向性与囤积行为呈负相关,神经质与囤积行为呈正相关。国内外近年来对囤积和人格的关系研究较少,大多集中于强迫症患者的人格研究。研究发现强迫症患者的神经质水平显著高于对照组,外向性和随和性水平也显著低于对照组,未将囤积行为从强迫症中分离出来进行独立的研究。LaSalle-Ricci等人研究了囤积与大五人格的关系,发现责任心和外向性是囤积严重程度的显著预测因子。与焦虑、消极情感和抑郁有关。囤积障碍患者长期以来表现出与完美主义和优柔寡断相关的人格特征。Muroff等人发现,高水平的完美主义会影响囤积障碍患者的治疗结果,完美主义和囤积行为之间存在着强烈的相关性。个体拥有的物品中的拟人性是囤积行为的最佳预测因素。囤积患者由于害怕做出错误的选择,无法对他们的物品做出决定,不做任何选择或默认保留物品。

2.情绪因素

生物进化模型认为囤积是一种适应性行为,确保个体拥有足够的资源和安全的环境。更广泛研究的一个核心因素是对财产形成强烈情感依恋的倾向。囤积者对物品存在两种情感依恋,"超意识"和"财产作为安全信号"。"超意识"状态下,财产被视为自我的一部分。"财产作为安全信号"状态下,财产代表安全环境,是舒适和安全的来源。囤积者依靠物品来调节情绪,认为财产是情绪健康的重要组成部分,有些人在丢弃物品时会表现出极端的情绪反应,这种对财产的情感依恋是囤积的决定性特征。

对囤积障碍患者的情绪研究发现,囤积障碍患者的依恋相关焦虑、回避均高于健康个体,情绪调节困难,情绪恢复速度较慢。Neave 等人发现焦虑依恋是非临床样本中囤积行为和认知的重要预测因子,强烈的情感经验也对维持囤积行为有积极作用。囤积障碍患者为了避免负面情绪本身和负面情绪导致的自我批评,会通过囤积和保护财产来减少负面情绪,激发囤积行为。感知到的管理和应对负面情绪的能力可能最有助于抵消囤积障碍患者为避免负面情绪而进行囤积行为的倾向。

大部分对囤积障碍的研究集中在个体的物理囤积方面,而 Sweeten 等人开始关注到个体的数据囤积障碍。他们发现数字囤积行为和物理囤积行为之间存在明显的相关。数据囤积障碍是个体在积累和删除数字信息方面存在困难。个体往往对他们积累的数据量感到惊讶,但仍然无法丢弃或删除数据信息。过量的数据对生产力产生负面影响,减缓了任务的完成,加剧压力和焦虑的情绪。

3.认知行为因素

Frost 和 Hartl 提出囤积障碍的认知行为模型,并认为其病因是信息处理缺陷、情感依恋问题、行为回避和对财产性质的信念的交互作用。依恋问题、回避行为和对物品的信念可能是调节遗传和环境因素的中介因素。之后 Steketee 和 Frost 在原始概念化的基础上认为基因脆弱性是诱发因素,并讨论了强化在维持囤积症状中的作用。

三、临床表现

囤积障碍患者主要表现为难以或不肯丢弃而过度储存、堆积大量不管其实际价值如何的物品,如包装盒、旧衣服、杂志、书籍、报纸甚至捡拾别人丢弃的各种物品等,这些物品尽管没有多少实际价值甚至完全没有价值,但为了满足积攒的需要,还是会认为这些物品迟早会派上用场,或者虽然有时也感到这些物品用处不大,但由于对这些物品有着强烈的依恋感,因而丢弃这些物品会存在心理上的困难,若丢弃则会感到痛苦。此外,患者也常常存在购买、偷捡甚至偷窃等与积攒物品相关的反复的欲望、冲动或行为。

同时,囤积障碍患者储存、堆积的大量物品常常是杂乱堆放,既无视堆放场所的本来用途,导致家居生活不便,如厨房无法做饭、浴室不能洗澡等,又会引起同居家属的痛苦。有时堆放的物品还比较有序、不显杂乱,但这通常是家庭成员等整理或督促、干预的结果。

囤积障碍可有尚可至良好的自知力,也可有较差的自知力甚至缺乏自知力。

四、诊断与鉴别诊断

(一)临床评估

对囤积障碍的全面评估包括结构化或半结构化的诊断访谈,以及自我报告调查表和行为观察。基于 DSM-5 诊断标准的囤积障碍结构性访谈可有效用于评估患者的病情。自我评定量表包括囤积量表修订版和堆积图片评价量表。较为常用的访谈-自我报告形式量表为囤积评估访谈量表。

囤积量表修订版包含堆积,难以丢弃和堆积 3 个分量表,一共包括 23 个项目,采用 4 点计分,总分为 0～92 分,接收者操作特征曲线中的切割分数分别为总量表 41 分、堆积 17 分、难丢弃

14 分及过度 9 分,具有较好的内容效度和预测效度,内部一致性系数全部超过 0.87,重测信度在 0.78 以上。此量表主要侧重于行为层面的评估,个别条目涉及信念和情绪,了解囤积者在治疗前后过程中囤积症状的改变。堆积图片评价量表主要是采用图片选择法来测量囤积障碍患者对堆积的描述和理解。

囤积评估访谈量表是一个简短的(5～10 分钟)五项半结构化访谈式量表,主要用于评估囤积障碍的特征症状,包括杂乱、废弃物品丢弃困难、物体的过度采集、由于囤积行为造成的情绪困扰、由于囤积行为导致的功能损害、难以使用生活空间。每个项目的等级从 0(无)～8(极端),共 9 个等级。囤积评估访谈量表总评分是通过计算 5 个项目的总和来获得的。该量表具有较高的内部一致性和可靠性。

(二)诊断要点

1.DSM-5

根据 DSM-5,囤积障碍的诊断要点如下。

(1)持续地难以丢弃或放弃物品,无论其实际价值如何。

(2)丢弃困难是由于感觉到积攒物品的需要及与丢弃它们有关的痛苦。

(3)难以丢弃物品导致物品的堆积,导致使用过程中生活区域的拥挤和杂乱,且显著影响其用途。但有可能因为第三方的干预(如家庭成员、清洁工、权威人士),生活区域并不杂乱。

(4)囤积引起具有临床意义的痛苦或导致社交、职业或其他重要功能方面的损害(包括为自己和他人保持安全的环境)。

(5)囤积不能归因于其他躯体疾病(如脑损害、肌张力减退-智力减退-性腺功能减退与肥胖综合征)。

(6)囤积症状不能用其他精神障碍解释。

2.ICD-11

ICD-11 中对囤积障碍的诊断要点主要包括以下几个方面。

(1)囤积障碍患者由于过度获取或难以丢弃而堆积物品,无论其实际价值如何。过度获取的特点是与收集或购买物品有关的反复的渴求和行为。难以丢弃物品的特点是感受到存储物品的需求和丢弃这些物品相关的痛苦。

(2)物品的堆积导致囤积障碍患者的生活空间变得杂乱无章,以至于其使用或安全受到损害。

(3)囤积障碍的这些症状导致患者个人、家庭、社会、教育、职业或其他重要功能领域的严重痛苦或严重损害。

(4)对囤积障碍的诊断进行评估时,除来访者自述外还需要获取其他额外的信息。

(5)囤积是因为物品的情感意义、工具属性或内在价值。

(6)囤积障碍的个体可能会找不到重要的物品、不能保持家里通畅,甚至在紧急情况下很难逃出家门。

(三)鉴别诊断

1.与强迫症的鉴别诊断

囤积障碍由于为减少或避免痛苦而存在过度积攒、避免丢弃物品的行为而与强迫症在现象学上有相似性,但强迫症具有症状源于自我又违反自己意愿,有意识自我强迫和反强迫并存且冲突强烈的特点,此特点在囤积障碍中不明显或不存在。

2.与继发于躯体疾病的囤积障碍的鉴别诊断

脑外伤、脑肿瘤切除术后、脑血管疾病、中枢神经系统感染、痴呆等疾病可能导致囤积症状。尤其是前腹内侧前额叶和扣带回皮质的损伤与囤积症状相关。在这些人群中,囤积症状的发生与躯体疾病有明确的时间联系,且其中一些人看起来对他们收集的物品并无兴趣,可以轻易丢弃它们,另外也有一些人不愿意丢弃任何物品。

3.与神经发育障碍的鉴别诊断

孤独症谱系障碍或者智力障碍的患者可因兴趣狭窄或认知功能缺损表现出刻板的囤积行为,鉴别的要点在于孤独症患者同时具有语言发育障碍、社交障碍、智力障碍等。

4.与精神分裂症谱系及其他精神病性障碍的鉴别诊断

不仅以孤僻懒散等阴性症状为主的精神分裂症患者可以表现出囤积症状,而且患者也可在妄想支配下发生囤积。

5.与抑郁障碍的鉴别诊断

患者可因疲乏、缺乏动力及精神运动性迟缓而造成囤积。

6.与正常收藏的鉴别诊断

正常的收藏有一定的计划性,且能给自己带来心理收益的活动形式,尽管收藏者可能也会有难以丢弃等心理,但是他们的物品摆放更有条理。

五、治疗

(一)治疗原则

囤积障碍治疗原则主要以心理治疗为主,药物治疗为辅。囤积障碍常因患者自知力不足及缺乏治疗动机而被视为一种难治性的疾病,因此早期识别、早期干预、全病程管理尤为重要。

(二)药物治疗

关于药物治疗囤积障碍的研究较少。根据临床经验,目前较为常用的药物是抗抑郁药。一项 2015 年的荟萃分析总结了 7 项无对照试验或病例系列研究,一共纳入 92 例病理性囤积患者,其中 27 例符合 DSM-5 中囤积障碍的诊断标准,其他人则为有突出囤积症状的强迫症患者。研究的药物包括 SSRIs、哌甲酯、SSRIs＋喹硫平、米诺环素或纳曲酮增效。研究结果显示,SSRIs 对部分患者有效。另外一项研究表明,文拉法辛缓释片(SNRIs 类药物)对部分囤积障碍患者有效,但是目前研究结果尚不统一。用药原则主要是小剂量起始,逐渐加至治疗量,观察临床疗效。

(三)心理治疗

目前建议将认知行为治疗作为囤积障碍的一线疗法。心理治疗原则包括教育、目标设定、动机激励技术、组织与决策技巧训练、物品的归类与放弃、抵制获取,以及改变"物品很重要"之类不良信念的认知技术。

1.个体认知行为治疗

囤积障碍的心理疗法主要是基于认知行为模型,包括暴露于分类和分类的程序元素;心理教育、目标设置、认知挑战和重组以及各种作业任务。个体认知行为治疗疗法对于囤积障碍的方案有 6 个部分:囤积的心理教育、培训决策、组织、暴露、认知重建和家访,并对治疗内容中认知、情感和行为成分进行治疗目标的设立。目前对于个体认知行为疗法治疗囤积障碍的长期疗效的研究结果不一致。Tolin 等人对囤积障碍个体进行认知行为治疗,发现在个体和群体两种情况下,认知行为治疗对降低整体囤积严重程度都是非常有效的,可以减少患者 25%～30% 的囤积症状。虽然认知行为治疗对囤积障碍的治疗可以有效缓解症状,但只有35%的参与者报告临床有明显的变化,长期接受心理干预的囤积障碍患者在治疗结束时报告的症状比短期接受心理干预的囤积障碍患者要轻。由于个体认知行为治疗对囤积障碍的效果保留率远不理想,只能通过延长治疗时间来维持症状或改善症状。由于之前囤积症状被认为是强迫症的症状维度,研究者使用了基于暴露的个体认知行为治疗作为强迫症囤积症状的经验性支持治疗方法。然而研究发现与其他强迫症症状维度相比,这种方法产生的治疗效果较差。

2.团体认知行为疗法

团体认知行为疗法可能是比个体认知行为疗法的成本效益更高的方案。团体认知行为疗法相比个体认知行为疗法增加对囤积障碍患者更有针对性的推理和自我认同,可以有效减少个体羞耻感、自责、隔离,提供社会支持,改善囤积障碍患者的共同抑郁和焦虑症状。团体认知行为疗法可以作为囤积障碍干预手段的首选,对非获取行为的分级暴露,以及在分类、丢弃和认知重组方面的培训,其治疗效果会维持到后期对患者的随访阶段。集体认知行为疗法可以使患者逐渐恢复社会化,打破孤立。对卫生和社会服务决策者来说,团体认知行为疗法也是一个更好的选择。这对患者来说似乎是可以接受的,对囤积障碍的治疗效果也是有益的。团体认知行为疗法需要一项大规模随机对照试验来证明其效果,目前的研究支持了在社区一级实施团体认知行为疗法的有效性和可行性,但团体认知行为疗法在囤积障碍患者中的应用还需要对团体认知行为疗法进行进一步的评估和完善。由于囤积障碍的复杂性和普遍性,需要一种更创新,成本效益更高的治疗方法,为囤积障碍个体提供更多支持。

(四)综合疗法

简单来讲综合疗法就是将心理干预和药物疗法相结合,从心理和生理两方面对囤积障碍进行治疗。最初的综合疗法包括两种或者两种以上疗法的结合,但由于大多数研究都是以认知行为疗法为基础,结合不同的药物疗法进行治疗,所以综合疗法也可以认为是对认知行为疗法在一定程度上的扩充。Saxena等对190例伴有囤积行为的患者进行治疗时采用了一种综合疗法,具体为采用认知行为疗法、心理社会性康复辅助法、5-羟色胺再摄取抑制剂进行了6周的治疗。结果显示患者的认知功能有所改善,焦虑水平有所降低,囤积行为显著减少。有学者对以往文献进行分析时发现,在对伴随囤积行为的强迫症患者治疗时,认知行为疗法和药物疗法相结合能够带来囤积障碍症状短期的快速改善,但是其是否具有长期效果还有待验证。

六、疾病管理

囤积障碍病程具有慢性迁延性的特点,受中国传统文化影响,比如在中国某些囤积行为可能被视为"节俭",中国人群中的囤积症状以及囤积信念显著高于美国人群,且随着年龄的增加,囤积症状越严重。从目前的临床证据来看,老年囤积障碍患者的干预疗效较差;同时,共病强迫障碍等疾病的患者治疗较为困难,预后较差。

囤积障碍这一疾病的早期发现和干预尤为重要。可安排定期宣教活动以及家庭访问,早期识别患者。对于治疗合作的患者,应与患者建立合作治疗联盟,与其他临床医师沟通和协调护理。对于不合作的患者,应建立有效的以家庭为中心的干预方式,教育患者如何在巩固维持期预防复发,明确将改善功能作为治疗的目标。

(谭乐富)

第五节　聚焦于躯体的重复行为障碍

聚焦于躯体的重复行为障碍是表现为反复习惯性地拔毛发或搔抓抠剥皮肤,并导致毛发缺失或皮肤破损的强迫或相关障碍。

聚焦于躯体的重复行为障碍包括拔毛癖和抓痕障碍。

一、拔毛癖

(一)概述

1.相关概念

拔毛癖是一种致残性精神疾病,其特点是反复拉扯自己的头发,导致大量脱发,同时试图减少或停止这种行为但不成功。拔毛可能发生在身体的任何有毛发生长的区域,但最常见部位是头皮、眉毛和眼睑。拔毛可能会在一天中短暂发作,或在较少时间内持续发生。这些症状导致个人、家庭、社会、教育、职业或其他重要功能领域的严重痛苦或严重损害。

2.流行病学

拔毛癖通常起病于儿童晚期或成年早期,国外流行病学资料显示,在大学生中,拔毛癖的终生患病率为 0.6%,时点患病率为 0.5%～4.0%;在普通人群中,拔毛癖会对 1%～3% 的人口造成影响。在成人拔毛癖患者中,女性更为多见,与男性的比例约 4:1;而在儿童期,男女性发病率基本相当。目前我国的患病率尚缺乏大样本流行病学调查数据。有研究发现约 1/3 的拔毛癖患者反映在他们 10 岁时就开始拔毛,并且有 15% 的患者在更早时(7 岁左右)就有拔毛行为。

拔毛癖患者通常会共病有其他的精神疾病。在慢性拔毛癖患者中,发生情感障碍或焦虑障碍的终生发生率分别为 65% 和 57%,有 1/3 的成人拔毛癖患者就诊的原因是其他精神障碍。在边缘性、表演性和强迫性人格障碍中,被同时诊断为患有拔毛癖也很常见。在儿童和青少年的拔毛癖中,20% 的患者共病有抑郁症,13% 的患者共病有焦虑障碍。在寻求治疗的儿童拔毛癖患者中,38.3%～39.1% 至少共病有广泛性焦虑、强迫症、注意缺陷障碍和对立违抗性障碍中的一种疾病。

(二)病因与发病机制

1.生物学因素

(1)遗传因素:家系研究提示拔毛癖具有家族遗传性,拔毛癖患者一级亲属的终生患病率可达 5%。基因敲除的动物模型提示,*HoxB* 8、*SAPAP* 3 及 *SliTrk* 5 与模拟拔毛行为相关,且 *SAPAP* 3 罕见基因突变与人类拔毛癖相关,但拔毛癖的致病基因或易感基因尚需深入研究。

(2)神经生化因素:拔毛癖还与中枢神经递质代谢异常及相应受体功能改变有关,包括 5-羟色胺、多巴胺、谷氨酸等,女性激素水平改变也可能与拔毛行为相关。

(3)神经影像因素:拔毛癖主要涉及已知与强迫症有关的脑区。关于拔毛癖的神经解剖结构和功能研究的文献不是很多,目前对这种疾病的病因还不能提供一致性的结论。在结构影像研究中,主要集中在与运动控制、习得性运动和奖赏性运动相关的脑区。在一项使用 MRI 的研究中发现拔毛癖患者和对照组之间的尾状核体积无明显差别,其他一些研究发现拔毛癖患者的左额下回和左侧壳核的体积减小,而楔形皮质的体积增大。同样,也有研究者发现拔毛癖患者的小脑体积小于正常人。

在一组不共病有其他精神疾病的拔毛癖患者中,研究发现与情感调节、运动习惯和严密认知有关脑区的灰质密度增高。使用弥散张量成像技术发现拔毛癖患者的前扣带回、前运动辅助区和颞叶皮质的白质密度连贯性降低。在前额-纹状体-丘脑的通路中,白质的平均弥散度与拔毛癖的病程和严重性有明显的相关性。这些结果表明在涉及处理和学习感觉运动功能的脑区,拔毛癖患者存在功能上的异常。正电子发射断层扫描发现拔毛癖患者的双侧小脑和顶叶皮质的静息脑部葡萄糖代谢率高于对照组。使用单光子 CT 扫描技术对共同患有拔毛癖的双生子进行研究,发现患者的颞叶灌注水平下降,而且患者的病情越重,颞叶灌注水平下降越明显。对拔毛癖患者使用 SSRIs 治疗后,单光子 CT 扫描发现患者的前脑皮质、左侧壳核和前颞叶的活动下降与患者症状的严重程度变化有关联。对拔毛癖患者进行系列任务刺激时,使用功能 MRI 对患者的脑部活动进行检测,没有发现拔毛癖患者和正常人之间有差别。

2.社会-心理学因素

心理学对拔毛癖存在如下解释及假说,即是应对环境压力的自我抚慰行为,减轻紧张的习惯行为,模仿父母,对潜意识冲突或糟糕的人际关系的象征性表达,个体对情绪控制的失调,以及童年期创伤性和负性生活事件的影响。

(三)临床表现

(1)拔毛行为可发生于身体任何生长毛发的部位。但是,最常见的部位是头皮、眉毛和眼睑。男性拔毛区域集中于腹部、背部及胡子所在部位,女性则以拔头发居多。也有部分患者可能会泛化到沙发、地毯、毛绒玩具和宠物的毛发。

(2)拔毛行为通常具有包括情绪的调节和唤起、减少紧张、增加快感等一系列作用,这些都会加强拔毛行为。但是,在拔毛之后,许多个体也报告了各种负面的情绪,如失控感或羞耻感。拔毛癖的个体对其拔毛行为的认识程度不同,但也有些患者并未在拔毛过程中出现明显的情绪变化。

(3)拔毛行为的严重度和持续性是经常变动的,症状很轻时并不明显引起注意,也无痛苦。症状严重时,可以导致个体斑秃或脱发,部分患者会吸吮/咀嚼甚至吞下拔除的毛发,严重者甚至出现威胁生命的胃肠道症状。当拔毛行为已经影响到外观时,患者会试图通过戴假发、帽子或者借助化妆品等进行掩饰,也会因此回避日常的工作和社交活动。

(4)拔毛行为存在 3 种亚型。①早发型:指 8 岁之前起病的儿童,症状相对较轻,大多会随年龄增加而消失,但仍有一小部分患者的症状可延续至成年期。②无意识型:常在沉思或做另外的事情时出现,比如在看电视、阅读、上课或打电话期间,大约有 3/4 的患者表现为无意识的拔毛行为。③有意识型:占据个体的注意力,并且与内心的冲动、紧张、拔毛的念头有关,常借助工具(比如镜子,镊子)完成拔毛行为,大约有 1/4 的患者表现为有意识的拔毛行为。

但在临床患者中,两种模式常共同存在,仅有少于 0.01% 的患者存在 1 种拔毛的模式。

(四)诊断与鉴别诊断

1.临床评估

(1)评估原则:对疑似拔毛癖的患者,应进行全面的皮肤评估。拔毛癖评估的目的包括确立诊断,针对拔毛情况的功能分析,以及评估基线时症状的严重程度。评估拔毛的严重程度应包括拔毛频率、病程、拔毛数量及拔毛部位的个数,且在实际应用中,还应评估拔毛冲动的频率、强度及对其抵抗的程度。评估拔毛的情绪和功能影响则包括拔毛造成的躯体损伤(如毛发缺失程度),对日常生活的干扰程度,以及与拔毛相关的痛苦程度。

(2)评估工具:马萨诸塞州总医院拔毛量表是目前唯一广泛使用的拔毛癖自评量表,共7个计分条目,评估近1周的拔毛情况,每题均为0~4分,分数越高表明症状越严重。

2.诊断要点

拔毛癖的诊断要点如下。

(1)反复拔除毛发。

(2)尝试停止或减少拔毛不成功。

(3)由于拔毛行为导致明显脱发。

(4)症状引起明显的痛苦,或者导致个体、家庭、社交、教育、职业或其他重要功能方面的损害。

3.鉴别诊断

(1)与躯体变形障碍的鉴别诊断:躯体变形障碍患者可能会感到自己存在发际线不对称这种缺陷,躯体变形障碍患者的拔毛行为是为了使自己更具有吸引人的外表,而拔毛癖患者对拔毛所导致的后果通常感到羞愧和尴尬。

(2)与神经发育障碍的鉴别诊断:神经发育障碍患者通常会出现没有目的性的拔毛行为,拔毛癖患者的拔毛行为是有指向性的,神经发育障碍患者的临床表现要早于拔毛癖患者。

(3)与人格障碍的鉴别诊断:在人格障碍患者中,患者会出现自我伤害式的拔毛行为,患者出现这种行为是为了调节情绪和导致引人注意的躯体伤害。

(4)与强迫症的鉴别诊断:拔毛癖有时与强迫症不太容易相鉴别,在拔毛癖的一级亲属中发生强迫症的概率要显著高于普通人群,这表明拔毛癖与强迫症之间可能存在一定的关系,拔毛癖与强迫症之间最明显的不同点在于拔毛癖不存在强迫性思维,拔毛癖的行为比强迫症中的强迫性行为更易抵制。

(5)与斑形脱发的鉴别诊断:斑形脱发患者的脱发区域主要表现为圆形或椭圆形、平滑和无疤痕,并与正常毛发区域有明显的周围边界。拔毛癖患者的毛发脱失区域的边界呈不规则状,如同"蛀虫"咬出来的形状。斑形脱发患者头部会有细毫头发群、营养不良头发和头发结节。

(6)与其他躯体疾病或中毒所引起的脱发的鉴别诊断:了解病史对由于其他躯体疾病或中毒所引起的脱发有鉴别帮助,如中毒、过度使用头发软化剂、放射线、黏液性水肿等。

(7)与精神分裂症或其他原发性精神病的鉴别诊断:患有精神分裂症或其他原发性精神病的人可能会因妄想或幻觉而脱毛。在这种情况下,不应额外诊断为拔毛癖。

(五)治疗

1.治疗原则

拔毛癖的治疗原则包括学龄前儿童的拔毛行为多为短期,无须特殊处理,定期随访;全面定期评估疾病进展、安全风险、治疗效应、不良反应及依从性;全面的医学评估及诊疗,同时治疗如因吞下毛发所致胃肠道不适等躯体症状。

2.药物治疗

(1)抗抑郁药:由于拔毛癖属于强迫谱系障碍,因此SSRIs及SNRIs类药物常用于治疗拔毛癖。但荟萃分析显示,仅氯米帕明有效,且其作用会随时间而逐渐降低,且效果相对较小,因此一般并不作为推荐的治疗手段。

（2）N-乙酰半胱氨酸：N-乙酰半胱氨酸是一种半胱氨酸衍生物，可用于抗氧化、抗炎及调节神经递质。研究显示 N-乙酰半胱氨酸 1 200 mg/d 连续使用 3 个月可改善拔毛行为，是目前最有希望的治疗选择，且其不良反应较轻，通常为水肿和胀气。

（3）多巴胺能药物：奥氮平、喹硫平及阿立哌唑均对多巴胺受体有亲和力，已有研究显示这些药物均能改善拔毛行为，且有小样本研究显示，SSRIs 类药物与能阻断 DA 的抗精神病药联用治疗拔毛癖似乎更为有效，但仍需进一步研究。

（4）抗惊厥药及心境稳定剂：抗惊厥药（托吡酯、拉莫三嗪及奥卡西平）及心境稳定剂锂盐均被认为可能是治疗拔毛癖的有效药物。部分研究报道，给予锂盐或拉莫三嗪后女性拔毛行为有所减少。在一项病例报告中，奥卡西平成功治疗拔毛癖合并暴食症患者。一项开放研究提示托吡酯可改善拔毛行为。但均需对这些药物做进一步研究。

3.心理治疗

治疗拔毛癖常用的心理治疗方法包括认知行为治疗、习惯逆转疗法、接纳承诺疗法、辩证行为疗法等。

（1）习惯逆转疗法：主要包括 3 个步骤，即意识训练、竞争性反应训练和社会支持。在意识训练过程中，要让患者能够详细描述自己拔毛的过程。患者对自己的拔毛行为有了较强的意识后，开始鼓励患者做一个竞争性的躯体行为来阻止拔毛行为的发生，对拔毛行为有竞争性反应的最常用动作是握紧双拳。为了鼓励患者使用竞争性反应来对抗拔毛行为，需要为患者确定一个社会支持者，当患者不能正确使用竞争性反应时，社会支持者要提醒患者如何正确使用竞争性反应，当患者正确使用竞争性反应时，社会支持者要真诚地赞赏患者。

（2）刺激控制：主要包括确定触发拔毛的环境因素或者维系拔毛的感官因素，并且教育患者如何消除这些因素和减少与这些因素的接触，或者以某种方式来改变这些因素，从而达到减少拔毛的行为。比如，许多拔毛癖患者会在镜子前或在浴室间有明亮的灯光时产生拔毛行为，此时就可以采用刺激控制方法，将镜子搬离或者将浴室间的灯光调暗，从而减少患者的拔毛行为。

（六）疾病管理

患有拔毛癖的个体会由于病耻感，觉得只是"坏习惯"或觉得无法治愈而拒绝或延迟就医。因此，建议进行拔毛癖的宣传教育，提高人群对强迫症及其表现的知晓率，增加就诊率，促进对该疾病的正确认识、理解和接纳。虽然拔毛癖的治疗应答率较高，但仅有少数患者能获得拔毛冲动的完全消除。研究显示，50%～67%治疗应答的患者在随访节点出现复发。治疗应答初期症状严重程度低，治疗结束时的拔毛欲望控制良好。求治动机强、治疗依从性好等均与治疗获益的维持持久有关，治疗结束后拔毛欲望的控制情况是疗效维持的显著预测因素。

二、抓痕障碍

（一）概述

1.相关概念

抓痕障碍也被称为皮肤搔抓障碍或抠皮障碍，其特点为反复抠自己的皮肤，导致皮损，同时试图减少或停止这种行为但不成功。最常见的抠皮部位是面部、手臂和手，但许多人从多个身体部位抠皮。抠皮行为可能在一天中多次短暂发生，或不太频繁但持续时间较长。这些症状会导致个人、家庭、社会、教育、职业或其他重要领域的功能受到严重困扰或严重损害。

2.流行病学

抓痕障碍可发生在任何年龄段,但通常起病于青春期。在临床与非临床样本中,其患病率为1.4%～5.4%。目前大多数研究认为抓痕障碍在女性中有较高的患病率。

抓痕障碍的重复性本质与强迫症相似,并且与强迫症有较高的共病率。其他共病包括拔毛癖(38%),物质依赖(38%),重性抑郁障碍(32%～58%),焦虑障碍(23%～56%),躯体变形障碍(27%～45%)。

(二)病因与发病机制

1.生物学因素

(1)遗传因素:目前研究发现,抓痕障碍可能具有家族遗传性,患者的一级亲属同病率为28.3%～43.0%。动物实验则表明,$SAPAP3$基因缺陷可能与谷氨酸传递异常有关,引起反复皮肤搔抓、拔毛及病理性咬指甲症。除此以外,$Slitrk5$基因敲除小鼠及$HOXB8$基因敲除小鼠也被发现存在过度的理毛和搔抓行为,造成皮肤的破损。

(2)神经解剖因素:神经影像学研究显示,抓痕障碍患者前额叶-纹状体环路存在异常,无法良好地整合信息、调整动机、控制行为。

2.社会-心理学因素

压力及创伤均可能与抓痕障碍的发生有关。缺乏刺激、过度无聊的环境可诱发搔抓行为的产生,而严苛的活动限制可加速病程的进展。童年遭受的性骚扰或强奸可能是年轻女性发生抓痕障碍的预测因素之一。

(三)临床表现

(1)抓痕障碍可在任何年龄起病,12～16岁为高发年龄段,常以诸如痤疮、粉刺在内的皮肤病变作为诱因。搔抓行为一般只发生在独自一人或只有家人在场的环境下。

(2)抓痕障碍的核心症状为反复的搔抓皮肤造成皮损,常见部位包括面部、手臂及手,搔抓部位原本可能有丘疹或老茧等皮肤病变处,可能是以前搔抓所致结痂处,也可以是正常皮肤。抓痕障碍通常会存在围绕皮肤的仪式行为,如用手指搓揉已经抠下的皮肤,或将皮肤放在口中摆弄,或吃下皮肤或皮痂。这些行为通常在一天中间断发作,以夜间为重,有时甚至在睡眠时也会发生。

(3)抠皮行为通常具有包括情绪的调节和唤起、减少紧张、增加快感等一系列作用,这些都会加强抠皮行为。但是,在抠皮之后,许多个体均报告了各种负面的情绪,如失控感或羞耻感。抓痕障碍的个体对其抠皮行为的认识程度不同。

(4)患者常试图通过化妆或衣物遮蔽受损严重的部位,反复的搔抓可能继发皮肤破损、感染等严重的躯体疾病,可能需要抗生素,甚至手术治疗。

(5)抠皮障碍存在2种亚型:①有意识型,通常涉及身体的特定区域,有针对性,且为应对负性情绪(如神奇或焦虑)或躯体感觉而产生搔抓行为。②无意识型,常发生在与抠皮行为无关的其他活动中。

(四)诊断与鉴别诊断

1.临床评估

全面的躯体和精神检查对于疾病评估非常必要。躯体检查的主要目的有2个,评估抓伤的严重程度,并根据皮肤损伤情况给予适当干预;评估是否存在皮肤病或传染病以及其严重程度,包括病理检查和细菌培养等。

（1）评估原则：对疑似抓痕障碍的患者应进行全面的皮肤评估；在临床访谈中，需要评估个体目前抠皮的临床表现以及相关的损害和痛苦；了解患者既往的治疗情况，包括既往和当前的药物治疗（名称、剂量、依从性、疗效及不良反应）和心理治疗（持续时间、依从性、选择的方法及疗效）；对于初次评估时症状严重的患者（如有瘢痕或感染），应在精神治疗前或治疗中同时进行躯体治疗；评估合并症，最常见的合并症为强迫症及其相关障碍、进食障碍、抑郁障碍及焦虑障碍。

（2）评估工具：搔抓影响量表是一个评估搔抓行为对社会功能和情绪影响的自评量表，共10个计分项目，为0～5分六级评分。

2.DSM-5

根据DSM-5，囤积障碍的诊断要点如下。

（1）反复的皮肤搔挖引起皮肤损伤。

（2）反复尝试减少或者停止搔挖皮肤。

（3）皮肤搔挖导致有临床意义的不适，或者损害社会、职业或其他重要的功能。

（4）皮肤搔抓不是由成瘾物质（如可卡因）的生理效应或其他疾病（如疥疮）引起。

（5）皮肤搔抓不能被其他精神障碍的症状更好地解释（如精神病性障碍中的妄想或触幻觉、躯体变形障碍中改善外表感知缺点或瑕疵的意图、刻板运动障碍中的刻板动作，或者非自杀性自伤行为中的自伤意图）。

3.ICD-11

ICD-11中对抓痕障碍的诊断要点主要包括以下几个方面。

（1）反复抠除皮肤。

（2）尝试停止或减少抠皮不成功。

（3）因抠皮行为造成明显的皮肤损伤。

（4）症状引起明显的痛苦，或者导致个体、家庭、社交、教育、职业或其他重要功能方面的损害。

4.鉴别诊断

（1）与精神分裂症或其他原发性精神病的鉴别诊断：精神分裂症或其他原发性精神病中可能也会出现皮肤搔抓，但这是因为对妄想或幻触的反应而出现，不同于抓痕障碍。

（2）与其他强迫及相关障碍的鉴别诊断：在有强迫症的个体中，作为对"被污染了"的强迫思维的反应，过度清洗的强迫行为可能导致皮肤损伤。另外，躯体变形障碍的个体也可能出现皮肤搔抓，但这是因为对外貌的担忧。这些不同于抓痕障碍。

（3）与神经发育障碍的鉴别诊断：神经发育障碍的刻板运动障碍，有一个特点是重复的自我伤害行为，这可能也会带来皮肤搔抓，但这起病于早期发育阶段，且症状符合刻板运动障碍。另外，抽动秽语综合征中的抽动也可能导致自伤，但抓痕障碍中的行为并不是抽动样的。

（4）与其他躯体疾病的鉴别诊断：若皮肤搔抓源于皮肤病（如疥疮、痤疮等），则不同于抓痕障碍。

（5）与物质/药物所致的障碍的鉴别诊断：若皮肤搔抓源于特定物质（如可卡因），则不同于抓痕障碍。

（6）与人工皮炎的鉴别诊断：人工皮炎是一种精神皮肤病，患者会故意损伤皮肤，以达到装病和扮演患者角色的目的。人工皮炎的皮损通常都处于同一阶段，可为单发性或多发性，通常呈几何形状，可位于单侧或双侧，一般发生在双手可触及的身体部位。皮损可以是利器所致或是在皮肤涂抹或注射化学物质引起。患者通常自诉突然出现了整个损伤，基本无前驱症状（无病史），否认是自己造成了损伤,并且即便症状反复发生,其仍表现得"泰然淡漠"和毫无沮丧感。

(7)与寄生虫妄想症的鉴别诊断:寄生虫妄想症是一种罕见病,患者错误地坚信(妄想)其皮肤遭到寄生虫感染。患者可能并无明显皮肤病,但常会因试图抓出想象的寄生虫而抓破皮肤。患者常会从皮肤上抠下样品带来检测,包括鳞屑、痂或布料纤维,但并无寄生虫。

(五)治疗

1.治疗原则

抓痕障碍的治疗原则包括全面定期评估疾病进展、安全风险、治疗效应、不良反应及依从性;多学科联合制订治疗方案,同时治疗皮肤破损、感染等躯体症状。

2.药物治疗

SSRIs类药物以及拉莫三嗪对于抓痕障碍可能有效,其疗效仍存在不确定性,目前研究结果存在争议。

一项应用氟西汀治疗抓痕障碍的研究显示,参与试验的17例患者(6例服用氟西汀,11例服用安慰剂)在服用平均剂量55 mg/d氟西汀治疗10周后,氟西汀组只有1/3的受试者反馈有效,但没有一例是完全缓解的。在一项纳入45例患者的双盲实验中,治疗组患者服用西酞普兰20 mg/d治疗4周,结果治疗组耶鲁-布朗强迫问卷评分显著降低,安慰剂组则变化不大。SSRIs类药物试验结论不一致可能是因为各试验的药物剂量、患者纳入标准和疗效评定标准不同以及样本量太小所致。抗惊厥药拉莫三嗪也被用于治疗抓痕障碍的研究,虽然在开放性研究中显示出一些效果,但是在随后的双盲试验中并没有比安慰剂组展现出更大的优势。动物研究显示阿片受体拮抗剂对抓痕障碍有效,但阿片受体拮抗剂在人类的研究则仅限于个案报道。此外,N-乙酰半胱氨酸作为氨基酸半胱氨酸的前体,发挥着谷氨酸能调节器的作用,病例报告中显示其对抓痕障碍治疗有效。总之,抓痕障碍的药物治疗方面,目前主要以SSRIs类药物为主(SSRIs类药物治疗抓痕障碍的剂量参照本章强迫症部分)。

对于伴有剧烈瘙痒的患者,建议使用强效局部皮质类固醇或病灶内曲安奈德疗法。表皮剥脱性痤疮患者应积极治疗基础痤疮。伴皮肤感染的患者应使用局部和/或全身性抗生素治疗。

3.心理治疗

认知行为治疗对抓痕障碍的疗效较为肯定。干预策略主要包括以下几个方面。

(1)心理健康和疾病知识教育。

(2)纠正患者的歪曲认知,如用"我相信抓搔冲动很快会消失"取代"我无法抵抗抓搔的冲动",用"看或摸都会增加搔抓的可能性"取代"我只是看一眼,只是轻轻摸一下"。

(3)强化自我控制,如用手套来隔离手指与皮肤,采用转移注意力的方法延缓搔抓皮肤,如打扫房间、出去散步、和朋友聚会等。

(4)学会自己识别复发的迹象。

(六)疾病管理

抓痕障碍的严重程度可从轻微到严重,亚临床病例可能不需要干预,而当满足抓痕障碍诊断标准时则应给予相应治疗。抓痕障碍患者会由于病耻感、觉得只是"坏习惯"或觉得无法治愈而拒绝或延迟就医,因此建议进行抓痕障碍的宣传教育,提高人群对强迫症及其表现的知晓率,提高就诊率,促进对该疾病的正确认识、理解和接纳。目前尚缺乏有关抓痕障碍的长期自然随访研究。横断面研究显示,与其他强迫及相关障碍类似,未经治疗的抓痕障碍也具有慢性迁延性病程,其严重程度随时间而波动,时好时坏。

（谭乐富）

第十二章

应激相关障碍

第一节 创伤后应激障碍

创伤后应激障碍(post-traumatic stress disorder,PTSD)是指个体经历、目睹或遭遇到一个或多个涉及自身或他人的实际死亡,或受到死亡的威胁,或严重的受伤,或躯体完整性受到威胁后,所导致的个体延迟出现和持续存在的一类精神障碍。

一、概述

(一)相关概念

1.应激源

应激源是作用于个体,使之产生应激反应的刺激物。常见的应激源包括工作、学习、家庭和社会因素。

(1)工作或学习因素,如工作学习压力过大、节奏过快、难度过大、竞争激烈、人际关系困难、分配不公、理想与现实的冲突、对从事的工作(学业)毫无兴趣等。

(2)家庭因素,如夫妻不和、分居或离婚,夫妻一方或双方外遇,父母离异,家庭成员关系紧张,家庭成员患病或死亡,家庭重大经济困难、纠纷,教育子女的方式或目标等方面的重大分歧等。

(3)社会因素,如交通拥挤、环境污染、战争、政治经济动荡、自然灾害与人为灾害、道德、宗教冲突、种族、性别歧视、移民等。

2.应激反应

应激反应包括生理反应和心理反应。

(1)生理反应:可涉及多个系统,如神经系统、循环系统、消化系统、生殖系统、内分泌系统等,如果应激状态持续存在,可能会出现心身疾病。

(2)心理反应:主要包括认知反应、情感反应和行为反应。认知反应包括错觉、幻觉、记忆力下降、思维固化、产生妄想、注意力分散等。情感反应包括焦虑、恐惧、愤怒、抑郁、激情等。行为反应包括攻击行为、退化行为、僵化行为、物质滥用等。

3.创伤后应激障碍

创伤后应激障碍可能在暴露于极度危险或恐怖的事件或一系列事件后发展起来的。它的特点是以生动的侵入性记忆、闪回或噩梦的形式重新体验创伤事件或当前事件。重新体验可能通过一种或多种感官方式发生,通常伴随着强烈或压倒性情绪,特别是恐惧或恐怖,以及强烈的身体感觉;回避对该事件的想法和记忆,或回避让人联想到该事件的活动、情景或人物;持续感觉到当前威胁的加剧,如表现为过度警觉或对意外噪音等刺激的惊吓反应增强。这些症状至少持续数周,并在个人、家庭、社会、教育、职业或其他重要功能领域造成严重损害。

(二)流行病学

创伤后 1 个月内应激障碍患病率男性为 1.2%,女性为 2.7%;终生患病率男性为 5%～6%,女性为 10%～12%,女性高于男性。高危人群包括士兵、警察、消防员、医疗急救人员等。尽管在普通人群中符合创伤后应激障碍全部诊断标准者很少,但创伤后应激障碍的症状却非常常见。

据美国精神病协会统计,美国 PTSD 的人群总体患病率为 1%～14%,平均为 8%,个体终生患病危险性达 3%～58%,女性约是男性的 2 倍。德国研究结果为人群总体患病危险性仅为 1.3%,而阿尔及利亚研究结果显示高达 37.4%,同时 PTSD 患者的自杀危险性亦高于普通人群,高达 19%。

美国老兵中战争相关创伤后应激障碍的患病率为 2%～17%,终身患病率为 6%～31%。美国"911"恐怖袭击后 1～2 个月,幸存者创伤后应激障碍患病率为 7.5%～11.2%。家庭暴力受害女性创伤后应激障碍的患病率为 19%。我国唐山大地震所致的孤儿在 18 年后创伤后应激障碍的患病率为 23%,30 年后仍有 12% 的患病率。汶川大地震 1～3 个月后创伤后应激障碍的患病率为 12.4%～86.2%,6～36 个月后患病率为 8.8%～41.0%,5 年后患病率为 9.2%～13.8%。

二、病因与发病机制

(一)应激源

应激源是创伤后应激障碍必不可少的要素之一,应激源的严重程度直接影响该障碍的严重程度。

(二)生物学因素

1.遗传因素

双生子研究发现遗传因素可解释创伤后应激障碍易感性 13%～34% 的变异,但目前该病分子遗传学研究较少,仅有几项研究中发现 5-HT 转运体基因和多巴胺受体基因可能与创伤后应激障碍的发生相关。

2.神经生化因素

神经科学的研究发现,创伤后应激障碍患者表现出应激反应失调,出现慢性的交感神经系统活动过度,这与创伤后应激障碍的警觉性增高和闯入性回忆等症状有关。而内源性阿片样物质的过度释放则被认为与情感麻木症状相关。在创伤后应激障碍患者中见到的易激惹和情感爆发可能与 5-羟色胺能神经元的缺乏有关。

3.神经影像学因素

神经影像学研究发现,创伤后应激障碍患者中情感和记忆相关的大脑结构体积减小,其中结论最为一致的是海马体积减小。功能性神经影像学研究提出创伤后应激障碍的边缘系统致敏和皮质抑制减弱模型,负责记忆、情感和视觉空间过程的脑区出现功能障碍,急性创伤后应激障碍早期存在杏仁核对情感刺激的过度反应,创伤后应激障碍患者受到创伤性刺激时内侧额前皮质的血流减少。

（三）心理学因素

行为理论提出创伤后应激障碍存在条件反射障碍，对于无害的和令人厌恶的刺激会产生过度反应。认知理论认为，创伤后应激障碍是由于正常的情绪加工工程超负荷，致使记忆以未经加工的形式持续存在，并闯入意识领域。

三、临床表现

（一）闯入性再体验

闯入性再体验是指与创伤有关的情景或内容在患者的思维、记忆中反复地、不自主地涌现，闯入意识之中，萦绕不去；也可在梦中反复再现；还可出现严重的触景生情反应。创伤性体验的反复重现是 PTSD 最常见也是最具特征性的症状，儿童患者可出现短暂的"重演"性发作，即再度恍如身临其境，出现错觉、幻觉及意识分离性障碍。

（二）警觉性增高

几乎每个患者都存在这种症状，为一种自发性的持续高度警觉状态。表现为过度警觉，惊跳反应增强，可伴有注意力不集中，激惹性增高以及焦虑情绪。焦虑的躯体症状如心慌、出汗、头痛、躯体多处不适等症状很明显，睡眠障碍表现为入睡困难和易惊醒，而且持续时间比较长。

（三）回避

患者表现为长期或持续性极力回避与创伤经历有关的事件或场景，拒绝参加有关的活动，回避创伤的地点和与创伤有关的人或事。有些患者可出现选择性遗忘，记不起与创伤有关的事件细节。回避的同时，患者可出现情感麻木，对周围的环境刺激普遍反应迟钝，出现社会性退缩。对以往的爱好失去兴趣，疏远周围的人。对未来生活、学习、工作都失去憧憬。整体上外表给人木讷、淡然的感觉，但机体实质上处于惊觉状态。

（四）其他症状

患者还可表现出滥用成瘾物质、攻击行为、自伤或自杀行为等，这些行为往往是患者心理行为应付方式的表现。同时，抑郁症状是很多 PTSD 患者常见的伴随症状。不过物质滥用、抑郁究竟是伴随症状还是共病，学术界尚有争论，但其发生率许多报道都在 50% 左右，可见其发生的普遍性。而且抑郁的症状往往在焦虑、闯入性再体验等症状逐渐恢复后依然很难消退。此外，大多数 PTSD 的患者都有认知功能的下降，临床表现为思考困难，联想变缓，记忆力下降，注意力难于集中，认知功能测定成绩下降。

（五）儿童 PTSD 的症状特征

儿童 PTSD 涵盖了成人 PTSD 的症状群，但表现形式与成人不一定相同，并且有些症状是儿童所独有的。儿童 PTSD 的再体验可表现为梦魇，反复再扮演创伤性事件，玩创伤有关的主题游戏，面临相关的提示时情绪激动或悲伤，反复发生闯入性的白日梦或闪回。闪回是一种生动的分离性体验就好像创伤性事件再次发生了一样；回避症状群表现为努力回避与创伤有关的想法、感觉、活动或情形，由此会导致生活方式狭窄，表现为分离性焦虑、黏人、不愿离开父母；高度警觉在儿童身上表现为过度的惊跳反应、高度的警惕、注意障碍、易激惹、暴怒、难以入睡等。睡眠障碍通常伴随着恐惧黑暗，做创伤相关的噩梦。高度警惕会表现为在家里反复检查门锁及安全设施，过度关注父母的健康及安全状况。易激惹及暴怒会造成同伴关系难以维持，与父母及老师有冲突。注意障碍会导致学习成绩下降。而且，不同年龄阶段的儿童，其 PTSD 的临床表现可能不同。如学龄前儿童可能表现为急躁、呆滞、睡眠失调与畏惧夜晚、发育退化、黏人；学龄儿童表现为拒绝上学、在家或学校出现攻击行为、在同伴交往中退缩、注意力下降、成绩下降、胃痛、头痛、害怕睡觉、黏人;青少年前期与青少年期的 PTSD 可能表现为自我伤害的行为,有自杀的念头、问题行为、分离症状、丧失现实感、物质滥用。儿童 PTSD 这些症状通常开始于创伤后3个月内,但也可延迟到数月甚至数年才出现。症状随时间而变化,多数逐渐减轻,少数持续存在,甚至有所加重。在有些病例,全部症状群出现得较晚,而儿童 PTSD 又常呈慢性过程,可损害儿童的发育。因此,注意询问所有三组症状群,并在症状不完全符合诊断标准时就考虑给予治疗是很重要的。

(六)常见的创伤后应激障碍共病

创伤性应激事件是创伤后应激障碍发生的主要原因,但是应激事件本身不但导致创伤后应激障碍,也可能导致其他精神障碍的发生。创伤后应激障碍常会共病抑郁障碍、焦虑障碍、物质依赖等多种精神障碍,也可能共病高血压、糖尿病、支气管哮喘等心身疾病。与单纯创伤后应激障碍患者相比,共病患者诊断更复杂,病程长,且往往治疗困难、预后不佳。

四、诊断与鉴别诊断

(一)临床评估

目前国内常用于评估创伤后应激障碍的工具包括筛查量表和诊断量表,诊断量表最常用的是创伤后应激障碍临床医师评定量表,筛查量表为创伤后应激障碍症状访谈量表。

(二)诊断要点

1.诊断标准

诊断不宜过宽,必须有证据表明它发生在极其严重的创伤性事件后的 6 个月内。但如果临床表现典型,又无其他适宜诊断(如焦虑或强迫障碍、抑郁)可供选择,即使事件与起病的间隔超过 6 个月也可给予诊断。除了有创伤的经历外,还必须有在白天的想象或睡梦中存在反复的、闯入性的回忆或重演。常有明显的情感疏远、麻木感,以及回避可能唤起创伤回忆的刺激;亦常有自主神经紊乱、心境障碍、行为异常等,但这些都非诊断所必需。创伤后应激障碍的诊断要点如下。

(1)一种(或多种)方式暴露于真实的死亡、被死亡威胁的情况、严重的人身伤害或性暴力等场景,如天灾人祸、战争、严重事故等。

(2)以生动的闯入性记忆、闪回或噩梦的形式,重新体验当前的创伤性事件。通常伴随着强烈情绪反应,特别是紧张恐惧,以及强烈的躯体不适。

(3)回避想起或回忆的创伤性事件,或避免相关的活动、情境或人物。

(4)持续警觉当前所谓的威胁,如对意想不到的声音或刺激惊跳反应、烦躁、失眠噩梦、注意力不集中等。

(5)症状持续超过 1 个月,并导致家庭、社会、学习、职业功能或其他重要功能领域严重损害。

2.辅助检查

必需的检查项目:血常规、尿常规、便常规;肝肾功能、电解质、血糖、血脂、心肌酶、凝血功能、抗"O"、抗核抗体、感染性疾病筛查(乙肝、丙肝、梅毒、艾滋病等)、甲功、激素、血药浓度、贫血相关;胸片、腹部 B 超、心电图、脑电图、头部磁共振;测查量表,阳性和阴性症状量表、攻击风险因素评估量表、自杀风险因素评估量表、不良反应量表、护士用住院患者观察量表、日常生活能力量表、人格测查、应激相关量表、焦虑抑郁量自评以及他评量表、心理治疗类量表、社会支持量表等。

根据具体情况可选择的检查项目：内分泌检查、超声心动图、甲状腺 B 超、头颅 CT 或磁共振等。

(三)鉴别诊断

1.与急性应激障碍的鉴别诊断

两者在表现和形式上十分类似，关键在于起病时间和病程长短上有所区别。急性应激障碍急性起病，病程不超过 1 个月。

2.与抑郁障碍的鉴别诊断

创伤后应激障碍和抑郁障碍有很多交错的地方，但抑郁障碍主要表现情绪低落、思维迟缓、活动减少，无创伤后应激障碍的特有症状和重大创伤事件，由此可以鉴别。

3.与器质性精神障碍的鉴别诊断

器质性精神障碍可能导致情绪和注意集中的障碍。但此类障碍有一定的器质性基础，体格检查和实验室检查常有异常发现。

4.与适应障碍的鉴别诊断

创伤后应激障碍与适应障碍在表现上有相似之处，通常较为严重的诊断为创伤后应激障碍，而适应障碍较轻，应激源的刺激性不强，并且预后良好。适应障碍主要是生活环境或社会地位的改变，这些改变是长期存在的，其中人格特征与应对方式也与本病有关。创伤后应激障碍的创伤事件是严重而异乎寻常的。

5.与焦虑障碍的鉴别诊断

焦虑障碍往往对自身健康过分忧虑，过度关注，躯体主诉较多，而无明显重大精神创伤因素和躯体疾病，突然发作不可预测。

五、治疗

(一)治疗原则

确诊的或慢性的 PTSD 患者的治疗比较棘手，一般应由精神科专科医师和临床心理学家来处理。首先要决定采用哪一种治疗方法，药物治疗、心理治疗或是两者结合治疗。起始治疗可以是药物治疗，也可以是心理治疗。患者的选择或医务人员的特定技能将决定治疗方案的选择。共病可影响药物和/或心理治疗的选择。药物治疗和心理治疗都被证实有效，但各自有其优势和不足。心理治疗可以在药物治疗的开始或中间使用，也可以直接替代正在进行中的药物治疗。

(二)药物治疗

1.药物种类

创伤后应激障碍的药物使用均为对症治疗，包括抗抑郁药、抗焦虑药、抗惊厥药和非典型抗精神病药等。

(1)抗抑郁药 5-羟色胺再摄取抑制剂：选择性 5-羟色胺再摄取抑制剂是创伤后应激障碍治疗的一线药物，可以改善创伤后应激障碍症状与总体功能。帕罗西汀的起始剂量为 10 mg，治疗剂量为 20～30 mg/d；舍曲林的起始剂量为 25 mg，治疗剂量为 50～150 mg/d。如果合并抑郁障碍，患者的治疗剂量通常高于单纯的抑郁障碍患者，疗程多在 1 年以上。持续治疗 3～6 个月，需动态评估创伤症状的改善状况。如合并睡眠障碍，可考虑换用或联合其他类型的抗抑郁药如小剂量米氮平、曲唑酮、阿米替林等。

(2)抗焦虑药物：苯二氮䓬类药物可以降低创伤后应激障碍患者的警觉程度，抑制创伤记忆的再现,但是对创伤后应激障碍核心症状改善不明显,且会增加药物滥用或依赖的风险,通常不作为首选药物。即使患者合并睡眠障碍,也优先考虑使用具有镇静作用的抗抑郁药物曲唑酮、米氮平,或者合并小剂量具有镇静作用的非典型抗精神病药物。非苯二氮䓬类抗焦虑药物如丁螺环酮、坦度螺酮,可改善创伤后应激障碍患者的核心症状和认知功能,且不影响精神运动功能,也没有过度镇静、肌肉松弛或停药综合征。

(3)抗惊厥药:抗惊厥药对创伤后应激障碍的治疗也有一定疗效。拉莫三嗪治疗伴冲动、激越及双相抑郁的创伤后应激障碍有效。加巴喷丁常首选用于改善创伤后应激障碍患者的睡眠、减少梦魇及与创伤后应激障碍相关的其他症状。托吡酯对创伤后应激障碍的梦魇和闪回症状均有效。卡马西平、丙戊酸盐对情感爆发、过度兴奋、持续的闪回体验可能有效。

(4)非典型抗精神病药物:非典型抗精神病药物通常不作为创伤后应激障碍的首选药物,但可用于控制行为紊乱、情感爆发、冲动自伤等症状。喹硫平、奥氮平可用于改善创伤后应激障碍患者的睡眠、兴奋冲动,小剂量利培酮、阿立哌唑有助于改善创伤后应激障碍的精神病性症状如妄想或类妄想观念,也有利于改善创伤后应激障碍的核心症状如创伤性闪回。

(5)其他药物:β受体阻滞剂如普萘洛尔可降低创伤再暴露时的不良应激生理反应,在创伤早期使用可能降低创伤后应激障碍发病的风险。甲状腺素可作为SSRIs类药物治疗的增效剂。

创伤后应激障碍的药物初始治疗剂量和有效剂量须根据患者的个体情况,并权衡药物的疗效与不良反应后决定。

2.药物治疗反应

在药物治疗一段时间后,治疗反应可分为充分有效、部分有效或无效。其治疗反应如下。①无效:很少或无症状改善(<25%变化)。②部分有效:症状改善在25%~50%。③充分有效:症状改善>50%。在持续治疗3~6个月以上,许多患者可能达到临床治愈状态,即症状缓解>70%,这也是药物治疗的目标。从已发表的数据来看,在大部分临床试验中具有统计学和临床学意义的疗效在2~4周出现。达到充分药物疗效所需要的时间是6~12周。但如果剂量充分,部分疗效至少应在4周出现。

(1)部分有效:如果4~6周治疗后,达到部分有效,此时应对持续无反应的症状及患者的症状结构和共病情况进行一次评估。常见的症状包括闯入性记忆、回避、麻木和高度警觉状态、睡眠障碍,以及易激惹、敌对情绪、攻击性、惊恐等。精神分裂症、双相障碍和精神活性物质滥用的共病症状也要评估。应该注意,SSRIs对有些患者可能有致焦虑的不良反应。有焦虑障碍的患者一般对药物的不良反应更加敏感,因此用药时应考虑从较低剂量开始滴定。在这一阶段,医师可以考虑是改换药物还是加大原来的药物剂量进行治疗。在改换药物或在原来药物加大剂量继续使用的基础上,可针对目前存在的主要症状采用辅助药物进行治疗,如小剂量的哌唑嗪、曲唑酮、奈法唑酮、丙咪嗪或阿米替林等。上述辅助药物不仅对睡眠障碍有效而且对创伤后应激障碍的其他症状也有治疗作用。在某些情况下,医师可以考虑同时加大基本药物剂量与添加辅助药物。

(2)无效:如果患者经过6~12周治疗,药物剂量已达最大,但症状仍继续存在,应该在保留原有药物的基础上辅加第二种药物治疗。一些病症的存在与否及共病,包括持续性创伤后应激障碍的核心症状(如侵入性记忆、回避、麻木和警觉过高)、睡眠障碍、精神症状、情感障碍和精神活性物质滥用等将决定下一步的治疗方案。比如,如果患者有警觉过高、多动或分离性症状,可辅加抗肾上腺素能类药物;如果有攻击性、冲动性或行为不稳定,可辅加抗惊厥类药物或心境稳定剂。有恐惧、多疑、过度警觉和精神症状的患者可能获益于抗精神病药物。治疗的成功与否取决于药物的疗效及其不良反应的情况。如对 SSRIs 治疗无效的患者，建议首先辅加单一治疗有效的药物，如三环类抗抑郁药、哌唑嗪、非典型抗精神病药物。如果上述辅助药物无效，则可考虑证据水平相对低的药物，如抗惊厥药物、可乐定或普萘洛尔等。如果患者同时患有其他疾病，则共病在很大程度上决定辅助药物的选择。并发情感障碍或焦虑障碍的患者应考虑使用能同时治疗创伤后应激障碍和共病的药物（如抗抑郁药物同时治疗创伤后应激障碍和抑郁症）。

（3）充分有效：经过 12 周的药物治疗，很多患者都会出现 50% 以上的症状缓解。然而，进一步的好转则需要通过持续治疗。持续治疗不仅能使创伤后应激障碍症状进一步改善，而且能够使患者的整体功能得到提高，减少复发。由于创伤后应激障碍的迁延性与反复发作性，并且 50% 的患者在停药后症状出现恶化，建议药物治疗至少要持续 1 年。

每次对药物治疗无效进行评估时，要重新做全面的诊断评估以及检查是否有治疗不依从或治疗的不良反应。例如，有些患者在治疗的初始阶段可能会出现症状恶化。这可能是因为选择性 5-羟色胺重摄取抑制的激活作用导致焦虑作用所致。也可能是由于讨论和揭开从前的心灵创伤所致，而不一定是药物无效。有时病情在治疗初始会有一个短暂的好转，但很快消失，这有可能是"安慰剂"作用或"非特异性"反应，类似的现象在抑郁障碍治疗文献中有所报道。此类反应在创伤后应激障碍治疗中占何比例，应如何治疗目前仍不清楚。如果患者有自杀或者伤人的倾向，应立即住院治疗。提供有效的社会支持也是非常必要的，但要注意过度支持或"补偿"心理对疾病康复的负面影响。

（三）心理治疗

现有的研究证据大多是正面评价各种心理治疗方法对 PTSD 的疗效。如 Sherman 等荟萃分析显示，目前常用的一些心理治疗方法如认知行为治疗、精神动力学治疗、团体心理治疗等，对经历战争创伤的士兵、遭暴力袭击的女性受害者及其他创伤事件受害者等总体上均有疗效。以下介绍几种常用于 PTSD 的心理治疗方法。

1.精神动力学心理治疗

目前精神动力学心理治疗尚缺少随机对照方法治疗 PTSD 疗效的研究资料。尽管如此，临床上仍一致认为精神动力学心理治疗可以帮助患者理解过去的经历是如何影响现在的体验，使患者将过去的创伤整合成能适应性或建设性地应对危险、缺乏信任的情况，由此减少 PTSD 的核心症状。

2.认知与行为治疗

认知与行为治疗常被用于个体、团体和家庭治疗中。通常将行为治疗和其他形式的治疗合并运用，如认知行为治疗，包括什么是正常的应激反应教育、放松和焦虑管理技术、对病理信念的认知疗法、对创伤事件的想象和情境暴露、复发的预防。这样的联合治疗可以增加疗效。目前循证医学的研究证据和临床经验提示，认知行为治疗是对急性和慢性 PTSD 核心症状最有效的心理疗法。

有研究结果显示，认知行为治疗还有早期干预的作用。一项研究显示，在大规模的暴力袭击后马上进行认知行为治疗干预，可以起到早期干预作用，但需要增加治疗次数，并且有躯体严重损伤的案例相对疗效较差。针对交通事故或工业事故的幸存者及强奸或暴力受害者的认知行为治疗研究表明，患者在受创后 2～3 周开始接受治疗，可以加速康复，并阻止 PTSD 的形成。

3.眼动脱敏和再处理

眼动脱敏和再处理是让患者想象一个创伤场景,同时让受试者的眼睛追踪治疗师快速移动的手指,然后集中调节其认知和警觉反应。反复多次,直至移动眼球过程中,产生的正性冥想与恐怖场景联系起来,使警觉性反应逐渐减弱。

近十几年,眼动脱敏再处理作为一种新的、在时间上非常经济的心理治疗技巧开始得到广泛应用。该技巧主要与创伤性的记忆症状相关。眼动脱敏再处理是治疗 PTSD 的基础方法,而不是一个孤立的方法。在许多有关眼动脱敏再处理治疗 PTSD 疗效的研究报道中,眼动脱敏再处理在改善急、慢性 PTSD 症状方面都是有效的。

4.团体心理治疗

许多人希望和有类似经历的人一起讨论他们的创伤,与别人一起分享自己的经历有助于缓解创伤,并应对症状、记忆及其他情况。在团体中患者之间可以在理解的基础上建立人际关系。患者可以在小组中学习处理羞耻、罪恶感、愤怒、害怕等情绪。与小组一起分享有助于患者建立自尊和信任。

随机、对照设计的团体心理治疗研究非常少,团体心理治疗的方法多种多样,如支持性的、心理动力的、各种认知行为治疗、焦虑管理等,因此很难就团体心理治疗的效果得出一个总体的结论。团体心理治疗研究主要集中在战争退伍军人和儿童期受性虐待经历的女性。疗程为 10～24 次,持续 3～6 个月。值得一提的是一项有关海湾战争退伍军人团体心理治疗的研究,接受12 天住院高强度团体心理治疗,采用一些结构式小组晤谈的形式。随访 1 年结果显示,原来符合 PTSD 诊断的患者只剩下 14.4% 的患者还符合诊断标准。

5.其他早期心理社会干预策略

早期支持性心理治疗、心理教育和个案管理都显示对急性创伤个体有所帮助,因这些方法注重及时治疗,且有利于进一步心理治疗与精神药物治疗。鼓励严重受创伤的患者首先依靠自身的内在力量、周围的支持网络及自己的判断,这样可减少更多的治疗。对于反复多次经历创伤的患者,早期支持治疗的结果不清楚,通常不推荐;在某些情况下还会加剧症状,且在 PTSD 的预防上似乎没有效果。

个案全程管理、心理教育和其他支持性治疗可能有利于下一步的治疗,它们似乎并不会使 PTSD 症状恶化。一些研究表明,它们与 PTSD 症状的减轻有关。关注现时和创伤为中心的集体治疗也可能减轻 PTSD 的症状。

在创伤后早期,结构式小组晤谈是否能减少急性应激障碍的症状或 PTSD 的发生,尚未得到确切的结论。有不少文献报道了早期干预的各种方法,如电话支持、个案管理、单次的心理辅导等,这些方法还需要和已经被证明的方法进行对照研究。

6.其他心理治疗

近年来有研究者用一些新方法探索对 PTSD 的治疗效果。研究表明,依靠互联网进行的干预和开展以集体外出进行创造性活动的方式可以减轻 PTSD 症状,并改善其社会功能。还有研究者尝试"侵入性回忆监测法"、写作法等来治疗 PTSD,取得了一些疗效;但样本量均较小,有待进一步研究。另有研究表明,有些文化宗教仪式对治疗创伤有益,提示结合文化特性开展治疗值得倡导。

创伤后应激障碍的症状与心理治疗方法的选择见表 12-1,心理治疗方法的疗效评价见表 12-2。

表 12-1　PTSD 症状与心理治疗方法的选择

主要症状	推荐技术	参考技术
侵入性思维	暴露治疗	认知、焦虑管理、心理教育、戏剧治疗（儿童）
闪回	暴露治疗	焦虑管理、认知、心理教育
害怕、惊恐、回避	暴露治疗、认知、焦虑管理	心理教育、戏剧治疗（儿童）
远离别人、兴趣丧失	认知疗法	心理教育、暴露治疗
易激惹	认知、焦虑管理	心理教育、暴露治疗
罪恶/羞耻	认知疗法	心理教育、戏剧治疗（儿童）
警觉性增高	焦虑管理、暴露	认知、心理教育
睡眠问题	焦虑管理	暴露、认知、心理教育
注意力集中困难	焦虑管理	认知、心理教育

表 12-2　心理治疗方法的疗效评价

效果	推荐	参考
最有效	暴露、认知	焦虑管理
起效最快	暴露	焦虑管理、认知、心理教育
适应范围广	认知、暴露、焦虑管理	心理教育
最安全	焦虑管理、心理教育、认知	戏剧（儿童）、暴露
最被接受	心理教育、认知、焦虑管理	戏剧（儿童）

（四）物理治疗

重复经颅磁刺激适用于创伤后应激障碍伴有抑郁障碍共病者，改良电抽搐治疗适用于伴有严重消极自杀观念或行为者。物理治疗可以在药物治疗和心理治疗的基础上联合开展，促进患者早日康复，回归社会。

1.改良电抽搐治疗

研究显示，改良电抽搐治疗可以显著减轻 PTSD 的闪回反应、警觉性增高、紧张恐惧、抑郁焦虑等临床症状。同时，也明显改善与 PTSD 共病的抑郁症症状，尤其对严重或难治性 PTSD 患者具有一定的适用性。每周改良电抽搐治疗 3 次，隔日 1 次，一个疗程 6～10 次。治疗参数的选择因人而异。

2.重复经颅磁刺激

重复经颅磁刺激是近年来新开展的无痛无创治疗技术。研究表明，重复经颅磁刺激可改善 PTSD 的临床症状，但疗效是短期的。因此，重复治疗或缩短间隔治疗时间可能会取得较好的疗效。重复经颅磁刺激的快速效应（24 小时）可用于急性期的干预治疗。另外，对于 PTSD 与抑郁障碍共病患者，重复经颅磁刺激（特别是左前额背外侧刺激）可以发挥与抗抑郁药相似的作用，改善患者的情绪和 PTSD 症状，改善患者的睡眠障碍。

此外，创伤后应激障碍的治疗方法中还有一些非药物治疗方法，包括生物反馈治疗、冥想-放松疗法、游戏疗法、艺术疗法、内观疗法、太极疗法、瑜伽疗法等。

六、疾病管理

Scrignar 将创伤后应激障碍的临床病程分为 3 期：第一期为对创伤的过度反应及对其有强迫性专注；如果症状超过 4～6 周，患者进入第二期，或称为急性创伤后应激障碍，表现为无助和失控的感觉、警觉性增高、创伤的再度体验以及躯体症状，可出现恐惧回避、惊恐反应和愤怒爆发；在第三期形成无能、消沉和失去勇气的慢性创伤后应激障碍。

创伤后应激障碍患者约有一半在 1 年内恢复，还有一半症状迁延甚至加重。症状复杂、有精神障碍史、伴躯体疾病、社会支持少的患者预后较差。

对于创伤后应激障碍的预防主要在于创伤后认知的调整，这需要平日对自身心理素质的锻炼和积极应对方式的培养，而创伤事件后预防急性应激障碍的发生更具有操作意义。创伤后应激障碍的康复主要聚焦于急性症状缓解后社会功能的康复，尤其减少因创伤引起的社会隔离和回避行为。

（闫金凯）

第二节 适应障碍

适应障碍（adaptable disorder，AD）是指在明显的生活改变或环境变化时所产生的短期和轻度的烦恼状态和情绪失调，常有一定程度的行为变化等，但并不出现精神病性症状。常见的生活事件包括居丧、离婚、失业、搬迁、转学、患重病、退休等。

一、概述

（一）相关概念

适应障碍是对可识别的社会心理压力源或多种压力源（如离婚、疾病或残疾、社会经济问题、家庭或工作冲突）的不适应反应，通常在压力源发生后 1 个月内出现。这种障碍的特点是对压力源或其后果的关注，包括过度担心，对压力源的反复和痛苦的思考，或对其影响的不断反思，以及对压力源的不适应，导致个人、家庭、社会、教育、职业或其他重要功能领域的显著损害。这些症状不能用另一种精神障碍（如情绪障碍，另一种与压力特别相关的障碍）来更好地解释，并且通常在 6 个月内消失，除非压力源持续时间更长。

（二）流行病学

儿童及成人适应障碍的患病率为 2%～8%，住院患者中适应障碍的患病率为 12%～19%。各国之间患病率存在较大差异，适应障碍在任何年龄都可能发病。

二、病因与发病机制

（一）应激源

引起发病的应激源可以是单个的，如丧偶；也可以是多个的，如事业上的挫折和亲人伤亡接踵而来。应激源可以是突然而来，如自然灾害、战争爆发；也可以是较慢的，如家庭成员之间关系的不融洽。某些应激源还带有特定的时期，如出国、移民、参军、离家远走、新婚期、毕业生刚分配

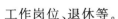

工作岗位、退休等。

应激源本身如何对个体发生作用,这要对应激源给予客观评定和患者对应激源性质的体验感两方面来分析,如面对明显作用的巨大应激源,像被扣作人质,那么情绪或行为方面的障碍是难以避免的。

(二)个体素质

对应激源反应的严重程度并不完全以应激源的强度来预测,这就有理由推断患者病前个体素质起着不可忽视的作用。脆弱的个性心理特点可在轻度应激源作用下,引起较重的适应障碍;而有的人遭遇严重的应激源仅出现轻度反应或无何异常。

1.性格缺陷

敏感、多疑、胆怯、偏执等性格的人,往往会妨碍个体良好的社会适应,甚至与环境格格不入。这种性格在制造更多的社会心理应激的同时又难以有效地抵御这些刺激,就易于发生种种不良心理反应,出现适应不良行为。

2.个体应付应激能力的缺陷

一般认为,个体对应激的应付方式往往较恒定。因此,一个缺乏应付应激能力的人,在面对各种应激源时可反复出现适应不良行为。

3.个体的生理状态

个体的生理状态对适应障碍的发生也有影响。如中毒、脑外伤、脑血管病、妊娠期或产后、精神发育迟滞等均可削弱个体应付应激事件的能力而发病。

4.其他

人际关系,社会、家庭支持系统等均可影响个体的应付心理冲突、挫折的能力。

三、临床表现

患者多在应激性事件发生后的 1～3 个月内发病。临床症状的变化较大,以情绪和行为异常为主;常见焦虑不安、烦恼、抑郁、胆小害怕、注意力难以集中、惶惑、不知所措、易激惹等,以及自主神经系统活动增强的躯体症状,如心慌、震颤等。同时,会出现适应不良的行为而影响日常活动。

患者也可以出现突发的戏剧性行为或攻击性行为、单次或反复的蓄意自伤、酒精和药物的滥用等。较为严重的症状如兴趣减退、快感缺乏、食欲不振等症状少见。临床表现与年龄之间有一定联系;老年人可伴有躯体症状;成年人多见抑郁或焦虑症状;青少年以品行障碍(即攻击或敌视社会行为)常见;儿童可表现出退化现象,出现低年龄儿童的行为,如尿床、幼稚语言、吮拇指等形式。

任何症状本身在严重程度和突出程度上都不足以满足更为特定的诊断。起病通常在应激性事件或生活改变发生的 1 个月内,症状持续时间一般不超过 6 个月。

患者的表现可有占优势的临床相,也可以混合出现,故有人称为综合征。下列类型可供临床中参考。

(一)抑郁心境的适应障碍

抑郁心境的适应障碍是在成年人中最常见的适应障碍。临床表现以抑郁性症状为主,但比重性抑郁为轻。患者在抑郁心境的背景上,出现无望感、哭泣、沮丧等症状。

(二)焦虑心境的适应障碍

焦虑心境的适应障碍以神经过敏、心烦、紧张不安等为主要表现。这方面的病例报道不多。

（三）混合性情绪表现的适应障碍

混合性情绪表现的适应障碍表现为抑郁和焦虑心境及其他情绪异常的综合症状，从症状的严重程度来看，比重性抑郁症和焦虑症为轻。如某青年从家中离开父母后，出现抑郁、矛盾、发怒和高度依赖症状。

（四）品行异常的适应障碍

品行异常的适应障碍主要表现为对他人权利的侵犯或对社会准则和规章的暴力行为；如逃学、破坏公物、乱开汽车、打架、不履行法律责任等。这些表现多见于青少年。

（五）情绪和品行混合的适应障碍

情绪和品行混合的适应障碍主要症状既有情绪异常，也有上述品行表现。

（六）躯体性主诉的适应障碍

躯体性主诉的适应障碍的主要症状为疲乏、头痛、背痛或其他不适，这些症状又不能诊断为某种躯体疾病者。

（七）工作抑制的适应障碍

工作抑制的适应障碍主要表现在工作能力方面。如某患者原来工作能力良好，每天工作愉快，近来突然表现难以进行日常工作，表现为不能学习或阅读资料，不能写东西或不能作报告等，而患者在情绪上并无抑郁或焦虑症状，亦无恐怖症状。

（八）退缩的适应障碍

退缩的适应障碍表现为社会性退缩而不伴有抑郁或焦虑心境。

需要注意的是，适应障碍症状并非丧痛所致，不代表丧痛。如果配偶、父母、子女或其他亲近的人去世后导致的哀丧反应具有对已故者的渴望和深切关注并伴有强烈痛苦的特点，且哀丧反应是持续的、广泛的，至少持续 6 个月以上甚至数年还沉浸在悲伤、哀痛之中，明显超过个体社会文化或宗教背景下的预期，社会功能明显受损（一般人的丧痛情绪通常持续数月，但不足 6 个月即可康复），则应考虑世界卫生组织《国际疾病分类（第十一版）》在应激相关障碍中新增加的亚型"延迟性哀痛障碍"的诊断（美国《精神障碍诊断与统计手册（第五版）》的应激相关障碍中没有这个亚型）。

四、诊断与鉴别诊断

（一）临床评估

由于适应障碍的应激源、负性情绪和功能失调在诊断标准中并没有明确的量化标准，目前适应障碍的诊断主要是基于临床访谈和评估。

（二）诊断要点

适应障碍的起病通常在应激事件或生活改变发生后 1 个月之内，症状持续时间一般不超过 6 个月（长期抑郁性反应不超过 2 年）。诊断适应障碍需认真评价症状的形式、内容、严重度；既往史和人格；应激事件、处境和生活危机。必须清楚确定上述第三个因素的存在，并应有强有力的证据（尽管可能带有推测性）表明，如果没有应激就不会出现目前的症状。如果应激较弱或不能证实时间上的联系，则应根据临床表现考虑其他诊断。适应障碍的诊断要点如下。

（1）有明显的生活事件为诱因。

（2）患者病前具有易感人格基础，生活事件发生前精神状态正常，既往无精神病史，但社会适应能力差。

（3）表现为适应不良的行为障碍，或抑郁、焦虑、恐惧等情绪障碍，或躯体不适症状。

（4）患者明显痛苦，痛苦程度与应激源的严重程度或强度明显不相称，社会功能明显受损。

（5）应激因素消除后，症状持续一般不超过6个月。患者表现出来的症状不符合其他精神障碍的诊断标准。

（三）鉴别诊断

适应障碍诊断的不确定性可能源于应激源是否严重到足以贴上"异常"或"创伤性"的标签（要考虑急性应激障碍、创伤后应激障碍）。同样，很难确定症状（如心境低落、焦虑、睡眠障碍、食欲减退、精力缺乏）是否是由于内科疾病所致或是否主要为精神科问题。酒精和药物（非法的或处方的）的使用可能使临床表现复杂化。

1.与抑郁障碍的鉴别诊断

抑郁障碍与适应障碍鉴别较为困难。抑郁是适应障碍患者的常见症状，一般来说，抑郁障碍患者的抑郁症状较重，常出现消极念头，甚至自杀企图和行为。症状有昼夜节律变化，且发病时精神因素不甚明显，既往有抑郁或躁狂发作史，或家族史。

2.与焦虑障碍的鉴别诊断

焦虑障碍无明显的应激源。病程较长，且常伴有明显的自主神经系统失调的症状，睡眠障碍也较为突出。

3.与人格障碍的鉴别诊断

人格障碍虽然在适应障碍发病中的作用不可忽视，但不是主要的临床表现。尽管人格障碍会被应激源加剧，但人格障碍早在幼年时期就已明显，而且，应激源不是人格障碍形成的主导因素。患者并不为人格障碍而苦恼，这种状况可持续到成年甚至终身。但当人格障碍患者出现新的症状符合适应障碍的诊断标准时，应将两个诊断同时列出。

4.与创伤后应激障碍的鉴别诊断

创伤后应激障碍和适应障碍虽然都不是急性发病，但在临床症状上有区别。创伤后应激障碍表现为创伤性体验的反复重现，并伴有错觉或幻觉，同时有睡眠障碍、易激惹或惊吓反应等持续性的警觉性增高的症状。另有持续的回避、极力避免引起痛苦的经验和回忆，甚至不愿意与人接触。

5.与急性应激障碍的鉴别诊断

适应障碍与急性应激障碍同属心理创伤后的应激障碍，两者在应激方面难以说明孰轻孰重，主要鉴别在于临床表现和疾病过程。急性应激障碍发病迅速。症状多在数分钟到数小时内充分发展。临床表现的变化较大，但以精神运动性兴奋或抑制为突出表现，而不是以情绪和行为障碍异常为主。

五、治疗

（一）治疗原则

适应障碍的治疗多采用心理治疗措施，减少或脱离应激源是适应障碍的治疗原则，必要时可采用药物对症治疗。对严重适应不良的患者，若是不能自理生活，需要保证其生命安全，及时补充营养。

（二）消除应激源

一些症状较轻的适应障碍患者在改变环境或消除应激源后，精神症状可逐渐消失。因此，应尽可能减少或消除应激源。如对住院的儿童应提倡家长陪护,以减少对医院的恐惧。

(三)心理治疗

当应激源消失后,情绪异常仍无明显好转,则需要进行心理治疗。心理咨询、心理治疗、危机干预、家庭治疗、团体治疗等均可用来治疗适应障碍。心理治疗的首要目标应该是鼓励患者把他们因为应激源引起的恐惧、焦虑、愤怒、绝望、无助感等用言语表达出来,确定由应激源引起的主要功能紊乱是什么,然后找出减少应激源的方法或提高患者对那些不能改变的应激源的应对能力,帮助患者调整心理的失衡。

一般来说,适应障碍是对应激生活事件的过度反应,并损害日常功能或学习生活,最好的心理治疗方法是以解决问题为导向。也就是说,治疗应有助于患者认识和理解应激源背后的含义,即消除或减少潜在的应激源,减轻症状,培养应对和解决问题的技能,增强适应能力和自我管理压力的能力(表 12-3)。

表 12-3 适应障碍的心理治疗

心理治疗	适应证
认知行为治疗:学习放松技巧,转移注意力,逐渐改变适应不良的认知和行为,缓解其焦虑抑郁情绪	伴有严重的焦虑和抑郁情绪者
人际关系治疗:提高当前人际关系的质量	伴有抑郁情绪者
婚姻治疗	与恋爱或婚姻有关的应激源
家庭治疗:冲动控制和愤怒的管理和交流,帮助照料者识别并解决孩子的想法和行为	儿童和青少年,伴有品行障碍者
问题解决疗法:有助于适应变迁的环境并学会转移注意力,调整心态	伴有不良的应对方式者
小组治疗:提供一个安全的空间练习社交和沟通的技巧以及应对能力	青少年患者

(四)药物治疗

对适应障碍的患者,药物治疗不作为首选的方法,主要用于症状严重者或加强心理治疗的效果,可根据具体病情或患者的主要症状酌情选用抗抑郁药或苯二氮䓬类等抗焦虑药,以低剂量、短疗程为宜。如以焦虑为主者,可短期使用抗焦虑药;以抑郁症状为主者,可选用抗抑郁剂等;对有自杀企图或暴力行为的患者,应转入专科医院,既有利于脱离应激源,又有利于系统的专科治疗。

心理治疗或药物治疗时,需要特别留意病情的变化。如果症状继续恶化、疗效欠佳时,需要回顾患者的全部症状,重新考虑诊断。

(五)自我调节治疗

无论是离婚、失业、职业变迁还是重大疾病等,自我调节治疗都有助于提高自信,应对压力。支持小组提供一个表达并处理自己感受和经历的平台,有助于获取额外的应对方法。此外,自助手册和基于网络的自助干预也是有益的。养成健康的生活节律,保证充足的睡眠,参加有趣的娱乐和体育活动。其他治疗方法还包括写日记、肌肉和呼吸放松练习、冥想等。

六、疾病管理

适应障碍发病多在应激性事件发生后 1 个月之内,大多持续数月,少部分则可持续若干年。该障碍的预后一般较好,但也有青少年在该障碍后出现精神病性障碍的报道。

适应障碍的主要原因是个体对应激的易感性,该病的预防重点在于提高个体心理调适能力,学习应付各种不同的人际关系和适应家庭、学校和社会生活的能力。初高中学生、大学新生、新兵、退休人群、重大疾病和致残性疾病人群易发生适应障碍。在小学、中学、大学均应设置心理课程,以增加人际沟通和环境的适应能力。设置新兵心理和体能性训练,教授部队的生活节律和方式。在社区设置健康讲堂,帮助退休、离岗人员建立健康的生活习惯和兴趣爱好,丰富退休生活,帮助其再社会化。

(闫金凯)

第三节　反应性依恋障碍

反应性依恋障碍(reactive attachment disorder,RAD)是指由于生命早期被忽视或虐待,基本情感需要不能得到满足,使得患儿不能与父母或者照料者建立起健康的依恋关系,从而表现为社会关系形式的持续异常,伴有相应的情绪障碍,并与环境变化有关为主要表现的一组综合征。严重的被忽视是反应性依恋障碍唯一已知的风险因素。另外,住在孤儿院或托儿所、经常更换寄养家庭或照料者、父母有严重的精神问题、犯罪行为或物质滥用以致不能履行父母职责,由于住院而长期和父母或其他照料者分离等因素也可能增加反应性依恋障碍的患病风险。

一、概述

(一)相关概念

反应性依恋障碍的特点是在儿童早期出现严重异常的依恋行为,这些行为发生在儿童照料严重不足的历史背景下(如严重忽视、虐待、机构剥夺)。即使有足够的初级照顾者,儿童也不会向初级照顾者寻求安慰、支持和抚育,很少对任何成人表现出寻求安全的行为,而且在提供安慰时也不作出反应。反应性依恋障碍只能在儿童中诊断,而且这种障碍的特征在儿童出生后的 5 年内就会形成。然而,在 1 岁之前(或发育年龄<9 个月),或在自闭症谱系障碍的情况下,这种障碍不能被诊断出来,因为此时选择性依恋的能力可能还没有完全发育。

(二)流行病学

首先,从 RAD 的患病率来看,已有研究表明 RAD 存在于普通儿童中,其患病率正呈现出上升趋势,尤其是那些自小没有得到充分照顾的幼童表现出 RAD 症状的比率高达 38%~40%,在寄养家庭中遭受过虐待的儿童有 35%~45% 的人会表现出 RAD 症状,显著高于非寄养家庭。Pears,Bruce,Fisher 和 Kim 对孤儿的研究发现 93 人中就有 42 人符合 DSM-Ⅳ 的诊断标准,比例为 46%,而控制组的比例仅为 19%。一项对 165 名收养儿童的追踪研究显示,3 岁时仅有 3 对父母报告有 RAD 症状;6 岁时,141 人中的比例为 15.6%,67 人表现出抑制症状,比例为 47.5%;11 岁时,29 人中的比例为 39.1%;15 岁时,42 人中的比例为 69%,这意味着在收养儿童群体中

RAD 具有较高的患病率,但是否会持续到成年,目前还未见研究。RAD 在跨文化的研究中表现出家庭经济收入影响的差异性,高收入家庭儿童 RAD 的患病率低于1%,显著低于低收入家庭儿童。此外,安全依恋个体也可能会表现出 RAD 症状,在 RAD 患者中大约有30%的个体是安全依恋,而混乱型依恋儿童表现出 RAD 症状的比例则高达42%。

其次,就 RAD 的性别和年龄特征来看,有研究发现 RAD 存在性别和年龄的差异。在性别上,男孩较之女孩更倾向于表现出偷窃、欺骗、破坏、过度警觉、攻击、焦虑和退缩等行为问题,女孩则更倾向于对人和物体表现出攻击性,但 Minnis,Fleming 和 Cooper 却在智障个体的研究中发现 RAD 症状与性别无关。在年龄上,RAD 的患病年龄不仅包括0～6岁的儿童,还包括学龄儿童,或青少年。不过,对 RAD 性别和年龄特征的关注总体较少,还缺乏长期的追踪研究,尤其是目前尚不清楚 RAD 症状是否会持续到成年以及性别影响 RAD 的内在机制。

综上可以看出,RAD 研究群体已扩大到普通家庭的儿童群体中,且表现出跨文化研究的一致性,遗憾的是追踪研究较少,尤其是对持续到成年人的追踪研究。而且因目前在中国尚无全国范围内的样本抽查,其流行情况也无从知晓。但结合国外研究和我国数目众多的留守儿童和流动儿童群体或许可推断 RAD 在我国儿童中可能也是比较普遍的。

二、病因与发病机制

(一)环境因素

RAD 形成的环境因素主要包括身体虐待、忽视,父母酒精依赖或药物滥用;父母有精神疾病;缺乏持续的重要的照顾者,如福利院儿童、孤儿或寄养和收养家庭的儿童等。

(二)个体的认知能力

针对个体在相同的抚育环境却不一定都会表现出 RAD 症状的现象,有学者认为这很可能不是 RAD 儿童真的没受到温暖敏感的照顾,而是他们自身认知能力低导致对所受到的温暖敏感照顾不能识别。

(三)遗传因素

行为问题研究发现,行为问题受与 X 染色体相关联的基因与环境相互作用的影响。Soares 等(2013)在分析比较威廉姆斯症状和 RAD 去抑制型的症状相似之处的基础上提出,福利院儿童可能是7号染色体异常所致,表现出轻微的遗传改变,即单核苷酸多肽性,该基因能调节早期不利的抚养经验,反过来又会导致改变的社会行为表达的区别性水平。总体来看,目前直接关于 RAD 遗传机制的研究较少,只是初步推测了 RAD 是否具有遗传性,证据较为薄弱,将来可以采用基因连锁分析来进一步定位致病基因。

三、临床表现

反应性依恋障碍的临床表现可以在婴儿期即出现。在9个月到5岁之间主要表现为存在该年龄段的儿童没有或仅有不超过最低限度的依恋行为,同时存在与之相关的情绪化异常行为,如不明原因的退缩、恐惧、悲伤或者烦躁,不去寻求安慰或者对旁人的安慰没有反应,基本无笑容,密切关注他人但不参与社交活动,不会去寻求支持或帮助,在将要被抱起时不会主动伸手,没有兴趣玩捉迷藏或其他互动游戏。

四、诊断与鉴别诊断

(一)评估工具

目前 RAD 的评估主要采用具有良好信效度的"评估包",包括 3 个部分,即关系问题问卷、等候观察室和半结构化的父母访谈报告与儿童青少年精神病评估。其中,关系问题问卷是由 Minnis,Rabe-Hesketh 和 Wolkind 发展出来专门用于诊断 RAD 的测量工具,包括 10 个题目。等候观察室是由 McLaughlin,Espie 和 Minnis 发展出来的标准化的临床观察明细表,用于评估儿童的症状以帮助临床观察 RAD 行为。观察包括 23 个主题,主要分为儿童和陌生人的互动、儿童的探究行为、儿童与照顾者的互动和儿童的一般的行为特征几类。观察到的内容进行现场记录,然后做质性分析。此外,观察者在记录每一个行为时都要观察儿童是否出现明显的害羞或对陌生人的警觉以及儿童中断的次数和与陌生人或照顾者对话的次数。整个观察中,观察者只需对观察到的行为做"是"或"否"的评定。半结构化的父母访谈报告与儿童青少年精神病评估是 Angold 和 Costello 发展出来的用于评估 RAD 症状,是儿童和青少年精神病评估的组成模块,包括 30 个题项。总之,该"评估包"满足了从多角度对 RAD 症状进行评估的需求,只是这是否适用于小学或更大年龄的儿童和青少年还需进一步探究。

(二)诊断标准

反应性依恋障碍的诊断要点具体包括以下几个方面。

(1)对成人照料者表现为情感退缩式的行为模式,即当感觉痛苦时,儿童不会寻求照料者的安慰,同时,他们对照料者的安慰也基本没有反应。

(2)持续性的社交和情绪障碍,包括以下列出的 2~3 种情况,对他人很少有社交性的或情感回应;有限的正性情感;在与照料者的互动中,表现出无法解释的烦躁、悲伤或恐惧。

(3)曾经历过一种极端的不被满足的照料模式:社会忽视,表现为持续性的缺乏由照料者提供的安慰、鼓励和喜爱等基本情感需求;或者因为反复变换主要照料者导致没有机会建立稳定的依恋关系;或者成长在特定环境下,如儿童多、照料者少的特殊机构,以至于没有机会建立依恋关系。

(4)儿童的异常表现是由于上述照料模式导致的,并且不符合孤独症谱系障碍的诊断标准。

(5)儿童的发育年龄至少为 9 个月。

(6)病程至少持续 12 个月。

许多没有诊断为反应性依恋障碍的儿童表现出对父母或照顾者的依恋行为的短暂减少,这是发育的正常部分。相比之下,患有反应性依恋障碍的儿童对照顾者表现出明显的非典型社会反应,这种反应随着时间的推移而持续存在,扩展到所有社交场合,并且不限于与特定照顾者的二元关系。

(三)鉴别诊断

1.与自闭症谱系障碍的鉴别诊断

与自闭症谱系障碍患者相比,患有反应性依恋障碍的儿童有能力发起和维持沟通和互惠的社交。虽然一些患有反应性依恋障碍的儿童可能由于社会忽视史而表现出语言发育延迟,但他们没有表现出社交沟通缺陷或自闭症谱系障碍行为、兴趣和活动的持续限制、重复和刻板模式行为。

2.与智力发育障碍的鉴别诊断

智力发育障碍的儿童能够对照顾者形成选择性的依恋。依恋通常与孩子的一般发育水平一致,并且通常在孩子达到至少9个月的发育年龄时很明显。反应性依恋障碍只有在明确选择性依恋形成的特征性问题不是智力功能限制的结果时才应诊断。

3.与社交焦虑障碍的鉴别诊断

儿童的社交焦虑障碍可能包括在社交场合或由于明显和过度的恐惧或焦虑而导致的社交场合的孤僻行为。与反应性依恋障碍不同,患有社交焦虑障碍的儿童对父母或照顾者表现出适当的依恋行为,并在感到痛苦时向他们寻求安慰,但通常害怕不熟悉的人。患有反应性依恋障碍的儿童在所有社会环境中都表现出孤僻的行为。

4.与抑郁障碍的鉴别诊断

与反应性依恋障碍一样,患有抑郁障碍的儿童可能表现出孤僻的行为,以及对他人缺乏社交和情感反应、积极影响有限和/或不明原因的易怒、悲伤或恐惧等相关特征。然而,与反应性依恋障碍不同,患有抑郁障碍的儿童对父母或照顾者表现出适当的依恋行为,并在感到痛苦时向他们寻求安慰。

五、治疗

(一)治疗原则

反应性依恋障碍的治疗重点在于让儿童远离不良的养育环境,接受悉心照料,建立起儿童与照料者之间良好的互动关系。

(二)心理治疗

反应性依恋障碍治疗方法以心理治疗为主。采取的方式一般是非结构化的,可以使用游戏、语言和身体接触来促进父母和孩子的互动,引导他们学会处理和转化负性情绪,帮助解决心理冲突,教会他们如何表达感受。在增加亲子互动的过程中需要帮助照料者觉察、认识儿童的情绪体验,并把这种情绪体验与照料者的情绪体验重建联系。

二元发展心理治疗是由 Hughes 基于依恋理论在门诊上发展起来用于治疗具有依恋创伤体验儿童的治疗方法。该方法区别于传统治疗方法的特点在于它强调治疗师与儿童保持有效的协调关系,深度接纳儿童的情感和体验以及背后的动机,关注治疗中的体验和过程而不是语言文字和内容,以达到修复儿童负性的内部工作模式的目的。

(三)药物治疗

一般以心理治疗为主,如患儿伴其他精神障碍,可用相应的药物治疗。必要时可以给予稳定情绪、改善焦虑的药物,如小剂量的安定类药物、奥沙西泮、劳拉西泮等,或者新型的抗抑郁药物。

六、疾病管理

反应性依恋障碍常常导致患儿与养育者的矛盾,难建立相互理解、信任的关系,产生各种行为和情绪问题。改善养育环境,可让患儿出现良好的依恋行为而缓解病情。儿童在不良的环境中生活时间越长,对心理发展的损害越大,预后越差。

照顾者可通过以下几种方式降低孩子患反应性依恋障碍的风险,也有助于缓解反应性依恋障碍患儿的症状,促进康复。具体方法包括学习关于儿童发展方面的知识;学习如何帮助减轻孩子的压力;为儿童提供积极的关注,建立爱和信任的关系;了解处理依恋关系的相关知识。

(孙晋柱)

参考文献

[1] 李广智.精神分裂症[M].北京:中国医药科技出版社,2021.

[2] 刘显玲.精神疾病诊疗与药物应用[M].汕头:汕头大学出版社,2019.

[3] 张峻,张毕奎.精神障碍疾病药物治疗的药学监护[M].北京:人民卫生出版社,2020.

[4] 傅安球.实用心理异常诊断矫治手册[M].上海:上海教育出版社,2019.

[5] 张玉洁,和美清.精神障碍护理[M].武汉:华中科技大学出版社,2020.

[6] 田博.现代精神疾病诊疗与心理卫生[M].北京:科学技术文献出版社,2019.

[7] 杨海波.创伤后应激障碍青少年的注意加工[M].北京:科学出版社,2022.

[8] 李广智.抑郁症[M].北京:中国医药科技出版社,2021.

[9] 李丽华.精神疾病康复学[M].杭州:浙江大学出版社,2021.

[10] 陈伟.精神心理疾病诊治基础与进展[M].长春:吉林科学技术出版社,2019.

[11] 罗蔚锋,胡华.抑郁症的防与治[M].苏州:苏州大学出版社,2020.

[12] 唐云翔,王云霞.心理咨询与治疗[M].上海:上海教育出版社,2021.

[13] 喻东山.精神科合理用药手册[M].南京:江苏凤凰科学技术出版社,2020.

[14] 唐宏宇,方贻儒.精神病学[M].北京:人民卫生出版社,2019.

[15] 刘玮.现代内科学诊疗要点[M].北京:中国纺织出版社,2022.

[16] 孟铂.现代精神疾病治疗进展[M].长春:吉林科学技术出版社,2019.

[17] 张理义,李光耀.实用心理医师手册[M].郑州:河南科学技术出版社,2020.

[18] 李广智.焦虑障碍[M].北京:中国医药科技出版社,2021.

[19] 胡园园,胡杰一.精神障碍的中医辨析及特色疗法[M].郑州:郑州大学出版社,2022.

[20] 侯艳飞,廖利华,刘晴.精神性进食障碍[M].北京:中国医药科技出版社,2019.

[21] 曹新妹.精神障碍护理[M].北京:人民卫生出版社,2020.

[22] 唐伟.社区精神疾病防治问答[M].北京:人民卫生出版社,2021.

[23] 胡斌,王锐当.生物反馈技术及应用[M].北京:北京理工大学出版社,2020.

[24] 赵晓川.精神疾病诊疗与康复[M].天津:天津科学技术出版社,2019.

[25] 王燕.临床用药与儿科疾病诊疗[M].长春:吉林科学技术出版社,2020.

[26] 唐建良,王志强,金卫东.抑郁障碍研究新进展[M].北京:中国发展出版社,2019.

[27] 王廷华,廖承德,熊柳林.磁共振成像数据分析与应用[M].上海:上海科学技术出版

社,2022.

[28] 蒋春雷.应激医学[M].上海:上海科学技术出版社,2021.

[29] 徐学兵.现代精神疾病与心理障碍[M].北京:科学技术文献出版社,2020.

[30] 孙烨.实用精神科疾病诊疗学[M].长春:吉林科学技术出版社,2019.

[31] 刘铁桥,赵敏.镇静催眠药临床使用指南[M].北京:人民卫生出版社,2022.

[32] 李广智.强迫症[M].北京:中国医药科技出版社,2021.

[33] 彭洪兴,刘陈,赵亮.精神科常用药物手册[M].北京:中国医药科技出版社,2020.

[34] 屈建新.精神科疾病诊断与治疗策略[M].长春:吉林科学技术出版社,2019.

[35] 张敏.神经病学临床与康复[M].哈尔滨:黑龙江科学技术出版社,2020.

[36] 赵蓉蓉,石辉辉,尹延伟,等.艾司西酞普兰联合推拿治疗广泛性焦虑障碍的随机对照试验[J].中国心理卫生杂志,2022,36(6):476-480.

[37] 芦云平,崔伟,于超,等.伴精神病性症状躁狂首发双相障碍Ⅰ型患者疾病特征及长期功能预后[J].中国神经精神疾病杂志,2022,48(1):34-39.

[38] 范桂红,何俊,庞高峰,等.无抽搐电休克疗法对精神分裂症患者的治疗效果和脑内及不同脑区神经递质水平的影响研究[J].中国全科医学,2022,25(3):325-330.

[39] 何欠欠,陈珏.进食障碍患者情绪调节异常的神经机制[J].中华行为医学与脑科学杂志,2021,30(12):1147-1152.

[40] 魏喆懿,王凡,黄秦特,等.生物节律紊乱与免疫炎症相互作用在抑郁症发病及治疗中作用研究进展[J].中国神经精神疾病杂志,2023,49(2):125-128.